全国中医药行业高等教育"十四五"规划教材

全国高等中医药院校规划教材（第十一版）

物理药剂学

（新世纪第三版）

（供中药学、药学、中药制药、中药资源与开发等专业用）

主　审　王玉蓉

主　编　吴　清

中国中医药出版社
·北京·

图书在版编目（CIP）数据

物理药剂学/吴清主编．—3版．—北京：中国中医药出版社，2023.8
全国中医药行业高等教育"十四五"规划教材
ISBN 978-7-5132-8302-1

Ⅰ．①物⋯　Ⅱ．①吴⋯　Ⅲ．①物理学-药剂学-中医学院-教材
Ⅳ．①R94

中国国家版本馆 CIP 数据核字（2023）第 130510 号

中国中医药出版社出版

北京经济技术开发区科创十三街 31 号院二区 8 号楼
邮政编码　100176
传真　010-64405721
三河市同力彩印有限公司印刷
各地新华书店经销

开本 889×1194　1/16　印张 23　字数 608 千字
2023 年 8 月第 3 版　2023 年 8 月第 1 次印刷
书号　ISBN 978-7-5132-8302-1

定价　84.00 元
网址　www.cptcm.com

服 务 热 线　010-64405510　　微信服务号　zgzyycbs
购 书 热 线　010-89535836　　微商城网址　https：//kdt.im/LIdUGr
维 权 打 假　010-64405753　　天猫旗舰店网址　https：//zgzyycbs.tmall.com

如有印装质量问题请与本社出版部联系（010-64405510）

李灿东（福建中医药大学校长）

杨　柱（贵州中医药大学党委书记）

余曙光（成都中医药大学校长）

谷晓红（教育部高等学校中医学类专业教学指导委员会主任委员、北京中医药大学教授）

冷向阳（长春中医药大学校长）

宋春生（中国中医药出版社有限公司董事长）

陈　忠（浙江中医药大学校长）

季　光（上海中医药大学校长）

赵继荣（甘肃中医药大学校长）

郝慧琴（山西中医药大学党委书记）

胡　刚（南京中医药大学校长）

姚　春（广西中医药大学校长）

徐安龙（教育部高等学校中西医结合类专业教学指导委员会主任委员、北京中医药大学校长）

高秀梅（天津中医药大学校长）

高维娟（河北中医药大学校长）

郭宏伟（黑龙江中医药大学校长）

彭代银（安徽中医药大学校长）

戴爱国（湖南中医药大学党委书记）

秘书长（兼）

陆建伟（国家中医药管理局人事教育司司长）

宋春生（中国中医药出版社有限公司董事长）

办公室主任

周景玉（国家中医药管理局人事教育司副司长）

张峘宇（中国中医药出版社有限公司副总经理）

办公室成员

陈令轩（国家中医药管理局人事教育司综合协调处副处长）

李秀明（中国中医药出版社有限公司总编辑）

李占永（中国中医药出版社有限公司副总编辑）

芮立新（中国中医药出版社有限公司副总编辑）

沈承玲（中国中医药出版社有限公司教材中心主任）

前　言

　　为全面贯彻《中共中央 国务院关于促进中医药传承创新发展的意见》和全国中医药大会精神，落实《国务院办公厅关于加快医学教育创新发展的指导意见》《教育部 国家卫生健康委 国家中医药管理局关于深化医教协同进一步推动中医药教育改革与高质量发展的实施意见》，紧密对接新医科建设对中医药教育改革的新要求和中医药传承创新发展对人才培养的新需求，国家中医药管理局教材办公室（以下简称"教材办"）、中国中医药出版社在国家中医药管理局领导下，在教育部高等学校中医学类、中药学类、中西医结合类专业教学指导委员会及全国中医药行业高等教育规划教材专家指导委员会指导下，对全国中医药行业高等教育"十三五"规划教材进行综合评价，研究制定《全国中医药行业高等教育"十四五"规划教材建设方案》，并全面组织实施。鉴于全国中医药行业主管部门主持编写的全国高等中医药院校规划教材目前已出版十版，为体现其系统性和传承性，本套教材称为第十一版。

　　本套教材建设，坚持问题导向、目标导向、需求导向，结合"十三五"规划教材综合评价中发现的问题和收集的意见建议，对教材建设知识体系、结构安排等进行系统整体优化，进一步加强顶层设计和组织管理，坚持立德树人根本任务，力求构建适应中医药教育教学改革需求的教材体系，更好地服务院校人才培养和学科专业建设，促进中医药教育创新发展。

　　本套教材建设过程中，教材办聘请中医学、中药学、针灸推拿学三个专业的权威专家组成编审专家组，参与主编确定，提出指导意见，审查编写质量。特别是对核心示范教材建设加强了组织管理，成立了专门评价专家组，全程指导教材建设，确保教材质量。

　　本套教材具有以下特点：

　　1.坚持立德树人，融入课程思政内容

　　将党的二十大精神进教材，把立德树人贯穿教材建设全过程、各方面，体现课程思政建设新要求，发挥中医药文化育人优势，促进中医药人文教育与专业教育有机融合，指导学生树立正确世界观、人生观、价值观，帮助学生立大志、明大德、成大才、担大任，坚定信念信心，努力成为堪当民族复兴重任的时代新人。

　　2.优化知识结构，强化中医思维培养

　　在"十三五"规划教材知识架构基础上，进一步整合优化学科知识结构体系，减少不同学科教材间相同知识内容交叉重复，增强教材知识结构的系统性、完整性。强化中医思维培养，突出中医思维在教材编写中的主导作用，注重中医经典内容编写，在《内经》《伤寒论》等经典课程中更加突出重点，同时更加强化经典与临床的融合，增强中医经典的临床运用，帮助学生筑牢中医经典基础，逐步形成中医思维。

3.突出"三基五性"，注重内容严谨准确

坚持"以本为本"，更加突出教材的"三基五性"，即基本知识、基本理论、基本技能，思想性、科学性、先进性、启发性、适用性。注重名词术语统一，概念准确，表述科学严谨，知识点结合完备，内容精炼完整。教材编写综合考虑学科的分化、交叉，既充分体现不同学科自身特点，又注意各学科之间的有机衔接；注重理论与临床实践结合，与医师规范化培训、医师资格考试接轨。

4.强化精品意识，建设行业示范教材

遴选行业权威专家，吸纳一线优秀教师，组建经验丰富、专业精湛、治学严谨、作风扎实的高水平编写团队，将精品意识和质量意识贯穿教材建设始终，严格编审把关，确保教材编写质量。特别是对32门核心示范教材建设，更加强调知识体系架构建设，紧密结合国家精品课程、一流学科、一流专业建设，提高编写标准和要求，着力推出一批高质量的核心示范教材。

5.加强数字化建设，丰富拓展教材内容

为适应新型出版业态，充分借助现代信息技术，在纸质教材基础上，强化数字化教材开发建设，对全国中医药行业教育云平台"医开讲"进行了升级改造，融入了更多更实用的数字化教学素材，如精品视频、复习思考题、AR/VR等，对纸质教材内容进行拓展和延伸，更好地服务教师线上教学和学生线下自主学习，满足中医药教育教学需要。

本套教材的建设，凝聚了全国中医药行业高等教育工作者的集体智慧，体现了中医药行业齐心协力、求真务实、精益求精的工作作风，谨此向有关单位和个人致以衷心的感谢！

尽管所有组织者与编写者竭尽心智，精益求精，本套教材仍有进一步提升空间，敬请广大师生提出宝贵意见和建议，以便不断修订完善。

国家中医药管理局教材办公室
中国中医药出版社有限公司
2023 年 6 月

编写说明

本教材是在国家中医药管理局教材办公室宏观指导下，遵循全国中医药行业高等教育"十四五"规划教材的编写原则和基本要求，根据《"十四五"中医药发展规划》，为贯彻以学生为中心的教育理念，从专业教育和课程教学改革的实际出发，在新世纪全国高等中医药院校规划教材《物理药剂学》的基础上，由全国高等中医药院校长期从事一线教学工作的老师编写而成。本教材可供中药学、药学、中药制药、中药资源与开发等专业本科生或研究生使用。

物理药剂学是运用物理化学原理、实验方法和技术来研究药物及其制剂的物理化学性质变化规律和机理、药物制剂形成的理论与作用特点的药剂学分支学科，是剂型和制剂工艺设计、制备的理论基础。本教材共分为十章，介绍了药剂学相关的物理化学基本原理及应用，同时探讨了药物制剂前处理和成型过程的技术原理，介绍了新型释药技术原理与方法、工艺优化设计和质量评价要点，并注意增加中药制剂相关内容，使本教材能较好地突显物理药剂学的学术地位和在中药制剂中的研究价值。本教材融入课程思政内容及数字化内容。

本教材编写分工如下：第一章由吴清编写，第二章由邬瑞光、成日青编写，第三章由张永太、樊文玲、邬瑞光编写，第四章由燕雪花、李伟男编写，第五章由陈新梅、陈宇洲编写，第六章由罗晓健、黄嗣航编写，第七章由贺福元、程欣、傅舒编写，第八章由陈晓兰、史亚军、洪怡编写，第九章由徐伟、关延彬编写，第十章由胡容峰、刘强、段秀俊编写。尹兴斌负责全书统稿工作。

本教材在编写过程中得到了国家中医药管理局与中国中医药出版社有限公司相关领导、编辑人员及各编委单位的高度重视及大力支持，以及王玉蓉教授审阅全书，在此表示衷心感谢。特别向上一版《物理药剂学》编委会表示感谢。

本教材编写人员在编写过程中认真负责，教材若仍有不足之处，请各院校在使用本教材过程中提出宝贵意见，以便再版时修订提高。

《物理药剂学》编委会
2023 年 7 月

目 录

扫一扫，查阅本章数字资源，含PPT、音视频、图片等

第一节 概 述

一、物理药剂学的性质

物理药剂学（physical pharmaceutics）是运用物理化学的原理、实验方法和技术，研究药物及其制剂的各种性质、内在变化规律、药物制剂形成理论与作用特点的药剂学分支学科。由于药物制剂的制备过程主要是物理过程和物理化学过程，因此，物理药剂学是剂型和制剂工艺设计、制备的理论基础，在药物制剂的设计、制备工艺、质量控制和稳定性研究等方面起着重要的指导作用。

随着药剂学与数学、物理学、物理化学、药理学、药物分析学、工程学、材料学、化学、信息学等学科领域的不断发展、相互影响和渗透，逐渐形成了一些药剂学的分支学科，如工业药剂学、物理药剂学、生物药剂学、药物动力学、药物高分子材料学和临床药剂学等。这些分支学科的形成，标志着药剂学是以多门学科理论为基础的综合性技术科学，也标志着药剂学建立了在药物设计、制备、应用、安全评价与质量提升等方面不断完善的整体发展体系。物理药剂学作为药剂学各分支学科的理论纽带，其涉及的诸多物理化学原理，如热力学、化学动力学、界面化学、胶体化学、结晶化学、流变学、粉体学等，均用于指导药物制剂的处方设计、稳定性提高、贮存环境等研究，加快了制剂剂型设计、制备工艺、质量控制等科学化进程，极大地促进了药剂学的发展。

二、物理药剂学的基本任务

物理药剂学的主要任务是将物理化学原理与实验技术用于药物基本性质、制剂形成理论、制备工艺条件等量化关系的研究，以促进新制剂、新工艺、新设备及新给药系统的发展。其具体任务概述如下：

1. 阐明药物制剂的物理化学性质及其原理，包括药物的溶解、表面现象、剂型的物态分类体系和特征，以及药物的热力学、动力学等。例如，应用热力学理论揭示与研究药物的溶解性能、溶液的热力学性质；应用胶体与表面化学理论探讨多相分散体系等形成条件、基本性质等。强化物理药剂学的基础理论部分，为指导药物制剂的设计、研制、质量控制及其评价提供理论依据。

2. 深入探讨药物制剂前处理过程的技术原理和方法，以及中药提取过程的物理化学特性；

在成型技术方面提供和归纳出共性的原理和技术方法。提出剂型设计应考虑的因素和设计要点，运用因子设计、正交设计、中心组合设计和均匀设计等进行最佳处方工艺设计的思路和方法。

3. 引进和推广应用新型释药技术方法（包括浓度差控制、温度控制、pH-敏感型、电化学控制、磁性和超声控制、膜控释式、渗透泵式、胃驻留式和其他自调式控制等），探讨和阐明各种药物新释药系统的特点、制备原理和研究方法。药物新剂型、制剂新技术的发展是对物理药剂学的挑战，药物设计应更合理，目的性应更明确，成功率应更高。在药物传输系统设计理论和技术方面一般涉及方法学，处方及工艺设计方面涉及人工智能系统程序化、辅料标准化和制药设备智能化。此外，生物技术的发展也是对药剂学的挑战，尝试安全的、无损伤性的给药途径和剂型的研究，利用基因转移技术将外源重组基因或核酸导入人体靶细胞内，以纠正基因缺陷或其表达异常，利用生物芯片（biological chip）实现生物传感、信息控制和反馈、药物传输的一体化等。新型药物制剂以高技术、新方法、新材料为支撑，药物基于治疗疾病的需要以精确的速率、预定的时间、特定的部位在体内发挥作用，体现高效、长效、速效、剂量小、不良反映小、使用方便等特点。新剂型将是生物、医学、化学、物理和电子的最新技术结合的系统工程产品。而这些，均离不开物理药剂学的理论指导与实践。

近年来，随着中医药现代化的发展，中药制剂领域不断设计和创制中药复方新制剂，物理化学的基本理论和方法也逐渐应用到中药新制剂的研究中，在指导中药制剂制备的同时，也丰富了物理药剂学的研究内容和研究领域。虽然具有中药特色的物理药剂学相关研究尚在起步阶段，但对中药制剂发展的作用已得到越来越多的重视。随着中药制剂提取与成型中新工艺、新技术、新辅料、新设备的不断应用，将物理化学原理与方法应用于中药制剂过程各环节中，无疑可增加中药制剂工艺设计的科学性；增加解决中药制剂生产工艺共性难点问题的能力；提高中药制剂工艺参数优化的客观性、准确性及产品的稳定性，对中药制剂现代化发展有积极的推动作用。

第二节　物理药剂学的研究内容

物理药剂学是药剂学的理论基础，研究内容涉及药物剂型设计、制剂成型、新型给药系统，以及药物制剂质量评价的基本理论、实验方法。本书后续章节将做详细介绍，在此概述如下。

（一）药物与制剂的物理化学性质

药物与制剂的物理化学性质包括药物的溶解与分配、药物的表面现象、固体药物的多晶型、粉末的基本性质、药物溶液的性质等。药物的物理化学性质关系到药物的制备工艺和体内过程，是制剂剂型及处方设计与筛选的重要依据。

中药制剂所处理的原料药性质与化学药物不同，它们的工艺学特征差异较大。前处理工艺不同，制得的中药提取物物理性质不同。中药提取物成分复杂，常同时含有亲水性、亲脂性、酚酸类、生物碱类等不同种类成分，这些成分之间常存在较强的范德华力、静电作用、架桥作用等，导致中药提取物通常吸湿性较强，易导致结块、黏性增强、流动性下降，甚至霉变等现象，给后续制剂工艺造成困难。如压片时，由于中药粉体吸湿性强，产生较强的黏性，提取物黏聚力与片剂的抗张强度呈明显的正相关的关系，只有这些物理性质保证在一定的适宜范围内，对中药提取物方可直接进行压片。对吸湿性强、流动性差、口感差的中药提取物或有效部位，进行改变不良物理性能技术的研究或称改性技术的研究，使其成为中药优良制剂或现代制剂的中间体，也是物理药剂学理论和方法在中药制剂中的重要应用之一。

（二）各种剂型与给药系统的成型原理与技术

各种剂型与给药系统的成型原理与技术包括药物分散技术、制粒技术、制丸技术、压片技术、相分离技术、包合技术、固体分散技术等。

随着药用高分子材料的广泛应用，带动了新型给药系统研究的深入，新型给药系统与传统剂型相比，具有功效强，选择性强和安全性好等特点。

1. 缓控释给药系统（sustained-release and controlled-release drug delivery system，SC-DDS）　能延缓药物释放或吸收速度，使在较长时间内维持体内药物有效浓度，其中控释给药系统能使体内药物达到恒速释放，减少了频繁给药。

2. 经皮给药系统（transdermal drug delivery system，TDDS）或经皮治疗系统（transdermal therapeutic system，TTS）　以皮肤敷贴方式给药，药物经皮肤吸收入血而发挥全身治疗作用，能较长时间维持恒定速率给药及有效血药浓度，在治疗冠心病、晕动症等方面发挥了较好作用。

3. 黏膜给药系统（mucosal drug delivery system，MDDS）　包括胃肠道、口腔、鼻腔、眼、阴道（子宫）和结肠（直肠）等黏膜黏附，剂型可以是片剂、膜剂、棒剂、粉剂、软膏等。由于黏膜不存在皮肤角质层屏障，毛细血管丰富，具有血药浓度平稳、作用时间长（或短）、生物利用度高，以及剂量小、应用方便等特点。

4. 定位与靶向给药系统（targeted delivery drug system，TDDS）　可通过被动靶向（passive targeting）、主动靶向（active targeting）、转移靶向（diversional targeting）和物理靶向（physical targeting）等多种方式达到使药物向靶部位传输，浓集于肝、肺、结肠、脑、骨髓或淋巴靶器官、靶组织甚至靶细胞，在提高疗效的同时降低了毒副作用。

5. 脉冲给药系统（pulsed drug delivery system，PDDS）　又称外界控制给药系统（externally regulated drug delivery system，ERDDS）或开环式给药系统（open-loops drug delivery system，OLDDS），为新型控释给药系统，不依赖体内信息变化自动调整药物的输入以补偿生理过程中相关指标的变化，而是应用外界启动装置，如热能、电场、磁场或超声波等引起的反应物，根据生理节律和时辰药理学的原理调整释药速率，实现脉冲给药，增加人体对药物的耐受性，减少不良反应，提高药物的治疗指数。

6. 自调式给药系统（self-regulated drug delivery system，SRDDS）　根据生理或病理的变化而自动调节药物释放的给药系统，系利用体内的信息反馈控制药物的释放，可更好地治疗和控制疾病，不需外界的干预，优点是可减少给药次数，提高患者的依从性。例如，针对糖尿病、心绞痛、胃溃疡、避孕药和癌症的治疗需要，设计成自调式给药系统，可避免人体因长时间处于高浓度药物中而产生的毒性作用和耐药性。近年来尤其注重应用可降解的聚合物材料（biodegradable polymers materials），将药物在体内释放后顺利降解后排出体外。

7. 自乳化给药系统（self-emulsifying drug delivery system，SEDDS）　是由药物、油相、助表面活性剂（助乳化剂）及非离子表面活性剂（乳化剂）组成的"浓缩"混合体系。给药后，在适当温度、含酶或表面活性剂介质的环境中（如胃肠道），在轻微机械力（通常为胃肠道蠕动）作用下，自发乳化形成粒径在 $100\sim500nm$ 的乳剂。当粒径<100nm时，形成自微乳化释药系统（self-microemulsifying drug delivery systems，SMEDDS）。口服给药后可减少药物与胃肠壁局部的长时间接触所引起的刺激性；对因溶解度小而影响吸收的药物，可提高药物吸收的速度和程度，提高药物的生物利用度。

中药制剂工艺过程包括提取分离、浓缩干燥、成型等阶段，每一阶段都可能存在一系列物理化学变化，这些变化足以影响药物制剂的外观及内在质量。随着制剂技术的发展，中药前处理工艺从提取到精制，直到干燥、粉碎，各种技术层出不穷。如精制技术传统有醇沉工艺，近年来发展的有絮凝沉降技术、大孔树脂吸附分离技术等；干燥技术有真空干燥、喷雾干燥、冷冻干燥等。其中提取是中药制药的基础步骤，也是影响成药质量的关键因素。中药成分的提取过程，实际上是从细胞内扩散到溶剂中的传质过程。近年来，一些文献报道了基于传质理论和扩散理论建立动力学数学模型应用于提取过程研究，可得到提取液中有效成分浓度与时间、药材颗粒、溶剂体积等因素的定量关系，有助于定量分析中药成分的扩散溶出规律，可以定性和定量地解释并指导中药提取过程，为工业实际生产提供理论参考。有学者根据 Fick 定律、Noyes-whitney 方程及动力学原理，建立封闭与开放体系的中药复方提取线性动力学数学模型和参数算法，并研究动力学参数的模型。以上中药制剂各阶段中物理药剂学理论和方法的应用在使中药制剂逐渐科学发展的同时也丰富了物理药剂学的研究内容。

（三）药物制剂的稳定性

药物制剂的稳定性是指药物的体外稳定性，包括化学、物理学和微生物学。目前，多以制剂的化学特性变化来评价有效性，这方面理论比较成熟。化学动力学是研究化学反应速率、反应机理及外界条件对反应速率影响的学科，其原理和方法能够为制剂稳定性研究、剂型设计等提供科学依据。

（四）处方及工艺设计

在物理药剂学领域内，对许多观测数据需要定量处理，才能总结事物或现象的规律性。应用数理统计方法对实验进行设计，分析并解释其结果，是物理药剂学研究中必不可少的一种手段。在药学试验和产品生产中，无论中药、天然药物的提取和纯化工艺，还是制剂处方或成型工艺的确定等均离不开试验设计。通常，我们总希望通过试验次数少、耗时短且经济简便的方案，考察因素、水平及相互作用等对试验结果的影响，分析和判断试验结果是否达到预期目标。若试验安排得好，仅几次试验就可获得满意的结果；反之，试验次数多，结果却不理想。因此，合理安排试验，对试验结果进行科学的分析（而不是简单的比较），是获得可靠科研数据和结果的重要途径。

第三节　物理药剂学的形成与发展

物理药剂学作为药学学科中一门新的交叉学科是在 1949 年被提出，随后不断发展成熟。其形成和发展分为以下几个阶段：

第一阶段：化学动力学原理应用于药物及其制剂的稳定性，初步揭示药物与制剂的物理化学性质的变化规律。20 世纪 50 年代，由 Higuchi 将物理化学中的化学动力学原理应用于药物与制剂稳定性方面的研究，开始引起药学界的重视。

第二阶段：在研究药物与制剂的物理化学性质和变化规律的同时，阐明药物剂型的制备工艺、质量评价（包括稳定性研究）的基本原理。20 世纪 60 年代初期，A. N. Martin 正式编写出版了物理药剂学的第一本专著《Physical Pharmacy》，该书按物理化学体系，结合药物的物理化学性质与制剂实践，阐述了药物与制剂制备工艺、质量评价等基本原理与本质，基本涵盖了药学学科中涉及的物理化学和胶体化学理论，作为教科书在美国一些药学院校中使用。20 世纪 70 年代，T. J. Carstensen 编写了药物制剂系统的理论《Theory of Pharmaceutical Systems》专著，全书分两卷：第一卷包括数理统计学在药物制剂中的应用、制剂过程能量、均相体系溶液性质、药动学、药代动力学等一般原理；第二卷为多相分散系，包括分散系、固态基本性质、粉体、固态制剂、固体的稳定性等基本理论。20 世纪 80 年代中期，我国上海医科大学、沈阳药科大学、华西医科大学、北京医科大学等医药院校陆续开设了物理药剂学课程。

第三阶段：除了研讨药物及其制剂物理化学原理与变化规律外，在研究药物的理化性质、表面活性剂和高分子化合物性质、药剂的化学稳定性、药物相互作用等方面有了新的进展。20 世纪 80 年代，A. T. Florence 和 D. Attwood 编写了药学的物理化学原理《Physicochemical Principle of Pharmacy》，全书打破了原物理化学体系，进一步密切结合了药学实际应用。1993 年，由殷恭宽主编的国内第一本物理药剂学专著——《物理药学》，正式出版，该书与 A . N. Martin 编著的物理药学内容相似，但结合药剂学实例较多，内容更为丰富详尽。

20 世纪 90 年代末期，尤其进入 21 世纪，随着新型给药系统（novel drug delivery system, NDDS）和控释技术（controlled release technologies）的纵深研究，如缓释、控释、靶向、定时、定速等智能化给药传递技术方法，要求从分子水平与理论上阐明各类药物剂型的特点、制备原理与形成机制，指导新剂型的创制，使物理药剂学像生物药剂学（Biopharmaceutics）、药物动力学（Pharmacokinetics）等分支学科一样，达到高度发展阶段，并不断丰富了该学科的内涵，在研讨和阐明药物制剂的物理化学性质及其变化规律，研究药物制剂的配方设计、剂型成型理论技术与质量控制、稳定性等方面有了新的突破和进展，并沿着理论联系实际的方向，进一步推动了药剂学学科理论的发展。

思考题

1. 试述物理药剂学对药剂学发展的影响。
2. 试分析物理药剂学在中药制药发展中的作用有哪些。

第二章
药物的热力学性质

扫一扫，查阅本章数字资源，含PPT、音视频、图片等

第一节　热力学基本理论

一、能量守恒定律与化学反应热效应

自然界中存在各种各样的化学反应，人体的生命活动也是依靠体内接连的生化反应来维持的。化学反应往往伴随着能量的变化，如吸热或放热，热力学揭示了能量相互转换过程中所遵循的宏观规律。热力学的理论基础是热力学第一定律和热力学第二定律，这两个定律是人类长期实践和大量科学研究经验的总结。

（一）热力学第一定律

热力学第一定律（the first law of thermodynamics）即为能量守恒定律，见公式（2-1）或（2-2）。

$$\Delta U = Q + W \tag{2-1}$$

或
$$dU = \delta Q + \delta W \tag{2-2}$$

式中：ΔU 表示系统热力学能的改变；Q 与 W 分别表示系统与环境之间交换的热与功。

一般来讲，Q 与 W 的符号分别规定为系统吸热、环境对系统做功时为正，反之则为负。ΔU 的大小是系统与环境之间所传递的能量大小，热和功则是能量传递的两种基本形式。

体积功表达式为：

$$\delta W = - P_{外} dV \tag{2-3}$$

注意这里的压强为外压。

例2-1：某礼堂有950人在开会，每人平均每小时向周围散发出420kJ的热量。

（1）如果以礼堂中空气和椅子等为系统，在开会20分钟时系统热力学能增加多少？

（2）如果以礼堂中的空气、人和其他所有的东西为系统，其热力学能的增加为多少？

解：（1）开会20分钟时释放的热量为：

$$Q = 950 \times 420 \times 10^3 \times \frac{20}{60} = 1.33 \times 10^8 J$$

此为恒容系统，故 $W=0$ 由热力学第一定律知：

$$\Delta U = Q + W = 1.33 \times 10^8 J$$

（2）此为孤立系统，$\Delta U = 0$

（二）焓

焓（enthalpy，一般用 H 表示）是系统的一个重要的状态函数，其定义式是：

$$H = U + PV \tag{2-4}$$

当系统经历一个恒压且非体积功为零的变化过程，则该过程的焓变正好等于该过程中系统与环境交换的热量，表达式为：

$$Q_p = H_2 - H_1 = \Delta H \tag{2-5}$$

由于大多数化学反应都是在恒压且非体积功为零的条件下进行，所以引进状态函数焓将会给热效应的计算带来很大方便。在化学热力学中，常用焓变 ΔH 来直接表示恒压反应热，而很少用 Q_p。

例 2-2：20g 乙醇在其沸点时蒸发为气体，已知蒸发热为 857.7J/g，蒸汽比容为 607mL/g，试求过程中的 ΔU、ΔH、Q、W（计算时，略去液体体积）。

解：

$$\because \Delta U = Q + W, \quad Q = 20 \times 857.7 = 17154J$$

$$W = -P_外(V_g - V_1) \approx -P_外 V_g = -101325 \times 607 \times 10^{-6} \times 20 = -1230J$$

$$\therefore \Delta U = 17154 - 1230 = 15924J$$

$$\Delta H = Q = 17154J$$

（三）热化学

化学反应常伴随着气体的产生和消失，因而化学反应常以热和体积功的形式与环境进行能量交换。但一般情况下，反应过程中的体积功在数量上与热相比是很小的，故化学反应的能量交换以热为主。研究化学反应的热效应的分支学科称为热化学（thermochemistry）。1840 年 Hess 发现，"在任何一个化学过程中，不论该化学过程是立刻完成，或是经过几个阶段完成，它所发生的总热量始终是相同的"，这就是著名的盖斯定律。意思是反应的热效应只与反应的始态和终态有关，与变化的途径无关。

此规律使不易测准或暂无法实现的化学过程的热效应可间接求算。热效应包括标准摩尔反应焓、标准摩尔生成焓、标准摩尔燃烧焓、标准摩尔溶解焓等，单位均为 J/mol。

1. 标准摩尔反应焓 $\Delta_r H_m^\ominus (T)$

一个任意的化学反应中各物质均处于温度 T 下的标准状态，它发生 1mol 反应所引起的焓变。

2. 标准摩尔生成焓 $\Delta_f H_m^\ominus (T)$

在温度 T 的标准状态下，由稳定单质生成 1mol 某化合物的焓变，称为该化合物的标准摩尔生成焓。根据上述定义，规定最稳定单质的标准摩尔生成焓为零。如我们经常接触的物质碳，其最稳定单质是石墨，因此石墨的标准摩尔生成焓为零。

任一反应的标准摩尔焓变（恒压反应热）$\Delta_r H_m^\ominus (T)$，等于产物的标准摩尔生成焓总和减去反应物的标准摩尔生成焓总和。如下式所示：

$$\Delta_r H_m^\ominus(T) = \sum_B (P_B \Delta_f H_m^\ominus)_{产物} - \sum_B (R_B \Delta_f H_m^\ominus)_{反应物} \tag{2-6}$$

上式中：P_B 和 R_B 分别为产物和反应物在化学计量方程式中的计量系数的绝对值。

例 2-3：1mol C_2H_5OH 在恒定 298.15K、101.325kPa 的条件下与理论量的 O_2 进行反应，求过程 Q_p。

$$C_2H_5OH + 3O_2 \longrightarrow 2CO_2 + 3H_2O$$

已知：

$$\Delta_f H_m^\ominus(T)(CO_2, 298.15K) = -393.51kJ/mol,$$

$$\Delta_f H_m^\ominus(T)(H_2O, 298.15K) = -285.84kJ/mol,$$

$$\Delta_f H_m^\ominus(T)(C_2H_5OH, 298.15K) = -277.63kJ/mol$$

解：$Q_p = \Delta H = \Delta_r H_m^\ominus(T) \times n = (-393.51)\times 2 + (-285.84)\times 3 - (-277.63) = -1366.91kJ$

3. 标准摩尔燃烧焓 $\Delta_c H_m^\ominus(T)$

在温度 T 的标准状态下，1mol 物质完全与 O_2 进行化学反应的焓变为标准摩尔燃烧焓。

任一反应的标准摩尔焓变（恒压反应热）$\Delta_r H_m^\ominus(T)$，等于反应物的标准摩尔燃烧焓总和减去产物的标准摩尔燃烧焓总和。如下式所示：

$$\Delta_r H_m^\ominus(T) = \sum_B (R_B \Delta_c H_m^\ominus)_{反应物} - \sum_B (P_B \Delta_c H_m^\ominus)_{产物} \tag{2-7}$$

在药剂学领域中，热分析（thermal analysis）是研究药物晶型、纯度、稳定性及固态分散系统、脂质体等给药系统中药物-辅料相互作用的重要手段。热分析方法包括差热分析、差示扫描量热分析、热重分析等。

（1）差热分析　差热分析（differential thermal analysis，DTA）是在程序控制温度下测量试样与参比物质之间的温度差与温度关系的一种技术。例如，熔融、晶型转换、升华等物理过程和脱氢、降解、氧化还原等化学反应过程均引起温差变化，当给予试样和参比物质同等热量时，因两者对热的性质不同，其升温情况必然不同，通过测定两者的温度差，以温度差为纵坐标，以温度为横坐标所得的曲线，称为 DTA 曲线。

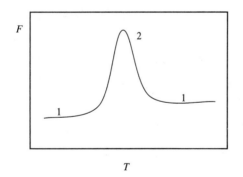

1. 基线（试样无热效应）；2. 试样吸热或放热峰

图 2-1　DSC 曲线示意图

（2）差示扫描量热法　差示扫描量热法（differential scanning calorimetry，DSC）是在 20 世纪 60 年代初期，为弥补差热分析定量性不好的缺陷而发展起来的一种量热方法。由于试样与参比物质对热的性质不同，要维持两者相同的升温必然要给予不同的热量。通过测定试样吸收（吸收峰）或放出（放出峰）热量的变化，以每秒钟的热量变化为纵坐标、温度为横坐标所得的曲线称为 DSC 曲线，如图 2-1 所示。

（3）热重分析　热重分析（thermo gravimetric analysis，TGA）是在程序控温下，测量物质质量与温度关系的一类热分析技术，可以得到以质量为纵坐标，温度为横坐标的热重曲线。它在分析物质表面是否吸附有易挥发物质以及物质的热分解方面得到了广泛的应用。

二、熵与自由能

（一）热力学第二定律

经验表明，自然界一切自发过程都有一个共同的特征——不可逆性。自发过程不可逆的根本原因是热功转换的不可逆。为了解此类过程的规律，找到判断自发过程方向和限度的判据，克劳修斯和开尔文提出了热力学第二定律（the second law of thermodynamics）。热力学第二定律有两种经验叙述。克劳修斯说："不可能把热由低温物体传给高温物体而不引起其他变化。"开尔文说："不可能从单一热源取热使之完全转化为功而不发生其他变化。"其也可表述为"第二类永动机不可能造成"。

在探求热力学第二定律的数学表达式的过程中，克劳修斯从分析卡诺循环过程中的热功转化关系入手，最终发现了热力学第二定律中最基本的状态函数——熵（entropy，用 S 表示）。他首先给出了熵变的定义式：

$$\Delta S = \int_A^B \frac{\delta Q_r}{T} \qquad (2-8)$$

式中：Q_r 表示可逆过程的热。

公式（2-8）表示熵变为始末态之间可逆过程的热温熵之和。

热力学第二定律的数学表达式是克劳修斯不等式：

$$dS \geq \frac{\delta Q}{T} \qquad (2-9)$$

式中：δQ 为实际过程系统与环境交换的热；T 为环境的温度。其中等号应用于可逆过程，不等号用于不可逆过程。

对于孤立系统，体系与环境间既无热的交换也无功的交换，即体系与环境不发生相互作用，过程的推动力蕴藏在体系内部，因而在孤立系统中发生的不可逆过程必定是自发过程，当熵值不再增加时即处于平衡态，则：

$$\Delta S_{孤立} \geq 0 \qquad (2-10)$$

对于一个非孤立系统，则把系统与环境整体看作一个孤立系统，此时上式改写为：

$$\Delta S_{总} \geq 0 \qquad (2-11)$$

式中：$\Delta S_{总}$ 为系统熵变与环境熵变之和。其中等号应用于可逆过程，不等号用于不可逆过程。

这样对于任意一个实际过程，只需算出系统熵变与环境熵变之和，根据其正负就可以判断该实际过程可不可能自发进行。

玻尔兹曼（Boltzmann）从统计学角度给出了熵的物理意义——熵是物质粒子混乱程度的量度，并给出了如下公式：

$$S = k\ln\Omega \qquad (2-12)$$

式中：k 为波尔兹曼常数；Ω 为热力学概率。

体系的熵值越小，表示所处状态的微观状态数越少，混乱程度越低；体系的熵值越大，表示所处状态的微观状态数越多，混乱程度越高。孤立体系中，从熵值小的状态（混乱程度小）向熵值大的状态（混乱程度大）变化，直到在该条件下体系熵值最大的状态为止，此即孤立体系的熵增原理。

例2-4：10g 0℃的冰加到50g 40℃水中，设热量没有其他损失，求上述过程的 ΔS 为多少？已知：冰的熔化热为 $\Delta H = 333.5\text{J/g}$，水的热容为 $C_p = 4.184\text{J/}(\text{g} \cdot \text{K})$。

解：（1）根据热力学第一定律，求出终态温度 T_x：

$$10 \times 333.5 + 10 \times 4.184 \times (T_x - 273) = 50 \times 4.184 \times (313 - T_x)$$

$$T_x = 293\text{K}$$

（2）分别求出熵变：

$$\Delta S_1 = \frac{10 \times 333.5}{273} + \int_{273}^{293} (10 \times 4.184)\,d\ln T = 15.17\text{J/K}$$

$$\Delta S_2 = \int_{313}^{293} (50 \times 4.184) \mathrm{d}\ln T = -13.82 \mathrm{J/K}$$

$$\Delta S = \Delta S_1 + \Delta S_2 = 1.35 \mathrm{J/K}$$

（二）吉布斯自由能

由于熵变的计算往往比较困难，而一些实际过程往往是在等温等压非体积功为零的情况下发生的。为了判断在等温等压非体积功为零的情况下，一个过程自发与否，吉布斯引入了一个新的状态函数 G，称为吉布斯自由能（Gibbs free energy）。其定义式为：

$$G = H - TS \tag{2-13}$$

封闭系统在等温等压非体积功为零的情况下，一个过程自发与否的判据为下式：

$$\Delta G \leqslant 0 \tag{2-14}$$

公式（2-14）称为吉布斯自由能判据，其中等号适用于可逆过程，不等号适用于自发过程。此式表示，封闭体系在等温等压和非体积功为零的条件下，只有使体系吉布斯自由能减小的过程才会自动发生，且一直进行到在该条件下吉布斯能最小为止，称为吉布斯自由能最低原理。由于多数化学反应是在等温等压和非体积功为零的条件下进行的，因此，该式是最常用的热力学判据。

又根据吉布斯函数的定义式 $G=H-TS$，等温下有：

$$\Delta G = \Delta H - T\Delta S \tag{2-15}$$

上式说明在不同温度下过程自发或反应自发进行的方向取决于 ΔH 和 $T\Delta S$ 值的相对大小。

例 2-5：关于生命的起源有各种学说，其中包括由简单分子自发地形成动植物的复杂分子的一些假设。例如，形成动物代谢产物的尿素 $(NH_2)_2CO$ 有下列反应：

$$CO_2(g) + 2NH_3(g) \Longrightarrow (NH_2)_2CO(s) + H_2O(l)$$

试问：（1）在 298K 时，若忽略 Q_a 的影响，该反应能否自发形成尿素？

（2）假设 $\Delta_r S_m^\ominus$ 和 $\Delta_r H_m^\ominus$ 与温度无关，该反应进行的最高温度是多少？

解：298K 时，查表求得：

$$\Delta_r H_m^\ominus = -133.0 \mathrm{kJ/mol}$$

$$\Delta_r S_m^\ominus = -423.7 \mathrm{J/mol}$$

对一定温定压下的化学反应，相应为：

$$\Delta_r G_m^\ominus = \Delta_r H_m^\ominus - T\Delta_r S_m^\ominus$$

（1）$\Delta_r G_m^\ominus(298K) = \Delta_r H_m^\ominus(298K) - T\Delta_r S_m^\ominus(298K)$

$$= -133 \times 10^3 - 298 \times (-423.7) = -6.74 \mathrm{kJ/mol}$$

当忽略 Q_a 时，

$$\Delta_r G_m = \Delta_r G_m^\ominus + RT\ln Q_a \approx \Delta_r G_m^\ominus < 0$$

反应能自发向右进行形成尿素。

（2）最高温度平衡时

$$\Delta_r G_m^\ominus = \Delta_r H_m^\ominus - T\Delta_r S_m^\ominus = 0$$

$$T_{max} = \frac{\Delta_r H_m^\ominus(T_{max})}{\Delta_r S_m^\ominus(T_{max})} \approx \frac{\Delta_r H_m^\ominus(298K)}{\Delta_r S_m^\ominus(298K)} = \frac{-133 \times 10^3}{-423.7} = 313.9K$$

研究表明，酮洛芬分子印迹拆分过程是受熵控制的，据此可以更好地掌握这一拆分过程。青蒿素为新型抗疟疾药物，研究表明，聚乙二醇 6000 与青蒿素的分散作用是熵效应起支配作用，载体与药物分子间具有氢键、范德华力等综合作用。

金属螯合物具有特殊的稳定性，从无机化学角度出发，认为是由于其形成的环状结构而产生的。研究表明，金属螯合物具有的特殊稳定性是熵效应和焓效应共同影响所致。

通过热力学计算表明，以没食子酸为起始原料，合成4-溴-3,5-二甲氧基苯甲酸的反应是热力学上有利的反应，反应可以进行。这样，通过热力学研究就可以指导生产实践。根据公式 $\Delta G = \Delta H - T\Delta S$，已知 ΔH 和 ΔS，可求得体系的 ΔG，如表2-1所示。

表2-1 ΔH、ΔS 和 ΔG 关系的四种类型

	ΔH	ΔS	ΔG
1	<0	>0	<0。不管温度高低，反应均自发，如燃烧爆炸反应，生物体内葡萄糖氧化反应
2	>0	<0	>0。任何温度，均不能自发。如不考虑细菌与环境间物质交换，细菌细胞的繁殖与再生为吸热过程（$\Delta H>0$），又是熵减过程（$\Delta S<0$），就过程本身而言，热力学上是不可能的，但它与放能反应耦连后，则可能发生细菌繁殖
3	>0	>0	称为熵驱动过程，决定于温度，高温时为负，才可发生。如化学键的断裂反应等属于此类
4	<0	<0	称为焓驱动过程，决定于温度，足够低温时为负，才可发生。如鸡蛋孵化为小鸡为放热（$\Delta H<0$）和熵减过程，低温下有利

下面列举一些应用吉布斯自由能分析过程自发性的实例：

1) 蛋白质的构象变化：立体结构的改变伴随熵的变化。

蛋白质变性：蛋白质的活化形态是有许多非共价键（如氢键）维持的有序三级结构，蛋白质变性时包含着这些键的破坏。破坏键需要吸收能量，当 $\Delta H>0$，对变性过程不利。但变性后，蛋白质可采取的构象数比天然蛋白质要多得多，即增加了体系的无序性。当 $\Delta S>0$，对变性过程十分有利。由 $\Delta G=\Delta H-T\Delta S$，若使 $\Delta G<0$，应升高温度，温度越高，对变性越有利。即低温时天然蛋白质是稳定的，高温时变性蛋白质是稳定的。如胰凝蛋白酶变性的热力学数据：313K、pH = 3时，$\Delta H = 62.7kJ/mol$，$\Delta S = 1839J/（K·mol）$，$\Delta G = -513kJ/mol$。

2) 葡萄糖燃烧的现象如下。

$C_6H_{12}O_6(s) + 6O_2(g) \longrightarrow 6CO_2(g) + 6H_2O(l)$，反应体系总焓变：

$$\Delta H^\ominus = 6\Delta H^\ominus_{CO_2} + 6\Delta H^\ominus_{H_2O} - \Delta H^\ominus_{C_6H_{12}O_6} - 6\Delta H^\ominus_{O_2} = -2801.69kJ/mol$$

体系总熵变 $\Delta S^\ominus = 6\Delta S^\ominus_{CO_2} + 6\Delta S^\ominus_{H_2O} - \Delta S^\ominus_{C_6H_{12}O_6} - 6\Delta S^\ominus_{O_2} = 259.32J/（K·mol）$

$\therefore \Delta G^\ominus = -2879.01kJ/mol$

说明其燃烧为高度自发过程。

3) 利用此判据，可以指导石墨转变为金刚石的工艺。因金刚石密度为 $3.51g/cm^3$，石墨密度为 $2.25g/cm^3$，则高压有利于金刚石的生成。固态相变意味着晶格内原子发生重排，所以高温也是必要条件。在此指引下，工艺路线为高温高压。据报道，1930年实验条件可达到1500℃、3.04×10^9Pa，1955年可达到2500℃、$1.01\times10^{10}Pa$，1962年可达到5000℃、$2.03\times10^{10}Pa$，因在转变中要加入少量金属（如铜等）作为催化剂，所以人造金刚石带暗黄。

三、溶液体系热力学

（一）溶液的概念

溶液是指一种或一种以上的物质（溶质）以分子或离子状态分布在另一种物质（溶剂或称溶媒）中形成均匀分散的体系。任何溶液都是多组分均相体系。气态混合物是气态溶液，多种不同的固体也可构成固态溶液。

（二）偏摩尔量与化学势

在多组分体系中，每一组分的行为与该组分单独存在时不一样。这种差别所产生的原因是由于不同种类分子间的相互作用与同类分子间的相互作用不同。为了描述多组分体系中每一种物质的实际行为，引进了偏摩尔量及化学势的概念。

在由组分 1，2，3……形成的混合系统中，任一广度（容量）性质 X 是 T，P，n_1，n_2，n_3……n_i 的函数。

$$X = f(T, P, n_1, n_2, n_3 \cdots\cdots n_i)$$

$$dX = \left(\frac{\partial X}{\partial T}\right)_{P, n_i} dT + \left(\frac{\partial X}{\partial P}\right)_{T, n_i} dP + \left(\frac{\partial X}{\partial n_1}\right)_{T, P, n_{i \neq 1}} dn_1 + \cdots\cdots + \left(\frac{\partial X}{\partial n_j}\right)_{T, P, n_{i \neq j}} dn_j \quad (2-16)$$

式中：$\left(\frac{\partial X}{\partial T}\right)_{P, n_i}$ 表示在压力及混合物中各组分的物质的量均不变（即混合物组成不变）的条件下，系统广度性质 X 随温度的变化率；$\left(\frac{\partial X}{\partial n_B}\right)_{T, P, n_{j \neq B}}$ 表示在一定温度、压力下，除了组分 B 其他各组分物质的量保持不变的条件下，由于组分 B 物质的量发生了微小的变化引起系统广度性质 X 随组分 B 物质的量的变化率，因为这一物理量在数学上是偏导数的形式，故称为组分 B 的偏摩尔量。

今定义：

$$X_{B, m} = \left(\frac{\partial X}{\partial n_B}\right)_{T, P, n_{j \neq B}} \quad (2-17)$$

对公式（2-17）的几点说明：①只有系统的广度性质才有偏摩尔量。偏摩尔量本身是系统的强度性质，即 X 为广度性质，$X_{B, m}$ 为强度性质。②偏摩尔量的物理意义：在指定状态下，在等温、等压及其他组分的量都不变的条件下（即浓度不变），系统的广度性质 X 随 n_B 的变化率；也可看作是在等温等压的条件下，在无限大的系统中加入 1mol B 所引起系统广度性质 X 的变化量。如在无限大的乙醇溶液（体积为 V_0）中加入 1mol 水后，体积变为 V'，体积的改变量 $\Delta V = V' - V_0$，此值即为该混合溶液中乙醇的偏摩尔体积。③只有在等温等压下，系统的广度性质随某一组分的物质的量的变化率才称为偏摩尔量。也就是说，在偏摩尔量的定义式中，下角标只能是温度、压力和组分的摩尔数。

由于吉布斯自由能的重要性，将偏摩尔吉布斯自由能称为化学势（chemical potential，用 μ 表示）：

$$\mu_B = G_{B, m} = \left(\frac{\partial G}{\partial n_B}\right)_{T, p, n_{j \neq B}} \quad (2-18)$$

式中：$G_{B, m}$ 表示 B 物质的偏摩尔吉布斯自由能，即 B 物质的化学势。

各种形态物质的化学势具有相似的形式，可统一表示为：

$$\mu_B = \mu_B^{\ominus} + RT\ln a_B \quad (2-19)$$

式中：a_B 代表广义活度。此时，对不同形态的物质来说，活度 a_B 有不同的含义：理想气体的 a_B 代表 $\frac{P_B}{P^{\ominus}}$；实际气体的 a_B 代表 $\frac{f_B}{P^{\ominus}}$；理想溶液的 a_B 代表摩尔分数 x_B。此外，在许多实际问题中往往涉及凝聚态纯物质，我们选取温度 T、压力 $P^{\ominus}$ 下的纯固体或纯液体作为其标准态。按照这一规定，纯固体和纯液体在 $P^{\ominus} = 100\text{kPa}$ 下时活度为 1。

对于多组分多相平衡体系，物质一定从化学势高的相向化学势低的相迁移，最终达到相平衡时化学势亦相等。如水与水蒸气达到平衡时，其化学势相同。否则如果 $\mu_1 > \mu_g$，则由液体向气体转变。多孔硅胶（具强烈吸水性），自由水分子的化学势一定大于吸附在硅胶表面的水分子的化学势，当吸附饱和时两者相等。单一组分过冷液体与其固体的化学势相比，是过冷液体的化学势高。

（三）化学势的应用

1. 分配定律

在等温等压下，若一物质溶解在两个共存而又不相溶的溶剂中，如果溶质在两种溶剂中分子大小相同而且浓度又不大，达到平衡后，用化学势的概念和性质可以证明该物质在两溶剂中的浓度比值等于常数。

用公式表示为：

$$\frac{C_B^{\alpha}}{C_B^{\beta}} = K(T) \tag{2-20}$$

式中：α 和 β 分别代表两种共存的不互溶溶剂；K 称为分配系数。分配定律的一个重要应用是萃取，对于提纯、精制和药物分析都是很重要的方法。

2. Clapeyron 方程——单组分体系两相平衡

对于单组分任意两相平衡，如图 2-3 所示，应用化学势的相关概念和公式，可以推出公式（2-21）：

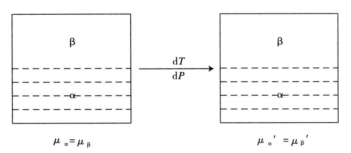

图 2-3 单组分两相平衡示意图

$$\frac{dP}{dT} = \frac{\Delta H_{\alpha}^{\beta}}{T\Delta V_{\alpha}^{\beta}} \tag{2-21}$$

公式（2-21）称为克拉佩龙（Clapeyron）方程，其物理意义为单组分体系两相平衡时的压力随温度的变化率，取决于相变热与体积变化。

3. Clausius-Clapeyron 方程——单组分固气或者液气两相平衡

将克拉佩龙方程应用于单组分固气或者液气两相平衡，此时压力 P 为固体或者液体的饱和蒸气压，可得到公式（2-22），称为克劳修斯-克拉佩龙（Clausius-Clapeyron）方程：

$$\frac{d\ln P}{dT} = \frac{\Delta H_m}{RT^2} \tag{2-22}$$

应用条件为：①两相中有一相为气相，且气相的摩尔体积远大于液相或固相的摩尔体积。②假设蒸气为理想气体。

4. Donnan 平衡

因大分子离子的存在而导致小分子离子在半透膜两边分布不均匀的现象称为唐南（Donnan）平衡。Donnan 平衡是一种热力学平衡，在生理上是一种常见现象，利用它可以解释电解质在细胞膜内外的分配规律。

半透膜能让小分子和小离子自由通过，而高分子、高分子离子和胶粒则不能通过。用半透膜将高分子溶液和小分子溶液隔开，根据高分子类型不同会发生不同的现象：

（1）如果是非电解质的高分子溶液，因为高分子不能透过半透膜而留在膜的一侧，而小分子和小离子能自由透过，达到平衡时小分子离子在膜两侧的浓度是相同的。高分子溶液的渗透压不受小分子离子的影响。

（2）如果是高分子电解质溶液，假定半透膜两边溶液均为单位体积，而且平衡过程中体积不变，设膜内装有大分子溶液 Na_zP，解离方程为：$Na_zP \longrightarrow zNa^+ + P^{z-}$，膜内大分子起始浓度为 C_1；膜外装有 NaCl 溶液，其起始浓度为 C_2。在建立平衡的过程中，膜内、外的 Na^+ 和 Cl^- 会互相渗透，即膜内的向膜外渗透，同时膜外的向膜内渗透。当体系达到平衡时，NaCl 在膜两边的化学势相等，即：

$$\mu_{NaCl,内} = \mu_{NaCl,外}$$
$$RT\ln a_{NaCl(内)} = RT\ln a_{NaCl(外)}$$
$$或\ a_{Na^+(内)} \cdot a_{Cl^-(内)} = a_{Na^+(外)} \cdot a_{Cl^-(外)}$$

在很稀的溶液中可以用浓度代替活度，设有浓度为 x 的 NaCl 由膜外向内扩散，则在平衡时得：

$$(zC_1 + x)x = (C_2 - x)^2$$
$$即：x = \frac{C_2^2}{zC_1 + 2C_2}$$

整个系统的实验渗透压应等于隔膜两边的渗透压之差，即：

$$\pi_{实验} = \pi_内 - \pi_外$$
$$= RT(C_1 + x) + RT(zC_1 + x) - 2RT(C_2 - x)$$
$$= \left(\frac{zC_1^2 + 2C_1C_2 + z^2C_1^2}{zC_1 + 2C_2}\right)RT$$

因此，直接用实验渗透压求分子量会引起明显的误差。消除这种误差常采取的措施有提高膜右边 NaCl（即增加扩散电解质）的浓度 C_2，或使膜左边 Na_zP 的浓度 C_1 降低；调节溶液 pH 值使大分子化合物在溶液中处于等电点附近，此时电离最少。

四、统计热力学及其在药学中的应用简介

（一）统计热力学概念与研究方法

热力学是以大量分子的集合体，即宏观系统作为研究对象。从热力学得到的规律对于大量分子组成的宏观系统具有高度的可靠性，但物质的宏观性质是微观粒子运动的客观反映，而热力学却不能给出宏观性质与微观性质之间的联系。一切微观粒子都在不停地运动，每个粒子的运动都遵循力学规律，但要想用力学中的微分方程去描述整个系统的运动状态，是不可能的，同时也得不到统计的规律性。因此必须用统计学的方法，不考虑个别微粒的运动，而是直接推算大量粒子

运动的统计平均值。

研究粒子热运动的规律及其对宏观性质影响的理论称为热物理学（thermal physics）。热物理学包括宏观和微观两方面理论，其中宏观理论即为热力学，微观理论则称为统计物理学（statistical physics）。统计物理学从宏观物质系统是由大量微观粒子组成这一事实出发，认为物质的宏观特性是大量微观粒子行为的集体表现，宏观物理量是相应微观物理量的统计平均值。

统计物理学的理论又可分为两个部分，平衡态理论和非平衡态理论。平衡态统计物理，研究的是已处于平衡态和趋向平衡态的系统的性质，此部分理论通过运用微观粒子运动普遍遵循的力学规律，获得了热力学的基本定律，与传统的热力学有同样普遍的应用范围，因此又称统计热力学（statistical thermodynamics）。从克劳修斯、麦克斯韦和玻尔兹曼等人于19世纪奠基分子运动论到1902年吉布斯创立系综（ensemble）理论，平衡态统计物理的理论体系（经典统计理论）基本形成。20世纪初量子论创立后，以玻色（Bose）、爱因斯坦（Einstein）、费米（Fermi）和狄拉克（Dirac）等人为代表的科学家发展了量子统计物理学。经过一个多世纪的发展，统计物理学关于平衡态的理论已十分成熟。

（二）统计系统的分类及玻尔兹曼统计简介

按照统计单位（粒子）是否可以分辨或区分，将系统分为定位系统（localized system）和非定位系统（non-localized system），前者亦称为定域子系统，后者亦称为离域子系统。定位系统的粒子可以彼此分辨，而非定位系统的粒子彼此不能分辨。例如，气体分子处于混乱运动中，彼此无法区别，因此是非定位系统，而晶体则由于粒子是在固定的晶格位置上做振动运动，每个粒子可以区分，所以属于定位系统。当粒子数目相同时，定位系统与非定位系统的微观状态数是不同的，由于前者的粒子可以区分，因此其微观状态数要比非定位系统多得多。

按照统计单位之间有无相互作用，又可将系统分为近独立粒子系统（assembly of independent particles，又称独立粒子系统）和非独立粒子系统（assembly of interacting particles，又称相依粒子系统）。前者粒子之间的相互作用可忽略不计，系统的总能量等于各个粒子能量之和；后者粒子之间的作用能不可忽略，总能量应包含粒子间相互作用的位能。

玻尔兹曼统计可以适用于近独立粒子系统。玻尔兹曼统计认为：①在所有的分布方式中，有一种分布方式的热力学概率最大，这种分布即为最概然分布。②最概然分布的微观状态数最多，基本上可以代替总的微观状态数，也就是说最概然分布实质上可以代表一切分布，最概然分布实际上也就是平衡分布。

（三）独立粒子系统的最概然分布

系统的热力学概率 Ω 是指与某宏观状态所对应的微观状态数。根据 $S=k\ln\Omega$ 一式，知道了 Ω 就能求得 S。

设有一个系统，由大量可以区分的分子组成（定位系统），分子间的作用可忽略不计，系统具有确定的分子数目 N、能量 U 和体积 V。以 ε_i（$i=1$，2，3…）表示分子的能级。每一个能级中可有若干个不同的量子状态存在，反映在光谱上是一根谱线通常由多条非常接近的谱线所构成。量子力学中，将某个能级可能有的微观状态数称为该能级的简并度（degeneracy），用符号 g_i 来表示。由于分子在运动中相互交换能量，所以 N 个分子可有不同的分布方式，即：

能级：ε_1，ε_2，ε_3，…，ε_i

各能级简并度：g_1，g_2，g_3，…，g_i

各能级分子数：N_1，N_2，N_3，…，N_i（一种分布方式）

各能级分子数：N_1'，N_2'，N_3'，…，N_i'（另一种分布方式）

虽然 N 个分子可有不同的分布方式，但无论哪一种分布方式都必须满足如下两个条件：

$$\sum_i N_i = N \tag{2-23}$$

$$\sum_i N_i \varepsilon_i = U \tag{2-24}$$

若先考虑其中一种分布方式，该问题相当于将 N 个不同的球分成若干堆，每堆的数目分别为 N_1，N_2，N_3，…，N_i，而将 N_1 个分子放入 ε_1 能级时，该能级上又有 g_1 个不同的状态。根据排列组合公式可得，实现这一种分布的方法数 t 为：

$$t = N! \prod_i \frac{g_i^{N_i}}{N_i!} \tag{2-25}$$

这是一种分布方式。在满足式（2-23）和式（2-24）的条件下，可以有各种不同的分布方式，其总微观状态数 Ω 为：

$$\Omega = \sum_i N! \prod_i \frac{g_i^{N_i}}{N_i!} \tag{2-26}$$

下面的问题是如何求 Ω。玻尔兹曼认为，在式（2-26）的求和项中有一项的值最大，这一项用 t_m 表示，由于 t_m 提供的微观状态数最多，因此可以忽略其他项所贡献的部分，用 t_m 近似地代表 Ω，即：

$$S = k\ln\Omega \approx k\ln t_m \tag{2-27}$$

式（2-25）即为式（2-26）中的任一项，因此在数学上该问题就变成在式（2-23）和式（2-24）的限制条件下，如何选择 N_i 才能使式（2-25）的数值最大。利用 Stirling 公式（当 N 很大很大的时候，$\ln N! = N\ln N - N$）及 Lagrange 未定乘数法，经过一系列推导，可得：

$$N_i^* = N \frac{g_i e^{-\varepsilon_i/kT}}{\sum g_i e^{-\varepsilon_i/kT}} \tag{2-28}$$

式中 N_i^* 为定位独立子系统的玻尔兹曼最概然分布（most probable distribution），表示微观状态数最多的一种分布。即当式（2-25）中的 N_i 满足最概然分布时，实现这一种分布的方法数 t 值最大，即为 t_m。

用前述同样的方法，可以求得非定位独立子系统的玻尔兹曼最概然分布式仍然为式（2-28）

（四）配分函数及热力学状态函数的配分函数表达式

令最概然分布式（2-28）中的分母：

$$\sum g_i e^{-\varepsilon_i/kT} \equiv q \tag{2-29}$$

q 称为粒子的配分函数（partition function），指数项通常称为玻尔兹曼因子。配分函数 q 是对系统中一个粒子的所有可能状态的玻尔兹曼因子求和，因此又称为状态和。配分函数在统计热力学中占有极为重要的地位，系统的各种热力学性质都可以用配分函数来表示，而统计热力学的最重要的任务之一就是通过配分函数来计算系统的热力学状态函数（如热力学能 U、焓 H、熵 S、亥姆霍兹自由能 F 及吉布斯自由能 G）。

1. 非定位系统状态函数的配分函数表达式 由式（2-24）及（2-28）、（2-29）可以推导出非定位系统热力学能 U 的配分函数表达为：

$$U_{\text{非定位}} = NkT^2\left(\frac{\partial \ln q}{\partial T}\right)_{V,N} \tag{2-30}$$

由式（2-27）及最可几分布的微观状态数可以推导出非定位系统熵 S 的配分函数表达式为：

$$S_{\text{非定位}} = k\ln\frac{q^N}{N!} + NkT\left(\frac{\partial \ln q}{\partial T}\right)_{V,N} \tag{2-31}$$

将式（2-30）及（2-31）代入亥姆霍兹自由能 F 的定义式，即得非定位系统亥姆霍兹自由能 F 的配分函数表达式为：

$$F_{\text{非定位}} = -kT\ln\frac{q^N}{N!} \tag{2-32}$$

因为 F 对 V 求偏导即为 p，所以由式（2-32）可以得到 p，再结合式（2-30）及焓 H 的定义式，即可推导出非定位系统焓 H 的配分函数表达式为：

$$H_{\text{非定位}} = NkT^2\left(\frac{\partial \ln q}{\partial T}\right)_{V,N} + NkTV\left(\frac{\partial \ln q}{\partial V}\right)_{T,N} \tag{2-33}$$

结合式（2-33）及（2-31），由吉布斯自由能 G 的定义式，即可推导出非定位系统吉布斯自由能 G 的配分函数表达式为

$$G_{\text{非定位}} = -kT\frac{\ln q^N}{N!} + NkTV\left(\frac{\partial \ln q}{\partial V}\right)_{T,N} \tag{2-34}$$

2. 定位系统状态函数的配分函数表达式 类似非定位系统各状态函数的推导方法，定位系统状态函数的配分函数表达式分别为：

$$U_{\text{定位}} = NkT^2\left(\frac{\partial \ln q}{\partial T}\right)_{V,N} \tag{2-35}$$

$$H_{\text{定位}} = NkT^2\left(\frac{\partial \ln q}{\partial T}\right)_{V,N} + NkTV\left(\frac{\partial \ln q}{\partial V}\right)_{T,N} \tag{2-36}$$

$$S_{\text{定位}} = k\ln q^N + NkT\left(\frac{\partial \ln q}{\partial T}\right)_{V,N} \tag{2-37}$$

$$G_{\text{定位}} = -kT\ln q^N + NkTV\left(\frac{\partial \ln q}{\partial V}\right)_{T,N} \tag{2-38}$$

$$F_{\text{定位}} = -kT\ln q^N \tag{2-39}$$

可以看出，非定位系统和定位系统的 U 和 H 的表达式完全相同。但由于两者的微观状态数不同，所以两者 S 的表达式不同，与 S 有关的 F、G 的表达式也不同。

（五）统计热力学在药学中的应用简介

统计热力学原理可用来研究和解决生物学、药学、化学等多领域的实际问题。如蛋白质折叠是一个复杂的物理、化学和生物过程，涉及热力学、统计力学、高分子动力学等多个领域的相关知识，单独从宏观或微观角度出发，试图建立蛋白折叠物理模型，都面临着巨大的困难。统计热力学方法是研究蛋白质分子运动规律的重要途径，可从蛋白质折叠的非共价作用出发，探讨疏水作用、氢键、静电力和范德华力的统计热力学机理，以及这些作用力对蛋白质结构稳定性的影响。统计热力学理论也可用于天然产物的研究。如有学者在研究用超声辅助萃取技术提取甘草中甘草酸的过程中，通过比较发现，吸附在甘草颗粒表面的甘草酸分子与浸取液中的甘草酸分子从超声场中获得的能量不同，进而从统计热力学理论出发，推导出了超声场影响甘草-水体系浸取相平衡的模型方程，再利用 Matlab 数值模拟得出模型方程中的各个参数，计算出了不同条件下的

浸取平衡浓度，其结果与实验值吻合较好。

第二节 药物的热力学性质

一、熔融过程的热力学性质

许多药物分子都具有柔顺性，其原因是高分子链中 σ 键的内旋转。

根据热力学理论，在熔点时有可逆相变，此时可得：

$$\Delta G_{T, P} = 0 , \Delta G_{T, P} = \Delta H - T\Delta S = 0$$
$$T_m = \Delta H/\Delta S,$$

式中：ΔH 为熔化热；ΔS 为熔融过程熵变；T_m 为熔点。

若使 T_m 升高，则应当增大 ΔH，或降低 ΔS。具体采取的方法有：①增加分子间相互作用，可提高 ΔH；②增加高分子链内旋转阻力，降低 ΔS。

二、药物溶解过程的热力学性质

药物或某些辅料的溶解过程可以用吉布斯自由能公式 $\Delta_S G = \Delta_S H - T\Delta_S S$ 进行分析。当 $\Delta_S G < 0$，溶解自发进行。溶解过程的焓变和熵变都对自由能变化做出贡献，溶解进行时有焓驱动的，也有熵驱动的。如在水中加入极性药物，水分子正电端与溶质分子负电端靠近，水分子定向排列，所以此过程 $\Delta S < 0$，而极性药物的溶解是自发的，因此 $\Delta G < 0$，就可以推出 $\Delta H < 0$，说明是焓驱动；反之，在水中加入某些非极性药用辅料，如磷脂分子，磷脂分子将形成有序聚集体（如囊泡，脂质体等），将周围水分子挤走，水分子由定向变为自由水分子，所以 $\Delta S > 0$，为熵驱动过程。

三、气体、液体和固体溶解过程的热力学性质

（一）气体在液体中的溶解

气体在液体中的溶解通常为放热过程，$\Delta H < 0$，溶解后熵减少，$\Delta S < 0$。由 $\Delta G_{T, P} = \Delta H - T\Delta S$ 可知，温度上升则不利于气体的溶解。溶于液体的气体量符合亨利定律，加压可提高气体的溶解度。

（二）液体在液体中的溶解

对于 A、B 两种液体，用 A-A 表示 A 分子与 A 分子之间的相互作用，用 B-B 表示 B 分子与 B 分子之间的相互作用，用 A-B 表示 A 分子与 B 分子之间的相互作用。若能量（A-A）+（B-B）> 2（A-B），$\Delta H_{mix} < 0$，则为焓驱动过程。若 $\Delta S_{mix} > 0$，由于 $\Delta G = \Delta H - T\Delta S$，则 $\Delta G_{mix} < 0$，溶解过程能发生。

若能量（A-A）+（B-B）< 2（A-B），$\Delta H_{mix} > 0$（吸热）。若 $\Delta S_{mix} > 0$，则 T 升高有利于溶解；若 $\Delta S_{mix} < 0$，则 T 升高不利于溶解。

（三）固体在液体中的溶解

固体溶于液体形成溶液是制剂过程中最常见和最重要的溶解现象。在液体制剂、注射剂的加工工艺中，固-液溶液均占相当大的比重。

固体药物溶于液体溶剂中可形成理想溶液或非理想溶液。在一定温度、压力下，固体药物 A

在溶剂中溶解形成理想溶液时，溶解过程的体积变化、焓变均为零，即 $\Delta V_{mix} = 0$，$\Delta H_{mix} = 0$。而溶解过程的熵变大于零，即 $\Delta S_{mix} > 0$，故溶解过程的 $\Delta G < 0$，因此为自发过程。

四、大分子溶液的热力学性质

大分子溶液的形成过程或高聚物的溶解过程具有以下性质：

（一）混合熵变 ΔS_{mix}

大分子化合物溶解过程中，分子排列趋于混乱，熵的变化是增加的。一般情况下大分子溶液的摩尔混合熵变比理想溶液的摩尔混合熵变要大几十到几百倍，其原因是大分子链的柔顺性及多构象运动的特点。

（二）混合吉布斯自由能的变化 ΔG_{mix}

大分子的溶解混合过程呈无序性增加，即 $\Delta S_{mix} > 0$，根据判据 $\Delta G_{mix} = \Delta H - T\Delta S < 0$，溶解过程能否自发进行取决于焓变的大小：

极性大分子在极性溶剂中溶解时，由于大分子与溶剂分子的强烈作用而放热，即 $\Delta H_{mix} < 0$，此时 $\Delta G_{mix} < 0$，大分子可以溶解。

非极性大分子的溶解过程一般 $\Delta H_{mix} > 0$，所以要使大分子溶解，即 $\Delta G_{mix} < 0$，必须满足 $\mid \Delta H_{mix} \mid < T \mid \Delta S_{mix} \mid$。

五、胶束形成过程的热力学性质

疏水相互作用是指在原子水平上非极性分子或基团在水中倾向于聚集成簇的现象，是一种较为特殊的分子间相互作用。

表面活性剂分子的疏水基通过疏水相互作用缔合在一起，亲水基朝向水中形成缔合体，即胶束，也称为缔合胶体（association colloid）。胶束形成的过程一般用质量作用模型和相分离模型来描述。两种方法可得出同样的结果。

（一）质量作用模型

根据质量作用定律，将胶束的形成看作是单个表面活性剂的离子或分子与胶束处于缔合与解离平衡中。

（二）相分离模型

将胶束形成看作是相分离，虽然胶束不是独立的相，但形成胶束后溶液性质发生了改变，为了方便处理问题，称之为"准相"。

1. 阴离子型表面活性剂形成的胶束

$$nR^- + mX^+ \longrightarrow [R_nX_m]^{Q^-} \quad (Q^- = n - m)$$

其平衡常数 K 为：

$$K = \frac{C_{[R_nX_m]^{Q^-}}}{C_{R^-}^n \cdot C_{X^+}^m}$$

每摩尔表面活性剂单体形成胶束的吉布斯自由能变化为：

$$\Delta G_{CMC}^{\ominus} = \frac{\Delta G^{\ominus}}{n} = -\frac{RT}{n}\ln K = -\frac{RT}{n}\ln\frac{C_{[R_nX_m]^{Q^-}}}{C_{R^-}^n \cdot C_{X^+}^m}$$

在临界胶束浓度（CMC）时，$C_{R^-} = C_{X^+} = CMC$，$C_{[R_nX_m]^{Q^-}}$ 很小，可略去 $\ln C_{[R_nX_m]^{Q^-}}$，则：

$$\Delta G_{CMC}^{\ominus} = \frac{RT}{n}\ln(C_{R^-}^n \cdot C_{X^+}^m)$$

$$= RT[\ln CMC + \frac{m}{n}\ln CMC]$$

$$= RT(1 + \frac{m}{n})\ln CMC$$

$$= RT(2 - \frac{Q^-}{n})\ln CMC$$

式中：n 为胶束聚集数；Q^- 为胶束的有效电荷。

2. 阳离子型表面活性剂形成的胶束

$$\Delta G_{CMC}^{\ominus} = RT(2 - \frac{Q^+}{n})\ln CMC \qquad\qquad (2-40)$$

3. 非离子型表面活性剂形成的胶束

$$\Delta G_{CMC}^{\ominus} = RT\ln CMC，而 \Delta G_{CMC}^{\ominus} = \Delta H_{CMC}^{\ominus} - T\Delta S_{CMC}^{\ominus}$$

$$则 RT\ln CMC = \Delta H_{CMC}^{\ominus} - T\Delta S_{CMC}^{\ominus}$$

$$\therefore \ln CMC = \frac{\Delta H_{CMC}^{\ominus}}{RT} - \frac{\Delta S_{CMC}^{\ominus}}{R} \qquad\qquad (2-41)$$

若已知不同温度下的 CMC 值，可对 $\ln CMC$ 和 $\frac{1}{T}$ 进行线性回归，斜率为 $\frac{\Delta H_{CMC}^{\ominus}}{R}$，截距为 $-\frac{\Delta S_{CMC}^{\ominus}}{R}$，由此可求得 $\Delta H_{CMC}^{\ominus}$ 及 $\Delta S_{CMC}^{\ominus}$。

例 2-6：已知：某非离子型表面活性剂的水溶液在 10℃、25℃和 40℃的 CMC（mol/L）为 12.1×10⁻⁵、8.2×10⁻⁵和 7.3×10⁻⁵。求在胶束形成中的 $\Delta G_{CMC}^{\ominus}$、$\Delta H_{CMC}^{\ominus}$ 及 $\Delta S_{CMC}^{\ominus}$。

解：将上述数据列表，见表 2-2。

表 2-2　某表面活性剂的 $\ln CMC$ 与 $\frac{1}{T}$

	T（K）		
	283.15	298.15	313.15
CMC（mol/L）	12.1×10⁻⁵	8.2×10⁻⁵	7.3×10⁻⁵
$\Delta G_{CMC}^{\ominus}$（kJ/mol）	-4.97	-6.20	-6.82
ln*CMC*	-2.11	-2.50	-2.62
$\frac{1}{T}$	3.53×10⁻³	3.35×10⁻³	3.19×10⁻³

以 $\ln CMC$ 和 $\frac{1}{T}$ 进行线性回归，斜率为 $\frac{\Delta H_{CMC}^{\ominus}}{R}$，截距为 $-\frac{\Delta S_{CMC}^{\ominus}}{R}$，

$$\frac{\Delta H_{CMC}^{\ominus}}{R} = 1513.8$$

$$则 \Delta H^{\ominus}_{CMC} = 12.59 \text{kJ} / \text{mol}$$

$$-\frac{\Delta S^{\ominus}_{CMC}}{R} = -7.49$$

$$则 \Delta S^{\ominus}_{CMC} = 62.28 \text{J} / (\text{mol} \cdot \text{K})$$

从热力学观点看，表面活性剂分子在溶液中缔合形成胶束溶液与一般胶体体系不同。胶束溶液是热力学稳定体系，其中表面活性剂分子与缔合形成的胶束处于平衡状态。胶束形成的主要原因是此体系处于最低自由能状态。在低浓度时表面活性剂分子通过在体系的表面或界面聚集，将疏水性基团从极性水中移开而降低整个体系自由能，随着浓度的升高，疏水性基团形成胶束的核，使体系自由能进一步降低，而一般的胶体体系为热力学不稳定体系。

六、增溶过程的热力学性质

被增溶物增溶到胶束中的过程是一个熵增加的过程，即 $\Delta S > 0$，体系的混乱度增加。药物的增溶类似于药物在油水之间的分配，增溶过程的热力学函数与油水分配系数 K 之间存在如下关系：

$$\Delta G^{\ominus}_{S} = -RT\ln K$$

$$\Delta G^{\ominus}_{S} = \Delta H^{\ominus}_{S} - T \cdot \Delta S^{\ominus}_{S}$$

可得：

$$\ln K = -\frac{\Delta H^{\ominus}_{S}}{RT} + \frac{\Delta S^{\ominus}_{S}}{R} \tag{2-42}$$

测定不同温度下被增溶物的油水分配系数 K，以 $\ln K$ 对 $\frac{1}{T}$ 作图，由直线的斜率和截距可分别计算得到增溶过程的焓变和熵变。

七、吸附过程的热力学性质

某些药物或药用辅料可能吸附在溶液的表面层。吉布斯根据相关热力学原理推导出了溶液表面吸附量与温度、溶质活度和溶液表面张力之间的关系式，称为吉布斯吸附等温式（2-43），

$$\Gamma = -\frac{a}{RT}\left(\frac{\mathrm{d}\sigma}{\mathrm{d}a}\right) \tag{2-43}$$

式中：Γ 表示单位面积表面层中所含溶质物质的量与同量溶剂在本体溶液中所含溶质物质的量的差值，单位为 mol/m^2，称为溶质的表面吸附量或表面超量；a 代表溶质的活度；σ 代表溶液的表面张力。

对于理想溶液或稀溶液，可用溶质的浓度 C 代替其活度 a，公式（2-43）变为公式（2-44）

$$\Gamma = -\frac{C}{RT}\left(\frac{\mathrm{d}\sigma}{\mathrm{d}C}\right) \tag{2-44}$$

例 2-7：291.15K 时丁酸水溶液的表面张力可表示为 $\sigma = \sigma_o - a\ln(1+bC)$。式中：$\sigma_0$ 为纯水的表面张力；a、b 为常数；C 为丁酸在水中的浓度。

（1）试求该溶液中丁酸的表面吸附量（Γ）和浓度（C）间的关系。

（2）若已知 $a = 0.0131 \text{N/m}$，$b = 19.62 \text{L/mol}$，试计算当 $C = 0.20 \text{ mol/L}$ 时 Γ 为多少？

（3）计算当浓度达到 $bC \gg 1$ 时，饱和吸附量 Γ_∞ 为多少？若此时表面层上丁酸呈单分子层吸附，计算在液面上丁酸分子的截面积为多大？

解：（1）已知 $\sigma = \sigma_o - a\ln(1+bC)$ 微分后，得：

$$\frac{d\sigma}{dC} = -\frac{ab}{1+bC}$$

代入吉布斯吸附等温式，得：$\Gamma = \dfrac{abC}{RT(1+bC)}$

（2）将已知数据代入上式，得：

$$\Gamma = \frac{0.0131 \times 19.62 \times 0.2}{8.314 \times 291.15 \times (1 + 19.62 \times 0.2)} = 4.31 \times 10^{-6}\,mol/m^2$$

（3）若 $bC \gg 1$ 时，则 $1+bC \approx bC$

$$\Gamma_\infty = \frac{abC}{RT(1+bC)} = \frac{\alpha}{RT} = \frac{0.0131}{8.314 \times 291.5} = 5.411 \times 10^{-6}\,mol/m^2$$

Γ_∞ 为吸附达饱和时每单位面积上吸附溶质的摩尔数，$1m^2$ 表面上吸附的分子数为 $\Gamma_\infty L$，设每个丁酸的截面积为 S，则：

$$S = \frac{1}{\Gamma_\infty L} = \frac{1}{5.411 \times 10^{-6} \times 6.022 \times 10^{23}} = 3.07 \times 10^{-19}\,m^2$$

吸附过程一般为放热反应，温度过高会影响吸附效果。中药有效组分的富集常采用大孔吸附树脂，吸附常在室温下进行，超过50℃吸附量明显下降。一般来讲，加压降温有利于吸附质的吸附，降压加温有利于吸附质的解吸。表示吸附平衡的数据有三种方法：吸附等温线、吸附等压线和吸附等量线。常用的是吸附等温线，即在恒定温度下寻找吸附量和压力或浓度之间的关系。

例2-8：设计在283K、298K和313K不同温度下大孔吸附树脂 AB-8 对远志总皂苷的静态平衡吸附实验。待吸附平衡后，测定平衡浓度 C_e，根据下式计算平衡吸附量 q_e。

$$q_e = (C_0 - C_e)V/m \tag{2-45}$$

式中：q_e 为平衡吸附量（mmol/g）；C_0 和 C_e 分别为溶液初始时和平衡时的摩尔浓度（mmol/L）；V 为溶液的体积（L）；m 为树脂质量（g）。结果见图2-4（计算过程略），表明吸附量随着温度的升高而升高，表明吸附为吸热过程。

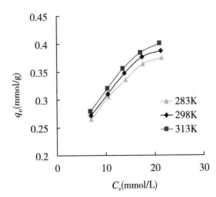

图2-4　AB-8 对远志总皂苷元的吸附等温线

思考题

1. 总结从热功转化的不可逆性到发现热力学第二定律的科学史。

2. 试总结三个判断封闭系统中过程自发性的热力学判据。

3. 疏水相互作用在胶束的形成、维持和稳定蛋白质的构象等方面具有极为重要的作用，试根据热力学原理分析疏水相互作用过程的驱动力。

4. 可通过将某些中药有效成分制成纳米给药系统（一般指粒径在 11000nm 的药物微粒分散系统）的方法改变药物的给药途径或在体内的释药、分布等行为。试根据热力学原理说明微粒分散系统属于热力学不稳定系统的原因，并分析为了降低系统的吉布斯自由能，微粒会自发进行哪些变化。

5. 中药成分入血后借助静电力、疏水作用、范德华力和氢键等相互作用方式与血浆蛋白结合形成复合物。不同成分与蛋白质结合的作用方式类型不同。试分析如何根据药物与蛋白质结合过程的 ΔH 与 ΔS 判断其相互作用类型。

第三章
药物的物态特征

物态是指物质在一定的温度和压力条件下所处于相对稳定的状态，气体、液体和固体是三类主要的物态或相。随着条件的变化，物态会发生变化或相互转化。固态中分子、原子、离子通过分子间力、原子间力或离子力保持紧密靠近；当固态物质温度升高时，原子通过获得足够的能量来破坏晶格的规则排列，从而转化为液态或气态；某些分子通常具有第四相，即介于液体和晶体之间的状态，如液晶等。

研究药物的物态特征及其变化对药物剂型、处方及制剂工艺设计有着重要意义。本章将讨论固体、半固体、液体和气体的物态特征，并结合中药制剂的实际情况，简要地介绍中药提取物的物态特征。

第一节　相平衡

物质聚集状态发生的改变称为相变化，简称相变。物质的相态变化是自然界中普遍存在的过程。如液体的蒸发或蒸气的冷凝，固体的溶解、熔化或从溶液中析出的结晶，晶形的转变，溶质在各相间的溶解及分配等，这些过程都要发生相的转变及相应的平衡。实验室和制药工业中常用的分离提纯操作，如蒸馏、精馏、结晶、升华、萃取等均离不开相平衡。质量控制中，色谱中流动相的选择、配比，展开剂的互溶及药物制剂中互溶固体物质的选择也要应用相平衡理论。

一、相与相律

（一）相与相数

相（phase）是指体系内部物理性质和化学性质完全相同的均匀部分。相与相之间有明显的界面，越过此界面，性质就有突变。生物体内细胞的两侧虽然都是水溶液，但因细胞膜将其分开，因此也是两液相共存。不同液体物质之间，因相互溶解度不同而可能形成不同的液层，每个液层就有一个相。固体物质的每一种晶体是一种固相。

（二）组元和组元数

确定平衡体系中各相组成所需要的最少物种数称为独立组元数，简称组元数。在一个体系中，组元数与物种数之间的关系，见公式（3-1）：

$$K = S - R - R'$$

（3-1）

式中：K 为组元数；S 为物种数；R 为物种间存在的独立反应数；R' 为同相中物种间的浓度

限制条件数。

（三）相律

相律是多相体系中的相数、组元数与温度、压力、组成等因素相互依存与变化的规律，下式是著名的吉布斯相律数学表达式。

$$f = K - \Phi + 2 \tag{3-2}$$

式中：f 为自由度数；K 为独立组元数；Φ 为相数；2 为温度和压力两个变量。当固定温度或压力时，上式中的 2 应改为 1；当同时固定温度和压力时，上式中的 2 应改为 0。

（四）相律的应用

任一平衡体系的组元数和变量条件确定后，可求出其最多的共存相数，或最多的自由度数。

$$0 = K - \Phi_{max} + 2，则 \Phi_{max} = K + 2$$

$$f_{max} = K - 1 + 2，则 f_{max} = K + 1$$

例 3-1：碳酸钠和水可形成几种含水化合物：$Na_2CO_3 \cdot H_2O$、$Na_2CO_3 \cdot 7H_2O$、$Na_2CO_3 \cdot 10H_2O$。

问：（1）在 101.325kPa 条件下，能与 Na_2CO_3 水溶液和冰共存的含水盐最多有几种化合物？

（2）在 20℃ 条件下，能与水蒸气平衡共存的含水盐最多有几种化合物？

解：（1）根据题意求出最多的相数。在 101.325kPa 条件下，Na_2CO_3 和水形成的体系有 H_2O、Na_2CO_3、$Na_2CO_3 \cdot H_2O$、$Na_2CO_3 \cdot 7H_2O$、$Na_2CO_3 \cdot 10H_2O$ 共五种化合物，所以 $S = 5$，又因这个体系中有 3 个独立的化学平衡方程式，如下：

$$Na_2CO_3 + H_2O =\!\!=\!\!= Na_2CO_3 \cdot H_2O$$

$$Na_2CO_3 + 7H_2O =\!\!=\!\!= Na_2CO_3 \cdot 7H_2O$$

$$Na_2CO_3 + 10H_2O =\!\!=\!\!= Na_2CO_3 \cdot 10H_2O$$

所以该体系的组分数为 $K = 5 - 3 = 2$。从相律 $f = K - \Phi + 1$ 可以得出，要想得到最多的相数，必须使自由度 $f = 0$。

$$f = K - \Phi + 1 = 2 - \Phi + 1$$

当 $f = 0$ 时，Φ 最大，所以 $\Phi_{max} = 3$。这说明了在该体系中最多只能有三相平衡共存。现已有 Na_2CO_3 水溶液和冰两相，因而最多只能有一种含水盐与之平衡共存。

（2）同理，在 20℃ 条件下，体系的物种数 $S = 5$，组分数 $K = 2$。

$$f = K - \Phi + 1 = 2 - \Phi + 1 = 3 - \Phi$$

要想得到最多的相数，必须使自由度 $f = 0$，所以 $\Phi_{max} = 3$。现已知有水蒸气相存在，故最多有两种含水盐与之共存。

二、单元系相图

以水的相图为例，介绍单元系相图。O 点是三条曲线的交点，称为三相点，如图 3-1 所示。水的三相点的温度为 273.16K，压力为 610.6Pa，该数据由我国著名物理化学家黄子卿教授测得。OA 线为冰、水两相平衡，线上的任意点表示冰和水平衡时蒸气压与温度（熔点）的关系。OB 线是冰的饱和蒸气压曲线（即冰的升华线），线上的任意点表示冰和水蒸气平衡时蒸气压与温度的关系。图中 OC 线为液态水和水蒸气两相平衡，称为气液平衡线。OC 线不能任意延伸，它终止于临界点 C，$T_C = 647.3K$，对应的压力 $P_C = 2.21 \times 10^7 Pa$。

由 OB 线可知，当温度和压力低于三相点时，固态冰可以不经过融化而直接升华。升华在制药工艺中有着非常重要的应用，如注射用双黄连（冻干）就是采用冷冻干燥法，将药物水溶液在短时间内快速深度冷冻成冰，同时将压力降至冰的饱和蒸气压以下，使冰升华，密封后得到可以长时间储存的疏松海绵状粉针剂。

某种流体（气体或液体）当其温度和压力均超过相应临界值，该状态下的流体称为超临界流体（supercritical fluid，SCF 或 SF），如图 3-2 所示。水的密度和水蒸气的密度在临界点相等，气液两相的界面消失，体系的性质变得均一，既具有类似液体的性质，同时还保留气体的性能。

可作为超临界流体的物质很多，如二氧化碳、一氧化氮、氨气、乙烯、丙烷、丙烯、水等，其密度与该物质在通常状态下的液体密度相当。超临界流体兼有气体和液体的优点，其黏度小，扩散系数大，密度大，具有良好的溶解特性和传质特性。超临界流体萃取技术适合提取天然热敏性物质，具有流程简单、操作方便、萃取效率高且能耗低、无溶剂残留等特点。

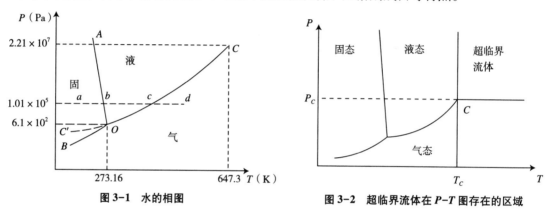

图 3-1　水的相图　　　　　　　图 3-2　超临界流体在 P-T 图存在的区域

三、二元系相图

（一）二元气-液平衡体系

二元气-液平衡体系所讨论的基本内容是恒温下溶液蒸气压与组成间的关系，恒压下溶液沸点与组成间的关系。通常，蒸馏和精馏一般都是在恒压下进行的，因此二元完全互溶双液系的沸点和组成的关系图形更有用。虚线为气相线，实线为液相线，分别表示理想溶液的沸点与气相组成和液相组成的关系，如图 3-3 所示。

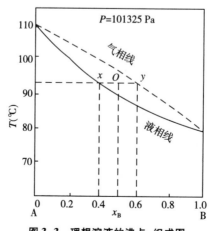

图 3-3　理想溶液的沸点-组成图

通过蒸馏分离液体 A 和 B 是气-液相图的一个实际应用。将 A 和 B 构成的溶液反复进行部分汽化和部分冷凝，使溶液中组分 A 和组分 B 达到分离的操作，称为精馏（fractional distillation）。精馏是分离液体混合物的重要方法，在实验室和制药工艺中应用广泛。

精馏塔主要由三部分组成：①底部的蒸馏釜：一般用蒸汽加热釜中的物料，使之沸腾并部分汽化。②塔身（亦称精馏柱）：外壳用保温物质隔热，塔身内上下排列着多块塔板。例如，筛板塔上面有很多小孔，供上升气流通过，并有溢流管，以便回流冷凝液进入下层塔板。③顶部：装有冷凝器，使低沸点的蒸汽最后自塔顶进入冷凝器，冷凝液部分回流入塔内，以保持精馏塔的稳定操作，其余部分收集为低沸点产品。高沸点产品则流入加热釜并从釜底排出，进料口的位置有选择地置于某层塔板上，使原料与该层液体的浓度一致。

（二）二元液-液平衡体系

一种液体在另一种液体中的溶解可分为以下几种情况：①完全混溶：如乙醇和水、甘油和水、乙醇和甘油；②部分混溶：如苯酚和水、乙醚和水、尼古丁和水；③完全不溶：如脂肪油和水，汽油和水。

在部分混溶的情况下，两种液体相互饱和后，则出现两相液体。部分混溶的液体，其相互溶解度与温度的关系较为密切。水和苯胺体系的组成与温度的关系，如图 3-4 所示。图中帽形曲线以内为二相共存区，曲线以外，体系只存在液相。

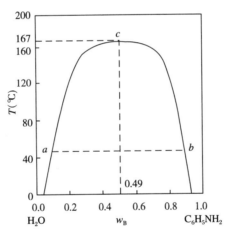

图 3-4　水和苯胺体系的溶解度图

如在较低温度下两者部分互溶，分为两层，一层是苯胺在水层中的饱和溶液（左半支），另一层是水在苯胺中的饱和溶液（右半支），这两层溶液是相互平衡共存的，称为"共轭溶液"。这对共轭溶液的组成分别为相点 a 和相点 b，相点对应的浓度即水和苯胺在该温度下的相互溶解度。随着温度的升高，两者的互溶度增加，当升到一定温度时，两个液体的浓度相等，即为图的 c 点，此时体系成为一相，c 点的温度称为上临界溶解温度。临界溶解温度的高低反映了一对液体间相互溶解能力的强弱，临界溶解温度越低，两液体间的互溶性越好，因此可利用临界溶解温度的数据来选择优良的萃取剂。

有一些部分互溶液体的互溶度随着温度的降低而增加，如图 3-5 为水-三乙基胺的双液系，当温度降到足够低时，可以完全互溶。在此温度以下（约为 291.2K），两种液体可以任意比例互溶，该温度为下临界溶解温度。少数互溶体系既具有上临界溶解温度，又具有下临界溶解温度，在中间温度区仅能部分互溶，如图 3-6 的水-烟碱体系。

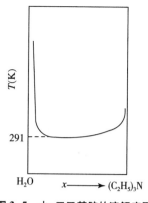

图 3-5 水-三乙基胺的溶解度图

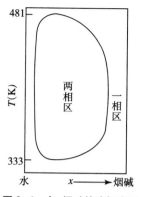

图 3-6 水-烟碱的溶解度图

（三）简单低共熔混合物的固-液体系

此体系中两组分在熔融态时完全互溶，而其固相完全不互溶。该体系在药剂学固体分散技术中应用很多。图 3-7 为低共熔混合物的相图。图中温度高时为液相区（熔化物），左、右两个三角形区域为两相区，水平线为三相线，是两个固体和一个液体同时共存，对应的温度是最低共熔点。E 点为低共熔混合物，水平线以下为两相区，表示两个固相共存。低共熔相图的应用举例如下：

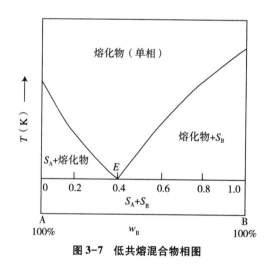

图 3-7 低共熔混合物相图

1. 药物的配制及防冻剂

两种固体药物的低共熔点如果接近室温或在室温以下，便不宜混在一起配方，以防止形成糊状物或呈液态，这是药物制剂配伍中应该注意的问题。

另外，按照最低共熔点的组成来配制冰和盐的体系可获得较低的冷冻温度。在化工生产中，经常用盐水溶液作为冷冻的循环液，就是因为以最低共熔点的浓度配制盐水时，在 252.1K 以上都不会结冰。

2. 低共熔混合物

低共熔混合物由两种高度分散的微晶组成，微晶的分散度高，表面能越大则溶解度越大，制剂学应用这些性质进行剂型改进。例如，难溶于水的药物服用后不易被吸收，药效慢，如果与其他能溶于水且无毒的化合物共熔，用快速冷却的方法制成低共熔混合物，则易溶物在胃液中能很快地溶解形成高度分散的药物，其溶解速率和溶解度都优于颗粒，从而有利于药物的吸收。

3. 微晶分散体系

在微晶分散体系中，药物一般以微晶形式均匀分散在固体载体中，通常是在药物与载体混合熔融-冷却过程中形成。药物与载体的用量比一般为低共熔组分比，此时，两组分在低共熔温度下同时从熔融态转变成晶核。如果两组分配比不是低共熔组分比，则在某一温度先行析出某成分的微晶可在另一种成分的熔融体中自由生长成较大的结晶，如树枝状结构。当温度进一步降低到低共熔温度时，低共熔晶体则可以填入先析出的晶体结构空隙，使微晶表面积大大减小，从而影响增溶效果。

四、三元系相图

我们讨论三个液体组分中只有一对液体是部分互溶的，其他两液体则是完全互溶的体系。例如，对于醋酸（A）、氯仿（B）和水（C）三种液体组成的三组分体系，氯仿和醋酸、水和醋酸均可以任意比例互溶，而氯仿和水在一定温度下部分互溶。图 3-8 为此三组分体系液-液平衡相图。

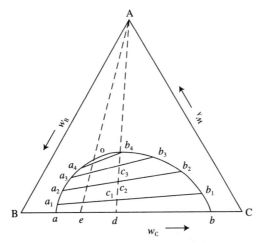

图 3-8 三元体系液-液平衡相图

BC 线代表氯仿和水二组分体系。Ba 表示水在氯仿中的不饱和溶液，bC 表示氯仿在水中的不饱和溶液，ab 表示液-液两相平衡，两共轭溶液的状态点分别为 a 和 b，a 为水在氯仿中的饱和溶液（氯仿层），b 为氯仿在水中的饱和溶液（水层）。三元系相图的应用举例如下：

1. 部分互溶的液体（B-C）体系中加入第三种液体 A

在适当的比例下可以形成均一的溶液并提高互溶度。例如，挥发油在水中的溶解度很小，加入适量丙二醇可以提高两者的互溶度。

2. 溶剂-增溶剂-增溶质组成的三元体系

在一定的温度和压力下，选择适宜的配比可以制得澄清溶液，并在稀释时仍保持澄清。如相图中曲线下的任一组成均不能制得澄清溶液，只有在三组分比例处于曲线外某处时才能达到平衡。在绘制增溶相图时，除了维持恒定的适宜温度外，增溶剂的增溶能力也可因三组分加入的先后次序不同而出现差别。一般认为，将增溶质和增溶剂先行混合要比增溶剂与溶剂先混合的效果好，如聚山梨酯-80 在中药口服液中作为增溶剂使用时，可先将其与中药挥发油混合，再加入溶液中混匀。

第二节　固体的物态特征

自然界的固体物质分为两种，晶体和非晶体。晶体是由若干个晶面围合而成的凸多面体，长程有序，具有各向异性和确定的熔点；非晶态固体又称为玻璃体，如玻璃、橡胶、塑料，以及动植物体存在的淀粉、多糖、蛋白质、纤维素等高分子聚合物，其结构不同于晶体，形成液体后具有黏滞性。由于固体物质来源或组成不同，因而其物态特征各不相同。

例如，粉体物料的粒度及其分布、形状、流动性、吸湿性、黏附性、压缩性、团聚性、填充性、孔隙率、介电性能、密度、抗张强度等物理特性，直接影响后续成型工艺的难易程度及产品质量，如粉体的堆密度、流动性及团聚性对分剂量的准确性有很大影响；颗粒的物态往往影响片剂的硬度，如堆密度偏小的颗粒压成片剂后径向破碎力较大；中药全粉末片的抗张强度较低，压片时易出现裂片、松片等现象；吸湿性较强的中药浸膏粉，往往影响丸剂、片剂等成型。

一、固体材料

固体材料在药剂中可作为原料药或辅料应用，它具有力学、流变学、光学、热学、声学、电学等物理特性。

（一）力学特性

评价固体材料的主要力学指标是硬度和强度。

1. 硬度（hardness）

硬度是衡量材料表面抵抗机械压力的指标。

2. 强度（strength）

强度分为拉伸强度和弯曲强度等指标。

拉伸强度（tensile strength）是指在规定的温度、湿度和加载速度下，在标准试样上沿轴向施加拉伸力直到其被拉断时的表征量。公式如下：

$$拉伸强度 = 最大载荷(P) / 试样截面积(A) \tag{3-3}$$

弯曲强度（bending strength）是指在规定条件下对试样施加静弯曲力矩，直到其被折断为止的表征量。公式如下：

$$\sigma_b = 1.5\frac{Pl}{bd^2} \tag{3-4}$$

式中：P 为最大载荷（F/A）；l、b、d 分别为试样的长、宽、厚。

（二）流变学特性

弹性（elasticity）是指材料因受力而变形，除去所加之力后，又恢复原有状态或性质。固体材料呈现弹性性能，但是一旦溶解或分散在溶剂中后，则表现液体或半固体的性质。固体的弹性符合胡克氏（Hooke's）定律，公式如下：

$$E = \frac{S}{D} \tag{3-5}$$

式中：E 为弹性模量或弹性系数，单位为 Pa；S 为切应力；D 为切变速率。

弹性模量（modulus elasticity，E）是表示单位应变所需应力（stress）的大小，作为材料刚度的表征量。弹性模量 E 越大，表示越不易变形，例如，聚乙烯的 $E=2\times10^9\mathrm{Pa}$，20%明胶胶冻的 $E=2\times10^6\mathrm{Pa}$。

弹性材料的特征：当施加切应力时，切应力以能量贮存于物体内部，切应力消除后，能量即可放出，物体复原，不存在能量耗散的现象，或称为可以忽略能量耗散行为。弹性材料对突加载荷和动载荷的响应都是瞬时的，卸载后没有残余应变。

随着温度的升高，某些非晶态固体材料会呈现黏弹性，即呈现半固体材料的物态特征。

（三）其他性质

固体材料具有保温、隔音、电阻等光学、热学、声学、电学物理特性，固体高分子聚合物的结构与成型工艺有关。采用适当的加工成型方式，即可使它形成适当的结构。例如，成纤的高聚物在纺丝后必须在特定温度下进行牵伸取向，才能达到较高强度和物化性质。

二、一般粉体与超微粉体

粉体是指固体粉末粒子（particle）的集合体，药剂学中的粉体系指粒径较小的粉末（powder）和颗粒（particle），粒径在 $0.1\mu\mathrm{m}$ 到数毫米。构成粉体物性的表征量有表面形貌、粒径及其分布、比表面积、流动性、吸附性和吸湿性等，研究粉体物性理论和技术的科学称为粉体学（micromeritics）。

人们将肉眼可以观察到的物质体系称为宏观体系，将原子、分子等在理论研究中的对象称为微观体系。此外，将宏观和微观之间还存在的物质颗粒定义为介观体系。采用人工方法，将原子、分子通过合成，或将块状物形成具有全新特性、属于介观体系范围内的颗粒称之为超微颗粒或超微粉。图3-9为颗粒粒径分布范围图。

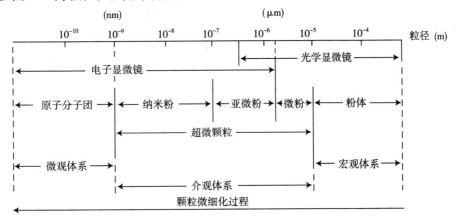

图 3-9 颗粒粒径分布范围图

粉体的主要制备途径为机械粉碎法或借助物理化学的手段，具体方法为：①机械粉碎法：包括普通粉碎和超细粉碎（利用气流粉碎机、振动磨、球磨机等）。对于特殊物料，如强纤维性的黄芪、灵芝（粉碎过程易出现大量絮状物）；韧性强的羚羊角、海马、玳瑁；含糖量高的枸杞、生地黄、熟地黄、大枣；树脂类的乳香、没药；贵重药、动物药等，应分别采用适宜的粉碎方法。②物理化学法：包括控制结晶或转换溶剂法。③固体分散法。④喷雾干燥法。⑤冷冻干燥法等。粉碎后的粉体由于表面结构发生改变，从而呈现出不同的理化性质。

超微颗粒包括微粉、亚微粉和纳米粉。纳米级（$1\sim100\mathrm{nm}$）的粉体粒径小，由于比表面积大和量子尺寸效应等原因，其光学、热学、电学、磁学、力学和化学性质有别于常规粉体。

粉体的物态特性根据表征量分为粉体形态、粒径与粒径分布、比表面积、密度与孔隙率、休止角与流速、吸湿与团聚、压缩性和晶型等。

1. 粉体形态

粉体往往是不规则的，表面粗糙，形状各异，有球形、柱形、多角形、片状、针状等。粒子的形状与粒子其他许多性质密切相关，如球形粒子具有较好的流动性和填充性；片状粒子的附着性较好；长条形粒子的抗冲击强度较大等。可采用形态因子（shape factor）和皱度系数（coefficient of rugosity）来表达粒子偏离理想形态的程度，测定方法主要有显微镜法（microscopic method）等。

（1）光学显微镜法　光学显微镜是观测粉体形态与粒径最常用的仪器，较为准确，但操作繁琐。实际上，该法测定的是粒子的投影而不是粒子本身。

（2）电子显微镜法　该法为测定粉体表观形貌、粒径及其分布的重要手段，最大特点是直观性强。选择视野为300～500个颗粒，通过测定其长度或宽度，可得到外观形貌和粒径分布图。

采用扫描电镜（scanning electron microscope，SEM）可观察到原始灵芝孢子及破壁灵芝孢子的微观形貌，如图3-10所示，破壁前灵芝孢子形态完整，表面有微小的萌发孔使有效成分逸出。经超细粉碎后，孢壁结构已被破坏，破壁率为95%以上。

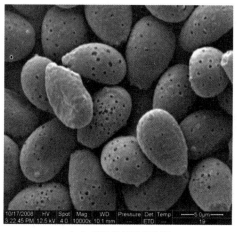 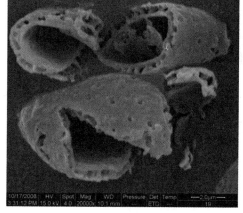

（a）破壁前的灵芝孢子　　　　　　　　（b）破壁后的灵芝孢子

图3-10　灵芝孢子破壁前后微观形貌图

颗粒形状系数的表示方法如下：

若以 Q 表示颗粒的平面或立体的参数，D_p 为粒径，则两者的关系为：

$$Q = KD_p^K \tag{3-6}$$

式中：K 为形状系数。

1）表面积形状系数：若用颗粒的表面积 S 代替 Q，有：

$$S = \Phi_s D_p^2 \tag{3-7}$$

式中：Φ_s 为颗粒的表面积形状系数。

对于球形颗粒，$\Phi_s = \pi$；对于立方体颗粒，$\Phi_s = 6$。

2）体积形状系数：若用颗粒的体积 V 代替 Q，则：

$$V = \Phi_v D_p^3 \tag{3-8}$$

式中：Φ_v 为颗粒的体积形状系数。

对于球形颗粒，$\Phi_v = \pi/6$；对于立方体颗粒，$\Phi_v = 1$。

3）比表面积形状系数：比表面积形状系数定义为表面积形状系数与体积形状系数之比，用

符号 Φ 表示：

$$\Phi = \Phi_s / \Phi_v \qquad (3-9)$$

对于球形颗粒和立方体颗粒，$\Phi=6$。

4）卡门（Carman）形状系数：与颗粒等体积的球表面积和颗粒的实际表面积之比称为 Carman 形状系数。用符号 Φ_c 表示。

根据此定义，一般颗粒的 $\Phi_c \leqslant 1$，球形颗粒的 $\Phi_c=1$，其余非球形颗粒的 $\Phi_c<1$。因此，颗粒的 Φ_c 值可以作为其与球形颗粒形状偏差的衡量尺度，即 Φ_c 值越小，意味着该颗粒形状与球形颗粒的偏差越大，说明颗粒形状越不规则。表 3-1 列出了某些材料的 Carman 形状系数测定值。

表 3-1 某些材料 Φ_c 的测定值

名称	钨粉	烟尘	钾盐玻璃	粉尘	软木颗粒	云母颗粒
Φ_c 值	0.85	0.82	0.70	0.526	0.505	0.108

2. 粒径与粒径分布

粒径（particle size）是粉体的基本性质之一。粒径的大小、形态等直接影响粉体的吸湿性能、流动性、熔点、密度、介电性质和吸附性。

粒径及其分布（particle size and distribution）是指粉末的不同粒径质点数出现的频率，表示粉末的均匀性。粒径分布是否合理不仅影响胶囊剂的填充、片剂的压片等制剂过程，甚至还会影响药物的溶出度和生物利用度。

粒径与粒径分布可采用显微镜法、筛分法、沉降法、库尔特计数法、激光光散射法、电超声粒度分析和 X 线衍射法等法测定。

（1）显微镜法 采用光学显微镜或电子显微镜均可测定粉体粒径。表 3-2 为显微镜法测定粒径时常用的平均粒径计算方法。采用光学显微镜可测定出几何学粒径，如长径、短径、定向接线径、定向等分径、外接圆等价径、等价径等，其粒径测定范围为 $0.01 \sim 100\mu m$。采用电子显微镜的测试范围为 $0.001 \sim 100\mu m$。

表 3-2 显微镜法常用平均粒径计算方法

平均粒径名	几何平均径	面积平均径	长度平均径	体积平均径
公式	$d_g = n\sqrt{d_1 d_2 d_3 \cdots d_r}$	$d_{vs} = \dfrac{\sum nd^3}{\sum nd^2}$	$d_L = \dfrac{\sum nd^2}{\sum nd}$	$d_s = \left(\dfrac{\sum nd^3}{\sum n}\right)^{1/3}$

注：n 为粒子个数。

（2）筛分法（sieving method） 筛分法是指用一系列标准筛将粉末分离测定出粒径分布的方法。由于粒子能否通过筛网与待测样品的性质、粒子大小、粒子形状、用量、过筛方法、过筛时间及筛的种类等多个因素有关，因此筛分法测得的粒子大小不够精准。对于超微粉体而言，由于微粉分散性差，极易发生聚集、黏附、负荷静电等现象，可导致筛分时发生堵塞，故尤其不适于粒径小于 $10\mu m$ 的粉体。目前，已有多种自动化或半自动化振动筛分设备，如机械振动过筛（mechanical shaker）、超声波振动过筛、真空气流过筛、微沉积（sedimentation）筛网等。

（3）沉降法（sedimentation method） 沉降法适用于球形、大小在 $1 \sim 250\mu m$ 范围粉体的粒径测定，一般用于悬浮液的测定。

1）重力沉降法：根据混悬液体中粒子的沉降速度服从 Stockes 定律，得到公式（3-10）或公式（3-11），求出 Stockes 径：

$$v = \frac{h}{t} = \frac{r^2(\rho - \rho_0)g}{18\eta} \tag{3-10}$$

$$r = \sqrt{\frac{18\eta h}{(\rho - \rho_0)gt}} \tag{3-11}$$

例 3-2：氧化锌粉末的分散相密度为 5.60g/cm³，分散媒密度为 1.01g/cm³，沉降速度为 7.30×10⁻³cm/s，该流体的黏度为 0.01g（Pa·s）（重力加速度为 981cm/s²），求：氧化锌粉末的 Stockes 径。

代入公式（3-11），得：

$$r = \sqrt{\frac{18 \times 0.01 \times 7.30 \times 10^{-3}}{(5.60 - 1.01) \times 981}} = 5.40 \times 10^{-4}\text{cm}$$

用重力沉降法可先测定 t 时间的粒子沉降高度 h，代入公式（3-12），求出时间 t，转而求出粒径 r。

$$t = \frac{h}{v} = \frac{18 \cdot \eta h}{(\rho - \rho_0)g} \cdot \frac{1}{r^2} \tag{3-12}$$

表 3-3　重力沉降测定粒径的原理与测定范围

方法	原理	测定范围（μm）
Andreasen 法	利用 Andreasen 移液管测定分散体因粒子沉降而产生的浓度变化，得出粒子大小和粒度分布	1～100
比重计法	利用比重计在一定位置所示分散体密度随时间的变化测定粒度分布	1～100
浊度法	利用光透过法或射线透过法测定因分散体浓度变化引起的浊度变化，以测定超细粒子大小和粒度分布	0.1～100
天平法	通过测定已沉降粒子的累积重量来测定粒子大小和粒度分布	0.1～150

由于重力沉降法依赖于粒子自身的重力而沉降，故一些微细粒子和密度很小的粒子在较短时间内难以完成沉降。此外，微细粒子的自由扩散所占比例也显著增加，故有可能使沉降行为大大偏离 Stockes 定律，导致分析结果有较大的系统误差。其他采用重力沉降测定粒径的方法如图 3-3 所示。

2）离心沉降法：离心沉降法是一种通过在重力场中施加离心力以加速待测粒子的沉降速度而进行测定的方法。具体操作方法为：在旋转的沉降液表面加入样品，借助离心力作用，使场内旋转的液面上形成薄膜。由于相同粒径的粒子以相同沉降速度形成圆环逐渐向外扩散，使得粒子因不同的扩散速度而得以分级，并引起光通量的变化。光通量的变化反映了各种粒径的粒子到达该位置的时间，最大的粒子最先到达测定位置，从而计算出粒径。同时根据光密度的变化，得出相对含量及平均粒度分布。

离心沉降法的优点是利用离心产生的向心加速度 $\omega^2 r$ 代替 Stockes 公式中的重力加速度，提高沉降速度的同时相对减少了粒子的自由扩散，使实验条件满足 Stockes 定律中粒子在瞬间达到恒定速度的假设，提高了测量的准确性。

（4）**库尔特计数法**　图 3-11 为库尔特计数仪（coulter counter）。其基本原理是将粒子体积转变为电压脉冲信号的过程。感应元件是一个外形类似试管的小孔管，管内外各有一个电极，电极间有一定的电压。测定管置于装有相同电解质溶液的容器中，管壁有一个细孔，孔两侧通过放置的电极施加一定电压，由于液面差使粒子随电解质溶液通过细孔，当粒子通过细孔时，由于粒子体积引起电阻增大，使细孔两侧产生电压差，电压经增加后进入主放大器和脉冲放大器，粒子的个数、粒径分布、粒度分布由示波屏、计数驱动、数字记录器显示出来。

库尔特粒度仪可用于测量悬浮液中的颗粒大小和个数，再将颗粒体积换算成粒径。粒径测定

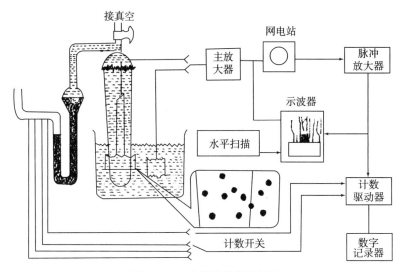

图 3-11　库尔特计数仪示意图

范围为 $0.3\sim80.0\mu m$，且要求粒径分布窄。该法优点是操作简便、速度快（每秒可计算出 4000 个粒子的体积粒度分布）、精度高、分析误差小于 1%～2%、统计性好并可根据需要绘制出标准化曲线和直方图。适用于混悬剂、乳剂、脂质体、粉末药物等制剂的测定。但是，采用该法测定粒度时样品的浓度、样品中粒子的凝聚和沉降速度，易受外来电磁场或仪器振动等干扰。

（5）激光光散射法　激光光散射法是一种利用颗粒被光照射时发生散射，以及一些光发生衍射的特性，利用散射强度、衍射强度、粒径大小和与光学特性有关的原理，对粒径及其分布进行测定的方法。光散射或衍射的模式由颗粒尺寸（d）和入射波波长（λ）决定。当 $d \geq \lambda$ 时，属于 Fraunhofer 衍射范围；当 $d \approx \lambda$ 时，属于 Rayleigh-Gans-Mie 散射范围。颗粒的衍射环不受颗粒移动的影响，但光的强度与颗粒个数呈一定比例，利用衍射环可以测定出颗粒群的粒径分布。图 3-12 为不同粉碎时间作用下白芷微粉的粒径分布图。

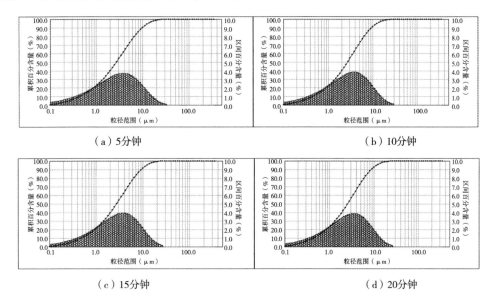

图 3-12　不同粉碎时间作用下白芷微粉的粒径分布图

激光光散射法的测定值与采用的介质有关，否则会与光学显微镜法测定值产生一定的误差。采用显微颗粒图像分析法与干粉激光粒度仪相结合的中药微粉粒度检测方法现已被成功应用。

（6）电超声粒度分析法　电超声粒度分析法是最新出现的粒度分析方法，其测量的粒度范围为 $5\sim100\mu m$。其分析原理是当声波在样品内部传导时，仪器能在一个宽范围超声波频率内分析声波的衰减值，通过测得的声波衰减谱，计算出衰减值与粒度的关系。分析中需要粒子和液体的密度、液体的黏度、粒子的质量分数等参数，对乳液或胶体中的柔性粒子，还需要粒子的热膨胀参数。优点在于可测定高浓度分散体系和乳液的特性参数（如粒径、ζ 电位势等），不需要稀释，避免了激光粒度分析法不能分析高浓度分散体系粒度的缺陷，且精度高，粒度分析范围更宽。

（7）X 射线衍射法　X 射线衍射仪主要由测角仪探测器、脉冲高度分析器、放大器、定标器和记录仪等部件组成。测试条件的基本设置如下：高压强度（kV）、管流（mA）、时间常数（s）、发射狭缝（°）、脉冲（/s）、衍射速度（°/min）、纸速（mm/h）、滤波材料（如镍）、探测器类别等。由于各晶体物质在相同角度具有不同的晶面间矩，故显示出不同的衍射峰。

根据 X 射线衍射图，可显示晶粒的晶态形貌、尺寸大小，并可用于比较不同工艺、辅料对制剂成型效果的影响。

粒径分布的表示方法如下：

1）列表法：是指将粉体粒度分布数据用表格列出的方法，该法虽然量化特征明显，但变化趋势缺乏直观性。

2）标准偏差：
$$\sigma = \sqrt{\frac{\sum_n (d_i - d_{50})^2}{\sum_n}} \tag{3-13}$$

式中：σ 越大，粒度分布范围越宽。

3）分布宽度（SPAN）：
$$SPAN = \frac{d_{90} - d_{50}}{d_{10}} \tag{3-14}$$

SPAN 值越大，粒度分布范围越宽。

4）图示法：粒度分布图有多种，如矩形图、分布曲线和扇形图等。

以一定粒度范围内质点数目的百分数或质点重量的百分数（称为频率）为纵坐标，粒度为横坐标作图，可描绘出粒度分布曲线。

3. 粉体比表面积

比表面积（specific surface area）分为质量比表面积和体积比表面积。质量比表面积是指单位质量微粉的表面积，用 S_w（m^2/g）表示；体积比表面积系指单位体积微粉的表面积，用 S_v（m^2/cm^3）表示。测量方法有气体吸附法、透过法、浸润热法和折射法等。

采用光学显微镜结合激光粒度分析仪可测定粉体的比表面积。中药粉体中有效成分的浸出需经过浸润、渗透、解吸、溶解、扩散等过程，溶解对于脂溶性成分的浸出起决定性作用。通过微粉化可以增大药物颗粒的比表面积，从而提高脂溶性成分的溶解度并促进它们的溶出，如何首乌中的大黄素、大黄素甲醚等脂溶性成分的浸提可先将药材进行微粉化处理。

4. 粉体的密度与孔隙率

（1）密度（density）　粉体的密度用单位体积质量表示。只要测出药物粉末的堆密度（bulk density）和真密度（true density），便可求出总孔隙率。图 3-13 为不同类型的密度。

可利用密度瓶测定样品的真密度，采用 BT-1500 粉体特性测定仪测定堆密度，按公式（3-15）计算样品的堆密度：

$$\rho_堆 = W/V_b \tag{3-15}$$

式中：W 为样品的质量，单位为 kg；V_b 表示量筒的容积，单位为 m^3。

在固体粉末药物中有"轻质"与"重质"之分，如氧化镁与碳酸镁等，这是指其堆密度不

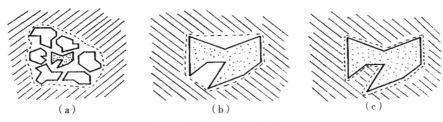

（a）堆密度；（b）粒密度；（c）真密度

图3-13 不同类型的密度示意图

同。凡堆密度小，堆容积（包括微粒内孔隙及微粒间空隙）大的属于"轻质"；"重质"则表示微粉堆密度大，而堆容积小。微粉的"轻质"和"重质"主要与该微粉的总孔隙有关，即与堆密度有关，而与真密度无关。碳酸镁和碱式碳酸镁的堆密度见表3-4。

表3-4 碳酸镁和碱式碳酸镁的堆密度

药物名称	松密度	真密度	药物名称	松密度	真密度
碱式碳酸镁（重质）	1.01	6.9	碳酸镁（重质）	0.39	3.0
碱式碳酸镁（轻质）	0.22	6.9	碳酸镁（轻质）	0.07	3.0

（2）孔隙率（porosity） 微粉中的孔隙包括微粒本身孔隙和微粒间空隙，以孔隙率表示。微粉的孔隙率受很多因素的影响，如微粉形态、大小、微粉表面的摩擦系数、温度和压力等。

孔隙率（总孔隙率）是指微粒中孔隙和微粒间的空隙所占的容积和微粉容积之比，用下列公式表示：

$$E_{总} = \frac{(V_b - V_t)}{V_b} = 1 - \frac{V_t}{V_b} = 1 - \frac{d_b}{d_r} \tag{3-16}$$

式中：$E_{总}$为孔隙率；V_b为微粉的体积；V_t为微粉本身的体积。

例3-3：阿司匹林的真密度 d_r 为 1.37，堆密度 d_b 为 1.33，求总孔隙率是多少？

解：$E_{总} = 1 - \frac{d_b}{d_r} = 1 - \frac{1.33}{1.37} = 0.0292$（或 2.92%）

孔隙率也可采用压汞仪法和氦置换法测定。孔隙率越大，流动性越好。

5. 粉体的休止角与流速

粉体的流动性（flowability）对制剂生产、应用和质量控制具有重大意义。例如，散剂和颗粒剂的分剂量、胶囊剂的填充和外用散剂的涂布等都与粉体的流动性关系密切。粉体的流动性与粒子间的作用力（如范德华力、静电力等）、粒度、粒度分布、粒子形态和表面摩擦力等因素有关。粉体流动性的表示方法较多，一般用休止角、流速和内摩擦系数表示。

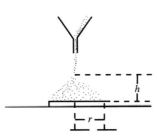

图3-14 固定圆锥底法测定休止角示意图

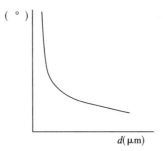

图3-15 休止角与粒径关系示意图

（1）休止角 α（angle of repose） 休止角 α 是指静止状态的粉体堆积体自由表面与水平面之间的夹角。$\tan\alpha = h/r$。

常用测定方法有固定漏斗法（冲击休止角）、固定圆锥底法、倾斜箱法（滑动休止角）、转动圆柱体法（滚动休止角）、管法（疏松休止角）和柱孔法（排出休止角）等，测定方法不同，测定结果有差异，同种方法亦会有差异。图 3-14 为固定圆锥底法测定休止角示意图。此外，也可直接采用 BT-1500 粉体特性测定仪测定样品的休止角。粉体流动性越好，其休止角越小。

休止角 α 的大小直接影响粉末流动性，影响因素大致有以下几点：

1）粒度：一般说来，粒度越大，休止角小，流动性良好。粒度 d 在 100～200μm 时，休止角较大，流动性减弱，粒度<100μm，休止角显著增大，流动性减小。如图 3-15 所示。

2）质点形状和表面粗糙度：粉末质点表面越不规则，越粗糙，休止角越大，流动性越小。α≤30°通常为自由流动，α>40°不再自由流动，可产生积聚现象。例如，淀粉的休止角较大，流动性就较差。

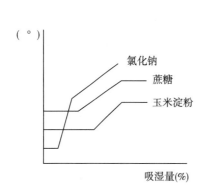

图 3-16 休止角与吸湿性关系示意图

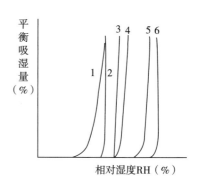

1. 果糖；2. 尿素；3. Vc；4. 酒石酸；
5. 葡萄糖；6. 对氨基水杨酸钠

图 3-17 不同种类粉末的吸湿平衡曲线

3）吸湿性（hygroscopicity）：易吸湿的粉末，休止角较大，不易流动。在一定范围内休止角随着粉末吸湿量的增大而增大，但吸湿量超过某一值后，休止角又逐渐减小，这是由于粉末的孔隙被水分充满而起到润滑作用，因而使流动性增大。将粉末干燥后，又成为自由流动的粉末。氯化钠、蔗糖和玉米淀粉吸湿量增大，休止角也随之增大，如图 3-16 所示。

4）加入助流剂或润滑剂：加入助流剂或润滑剂可改变粉末的休止角，常用的助流剂或润滑剂有硬脂酸镁、淀粉、滑石粉等。助流剂或润滑剂的作用是减弱质点间的内聚力，并改善质点的表面状态（减小表面粗糙度、消除静电等），一般用量小于 1%。

（2）流速（flow rate） 是指粉体从一定孔径管或孔中流出的速度。该值既可反映粉体均匀性的好坏，也可反映粒径的大小。一般来说，流速越大，说明粉体流动性和均匀性都较好。

6. 吸湿与团聚

（1）吸湿（hygroscopicity） 是指粉末吸收空气中的水分而发生润湿、固化等物理变化，或变色、分解等化学变化，甚至发生霉变等生物学变化。随着粉体吸湿量的增大，发生了粒子大小、结晶形态的变化，或使粉末聚集，这种影响粉体分散性和流动性的性质，称为吸湿性。

影响粉体吸湿性的主要因素除环境因素外，还包括粉体粒子比表面积、自身含水量，以及粉体所含亲水性基团结构等。在中药提取物中，糖类、树脂类、鞣质等极易吸湿。

润湿（wettability）是指粉末（或固体）表面上吸附的空气被液体置换的现象，这种性质称为润湿性。润湿时固-气界面消失，形成固-液界面。

1）吸湿平衡曲线（curve of hygroscopic equilibrium）：作为粉末吸湿性的表征方法。当空气中水分和粉末中水分达到平衡时粉末的含水量，称为平衡吸湿量。以平衡吸湿量对相对湿度（ralative humidity，RH）所做的曲线称为吸湿平衡曲线。

2）临界相对湿度（critical relative humidity，CRH）：是指吸湿平衡曲线开始急剧上升时的相对湿度。不同性质的粉末吸湿平衡曲线的形状相差很大。图 3-17 为不同粉末的吸湿平衡曲线。

3）粉体吸湿百分率的测定：将底部盛有氯化钠过饱和溶液的玻璃干燥器放入恒温培养箱中，温度25℃，相对湿度75%，考察不同类别粉体的吸湿百分率，吸湿百分率（%）=［（吸湿后重量-吸湿前重量）/ 吸湿前重量］×100%。

4）相对临界湿度的测定：将不同粉体分别置于盛有 8 种不同盐过饱和溶液的干燥器内，再放入恒温培养箱（25℃）保存 7 天后再进行测定。

CRH 值高的粉体表示在较高湿度时才易大量吸水；CRH 值低的粉体表示在较低湿度时就能大量吸水，因此可用 CRH 值衡量粉体吸水的难易程度。

5）接触角（contact angle）：作为粉体润湿程度的表征量。接触角小，容易被润湿，亲水性强；接触角大，不易被润湿，亲水性弱。

接触角的测定方法有透过高度法（透过平衡法）和透过速度等法。影响接触角大小的因素为：①粉末晶体的结构；②晶型；③水中研磨时间：研磨时间越长，接触角越小；④压力：亲水性粉末被水润湿时，接触角随着压力的增大而迅速增大；疏水性粉末被水润湿时，加压前水不渗入，随着压力的增大形成毛细管和孔隙，接触角随之逐渐减小直至恒定值。

（2）团聚　比表面积越大的粉体，表面能越大，吸湿性也越强。例如，超微药物粉末属于不稳定的热力学体系，颗粒之间存在自发聚集以降低系统自由焓的趋势，其逐步变大形成二次颗粒的现象，称为粉体的团聚。粉体的团聚影响其流动性，如当粒径小于 $90\mu m$ 时，有很强的吸附力和凝聚力，流动性差，影响胶囊充填量的准确性。将粉体制成颗粒后，可降低粉体的吸附力和凝聚力，改善流动性。

7. 压缩性

不同种类粉末的压缩性相差很大。含刚性质点的粉末，如碳酸钠，受到 490kPa 压力时孔隙率比受轻击紧密填充时的孔隙率为大。这类粉末受力时不是被压缩，而是膨胀，故称为膨胀剂。含松软质点的粉末，如白陶土，受压时质点变形，孔隙率比受轻击紧密填充时的孔隙率为小。压缩性可用 Carr 压缩指数表示：

$$压缩性(\%) = 轻击后密度 - \frac{原始密度}{轻击后密度}\qquad(3-17)$$

压缩指数可定性描述流动性。压缩性与流动性的关系见表 3-5。

表 3-5　压缩性与流动性的关系

压缩性（%）	流动性
5～15	优
12～16	良
18～21	流动顺利
23～35	较差
33～38	差
>40	极差

压力可直接影响比表面积、孔隙率、硬度、崩解时限等。

综上所述，粉体的表观形貌、粒径及其分布、密度和孔隙率、休止角和流动性、接触角和吸湿性对其混合、成型、分剂量和可压性均会产生影响。同时，粉体的理化特性会直接影响制剂中药物的溶出和有效性。难溶性药物的溶解与其比表面积有关，粒径越小，比表面积越大，溶解性能越好，有利于吸收和增强疗效。

8. 晶型

药物的晶型（固态结构）也是影响疗效的因素之一。晶体是由原子（或离子、分子）在空间周期地排列构成的固体物质，晶体中最小的立体单元称为晶胞，根据晶胞三边之长及夹角的不同，可将晶体分为 7 个晶系，即立方（等轴）、六方、三方、四方、三斜、单斜和正交晶系。同一种药物，由于结晶时条件的差异，可以生成不同类型的晶体，形成药物的同质异晶，详见后述。

三、纳米粉

由于纳米粉（亦称纳米粒）的独特结构状态，使其产生了表面效应、体积效应和量子尺寸效应，并使纳米材料表现出光、电磁、化学催化、力学以及生物活性等特殊功能。

1. 表面效应和体积效应

（1）表面效应　当材料的粒径为纳米级时，表面原子数迅速增加，其表面积、表面能和表面结合能等发生了很大的变化，这种随着粒径变小而引起性质上的变化称为表面效应。例如，当粒径为 10nm 时，表面原子数为完整晶粒原子总数的 20%；当粒径为 1nm 时，其表面原子百分数增大到 99%，如图 3-18 所示。此时该纳米粒拥有的约 30 个原子几乎全部分布在表面。由于表面原子周围缺少相邻的原子，有许多悬空键，具有不饱和性，故表现出很高的化学活性。随着粒径的减小，纳米材料的表面积、表面能及表面结合能都迅速增大。

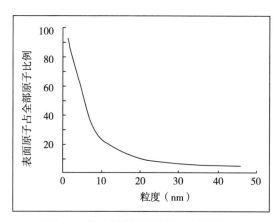

图 3-18　粒度与表面原子所占比例的关系

（2）体积效应　随着粒径的减小，纳米粒与体积密切相关的性质也发生了变化。改变了原来由无数个原子或分子组成的集体属性，周期性的边界条件将被破坏，磁性、内压、光吸收、热阻、化学活性、催化性及熔点等与普通晶粒相比都有很大的变化，即发生纳米材料的体积效应，呈现一些"反常现象"。由于纳米粒表面能高，比表面原子数多，这些表面原子近邻配位不全，活性大，以至熔化时所需增加的内能小得多，因此表现为纳米粒的熔点比常规粉体显著降低。例如，常规金属 Ag 的熔点为 900℃，而纳米 Ag 的熔点仅为 100℃；常规 Pb 的熔点为 327℃，而 20nm 球形纳米 Pb 微粒的熔点则降为 39℃。再比如，在实验研究探讨金微粒与熔点的关系时发现，当粒径小于 10nm 时，熔点急剧下降，如图 3-19 所示。

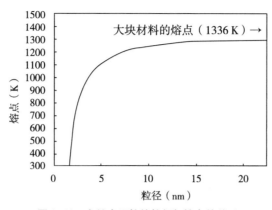

图 3-19　金纳米颗粒的粒径与熔点的关系

2. 量子尺寸效应和光学性质

材料的粒径下降至纳米级时，吸收光谱阈值向短波方向移动，称为量子尺寸效应。量子尺寸效应使纳米材料具有新的光学性能。

纳米粒具有宽频带强吸收的性能。纳米级的金属微粒大都呈现近黑色，表现出对可见光的极低反射率和强吸收率，而且粒径越小，对光的吸收越强烈。

3. 电磁性质

金属材料具有导电性，但是纳米金属粒的导电性能却显著地下降，当电场能低于分立能级的间距时，金属的导电性能都会转变为电绝缘性。这是因为纳米粒的原子间距随着粒径的减小而变小，密度随之增加。因此，金属中自由电子的平均自由程将会减小，导致电导率的降低，这种现象称为尺寸诱导的金属——绝缘体转变。

物质的磁性、磁畴结构随着材料几何尺寸减小而变化。通常磁性材料的磁结构是由许多磁畴构成的，畴间由畴壁分隔开，通过畴壁运动实现磁化，而纳米微粒粒径小到一定临界值时，各向异性减小到与热运动能相比拟，磁化方向不再固定在一个易磁化方向，易磁化方向作无规律变化，从而导致纳米微粒进入超顺磁状态，例如，α-Fe、Fe_3O_4 和 α-Fe_3O_4 粒径分别为 5nm、16nm 和 20nm 时即可变成顺磁体。纳米粉体的这些磁学特性是其成为永久性磁体材料、磁流体和磁记录材料的基本依据。

磁流体主要由纳米磁性粒子、载液和表面活性剂三部分组成，三者关系如图 3-20 所示。磁流体具有超顺磁性、磁光效应、磁热效应、黏磁特性和流变性。

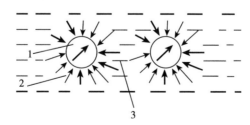

1. 磁性颗粒；2. 表面活性剂；3. 载液
图 3-20　磁流体组成示意图

4. 化学性质和催化活性

（1）化学性质　随着表面能的迅速增加，使得纳米材料具有较高的化学活性。例如，许多金属的纳米粒子室温下在空气中会因强烈氧化而燃烧；将纳米 Er 和纳米 Cu 粒子在室温下进行压结就能够反应形成金属间化合物；暴露在空气中的无机材料纳米粒子会吸附气体，故可利用纳米粒子的这种气体吸附性制成气敏元件，用于各种气体进行检测。

（2）催化活性 纳米粒子具有很高的催化活性。作为催化剂，其粒度越小或载体的比表面积越大，催化效果越好。纳米粒子具有无其他成分、无细孔、能自由选择组分、使用条件温和、使用方便等优点，作为新一代催化剂备受国内外的重视，其应用前景广泛。例如，纳米 Ni 用于火箭固体燃料反应触媒，能使燃烧效率提高 100 倍。纳米 Fe、Ni 和 γ-Fe_2O_3 烧结体可替代重金属作为汽车尾气净化的催化剂。

5. 力学性质

纳米材料不仅具有高强度和硬度，而且具有良好的塑性和韧性。普通陶瓷只有在 1000℃ 以上，应变速率小于 10^{-4}/s 时才能表现出塑性，而许多纳米陶瓷在较低温度下就可发生塑性变形。纳米 TiO_2 陶瓷在室温下就可发生塑性形变，在 180℃ 时的塑性变形可达 100%，带预裂纹的试样在 180℃ 弯曲时也不发生裂纹扩展。在纳米 ZnO 中也观察到类似的塑性行为。

6. 表面改性

物质经过微粉化以后，许多性质发生了巨大的变化，特别是粉碎过程中，新生粒子的分散与团聚现象给超微粉体的应用带来了极大的困难，有时甚至无法体现超微粉体的特有功能和优势。基于这种情况，表面改性技术应运而生。其目的在于：①改善或改变超微粉体的形状和流动性；②增加超微粉体的稳定性；③提高超微粉体药物的物理、化学或机械性能；达到缓释、控释，促进药物的吸收，提高其生物利用度。

常用的表面改性剂如下：①偶联剂：硅烷类、钛酸酯类、锆铝酸盐、硼酸酯类、磷酸酯类等；②表面活性剂：阳离子型、阴离子型、两性离子型、非离子型表面活性剂；③有机聚合物：聚丙烯、聚乙烯等；④其他：如丙烯酸树脂、金属化合物及其盐类、不饱和有机酸等。

例如，将玉米淀粉作为核心颗粒，在微纳米颗粒复合化系统（particle composite system，PCS）中将药物包覆于核心颗粒表面，再加入包覆剂制成药物的微胶囊。PCS 由高速旋转的转子、定子和循环回路等组成，该系统采用干式、机械方式对微颗粒进行复合化处理，制备出特性复合粉体。

目前，医药领域对纳米粒子的研究重点有以下几个方面：①对纳米粒子载体材料的筛选与组合，以获得适宜的释药浓度；②采用表面化学方法对纳米粒子表面进行修饰使其改性，以提高靶向能力和改变靶向部位；③优化制备工艺用以增加载药量、提高临床适用性和工业化生产的适用性等。例如，将药物制成纳米粒静脉注射后，一般可被单核-巨噬细胞系统摄取，主要分布于肝（60%～90%）、脾（2%～10%）、肺（3%～10%），少量进入骨髓。有些纳米粒具有在某些肿瘤中聚集的倾向，有利于抗肿瘤药物的应用。采用的聚合物材料和给药途径不同，纳米粒在体内的分布与消除也不同。

四、多晶型

固体物质按其质点（原子、分子或离子）在结构中的排列是否具有周期性可分为晶态和非晶态，而晶态（体）物质因其质点排列对称性不同而出现不同的晶型，即多晶型（polymorphism）。同一种元素或化合物在不同结晶条件下可以产生多晶型现象。广义上讲，固体多晶型还应包括溶剂化物。

多晶型在固体有机化合物中是一种非常普遍的现象。磺胺噻唑有 3 种晶型，黄体酮有 5 种晶型，烟酰胺有 4 种晶型，法莫替丁也发现有 2 种晶型。对于不同晶型的编号尚无科学界定，人们习惯用罗马数字表示同一物质的各种晶型，通常以它发现的先后依次表示为 I、II、III、IV 型等；也可用希腊字母或英文字母依次相应表示不同晶型，有时同一药物的多晶型也有不同的标记，但所有这些编号均与晶型的特征常数无关。

1. 多晶型和理化性质的关系

一般不同晶型的晶格能不同，从而导致其具有不同的熔点、溶出速度、溶解度、吸湿性、稳定性、生物活性与有效性。晶型改变会引起晶体的分子振动、转动能改变，热分析图谱、X 射线衍射图谱的改变，热力学函数、熔化焓 ΔH_f、熔化熵 ΔS_f、熔化吉布斯自由能 ΔG_f 等的改变。因此，药物多晶型最终直接影响药物的质量、生物利用度与药效。

（1）**熔点** 不同的晶型具有不同的晶格能，熔点亦不同，依据熔点的测定结果我们可以初步推测该物质是否存在多晶型。例如，棕榈氯霉素 A 晶型的熔点为 89～95℃，B 晶型熔点为 86～91℃。但需要注意的是，有的多晶型物的熔点明显不同，也有部分多晶型物之间熔点相差幅度较小，甚至无差别。

（2）**溶解性** 同一物质不同晶型在水中的溶解速度、溶解度和溶解过程中的热力学函数是不同的。脂肪酸中相邻分子羧基间具有不同的连接方式，如果改变晶体中链的倾斜角度，将会产生多晶型。不同晶型可直接影响溶解度或溶出速率，进而影响药剂的生物利用度和疗效。因此，同种药物的某个晶型可能具有比其他晶型更高的治疗活性。例如，抗菌药物磺胺对甲氧嘧啶的 II 型比 III 型的活性更好。

（3）**稳定性** 药物多晶型按其稳定性可分为稳定型、亚稳定型和不稳定型。一般在制剂制备和贮存过程中，亚稳定型与不稳定型易转变为稳定型。在干燥、研磨粉碎、压片、吸湿、混悬等工艺过程中均可能发生晶型的转变。晶型不同，其蒸气压不同，吸湿性亦不同。如消炎痛（吲哚美辛）药物有 5 种晶型，其中 I、II 和 III 型不吸湿，而 IV、V 型则在较高湿度下能缓慢地转变为水合物。晶型不同，其化学稳定性亦可能不同。

2. 固体物质晶型鉴别与分析技术

常用的固体物质晶型鉴别分析技术有热分析法、近红外光谱法、显微镜法、X 射线粉末衍射、固态核磁共振、固态红外、固态拉曼光谱等。

（1）**热分析法** 热分析法是观察待测物的相变和化学反应产生的特征吸热和放热峰，包括热重法、差热分析法和差示扫描量热法。该法主要特点为样品用量少、简便易操作、灵敏度高、重现性好。

（2）**显微镜法** 光学显微镜能够反映固体物的光学特点和晶体的宏观形态特点。电子显微镜可快速鉴别某些外形不同的多晶型物质，和同步辐射联用后更适合于鉴别具有低对称性、大晶胞、小尺寸等特点的多晶型样品。

（3）**近红外吸收光谱** 近红外光谱法是研究多晶型的新方法，其特点是速度快、不破坏样品、不需试剂、可透过玻璃或石英测定样品、适用于药物生产过程的在线监测。

（4）**拉曼光谱** 拉曼光谱是以拉曼效应为基础研究分子振动的一种方法。由于拉曼光谱样品不需要制备就可以直接使用，它对分子水平的环境很敏感，所以固体物的不同晶型之间的差异很容易在拉曼光谱中显示出来。

（5）**固态核磁共振法** 固态核磁共振可反映固态下原子环境的变化，为固体多晶型物研究提供了方便，尤其是由于化合物的构象变化而引起的多晶型问题。

（6）**X 射线衍射法** 不同的化合物或同一化合物的不同晶型均具有不同的衍射图谱，即拥有其特定的、专属的、由全部衍射线构成的指纹图谱。X 射线衍射法不仅能够鉴别不同的晶型物质，还能测定混晶样品中每种晶型的含量。如尼莫地平的 H 和 L 两种晶型的粉末在 X 射线衍射特征峰间存在显著差异。

第三节　半固体的物态特征

半固体也称为无定形固体，它在某些方面类似于固体，可以支持自身重量、保持自身形状等，但是半固体也有某些类似于液体的性质，例如压力可以改变形状、低压下可以流动等。

煎膏剂（膏滋）、软膏剂、乳膏剂、糊剂、凝胶剂等剂型的制剂在常温常压下均呈半固体状态。

一、流变学基础

流变学（rheology）是研究物体流动和变形的科学，即研究材料在应力、应变、温度、湿度、辐射等条件下与时间因素有关的变形和流动的规律。流变学属于力学研究范畴，与化学特别是胶体化学、高分子化学密切相关。

按流变学分类，固体具有弹性（flexibility），半固体具有黏弹性（viscoelasticity），液体具有流变性，药剂的流变性不仅涉及溶液剂、乳剂、混悬剂等液体药剂，而且与软膏、凝胶等半固体制剂，以及固体剂型有关。

1. 液体的流变性

流变性（rheologic properties）是指在适当的外力作用下，物质所具有的流动和变形的性能。流体按其流动性质可分为牛顿流体和非牛顿流体。液体剂型中的均相溶液（如水、乙醇、甘油和糖浆剂等真溶液）一般为牛顿流体；而非均相液体（如高分子溶液、乳剂、混悬剂、糊剂、软膏剂等）则为非牛顿流体。

（1）牛顿流体（Newtonian fluid）　由牛顿最先提出的黏性流体的流动模型，是指在受力后极易变形，且切变应力和切变速率呈线性关系的黏性流体。例如，纯液态物质（水）、植物油、低分子溶液等。

牛顿流体的黏度与温度有关。随着温度的升高，液体的黏度减小，黏度 η 与温度 T 的关系可用 Andrade 公式表示，见下式：

$$\eta = Ae^{\frac{E}{RT}} \text{ 或}$$

$$\ln\eta = \ln A + \frac{E}{RT} \tag{3-18}$$

式中：E 为流动活化能，指使液体开始流动所需的能量；A 为液体相对分子质量，与摩尔体积有关；R 为气体常数。

对于牛顿流体，其流量 Q 符合泊肃叶定律，即流量与压力梯度成正比，与半径 R 的 4 次方成正比。公式如下：

$$Q = \frac{\pi R^4 \Delta P}{8\eta L} \tag{3-19}$$

式中：$\Delta P/L$ 为压力梯度；R 为半径；η 为黏度。

（2）非牛顿流体（Non-Newtonian fluid）　是指不满足牛顿黏性实验定律的流体，即其切变应力和切变速率之间不是线性关系的流体。非牛顿流体为药剂中最常见的流体。

流变曲线分为塑性、假塑性、触变性、胀性等类型，图 3-21 中，A、B、C、D、E、F 分别表示牛顿流体、塑性流体、塑性流体兼触变性、假塑性流体、假塑性流体兼触变性、胀性流体的流动曲线。图 3-22 为塑性流动、假塑性流动和胀性流动的结构变化。

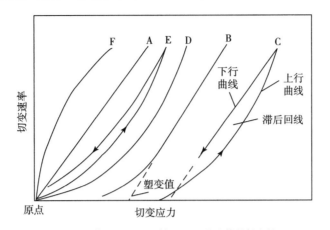

A. 牛顿流体；B. 塑性流体；C. 塑性流体兼触变性；

D. 假塑性流体；E. 假塑性流体兼触变性；F. 胀性流体

图 3-21　各种流体的流动曲线

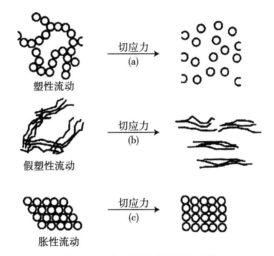

图 3-22　非牛顿流体的结构变化

1）塑性流动（plastic flow）：如图 3-21（B）、3-22（a）所示。塑性流体具有类似弹性固体性质，因絮凝很强形成网络结构，切应力较小时不发生流动，只有切应力达到屈服值（体系由不流动至开始流动时的临界切变应力值）时，质点层和毗邻层才做相对运动，网状结构被破坏，流动开始。流体的这种性质被称为塑性（plastisity）。随着切应力的增大，结构不断被破坏，塑性黏度不断下降。而当切应力消除后，又重新絮凝，故物质的内部结构并不发生永久性改变。

一般说来，浓度较大的混悬液尤其是连续相黏度较高，粒子絮凝时往往表现为塑性流动性质，例如，药用 $BaSO_4$ 混悬液、糊状黏土、油漆、油墨和泥浆等均属于塑性流体。塑性流体的流动性质符合 Bingham 公式，见下式：

$$S - S_\sigma = \eta D \qquad (3-20)$$

式中：η 为表观黏度或塑性黏度，代表斜率的倒数；S_σ 为屈服值。

2）假塑性流动（pseudoplastic flow）：如图 3-21（D）、图 3-22（b）所示。假塑性流体流变

曲线从原点开始，且宏观黏度随切变速率增加而下降。即流动越快、显得越稀。这种现象称为切变稀化。大多数天然和合成的树胶，如阿拉伯胶、西黄蓍胶、明胶、海藻酸钠、聚乙烯吡咯烷酮、甲基纤维素和羧甲基纤维素钠等分散液体、某些高分子溶液、某些乳状液等均显示假塑性流体性质，特点是没有屈服值。当施加切应力时，长链高分子沿流动方向排成直线，溶剂分子也逐渐脱离高分子，使流动阻力减弱，这就是假塑性流动的宏观黏度随着切变速率增加而下降的原因。假塑性流体和胀性流体通常可用指数关系式近似地描述其非线性特性，即：

$$S^n = \eta D \tag{3-21}$$

式中：n 为常数，对于牛顿流体 $n=1$，n 与 1 相差越大，则假塑性流动特征越显著。

将公式（3-19）取对数，得直线方程，见下式：

$$\lg D = n \lg S - \lg \eta \tag{3-22}$$

以 $\lg D$ 对 $\lg S$ 作图，可由直线斜率求出 n，由截距求出表观黏度 η。

3）胀性流动（dilatant flow）：如图 3-21（F）、3-22（c）所示。胀性流动与假塑性流体相反，胀性流体的黏度随着切变速率的增加而增加，即这类体系搅得越快显得越稠，这种现象通常称为切变稠化。

具有胀性流动的液体静置时一般质点排列紧密，空隙内仅有少量分散介质，流动时质点一起滑动，体系的黏度较小，但随着切应力的增大，质点开始运动且互相缠结在一起，分散介质难以填满质点间的空隙，质点不易被充分润湿，难以滑动，因而使流动阻力加大，即黏度加大，这就是胀性流体的黏度随着切应变率的增加而增加的原因。含有大量固体混悬体的液体如涂料、栓剂、糊剂和分散度大、浓度高的混悬液等一般显示胀性流动性质。胀性流动的流变公式见公式（3-21）。

4）触变性流动（thixotropic flow）：如图 3-21（C、E）、图 3-23 所示，触变性流体的黏度随着切变速率改变而改变，上行线与下行线不重合而包围成一定面积，称为滞后面积（area of hysteresis），这种现象称为滞后现象，这种性质称为触变性（thixotropy）。溶胶和凝胶为典型的触变性体系。溶胶有流动性，凝胶为半固体，无流动性，但当凝胶受振动时，则成为能流动的溶胶，停止振动后，溶胶逐渐变稠，最后又可恢复为凝胶。

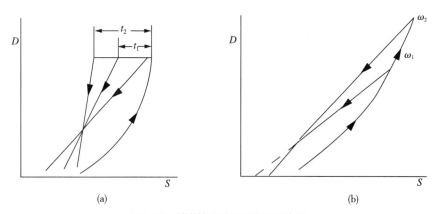

图 3-23　触变性流动结构变化示意图

流体产生触变的原因为絮凝网络被剪切破坏后，重新形成网络需要一定的时间。

滞后面积是衡量触变性大小的定量指标，其大小由切变时间和切变速度来决定，因此可用时间触变性系数 B 来表示，见图 3-23（a）中上升曲线，由公式（3-23）计算而得。

$$B = \frac{U_1 - U_2}{\ln t_2 - \ln t_1} \qquad (3-23)$$

式中：B 为在恒定切变速度下，触变性流体内部结构拆散的速率随着时间变化的值；U_1 和 U_2 分别为两条下降曲线的塑性黏度；t_1 和 t_2 分别为发生切变速率的时间。

拆散触变性系数 M 表示增加单位切变速度时单位面积减少的切应力值，单位为 s/cm^2。公式如下：

$$M = \frac{(U_1 - U_2)}{(\ln\omega_2 - \ln\omega_1)} \qquad (3-24)$$

式中：ω 为旋转黏度计的角速度。

对于塑性兼触变性流体，用旋转黏度计测定，由曲线求出 B，进而求出 M。

大部分胶体溶液会在加入适当浓度的电解质时，均会呈现出触变性。亲水胶体溶液和浓的混悬液、乳浊液，也可形成触变塑性液体（如皂土混悬液）和触变假塑性液体（如50%羧甲基纤维素钠溶液）。当对该流体施加切应力后，破坏了液体内部的网状结构，切应力减小时，液体又重新恢复到原有结构，但这种恢复需要较长时间，所以上行线与下行线不重合。

此外，触变性流体具有正触变性和负触变性。在切应力的作用下，若体系的黏度随着时间下降，静止后又恢复，即具有时间因素的切变稀化现象，称为正触变性（positive thixotropy）；反之，体系的黏度或切应力上升，静止后又恢复，即具有时间因素的切变稠化现象，称之为负触变性（negative thixotropy）。图 3-24 为磁化糊状物的负触变曲线。由于对体系交替地施加切应力，使切变速率减小，而使该体系不断变稠，在一定切变速率下，切应力逐渐增大。

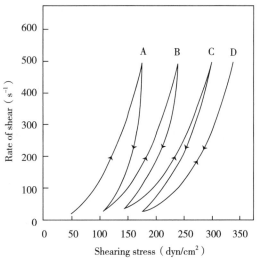

图 3-24 磁化糊状物的负触变曲线

目前对各种触变性机理的认识尚不统一。一般来说，溶胶的凝结和触变与电机械力、电解质、有机离子、温度、pH 值和浓度等因素有关。在外切力的作用下，某个特定体系的黏度或切力随时间的先后呈现出正触变性和负触变性特征，则称之为复合触变性（complex thixotropy）。

混悬剂、乳剂、胶体溶液等液体药剂的黏度和流动特性等与流变学有密切的关系。例如，将混悬剂从容器中倾倒、混悬型洗剂在皮肤上的涂抹等，涉及制剂处方设计的合理性和质量的稳定性；具有塑性、假塑性或触变性的助悬剂对混悬剂的稳定性具有影响。又如，稀乳剂表现为牛顿流动，高浓度乳剂显示塑性流动的特性，黏度越大，对乳剂稳定性越有利，且乳剂也具有触变性。

2. 半固体的黏弹性

黏弹性（viscoelasticity）是指兼具弹性和黏性两种性质。半固体既有黏性液体的性质，又兼有某些弹性固体的性质。在外力的作用下，材料的形变性质介于黏性材料和弹性材料之间，应力可以同时依赖于切变和切变速度，它对突加载荷像弹性物体一样瞬时响应，对动载荷像黏性物体一样响应滞后，而且其应力和应变随时间改变。

（1）蠕变、松弛和屈服值　具有黏弹性的物料受压时可能发生以下变化：

1）蠕变（creep）：蠕变是在切应力恒定时，黏弹性材料的变形随时间逐渐增加的一种现象，也即黏弹性材料受到一个突加恒定应力后，发生的应变随时间逐渐增加的一种力学行为。如图3-25（a）所示，σ_0 为 $t=0$ 时突加的恒定切应力；3-25（b）中 $OABCD$ 是对应的蠕变曲线，其中 OA 段为 $t=0$ 时对突加应力的瞬态响应，BC 段为稳定蠕变段，CD 段则表示应变随时间延长而迅速增大。对黏弹性固体而言，BCD 段一般趋向于一条水平渐近线，当卸去载荷时，材料的变形部分回复或完全回复到起始状态，称为蠕变恢复；但当恢复不完全，稍有变形残留时，该变形称为永久变形。例如，羊毛脂在30℃时恒定载荷作用下，变形随着时间延迟而增大，出现蠕变现象。蠕变实验是研究黏弹性材料性能的一项标准实验，实验得出的蠕变曲线可以完整反映材料的黏弹性性质，对多数黏弹性固体而言，其蠕变性质与温度有明显的关系。

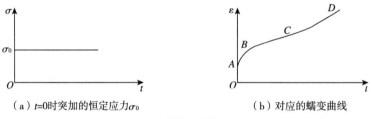

（a）$t=0$时突加的恒定应力σ_0　　　　（b）对应的蠕变曲线

图3-25　黏弹性材料的蠕变曲线

2）松弛：松弛是指黏弹性材料受到一个突加恒定应力后，发生的应变随时间延长而逐渐减少的一种力学行为。如图3-26（a）所示，ε_0 为 $t=0$ 时突加的恒定应力；3-26（b）中 $OABC$ 为松弛曲线，其中 OA 段为 $t=0$ 时对突加应力的瞬态响应，ABC 段为松弛段，表示应变随着时间的变化而逐渐减少。松弛实验也是研究黏弹性材料性能的一项标准实验，实验得出的松弛曲线可以完整反映材料的黏弹性性质，对多数黏弹性固体而言，其松弛性质与温度有明显的关系。例如，多数中药浸膏加热到一定程度则可呈现明显的松弛现象。

3）屈服值：屈服值亦称弹性极限、屈服极限或流动极限，是指材料由完全弹性进入具有流动现象的界限值。当作用在材料上的切应力小于某一数值时，材料仅产生弹性形变；当切应力大于该数值时，材料将产生部分或完全永久变形。同一材料可能会存在几种不同的屈服值。

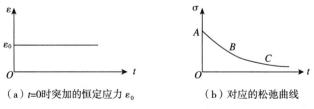

（a）$t=0$时突加的恒定应力 ε_0　　　　（b）对应的松弛曲线

图3-26　黏弹性材料的松弛曲线

（2）黏弹性模型　弹簧是最简单的弹性模型，黏壶是最简单的黏性流体模型，也称为阻尼器，弹簧和黏壶的组合构成黏弹性材料的机械模型。

1）Kelvin 模型：将弹簧 G 同黏壶 η 并联制成的模型称为 Kelvin 模型，如图 3-27 所示。由于该两个元件的切变速率是共同的，所以 Kelvin 模型的应力 σ 是弹簧应力 $G\varepsilon$ 同黏壶应力 ηD 之和，见下式：

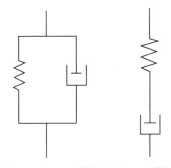

$$\sigma = G\varepsilon + \eta D \qquad (3-25)$$

随着切应力的增大，Kelvin 模型的变形由弹性项和黏性项共同控制，即发生黏壶的黏性流体内砝码移动与弹簧的位移。在变形初期，由于速度较大，黏性项起作用；在变形后期，弹性项成为主要因素，但极限值为弹性模型中的总变形。且不会对应力或应变产生瞬时弹性效应。Kelvin 模型的应变与时间的关系如下：

图 3-27　Kelvin 模型和 Maxwell 模型

$$\varepsilon = \varepsilon_0 (1 - e^{-\frac{t}{\tau}}) \qquad (3-26)$$

式中：ε_0 为弹性模型中的总应变，$\varepsilon_0 = \sigma / G$；$t$ 为时间；τ 为时滞时间，$\tau = \eta / G$；η 表示材料的黏度；G 为剪切弹性模量。

当 $t=0$，$\varepsilon=0$，符合公式（3-26）；当 $t \to \infty$ 时，$\varepsilon \to \sigma_0 / G$，表现稳定蠕变时的特征，趋向于一条渐近线。

Kelvin 模型一般用来表示固体的蠕变现象。由于不可能施加瞬时的应变，故不能描述松弛现象。图 3-28 为常载常温条件下绘制的典型单轴蠕变曲线。

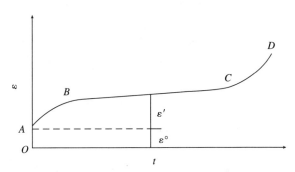

图 3-28　常载常温条件下的典型单轴蠕变曲线

2）Maxwell 模型：将弹簧 G 同黏壶 η 串联制成的模型称为 Maxwell 模型，如图 3-27 所示。Maxwell 模型中弹簧和黏壶的应力相同，其切变速率 D 是弹簧应变 σ / G 与黏壶应变 σ / η 之和，见下式：

$$D = \frac{\sigma}{G} + \frac{\sigma}{\eta} \qquad (3-27)$$

$t=0$ 时，Maxwell 模型的瞬时响应完全由弹簧确定，其切变速率 $\varepsilon_0 = \sigma_0 / G$，因此呈现弹性体的特征。

Maxwell 模型在恒定应力作用下的蠕变现象，见下式：

$$D = \frac{\sigma_0}{\eta}$$

积分后，得：

$$D(t) = \frac{\sigma_0}{\eta} t + \frac{\sigma_0}{G} \qquad (3-28)$$

Maxwell 模型在恒定应力作用下的松弛现象，见下式：

$$D = D_0 Ge^{-\frac{t}{\tau}} \qquad (3-29)$$

式中：$t = \eta/G$，表示松弛时间，由起初在弹簧中贮存的应变能在黏壶中耗散而转化为热量。

在一定的应力作用下，材料可以无限地变形，且应变随着时间的延长而逐渐减少，Maxwell 模型表现为黏性流体的特性。

（3）广义的 Kelvin 模型和 Maxwell 模型　仅以 Kelvin 模型或 Maxwell 模型都不能完整表达黏弹性固体的基本特征：瞬时弹性、蠕变和松弛。要表达这些基本特征，还需要更多的机械元件，可以用多个弹簧和黏壶构造出更复杂的黏弹性模型，用于描述某种材料的蠕变或松弛规律。图 3-29 为广义的 Kelvin 模型。由于串联有黏壶，其松弛特性接近流体。

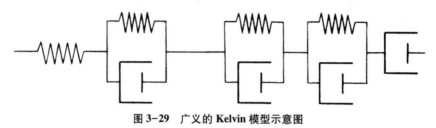

图 3-29　广义的 Kelvin 模型示意图

广义的 Maxwell 模型，如图 3-30 所示。由于它并联有弹簧和黏壶，其蠕变特性接近固体蠕变特性。

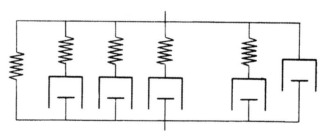

图 3-30　广义的 Maxwell 模型示意图

将有限个弹簧和黏壶的材料常数来描述材料的黏弹性性质的微分本构方程，在数学上相当于用有限个参数构造一条曲线来模拟材料真实的蠕变曲线或松弛曲线。事实上还可以建立基于由实验得到的蠕变曲线函数或松弛曲线函数的积分形式的本构方程，则可以更正确、更直接地描述材料的黏弹性性质。

二、热胀性

热胀性是指半固体的体积随着温度的升高而增大的现象。

凝胶剂为目前应用较广且具有发展潜力的剂型之一，具有热胀性。按含液量多少，凝胶可分为水凝胶和干胶。水凝胶又称为冻胶，含液量多，远超过骨架量，常有触变性；干胶含液量低于固体骨架量。

按形态分类，凝胶（由胶体颗粒包括高分子相互连接成的网状骨架及充塞其间的分散介质构成）可分为弹性凝胶和非弹性凝胶。弹性凝胶是由线型大分子构成，如明胶、合成或半合成纤维素制成的凝胶剂，形成溶胶后与凝胶之间可以相互转变，故称为可逆凝胶；非弹性凝胶多由具有"刚性结构"的颗粒构成，如硅胶、氢氧化铝等，形成溶胶后与凝胶之间不能相互转变，称为不可逆凝胶。按结构分类，球形粒子、棒状或片状粒子、柔性线型高分子和线型高分子等结构形成的各种类型凝胶，如图 3-31 所示。

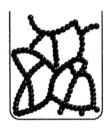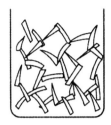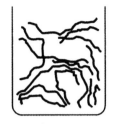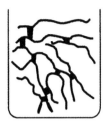

图 3-31　凝胶结构类型

图中由左至右：①球形粒子互相连接成链状，如 SiO_2 形成的凝胶；②棒状或片状粒子互相支撑搭成骨架，如 V_2O_5 凝胶；③柔性线型高分子成骨架，部分长链有序排成微晶区，如明胶；④线型高分子借助化学键成交联网状结构，如硫化橡胶。

凝胶的热胀性一般与温度密切相关，凝胶在水中溶胀与收缩依赖于温度制成的水凝胶，称为温敏性水凝胶（thermosensitive hydrogel）。当高分子溶液形成网状结构的凝胶时，液体可以从凝胶中分离出来。由于药物的透过性受温度或 pH 影响，有利于药物分子的控制释放。图 3-32 为温敏型异丙烯酰胺（NIPA）水凝胶溶胀比（V/V_0）随温度变化图。

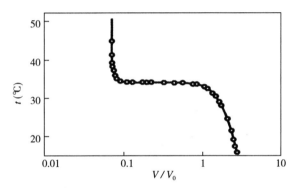

图 3-32　温敏型 NIPA 水凝胶溶胀比变化

与其他流体一样，温敏性水凝胶受热时体积膨胀，密度减小。半固体的热胀性可用热胀系数 α 表示（单位为 K^{-1}），当温度增加 1K 时，流体密度或体积的相对变化率如下：

$$\alpha = -\frac{1}{\rho}\frac{\Delta\rho}{\Delta T} \tag{3-30}$$

$$\alpha = -\frac{1}{V}\frac{\Delta V}{\Delta T} \tag{3-31}$$

式中：α 为流体密度；V 为流体体积。

流体的热胀性随着温度的降低而缩小。

当凝胶剂吸收溶剂或蒸气时也可以发生体积增大的现象，统称为凝胶的膨胀作用（swelling）。凝胶的膨胀压与凝胶浓度之间呈指数关系，如公式（3-32）。表 3-6 所示为明胶的膨胀压与浓度之间呈指数关系的实验数据。

$$P = P_0C^k \tag{3-32}$$

式中：P 为膨胀压（N/m^2）；C 为浓度（kg/m^3），即每 $1m^3$ 膨胀凝胶中含有固体物千克数；P_0、k 均为常数，当 $C=1$ 时，$P=P_0$。

表 3-6   明胶膨胀压与浓度之间的关系

$P \times 10^{-4}$（N/m²）	C（kg/m³）
5.299	306.3
14.424	361.3
31.824	504.4
52.224	613.3

三、pH 敏性和电解质敏性

pH 敏性凝胶是指在水中溶胀与收缩依赖于 pH 值而发生性质改变的凝胶，又称为 pH 敏性水凝胶（pH-sensitive hydrogel），药物的透过性受 pH 值影响。例如，30%（w/v）阿拉伯胶溶液在 pH 小于 2.5（羧酸处于非解离状态）和 pH 大于 10（受钠粒子影响，分子呈折叠形）时，黏度显著下降，而在 pH 值介于 2.5～10 之间，由于解离型增加，黏度增加；电解质敏性凝胶是指受电解质影响的凝胶，如 NaCl 盐浓度对阿拉伯胶溶液的黏度有显著影响，如图 3-33 所示。

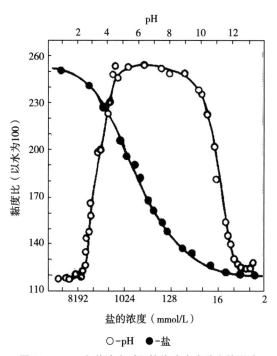

图 3-33   pH 和盐浓度对阿拉伯胶溶液黏度的影响

四、磁电敏性

半固体状的磁流体性质受工艺等因素的影响，如对十二烷基硫酸钠进行磁性颗粒的二次改性，通过胶溶法制备稳定的磁流体，应用 X 射线衍射和透射电镜对磁性颗粒的结构、粒径、形貌进行表征，并可采用凝胶渗透色谱法研究分子质量分布，用转矩流变仪研究半固体的流变性能，优化了配方。

利用高分子物质被动电性作用，可通过测定制剂初始阻抗、穿过皮肤的电流电压的关系和施加电压与时间的效应，探索药物以离子电导形式经皮渗透的可行性。

五、触变性和离浆作用

凝胶受外力作用，网状结构拆散而成流体，去掉外力静置一段时间又可恢复原状，称为触变现象（见前述）。

液体从凝胶中逐渐分离出来，使凝胶脱水收缩的现象，称为离浆作用，如图 3-34 所示。离浆过程也可以看做是溶解度降低的过程。离浆速率为一级反应，与凝胶的浓度成正比，见下式：

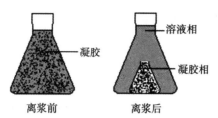

离浆前　　　　　　离浆后

图 3-34　凝胶离浆过程示意图

$$\frac{\mathrm{d}V}{\mathrm{d}t} = k'C = k \ (V_{\text{总}} - V) \tag{3-33}$$

积分后，得：

$$\ln \frac{V_{\text{总}}}{V_{\text{总}} - V} = kt \tag{3-34}$$

式中：$\mathrm{d}V/\mathrm{d}t$ 为离浆速率；C 为浓度；k'、k 为离浆速率常数；V 为 t 时离浆出来的液体容积；$V_{\text{总}}$ 为能离浆出来的液体总容积。

离浆速率常数与粒子结构有关，粒子对称性越差，离浆速率常数越大。天竺葵凝胶在 0.1mol/L 溶液中的离浆速率，如表 3-7 所示。

表 3-7　天竺葵凝胶在 0.1mol/L 溶液中的离浆速率

时间（小时）	分离液体体积 V（m^3）	速度常数（k）
3	$1.0×10^{-3}$	0.0228
12	$3.0×10^{-3}$	0.0227
24	$6.0×10^{-3}$	0.0370
36	$6.3×10^{-3}$	0.0227

六、生物黏附性

半固体制剂的流变性对稠度的影响最为明显，可直接影响到制剂的涂布、药物的释放和吸收，屈服值、塑性黏度和触变系数越大者，涂布性越差。半固体制剂具有的生物黏附性（bioadhesion）可将制剂黏附到腔道黏液（mucus）或上皮细胞表面，因此可用于构建生物黏附递药系统（bioadhesive drug delivery system，BDDS）。

半固体制剂包括供内服或外用的软膏剂、凝胶剂等，其成型和质量与其熔点（或滴点）、黏度（稠度）、伸展性、酸碱度、可洗性和含量均匀性密切相关，特别是其具有适宜的流动性和黏附性，便于应用。半固体制剂的相关性质如下：

1. 熔点（或滴点）

熔点是指样品熔化时的温度。滴点是指样品在标准条件下受热熔化而从管口落下第一滴时的温度。口服膏剂一般遇体液（或唾液）后即可熔化，而一般软膏剂以接近凡士林的熔点为宜，便于涂布或粘贴于皮肤、黏膜和创面，释放药物后起到保护、润滑或治疗作用。测定可采用药典方法或显微熔点仪测定，软膏剂的滴点多控制在45～55℃。

2. 黏度和稠度

黏度（viscosity）是指流体对流动的阻抗能力，它作为流体性质的指标，也是研究半固体制剂流变性的最基本参数之一。测定方法可按照《中国药典》的规定进行。稠度也是表征流体或膏体稠厚度的指标，即在一定温度下，将稠度计中重量为150g的金属锥体的锥尖放在试品的凝固表面上，使锥体在5秒内自由垂直落入试品中，以插入的深度评定供试品的稠度。以0.1mm的深度为1个单位，称为插入度。一般稠度大的制剂插入度小，稠度小的插入度大。

3. 伸展性

伸展性（spreadability）是考察软膏涂展性能的指标之一。其测定方法是将1g软膏置于两块平行的20cm² 大小的板之间（上板重125g），1分钟后测定其伸展直径。直径 $d \leqslant 50mm$ 的软膏称为半钢体软膏，直径 $50mm < d \leqslant 70mm$ 的称为半流体软膏。制剂的伸展性与其流动性有关。

第四节　液体的物态特征

根据分散相粒子大小，分散系可分为分子分散系（真溶液）、胶体分散系（胶体）和粗分散系。按分散相数的多少，液体药剂包括均相溶液制剂和非均相液体制剂，前者中药物以分子、离子形式均匀分散于溶媒中，称为均相溶液或溶液型液体药剂，如供内服或外用的溶液剂、糖浆剂、甘油剂、芳香水剂和醑剂等；当液体中药物不能以分子、离子形式均匀分散或几种含药物的液体不相混溶时，称为非均相液体药剂，如溶胶、乳浊液和混悬液型液体药剂。

一、均相溶液的特征

均相溶液分为低分子溶液和高分子溶液。可用增溶、助溶、成盐或加潜溶剂等方法，提高药物的溶解度，使药物以分子、原子或离子形式均匀分散形成均相溶液。均相溶液不存在界面，是单相均匀体系，故为热力学稳定系统。低分子溶液和高分子溶液（稀）除了都具有均相、稳定的特点外，高分子溶液还具有特定的物态特征。

高分子化合物（macromolecules）简称高分子，是指分子大小在 $10^{-9} \sim 10^{-7}m$，相对分子量高达上千至上百万的高聚物。高分子溶液是指高分子化合物（包括天然和合成两类，如明胶、淀粉和纤维素等；聚已二醇、羟甲基纤维素）以分子形态分散在溶剂中形成的均相混合物。例如，蛋白质、动物胶汁（如阿胶、鹿角胶、明胶及骨胶等）、酶（如胃蛋白酶、胰蛋白酶等）、天然多糖类、黏液质和树胶等，遇水后均可通过溶胀而逐渐溶解，形成均相溶液，如图3-35所示。

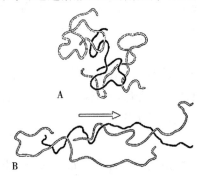

A

B

图3-35　具有链状结构的高分子化合物在溶液中的两种状态（构象 A：在不良溶剂中；B：在良溶剂中）

高分子浓溶液是指高分子浓度大于20%，其流变特性与其成型有一定的关系。高分子稀溶液是指高分子浓度小于1%，对研究高分子的存在形态，以及形态与性能之间的关系，具有重要的理论应用价值。

高分子溶液属于亲液溶胶（lyophilic sol），是分子分散的真溶液，均相热力学稳定体系，其粒子与溶剂之间没有界面。高分子溶液，溶胶和真溶液的性质比较见表3-8。

表3-8 高分子溶液、溶胶和真溶液性质比较

特性	高分子溶液	溶胶	真溶液
分散相大小	$10^{-9} \sim 10^{-7}$ m	$10^{-9} \sim 10^{-7}$ m	$< 10^{-10}$ m
体系相数	单相	多相	单相
扩散与渗透性能	扩散慢，不能透过半透膜	扩散慢，不能透过半透膜	扩散快，能透过半透膜
溶液依数性	有，但偏高	无规律	有，正常
热力学性质	平衡体系；稳定体系；遵守相律	不平衡体系；不稳定体系；不遵守相律	平衡体系；稳定体系；遵守相律
光学现象	Tyndall 效应较弱	Tyndall 效应较明显	无 Tyndall 效应
溶液黏度	大	小	很小
对电解质	不敏感	很敏感	不敏感
溶解度	有	无	有

此外，高分子溶液与小分子溶液也有区别。高分子化合物的溶解过程比小分子复杂得多，包含溶胀和溶解两个过程，溶解前要经过较长时间的溶胀阶段；高分子溶液具有多分散性，分别可溶于热水、乙醇或其他有机溶剂；在溶胶中加入足够量的高分子，能显著提高溶胶的稳定性，此时，高分子被吸附在胶粒表面，加厚了溶胶的水化膜，进而阻止了胶粒之间及与电解质离子的直接接触，起到保护作用；但加入量不足时，则会发生溶胶的稳定性下降而凝聚的敏化作用，如图3-36、图3-37所示。药剂工作者往往可以利用这种性质，提取或去除高分子物质，或用于为难溶性药物选择合适的助溶剂和稳定剂。

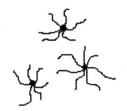
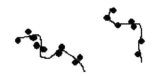

图3-36 高分子溶液对溶胶的保护作用　　图3-37 高分子溶液对溶胶的敏化作用

1. 高分子溶液的基本特征

（1）荷电性　高分子电解质（macromolecular electrolyte）分为阳离子型、阴离子型和两性型，在溶液中能电离形成高分子溶液，随着 pH 值的不同而带正电荷或负电荷，具有导电性。

（2）渗透性　高分子溶液渗透压的大小与高分子物质的浓度成正比。与浓度相同的小分子溶液相比，高分子溶液的渗透压要高得多，可以用来确定分子量在 $3 \times 10^4 \sim 3 \times 10^6$ 的高分子化合物的数均分子量。对于高分子电解质来说，由于能解离为聚离子和小离子，其渗透平衡有特殊之处，称为唐南平衡（donnan equilibrium）。

（3）黏性　高分子溶液一般具有较大的黏性，且随着分子量增大而黏性增强。但是高分子电

解质溶液和高分子非电解质溶液的黏度特性不同：高分子电解质溶液 η_{sp}/c 对 c 作图不呈线性（电滞效应），而高分子非电解质溶液 η_{sp}/c 对 c 作图呈线性关系。植物体中的蛋白质、多糖和树胶等高分子物质，在水中形成高分子溶液后使液体的黏度增加。

（4）胶凝、离浆与触变性 高浓度的高分子溶液溶胀后形成凝胶（gel）的过程称为胶凝（gelation）。凝胶由固、液两相组成，介于固体和液体之间，属于胶体分散系，具有离浆现象和触变性。在放置过程中，凝胶中的液体缓慢从中脱出的现象，称为离浆（syneresis）或脱水收缩。凝胶受外力作用（振摇、搅拌或其他机械力）的影响，发生凝胶与高分子溶液（或溶胶）相互转化的性质，称为触变性（thixotropy）。其中，触变胶（thixotrope）可广泛应用于医药行业，如某些滴眼液和注射液就采用凝胶剂型，使用时振摇，便可使其由凝胶变为液体，使用和携带均方便。

（5）生物黏附性 亲水胶具有生物黏附性（bioadhesion）。由于人体的体液具有亲水性，根据相似相溶的原理，亲水胶可黏附于生物组织、黏膜等处；此外高分子溶液达到一定浓度时还能产生黏弹性，制成的涂膜剂和膜剂可用于创面、黏膜等处，起到保护或治疗的作用。生物黏附材料及其制剂在药剂领域的研究进展很快。

二、非均相液体的基本性质

非均相液体包括溶胶、混悬液和乳浊液。溶胶，即疏液胶体，界于分子分散体系和粗分散体系之间。采用胶溶、机械分散、超声分散和物理凝聚等工艺，可使药物具有适宜的分散度，进而制备成符合临床需求的溶胶或混悬液；采用乳化法可以制备成乳浊液。

1. 光学性质

胶体粒子对可见光具有强烈的散射作用。许多胶体溶液中的粒子表现出对可见光的选择吸收作用，使溶液显示出丰富多彩的颜色。如果有一束可见光通过胶体溶液，可以看到溶胶中显出一个混浊发亮的光柱，这种乳光现象称为丁达尔（Tyndall）效应，如图 3-38 所示。当光线照射到不均匀的介质时，如果粒子直径大于可见光的波长（可见光波长 $4\times10^{-7}\sim7\times10^{-7}$m），则粒子表面对光产生反射或折射现象；若粒子直径小于可见光的波长，则粒子表面对光产生散射现象。

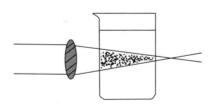

图 3-38 丁达尔效应

瑞利（Lord Rayleigh）曾提出散射光强度的定量关系式如下：

$$I = kI_0 = \frac{24\pi^3 \bar{N} V^2}{\lambda^4} \left(\frac{n_2^2 - n_1^2}{n_2^2 + 2n_1^2} \right)^2 I_0 \tag{3-35}$$

式中：I 和 I_0 分别为散射光和入射光的强度；λ 为入射光波长；n_1 和 n_2 分别为分散介质和分散相的折射率；$\bar{N}$ 为胶体粒子浓度（即单位体积溶胶中的胶体粒子数）；V 为单个粒子的体积。

该公式只适用于极稀的无色非金属溶胶，对金属溶胶和悬浊液不适用。丁达尔效应可以用来鉴别溶胶和溶液。

由公式（3-35）可以看出，散射光强度与入射光波长的 4 次方成反比，波长越短的光散射越强。例如，在可见光中，蓝光和紫光的波长最短，具有较强的散射；红光波长最长，散射最弱，大部分可透过溶胶。与真溶液的区别在于，溶胶 n_1 和 n_2 相差较大，粒子 V 有适宜的体积，因此有较强的光散射现象。胶体的光散射性质具有实际的鉴别意义，从光散射仪可以测得粒径、质量和扩散系数等。

2. 动力学性质

（1）布朗运动　由于胶体粒子介于真溶液和粗分散系统之间，热力学聚集与动力学沉降兼而有之。胶体粒子的热运动，在微观上表现为布朗（Brown）运动，宏观上表现为扩散，如图 3-39 所示。这是因为进行热运动的分散介质分子不停地从各个方向撞击胶体颗粒，由于瞬间撞击合力不为零，所以在不同时刻胶体颗粒被推向不同方向，如图 3-40 所示。

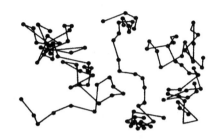
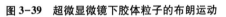
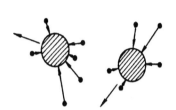

图 3-39　超微显微镜下胶体粒子的布朗运动　　　　**图 3-40　胶体粒子受分散介质冲击示意图**

溶胶的分散相粒子由于布朗运动自动从高浓度区流向低浓度区的现象，称为扩散（diffusion），胶体粒子的扩散速度服从 Fick 定律，见下式：

$$\frac{\mathrm{d}N}{\mathrm{d}t} = -DA\frac{\mathrm{d}\overline{N}}{\mathrm{d}x} \tag{3-36}$$

式中：$\dfrac{\mathrm{d}N}{\mathrm{d}t}$ 为单位时间内通过截面积 A 的扩散量；$\dfrac{\mathrm{d}\overline{N}}{\mathrm{d}x}$ 为浓度梯度。

Fick 定律表明：单位时间的扩散量与截面积 A 和浓度梯度成正比。比例常数 D 称为扩散系数（diffusion coefficient），是指在单位浓度梯度下，单位时间内通过单位截面积的扩散量，其数值与粒子半径 r、介质黏度 η 和温度 T 有关。爱因斯坦导出了如下关系式：

$$D = \frac{kT}{6\pi\eta r} \tag{3-37}$$

式中：k 为玻尔兹曼常数。

此式仅适用于球形粒子，且胶粒布朗运动的平均速率远小于分子热运动的速率。实际测量可知，一般情况下真溶液的扩散系数约为溶胶的几百倍。扩散速率与温度、粒子大小有关。温度越高、分散相粒子越小，扩散速率就越快。扩散作用促使分散相粒子的分布趋向均匀一致。

（2）沉降运动　沉降运动是在外力场作用下的运动，通常是在重力场下引起的沉降。由于胶体粒子是大分子的集合体，密度大于分散介质的密度，故在重力场下粒子有向下沉降的趋势。沉降的结果是使底部粒子的浓度大于上部，即造成上下的浓度差，而粒子的扩散将促使浓度趋于均一。由此可见，沉降与浓度差作用之下的扩散是两种效果相反的效应。粒子在重力场中的分布服从玻尔兹曼分布，因此可用统计力学方法处理。以半径为 r 的球形粒子在重力场中的沉降为例，粒子和分散介质的密度分别为 ρ 和 ρ_0，则在重力场作用下粒子所受到下沉的沉降力 $f_{沉}$ 为：

$$f_{沉} = \frac{4}{3}\pi r^3(\rho - \rho_0)g \tag{3-38}$$

当粒子沉降力与阻力相当时，粒子以恒定速度沉降。粒子达到这种恒定速度一般只需 $10^{-6}\sim$

10^{-3}秒。

对于半径为 r 的球形粒子，其阻力系数为 f，见下式：

$$f = 6\pi\eta r \tag{3-39}$$

若 ν 为沉降速度，则：

$$\frac{4}{3}\pi r^3 (\rho - \rho_0) g = 6\pi\eta r\nu \tag{3-40}$$

$$\nu = \frac{2r^2}{9\eta}(\rho - \rho_0) g \tag{3-41}$$

公式（3-41）即为重力场中的沉降公式，符合 Stokes 定律（如前述）。

3. 溶胶的电学性质

（1）胶粒的结构　当胶粒带有电荷时，胶体粒子间的静电斥力减少了相互碰撞的频率，能维持较长时间的稳定。

胶体粒子的结构由胶核、吸附层、紧密层和扩散层共 4 部分组成：①胶核：构成胶粒的固体分子集合体，位于胶粒的中心部分；②吸附层：胶核为了降低表面能而从介质中吸附的离子，形成吸附层后紧紧贴在胶核表面，为粒子表面电荷的主要来源；③紧密层：表面带电的粒子对其周围介质中电性相反的离子（称为反离子）产生静电引力，加上范德华力的吸引作用，被吸引而与表面吸附层牢固地结合在一起；④扩散层：由于胶粒带电，吸引了周围介质中的反离子，这些反离子所受的静电吸引与扩散到溶液中的趋势呈平衡状态，故而扩散分布在紧密层之外，形成扩散层。扩散层所带的电量等于胶粒的带电量，不随胶粒运动。

（2）动电位　胶核表面由于吸附或电离而带电，使胶核表面上的电位与溶液内部不同，两者之差，称为固体粒子的表面电位，用符号表示。因紧密层随着固体粒子一起运动，所以胶粒的实际表面不在胶核表面处而是在紧密层的外沿，此外是胶粒与介质相对运动的界面，称为滑移界面。滑移界面与溶液内部的电位差叫 ζ 电位，显然 ζ 电位决定着胶粒在电场中的运动。一般 ζ 电位不等于表面电位，而是的一部分。

$\zeta_1 > \zeta_2$，说明状态 1 的胶粒带电量多于状态 2。①当 $\zeta = 0$ 时，表明滑移界面处的电位与溶液内部相等，此时胶粒不带电，即处于等电状态。在等电状态时，紧密层中的反离子电荷等于表面吸附离子的电荷。②ζ 电位的符号标志胶粒的带电性质（即电荷的正负）。③ζ 电位值的大小反映了扩散层的厚度。ζ 值增大，则扩散层变厚；反之，则扩散层变薄。$\zeta_1 > \zeta_2$ 说明状态 1 的扩散层比状态 2 的扩散层更厚些。

ζ 电位的意义在于：①ζ 电位值的大小标志着胶粒带电的程度。ζ 值越大，表明滑移界面处的电位与溶液内部的差异越大，即胶粒的带电量越大；反之，ζ 值越小，表明胶粒带电量越少。ζ 电位的高低决定了胶粒之间斥力的大小，是决定溶胶稳定性的主要因素，ζ 电位降低，胶体离子的水化膜变薄，易聚集沉淀。电解质中反离子的电中和作用可以使得 ζ 电位降低。

（3）电泳　在直流电场的作用下，溶胶的分散相粒子在分散介质中做定向移动，称为电泳（electrophoresis）。将 U 形管内注入有色溶胶，上部注入部分水（水中含电解质用以增加电导），两者间形成清晰界面。然后通过电极加电，就会发现界面的移动。通过界面的移动距离即可得出颗粒的运动速度，进而计算出 ζ 电位。由于溶胶粒子带有电荷，带有正电荷的正溶胶，电泳时将移向负极；带有负电荷的负溶胶，电泳时则移向正极。电泳技术在氨基酸、多肽、蛋白质及核酸等物质的分离、鉴定方面有着广泛的应用。图 3-41 为电泳测定仪。

（4）电渗　在电场作用下，若将胶粒固定不动，则分散介质将做定向移动，这种现象称为电渗（electro-osmosis）。图3-42为电渗测定装置。两电极之间放置沉淀颗粒，管中充满分散介质，通电后根据刻度管中的液面变化，可计算出电渗速度。

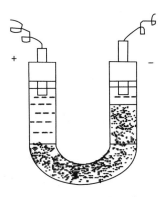

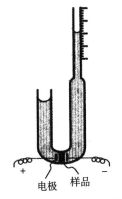

图3-41 电泳测定仪示意图　　　图3-42 电渗测定装置

用流出溶剂体积对时间的导数 $\dot{V}$ 来表示电渗速度。由于溶剂运动速度亦即离子运动速度，若样品中所有毛细管道截面积为 A_S，则：

$$\dot{V} = \nu a A_S = \frac{2\varepsilon\zeta A_S}{3\eta} \tag{3-42}$$

同时测定通过电渗池的电流 I 和分散介质的电导率 κ_e（这里加下标 e，与离子氛厚度的倒数 κ 相区别），两者与电场强度 E 的关系式为 $E=I/(\kappa_e A_S)$，代入公式（3-42），得：

$$\dot{V} = \frac{2\varepsilon l\zeta}{3\kappa_e\eta} \tag{3-43}$$

实验时需测定 $\dot{V}$、I、κ_e，以及分散介质的 ε 和 η 值，即可估计 ζ 电位。

胶体粒子的电渗原理已应用于电渗析、反渗透等膜分离技术，利用电位差为推动力对液体进行膜分离的电渗析被广泛用于海水的淡化与常水的软化，渗透和滤过技术还可用于分离和纯化。

第五节　气体的物态特征

一、气体的流变性和压缩性

（一）气体的密度和黏度

在一定温度下，气体的密度和黏度不同，流动的速度也不同。根据气体分子运动学说，气体黏度符合牛顿黏度定律，如公式（3-44）所示：

$$F = \eta A \frac{\mathrm{d}\nu}{\mathrm{d}r} \text{ 或} \frac{F}{A} = \eta \frac{\mathrm{d}\nu}{\mathrm{d}r} \tag{3-44}$$

式中：η 为比例常数，是切应力 F/A 与切应变率 $\frac{\mathrm{d}\nu}{\mathrm{d}r}$ 之比，定义为流体的动力黏度，单位为 $N \cdot s/m^2$，或 $Pa \cdot s$。

当气体为高密度、低黏度时形成的超临界流体（supercritical fluid，SCF），可以用来提取中药中的有效成分，以及制备超细颗粒甚至纳米颗粒。

（二）气体的压缩性

1. 压缩因子

根据存在的状态，可将气体分为理想气体和真实气体。

理想气体是指分子本身不占有体积，且分子之间没有相互作用力的气体。理想气体遵循状态方程（3-45）：

$$PV = nRT \tag{3-45}$$

式中：P 为理想气体的压强；V 为理想气体的体积；n 为气体的摩尔数；T 为理想气体的热力学温度；R 为理想气体常数。

真实气体是由具有一定体积的相互吸引的分子组成，但在一般情况下，由于分子间距足够远，分子间的相互作用力可以忽略不计，而且分子本身的体积与气体所占体积相比亦可忽略不计，近似为理想气体。根据理想气体公式导出的一系列关系式，加以适当修正，即可用于真实气体。

实际气体的 PV 虽然不等于 nRT，但是如果令 $z = \dfrac{PV}{nRT}$，则有状态方程（3-46）：

$$PV = znRT \tag{3-46}$$

式中：z 为压缩因子。

在一定温度下，理想气体的压缩因子等于 1，它是个常数，而实际气体的压缩因子却不是常数。

若 $z > 1$，则在相同的温度和压力下实际气体的体积大于等量的理想气体的体积；若 $z < 1$，则在相同的温度和压力下实际气体的体积小于等量的理想气体的体积。

2. 压缩系数

物体的压缩系数被定义为：

$$\beta = -\frac{1}{V}\left(\frac{\partial V}{\partial P}\right)_T \tag{3-47}$$

由此可见，气体可压缩的难易程度与其在所处状态下的压缩系数的大小密切相关。压缩系数越大，升高单位压力时体积的收缩率越大，越容易被压缩；压缩系数越小，升高单位压力时体积的收缩率越小，越不容易压缩。

3. 压缩系数与压缩因子的关系

根据公式（3-46）

$$\left[\frac{\partial(pV)}{\partial p}\right]_T = nRT\left(\frac{\partial z}{\partial p}\right)_T$$

又因：

$$\left[\frac{\partial(pV)}{\partial p}\right]_T = V + p\left(\frac{\partial V}{\partial p}\right)_T$$

所以：

$$nRT\left(\frac{\partial z}{\partial p}\right)_T = V + p\left(\frac{\partial V}{\partial p}\right)_T$$

结合公式（3-47），上式可进一步改写为：

$$nRT\left(\frac{\partial z}{\partial p}\right)_T = V - pV\beta$$

或

$$RT\left(\frac{\partial z}{\partial p}\right)_T = V_m - pV_m\beta \tag{3-48}$$

由此可知，在实际气体在一定温度压力（状态一定）下，$\left(\frac{\partial z}{\partial p}\right)_T = 0$ 时，$\beta = \frac{1}{P}$，即压缩系数与同压下理想气体的压缩系数相同，其可压缩性同理想气体；$\left(\frac{\partial z}{\partial p}\right)_T < 0$ 时，$\beta > \frac{1}{P}$，即压缩系数比同压下理想气体的压缩系数大，比理想气体更容易压缩；$\left(\frac{\partial z}{\partial p}\right)_T > 0$ 时，$\beta < \frac{1}{P}$ 即压缩系数比同压下理想气体的压缩系数小，比理想气体更难压缩。因此，实际气体是否容易压缩，与其在等温条件下压缩因子对压力的偏导数的正负密切相关。

在一定温度下，理想气体的压缩因子等于 1，为常数，但实际气体的压缩因子并非常数。例如，在某相同温度下 CH_4、H_2 和 NH_3 的压缩因子 z 随着压力 P 的变化关系，如图 3-43 所示。

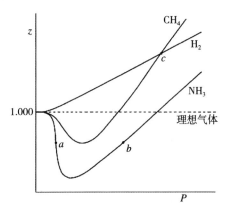

图 3-43　一定温度下几种不同气体的 $z-P$ 等温线

气体可压缩的难易程度与压缩因子的大小没有直接的关系。在一定温度压力（状态一定）下，气体在等温条件下压缩因子随压力的变化率越大，气体的可压缩性越小。该变化率越小，气体的可压缩性越大。在等温条件下，若气体的压缩因子随着压力的增大而减小，该气体比理想气体容易压缩；反之，比理想气体更难压缩。

二、气体的分压性

日常生活及工作中遇到的气体绝大部分是气体混合物。在一个气体混合物中，任意组分气体 B 的分压定义为：

$$P_B = x_B P \tag{3-49}$$

式中：x_B 是混合气中气体 B 的物质的量分数（摩尔分数）；P 是混合气的压力，即混合气的总压。于是，对于一个由 k 种气体构成的气体混合物，可得：

$$P_1 + P_2 + \cdots\cdots + P_k = (x_1 + x_2 + \cdots\cdots + x_k) P$$

即：

$$\sum_B P_B = P \tag{3-50}$$

上式说明，在气体混合物中，所有组分气体的分压之和等于混合气的总压，因此，可以把分压看作组分气体 B 对总压的贡献。

若构成混合气的 k 种气体均是理想气体，而且混合气仍服从理想气体状态方程，则此混合气称为理想气体混合物。设温度 T 时，某体积为 V 的刚体容器中，装有理想气体混合物，混合气的总压为 P，物质的量为 n，则：

$$P = nRT/V$$

将此式代入公式（3-49），得：

$$P_B = x_B nRT/V$$

因为：

$$x_B = n_B/n$$

所以：

$$P_B = n_B RT/V \tag{3-51}$$

式中：$n_B RT$ 的物理意义是物质的量为的气体 B 在温度为 T 体积为 V 时所具有的压力。由此得出，在理想气体混合物中，某组分气体的分压等于在相同温度下该气体单独存在于容器中时所具有的压力，这个结论称为分压定律。该定律是道尔顿（Dalton）于 1810 年发现，因此也称为 Dalton 分压定律。

Dalton 分压定律只适用于理想气体混合物。理想气体分子之间没有相互作用，每一种组分气体都是独立发挥作用，对总压的贡献和它单独存在时是相同的。对于实际气体，分子之间有相互作用，且在混合气中的相互作用与纯气体不同，于是气体的分压不等于它单独存在时的压力，即分压定律不能成立。

鉴于热力学计算的需要，人们提出一个既适用于理想气体混合物，也适用于非理想气体混合物的分压定义，即在总压力为 P 的混合气体中，任一组分 i 的分压力是它在气体中摩尔分数与混合气体总压力 P 之积，见下式：

$$P_i = y_i P \tag{3-52}$$

若对于混合气体中各组分的分压力求和，因 $\sum y_i = 1$，得：

$$\sum P_i = P \tag{3-53}$$

即任意混合气体中，各组分分压之和与总压力相等。

第六节　中药提取物的物态特征

一、中药提取物的概念

中药提取物是采用适当的溶剂（水、乙醇）或方法（浸渍法、回流法等），从中药材、中药饮片中提出或加工的物质，是中药制剂生产的原料或中间产物，其制备过程包括前处理、提取、浓缩、分离、纯化、干燥等步骤。

德国是进行植物药研究最古老、管理最完善的国家之一，在立法程序上允许植物药提取物作为处方药进行登记。日本、新加坡以及我国台湾地区也相继研制并广泛使用。中药提取物在美国主要作为健康食品原料或食品添加剂使用。目前我国中药提取物产业已形成一定的规模。

《中国药典》（2020 年版）收载了植物油脂和提取物共 47 种，以提取物命名的有山楂叶提取物、丹参总酚酸提取物、丹参酮提取物、北豆根提取物、连翘提取物、茵陈提取物、黄芩提取物、银杏叶提取物，其他还是以传统命名，如大黄流浸膏、大黄浸膏、甘草流浸膏、甘草浸膏、当归流浸膏、远志流浸膏、刺五加浸膏、肿节风浸膏、姜流浸膏、益母草流浸膏、颠茄流浸膏、颠茄浸膏等浸膏、流浸膏，还包括有效部位人参茎叶总皂苷、人参总皂苷及植物单体活性成分灯盏花素等。

二、中药提取物的物态特征

提取物因含水（或溶剂）量不同，其形态也不相同。《欧洲药典》将提取物分为干提取物、液态提取物和软提取物。《中国药典》（2020 年版）中规定：植物油脂和提取物系指从植、动物中制得的挥发油、油脂、有效部位和有效成分。其中，提取物包括以水或醇为溶剂经提取制成的流浸膏、浸膏或干浸膏、含有一类或数类有效成分的有效部位和含量达到 90% 以上的单一有效成分。流浸膏剂、浸膏剂是指饮片用适宜的溶剂提取，蒸去部分或全部溶剂，调整至规定浓度而成的制剂。除另有规定外，流浸膏剂是指每 1mL 相当于饮片 1g；浸膏剂分为稠膏和干膏两种，每 1g 相当于饮片或天然药物 2～5g。

干提取物是指通过蒸发在生产中使用的溶剂而获得的固体物质。干提取物通常在干燥时有损失，并且水分含量不超过 5%（m/m）。中药提取物中浸膏、结晶型药物、水或醇提所获得的干燥物等均属于干提取物。干提取物性状多样，可为黄色、棕黄色、棕色或棕褐色粉末不规则块状物，且气味不尽相同。其中，结晶类药物在性状鉴别时还需测定其熔点、比旋度等。而粉末状的中药提取物必要时还需进行粒度、堆密度等检查。

液态提取物是指通过使用合适浓度的乙醇或水提取植物药或动物药制备的液体物质，或通过溶解一种软或干提取物制备的液体物质。液态提取物含量常以每部分质量或体积提取物相当于所提取植物药或动物组织的质量或体积表示。必要时，这类提取物可通过适度调整以满足溶剂和成分含量的要求。中药提取物中挥发油类药物、脂肪油类药物多属于液态提取物，呈淡黄色澄清液体，气、味不尽相同，且有一定的相对密度、折光率、旋光率、馏程、凝点等。

软提取物是指通过蒸发或部分蒸发所用提取溶剂制得的半固体制剂，大多为棕色或棕褐色半固体，且气、味不尽相同。

按照以上分类标准，《中国药典》（2020 年版）收录的提取物分类和性状特点，如表 3-9、表 3-10、表 3-11 所示。

表 3-9　人参茎叶总皂苷等干提取物的性状和特点

类型	提取物名称	性状	特点
粉末	人参茎叶总皂苷	黄白色或淡黄色的粉末	粒度：依法检查，能通过 120 目筛（筛孔内径为 125μm ± 5.8μm）的粉末不少于 95% 干燥失重：取本品，在 105℃ 干燥至恒重，减失重量不得过 5.0%
	人参总皂苷	黄白色或淡黄色的粉末	粒度：依法检查，能通过 120 目筛（筛孔内径为 125μm ± 5.8μm）的粉末不少于 95% 干燥失重：取本品，在 105℃ 干燥至恒重，减失重量不得过 5.0%
	三七三醇皂苷	浅黄棕色至黄棕色的粉末	干燥失重：取本品，以五氧化二磷为干燥剂，在室温减压干燥至恒重，减失重量不得过 7.0%
	三七总皂苷	类白色至淡黄色的无定形粉末	干燥失重：取本品，在 80℃ 干燥至恒重，减失重量不得过 5.0%
	积雪草总苷	淡黄色至淡棕黄色粉末	干燥失重：取本品，在 105℃ 干燥至恒重，减失重量不得过 10.0%
	山楂叶提取物	浅棕色至黄棕色的粉末	干燥失重：取本品 1g，精密称定，置干燥至恒重的称量瓶中，在硫酸干燥器中干燥 24 小时，减失重量不得过 2.0%

续表

类型	提取物名称	性状	特点
粉末	丹参总酚酸提取物	黄褐色粉末	水分：不得过 5.0%
	丹参酮提取物	棕红色的粉末	水分：不得过 5.0%
	北豆根提取物	灰棕色至黑棕色的粉末	水分：不得过 8.0%
	茵陈提取物	棕褐色的块状物或颗粒	水分：取本品 1g，照水分测定法测定，不得过 10.0%
	连翘提取物	棕褐色粉末	水分：不得过 5.0%
	黄芩提取物	淡黄色至棕黄色的粉末	水分：不得过 5.0%
	银杏叶提取物	浅棕黄色至棕褐色的粉末	水分：不得过 5.0%
	水牛角浓缩粉	淡灰色粉末	水分：不得过 11.0%
	灯盏花素	淡黄色至黄色粉末	干燥失重：取本品约 0.5g，置五氧化二磷干燥器中，减压干燥至恒重，减失重量不得过 2.0%
	香果脂	白色结晶性粉末或淡黄白色块状物	熔点：30～36℃
	环维黄杨星 D	无色针状结晶	熔点：219～222℃，熔融时同时分解； 干燥失重：取本品，在 105℃ 干燥至恒重，减失重量不得过 0.5%
	岩白菜素	白色疏松的针状结晶或结晶性粉末	熔点：130℃ 干燥后，熔点为 232～240℃； 旋光度：按干燥品计算，为 -38°～-45°（加甲醇制成每 1mL 含 20mg 的溶液，依法测定） 干燥失重：取本品，在 130℃ 干燥至恒重，减失重量不得过 6.0%
	穿心莲内酯	无色结晶性粉末	熔点：224～230℃，熔融时同时分解 干燥失重：取本品，在 105℃ 干燥至恒重，减失重量不得过 1.0%
	黄藤素	黄色的针状结晶	水分：不得过 15.0%
	薄荷脑	无色针状或棱柱状结晶或白色结晶性粉末	熔点：42～44℃ 比旋度：-49°～-50°（加乙醇制成每 1mL 含 0.1g 的溶液，依法测定）
浸膏	大黄浸膏	棕色至棕褐色粉末	水分：不得过 10.0%
	甘草浸膏	棕褐色的块状固体或粉末	水分：照水分测定法测定，块状固体不得过 13.5% 粉末不得过 10.0%
	肿节风浸膏	深棕色至深褐色的疏松不规则块	水分：不得过 9.0%
	颠茄浸膏	灰绿色的粉末	干燥失重：取本品，在 105℃ 干燥至恒重，减失重量不得过 3.7%

表 3-10 丁香罗勒油等液态提取物的性状和特点

类型	提取物名称	性状	特点
挥发油	丁香罗勒油	淡黄色的澄清液体	相对密度：1.030～1.050 折光率应：1.530～1.540
	八角茴香油	无色或淡黄色的澄清液体	相对密度：25℃时应为0.975～0.988 凝点：不低于15℃ 旋光度：-2°～+1° 折光率：1.553～1.560
	广藿香油	红棕色或绿棕色的澄清液体	相对密度：0.950～0.980 比旋度：在25℃，-66°～-43° 折光率：1.503～1.513
	肉桂油	黄色或黄棕色的澄清液体	相对密度：1.055～1.070 折光率应：1.602～1.614
	牡荆油	淡黄色至橙黄色的澄清液体	相对密度：25℃时，为0.890～0.910 折光率：1.485～1.500
	松节油	无色至微黄色的澄清液体	相对密度：0.850～0.870 馏程：在154～165℃馏出的数量不得少90.0% 折光率：1.466～1.477
	莪术油	浅棕色或深棕色的澄清液体	相对密度：0.970～0.990 比旋度：+20°～+25°（乙醇制成每1mL中含50mg的溶液，依法测定） 折光率：1.500～1.510
	桉油	无色或微黄色的澄清液体	相对密度：0.895～0.920 折光率：1.458～1.468
	薄荷素油	无色或淡黄色的澄清液体	相对密度：0.888～0.908 旋光度：-17°～-24° 折光率：1.456～1.466
	满山红油	淡黄绿色至黄棕色的澄清液体	相对密度：0.935～0.950 折光率：1.500～1.520
脂肪油	茶油	淡黄色的澄清液体	相对密度：25℃时，为0.909～0.915 折光率：25℃时，为1.466～1.470
	麻油	淡黄色或棕黄色的澄明液体	相对密度：0.917～0.923 折光率：1.471～1.475
	蓖麻油	几乎无色或微带黄色的澄清黏稠液体	相对密度：25℃时，为0.956～0.969 折光率：1.478～1.480

表 3-11 大黄流浸膏等软提取物的性状和特点

类型	提取物名称	性状	特点
流浸膏	大黄流浸膏	棕色的液体	乙醇量：40%～50%
	甘草流浸膏	棕色或红褐色的液体	pH值：7.5～8.5 乙醇量：20%～25%
	当归流浸膏	棕褐色的液体	乙醇量：45%～50%
	远志流浸膏	棕色的液体	乙醇量：38%～48%
	姜流浸膏	棕色的液体	乙醇量：72%～80%
	益母草流浸膏	棕褐色的液体	乙醇量：16%～20%
	浙贝流浸膏	棕黄色至棕褐色的液体	乙醇量：50%～70%
	颠茄流浸膏	棕色的液体	相对密度：0.892～1.090 乙醇量：52%～66%
浸膏	刺五加浸膏	黑褐色的稠膏状物	水分：水浸膏不得过30.0%，醇浸膏不得过20.0%

三、中药提取物的改性

中药提取物是含有多种化学成分的混合物，多以无定形形态存在，故大多呈现吸湿性强、黏性大、流动性差、味苦、酸涩等不良物理特性，这些不良的特性可能直接影响中药制剂的生产、传输、储存和产品质量等。

首先，可以采用优化前处理工艺对其进行改善，如采用大孔树脂、膜分离、吸附澄清等技术对中药浸提液进行精制，这样不仅能富集有效的成分，还能在一定程度上改变中药浸膏粉的不良特性。如玄麦柑桔颗粒剂的水煎液和大孔树脂纯化液的喷雾干燥粉末相比前者易吸潮、可塑性差，而后者不易吸潮、成型性好、颗粒质量高。或通过选择合适的干燥方式进行改善，如葛根提取物的真空干燥产物具有较好的流动性；喷雾干燥产物比表面积大、黏性大、吸湿性强；微波干燥产物的吸湿性最小且溶解性最好。

其次，也可以采用中药提取物改性技术，对中药提取物修饰加工，以达到降低提取物的强吸湿性，改善提取物流动性，改变提取物口感，降低提取物对黏膜刺激性并易于储存的目的。常用的吸湿性改性技术有微球微囊化、改性剂包覆、薄膜包衣和相分散技术等；常用的流动性改性技术有微球微囊化、改性剂包覆、薄膜包衣、超微粉碎、中药粒子设计、颗粒化等；常用的矫味改性技术有添加矫味辅料、包衣、固体分散、微球微囊和包合技术等。具体如下：

1. 微球微囊化技术

近30年来，微型包囊技术（microencapsulation）是广泛应用于药物的新工艺、新技术，是指利用天然的或合成的高分子材料为囊材，将固体药物或液体药物做囊心物包裹而成药库型微小胶囊的过程。该技术可用于掩味、改善药物不良物理性能、提高药物稳定性、降低药物对胃肠道黏膜的刺激性，制备速释、缓控释、靶向释药系统等，进而提高药物制剂质量及体内生物利用度，降低药物的毒副作用。喷雾干燥法是一种常用的药物微囊化方法，在喷雾干燥的工艺参数中，进风温度、泵液速度和雾化气流速对成囊率影响显著。适当增加进风温度，减慢泵液速度，能提高微囊的成型率和干燥程度；适当减小雾化气流速能增大微胶囊的粒径，减小比表面积，如将乌药鞣质提取物为囊心物经表面微囊化处理制成微囊，乌药鞣质微囊吸湿性降低50%，且微囊防潮效果随着进风温度的提高、供液速度的降低、雾化气流速的降低而增强；反之则减弱。

如盐酸小檗碱其味极苦，患者依从性差，以阿拉伯胶、明胶为囊材，采用复凝聚法制备盐酸小檗碱微囊，既能达到掩盖药物苦味改善口感的目的，又减小了其对胃黏膜的刺激作用。

2. 改性剂包覆技术

改性剂包覆技术主要是把改性液体包覆在干的粉体颗粒表面，包覆层薄而牢，且均匀，工艺简单，改性完全，是粉体表面改性处理的主要技术之一。表面改性技术的主要特点是利用不同性质的载体使药物处于高度分散状态，可利用载体的包蔽作用降低易吸湿物质的引湿性等。目前制剂生产中改善浸膏粉流动性的常用方法是制粒或加入助流剂。制粒法增加了生产工艺单元和成本，且制粒后的可压性明显下降，所制片剂易出现崩解迟缓、溶出度差等问题，而加入助流剂法常无法均匀分散或者由于加入量多，造成服用量大。

如采用1%的纳米SiO_2对葛根浸膏粉，甘草浸膏粉，金钱草浸膏粉，大黄浸膏粉，冬凌草浸膏粉，北豆根浸膏粉和玄麦柑桔浸膏粉这7种中药浸膏粉进行表面包覆改性处理。处理后，各浸膏粉的休止角、抹刀角、压缩度、黏附度均明显降低，流动性指数增加，均在30%以上，葛根浸膏粉和大黄浸膏粉的流动指数增加约70%；扫描电镜观察显示，改性后的浸膏粉表面均附着有纳米SiO_2，而改性前后的浸膏粉的吸湿性均无明显变化，吸湿率基本仍维持在15%～20%之间。

3. 薄膜包衣技术

薄膜包衣技术是指在包衣过程中，当物芯在包衣设备中转动时，包衣液同时以细小的液滴被喷出，到达物芯表面，通过接触、铺展、液滴间的相互接合，溶剂挥发，高分子成膜材料形成致密衣膜的过程，主要有传统糖包衣锅、流化床包衣机、熔融包衣、超临界流体包衣等。其中，流化床粉末包衣技术能将药物粉末经流化床制粒后再包衣，以改善药物粉末的流动性、吸湿性、可压性、稳定性，并进行矫味。

发现如对香连颗粒宜采用丙烯酸树脂Ⅳ包衣。包衣颗粒比未包衣颗粒的吸湿率低、防潮性好。

市售的小儿麻甘方颗粒，味苦、涩，给儿童服用带来很大困难，对小儿麻甘提取物浸膏粉和乳糖混合后选用尤特奇 E100 和尤特奇 NE30D 进行流化床包衣掩味。包衣后方中苦味成分黄芩苷体外累积溶出度在 1 分钟内仅为 35.7%，有效延缓了苦味的释放速度和程度，适宜儿童服用。

4. 超微粉碎技术

超微粉碎技术是把普通粉体中大多数完整细胞粉碎成细胞级粉体，所得粉体的流动性和吸湿性等性质发生了明显的改变，对制剂的成型和体内外性质产生明显影响。中药浸膏粉化学成分复杂，各成分之间或成分与环境之间会发生降解、吸潮、吸附、黏结、晶型改变等相互作用，导致其粉体学特征发生明显的改变，喷雾干燥或冷冻干燥等方法适用于中药提取物微粉的制备。

如超微粉碎对大黄粉体的流动性有显著性影响，使其黏着力变大，流动性变差。

5. 固体分散技术

固体分散体是指药物以分子、胶态、微晶等状态均匀分散于某一载体材料中所形成的分散体系。一般药物的苦味随着分散体的粒径增大而减小，但粒径过大又会产生沙粒感而影响口感。

如丹皮酚是牡丹皮、徐长卿等药材中所含有的成分，但气味辛辣，选用山嵛酸甘油酯为掩味材料，丹皮酚共融物颗粒口感良好，基本无麻味、涩味。

6. 相分散技术

相分散法是指将原料药物或浸膏与改性剂在液相中互相分散而实现粉体改性的一种方法。改性剂可以是可溶性，也可以是不溶性。对于可溶性改性剂，两者能实现分子层面的均匀分散，原料药物与改性剂之间的分子间作用力是两者结合的基本作用力；对于不溶性改性剂，干燥过程中残留液体干燥后，可溶性物质析出形成的固体桥是原料药物与改性剂形成新粒子的基本作用力。

如采用相分散法对吸湿性较强的北豆根总生物碱做防潮处理，经过处理后的总生物碱粉末的吸湿动力学方程符合 Ritger-Peppas 方程。在防潮辅料中，以细小的颗粒分散于辅料中形成了类似骨架型的结构，从而达到降低吸湿性的目的。

7. 颗粒化技术

目前国内片剂生产仍是以湿法制粒工艺为主，药物粉末制成颗粒后再压片能改善可压性、增大流动性、减少片重差异并减少细粉的吸附、飞扬和分层。现有的制粒工艺主要包括高速剪切混合制粒、离心包衣造粒机制粒、摇摆式制粒机制粒、干压式制粒等方法。不同制粒方式所制颗粒的粉体学特征有差异。如以黄芪浸膏粉为原料，与原粉相比，吸湿性降低的顺序依次为干式制粒 > 摇摆式制粒机两次制粒 > 混合制粒 > 离心造粒 > 摇摆式制粒机一次制粒 > 原粉。

8. 包合技术

包合技术是通过范德华力将客体药物分子全部或部分包入具有空腔结构的主体分子中，使得味蕾与药物分子无法直接接触而达到掩味目的。如采用 β 环糊精（β-CD）包合锦灯笼提取物粉末，再经研磨法添加适量辅料制备成固体分散体，明显减少了酸、苦味。

9. 其他

中药提取物还可以通过改变味蕾对不良味道的敏感程度，如加入甘露醇、糖精钠、植物提取甜味蛋白等甜味剂、动植物中提取的或人工合成的芳香剂、苯乙烯酸衍生物（咖啡酸、阿魏酸等）、单磷酸腺苷及其类似物、蛋白-磷脂酸复合物及苯乙烯酸衍生物（咖啡酸、阿魏酸等）等苦味阻滞剂，以及苯酚钠、丁香油和 CO_2 等味蕾麻痹剂进行掩味。

思考题

1. 请结合二元气-液平衡体系理论，分析精馏的技术原理。
2. 请分析常用软膏剂的物态特征。
3. 请分析以水蒸气蒸馏法提取中药挥发油的原理。
4. 请从中药提取物改性技术发展的角度，论述中药现代化的意义。

第一节　药物的溶解

溶解度是物质的一种重要属性，也是物质的一个重要物理常数。药物制备和调配、制剂研制和生产、药品分析、有效成分分离提纯等，无不涉及溶解度。各类制剂在发挥疗效之前，都要经过溶解才能透过生物膜而被吸收，与受体结合产生药效，继而在体内分布、代谢、排泄。了解和掌握溶解现象的规律、溶解度的大小及其影响因素、改变药物的溶解性能等，在药学工作中极其重要。溶解是指溶质以分子或离子状态分散于溶剂中而形成均匀分散体系的过程，如溶质以多分子微粒分散在溶剂中则形成非均相体系。根据溶质呈气态、液态和固态，分别可形成气-液溶液、液-液溶液和固-液溶液。溶解的实例很多，如表4-1所示。

表4-1　溶解的实例

溶质	溶剂	举例	溶质	溶剂	举例
固体	固体	金银混合物、玻璃	气体	液体	碳化的水、氨水
固体	气体	碘蒸气、氨气在空气中	液体	固体	矿物油溶于石蜡、胶剂
固体	液体	氯化钠、葡萄糖溶液	液体	气体	水溶于氧气、泄漏的液化气
气体	固体	氢气溶于钯	液体	液体	乙醇溶于水，乙醇溶于丙酮

1. 气-液溶液

当气体药物以分子或离子状态溶解于溶剂而形成均匀分散的体系时，形成的是气-液溶液。例如，由气相抛射剂和液相药物混溶后形成的二相气雾剂内容物。理想气体溶于液体遵守亨利定律（Henry's law），即在一定温度下，一定量液体溶解气体的质量与该气体的分压成正比。

2. 液-液溶液

当液体药物以分子或离子状态溶解于溶剂中而形成均匀分散的体系时，形成的是液-液溶液。两种液体混合时，会出现三种溶解状况：一是完全互溶，乙醇-水、甘油-水；二是几乎不互溶，液体石蜡-水、植物油-水；三是部分互溶，酚-水、乙醚-水。只有第一种情况称为液-液溶液，第二、三种情况称为液-液分散体系，如乳浊液。

3. 固-液溶液

当固体药物以分子或离子状态分散于溶剂中而形成均匀分散的体系时，形成的是固-液溶液。很多固体药物的溶解也是溶质和溶剂分子间产生相互作用力的结果。同样，固体药物在溶剂分子不能完全溶解，可以形成饱和溶液。如果将未溶解的药物以多分子微粒分散在溶剂中间产生固-

液分散体系，如混悬液。

药物在体内的转运和产生的药效是建立在分子、离子水平，溶解是基础。

一、溶质与溶剂间的相互作用

溶质分子（或离子）与溶剂分子（或离子）之间的作用力有极性分子之间的定向力、极性分子与非极性分子之间的诱导力、非极性分子之间的色散力、离子和极性或非极性分子之间的作用力和氢键作用等。溶质与溶剂之间的偶极力（定向力）、诱导力和色散力统称为范德华力，这些力的综合作用效果可由 Bunsen 吸收系数、分子连接性、Hildebrand-Scatchard 正规溶液方程等计算，得出气、液、固体在液体溶剂中的溶解度；由 Hansen 方程计算出包括氢键作用在内的固体在液体溶剂中的溶解度。对于强电解质在水中的溶解度可按 Gibbs-Helmholtz 方程计算；对于弱电解质在水中的溶解度主要按离子积进行计算；对于弱酸弱碱在水中的溶解度主要按电离平衡方程进行计算；对于表面活性剂对弱电解质（非电解质）的溶解，可采用 Park 等关系式进行计算。

在诸多情况中，当温度一定时，其溶剂的介电常数大小往往成为衡量溶剂对溶质能否起溶解作用的重要判断依据，习惯上称为"相似相溶"原理，具有相近的介电常数者才能相互溶解。极性大者，介电常数也大；极性小者，介电常数则小。

1. 介电常数

溶剂的极性大小取决于溶剂分子的偶极矩、正负离子间的静电引力，用介电常数来表示。根据 Coulomb 定律：

$$f = \frac{q_1 q_2}{\varepsilon r^2} \tag{4-1}$$

式中：f 为正负离子间的静电引力；q_1 和 q_2 分别为两种离子的电荷；r 为离子间的距离；ε 为介电常数。

介电常数的含义为：两个带电体（或两个离子）在真空中与在该物质中静电作用力之比例常数，由公式（4-1）可见。介电常数越大，正负离子间的静电引力越小，如水分子的介电常数为 78.5（25℃），表明其分子中阴阳离子在水中的离子间引力是真空中的 1/78.5，所以水是极性溶质的良好溶媒。水分子有降低离子化合物正负离子间引力的能力，因此，许多极性溶质易溶于水。乙醇分子的介电常数为 30（25℃）、氯仿分子的介电常数为 4.8（25℃），极性均小于水，所以氯仿溶质在极性溶剂中几乎不溶。

按极性或介电常数大小，可将溶剂分为三类：极性溶剂、非极性溶剂及半极性溶剂。同理，根据化合物的结构，也可以将它们分为极性或非极性，强极性或弱极性。溶剂的极性往往对溶质的影响很大。

（1）**极性溶剂**　介电常数较大，能溶解无机盐、糖类和其他多羟基化合物，与乙醇混合，这些情况下溶质与溶剂之间的作用力主要是定向力。例如，水分子的介电常数为 78.5（25℃），因水能降低离子化合物正负离子间的引力，故溶解范围较广。药材中的生物碱盐类、苷、有机酸盐、鞣质、多数蛋白质、多糖等均溶于水或热水。

（2）**半极性溶剂**　介电常数中等，是可诱导非极性分子的溶剂，还可作为一种中间溶剂，溶质与溶剂间的相互作用力主要表现为极性分子与半极性分子之间、半极性分子与非极性分子之间的诱导力。例如，乙醇分子的介电常数为 30（25℃），能使极性与非极性分子、离子和极性或非极性分子之间产生作用力，靠这些引力的作用，使溶质分子溶解于乙醇溶剂分子中。极性的生物碱盐借助极性分子之间的定向力，在溶质与溶剂之间形成氢键，而溶解于乙醇之中；非极性的游离生物碱借助色散力也溶解于中等极性的乙醇中。因此，乙醇是溶解药物范围较广的溶剂之一，在药剂制备中被广泛使用。

（3）非极性溶剂　介电常数较小，是质子惰性溶剂，既不能破坏共价键使弱电解质解离，也不能与非电解质形成氢键，因而不能减弱强电解质和弱电解质离子间的引力。这时溶质与溶剂间的相互作用力主要表现为极性分子与非极性分子之间的诱导力，非极性分子之间色散力。例如，氯仿分子的介电常数为 4.81（25℃），能溶解非极性溶质。药材中的游离生物碱、苷元、有机酸、挥发油和树脂等均溶于非极性溶剂。例如，为了提高脂肪油的溶解度，常选用非极性溶剂，实验表明，脂肪油在甲醇和 1-辛醇混合溶剂的溶解度比在甲醇和氯仿混合溶剂中的溶解度要高。

（4）复合溶剂　采用两种以上复合溶剂往往可以增加物质的溶解度。复合溶剂的介电常数 ε_m 是各组分介电常数（ε_1、ε_2）与其体积分数（Φ_1、Φ_2）乘积之和。

药剂中常用的单独溶剂，如水、乙醇、甘油、丙二醇、麻油、花生油、大豆油等；复合溶剂，如乙醇-水、丙二醇-水、聚乙二醇-水等，选择溶剂往往根据溶质-溶剂间的相互作用力而定。

2. 溶质与溶剂相互作用及其特点

（1）表面溶剂化作用　设溶质分子每个原子 i 均为球形，半径为 r_i，其中心的空间以 $x_i y_i z_i$ 表示，水分子半径为 r_w。当水分子在溶质分子表面滚动时，溶质分子中心形成表面，如图 4-1（a）所示。图 4-1（b）为乙醇分子的表面，外圈形成的是包括水分子在内的表面，因此，乙醇为半极性溶剂。此外，半极性的乙醇、丙酮等溶剂能诱导非极性分子使其具有一定程度的极性。例如，苯被诱导而溶于乙醇，乙醇、丙二醇能增加水和薄荷油的相互溶解度，乙醇能增大水和蓖麻油的相互溶解度，往往是借助了诱导力使极性分子与非极性溶质之间互溶。

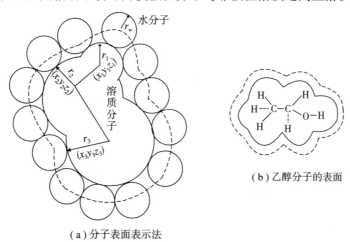

（a）分子表面表示法

（b）乙醇分子的表面

图 4-1　分子表面

（2）表面作用特点　①表现为化学或物理过程；②由极性分子之间的定向力、极性分子与非极性分子之间的诱导力、非极性分子之间的色散力，离子和极性或非极性分子之间的作用力以及氢键作用等综合结果，分子间作用力通常表现为引力；③具有相似相溶的特点；④根据不同的作用类型，可建立不同的定量表达式。

（3）表面作用形式和特征

1）当溶质与溶剂之间形成氢键时，使溶质与溶剂间的作用力更强：例如，虽然硝基苯的偶极矩（1.4×10^{-27} C·m）比酚（5.7×10^{-28} C·m）大，但在 20℃ 时，硝基苯在水中仅溶解 0.0155mol/kg，而酚却能溶解 0.95mol/kg。水能溶解醇类、醛类、酮类、胺类及其他含氧、氮的化合物，都是因为这些化合物能与水形成氢键。水也是两性物质，既是广义酸，又是广义碱，它能借酸碱反应来破坏强电解质的共价键。

2）溶质在极性溶剂中的溶解度与溶质结构有关：当脂肪醇的非极性基团烃链增长时，在水中的溶解度依次减小。直链单羟基醇、醛、酮和酸的碳原子数为 4 或 5 以上时，就不能与水形成氢键，仅微溶于水；反之，当分子中极性基团增多时，如丙二醇、甘油、酒石酸等，在水中的溶解度则大大增加。碳烃支链化也可导致水溶性增大，例如，叔丁醇能与水任意混溶，而正丁醇在 20℃、100mL 水中只能溶解 8g 左右。平面结构分子不易被溶剂化，溶解度较小；反之，非平面分子易于溶剂化，溶解度较大，如二氢黄酮类的溶解度比黄酮类大。

3）非极性和极性小的溶剂其溶解作用与极性溶剂不同：由于介电常数小，不能减弱强电解质和弱电解质离子间的引力；又因为是质子惰性溶剂，既不能破坏共价键和使弱电解质解离，也不能与非电解质形成氢键。因此，离子化合物和极性溶质不溶或只微溶于非极性溶剂中。非极性溶剂借色散力而溶解非极性溶质。例如，油和脂肪能溶于四氯化碳、苯等，游离型生物碱可溶于氯仿中。

4）有些溶剂，如含酮、醇、双键等物质诱导非极性分子使其具有一定程度的极性。例如，苯可被诱导而溶于乙醇，这种可诱导非极性分子的溶剂称为半极性溶剂。半极性溶剂还可作为一种中间溶剂，使极性与非极性液体互溶，如丙酮能增大乙醚在水中的溶解度，丙二醇能增大水和薄荷油的相互溶解度，乙醇能增大水和蓖麻油的相互溶解度。

综上所述，决定物质溶解度的因素很多，但从理论上讲药物的溶解度仅决定于温度，按 Gibbs-Helmholtz 方程可求得药物的特性溶解度（intrinsic solubility）。特性溶解度是指药物不含任何杂质，在溶剂中不发生解离或缔合，也不发生相互作用而形成饱和溶液时的浓度，是药物的重要物理参数之一，特别是对新化合物而言更有意义。对于溶解度除了考虑温度外，还应考虑溶剂的极性、介电常数、溶剂化作用、缔合、形成氢键、酸碱反应等因素，即溶解环境等因素，测得值称为平衡溶解度（equilibrium solubility）或表观溶解度（apparent solubility）。表观溶解度取决于化学、电离或结构等效应，由这些效应引起溶质与溶剂的相互作用，是药物真实的溶解度，最终决定药物发挥作用的强度。因此，药剂中所指的药物溶解度往往是表观溶解度。

现将各类溶剂的极性大小顺序及其溶解溶质的类型列于表中，如表 4-2 所示。

表 4-2　某些溶剂和溶质的溶解关系

溶剂的介电常数近似值		溶剂	溶质	
极性递增 ↓	0	矿物油，植物油	脂肪，石蜡，汽油，其他烃类	水溶性递增 ↓
	5	己烷，苯，四氯化碳，乙醚，石油醚		
	20	醛，酮，高级醇，醚，酯，氧化物	树脂，挥发油，弱电解质包括巴比妥类，生物碱和酚类	
	30	甲醇，乙醇	蓖麻油，蜡	
	50	二醇类	糖，鞣质	
	80	水	无机盐，有机盐	

二、溶解度表示及其测定法

溶解度是物质在饱和溶液中的浓度，因此可用各种浓度来表示，如质量摩尔浓度、物质的量浓度、重量百分浓度%（w/w）、体积百分浓度%（v/v）、重量体积百分浓度%（w/v）、摩尔分数、体积分数等。

各国药典用一定温度（通常为25℃）下，1g药物溶于若干毫升溶剂中来表示溶解度。一般情况下，化学手册和溶解度手册记载的溶解度常用100g溶剂或100g饱和溶液中溶解该物质的最多克数表示。例如，咖啡因在20℃时水中的溶解度为1.46，即在100g水中溶解1.46g咖啡因达到饱和。又如，含一分子结晶水的葡萄糖在30℃水中的溶解度为55.5%，即100g饱和溶液中含55.5g该葡萄糖。

《中国药典》（2020年版）规定，药品的近似溶解度应以下列名词表示：

极易溶解：系指溶质1g（mL）能在溶剂不到1mL中溶解。

易溶：系指溶质1g（mL）能在溶剂1～不到10mL中溶解。

溶解：系指溶质1g（mL）能在溶剂10～不到30mL中溶解。

略溶：系指溶质1g（mL）能在溶剂30～不到100mL中溶解。

微溶：系指溶质1g（mL）能在溶剂100～不到1000mL中溶解。

极微溶解：系指溶质1g（mL）能在溶剂1000～不到10000mL中溶解。

几乎不溶或不溶：系指溶质1g（mL）在溶剂10000mL中不能完全溶解。

由于溶解度是药物的重要物理参数，对于制剂处方、工艺和剂型的确定均有十分重要的意义，药物在体内经溶解后才能被吸收。实际工作中，对物质的确切溶解度数据，可查默克索引（The Merck Index）、国际数据表（International Critical Tables）和无机化合物、有机化合物溶解度专门性手册（Solubilities of Inorganic and Organic Compounds）。

若查不到溶解度数据，可采用平衡法测定药物在各种溶剂中的溶解度，平衡法测得的溶解度称为平衡溶解度或表观溶解度。此外，对于新化合物，可测定其特性溶解度。测定溶解度一般采用恒温分析法，此法是将过量（超过溶解度的量）固体与液体溶剂置于密闭容器，将容器固定于恒温水浴的振荡或旋转装置，或将过量固体与液体溶剂进行密封搅拌，使药物充分溶解直至达到平衡，然后按图4-2所示方法用移液管精确吸取一定量饱和溶液，测定其浓度。

药物溶解达到饱和所需的时间由实验确定，直到浓度不变为止。不同药物达到饱和所需的时间不同，一般至少一小时以上，有的甚至几十小时或更多。

为了缩短达到饱和所需的时间，可采Higuchi等人的方法：在溶液中加入少量与溶剂不相互溶的液体，但溶质可溶于该液体。这样，溶质会迅速溶入该液体，振摇时，由于两种液体的接触面积增大，所以溶解速度也增大。例如，5mg炔诺酮加入100mL水、2mL异辛烷一起振摇，约40%溶质溶入该两种溶剂中并达到饱和。然后分出异辛烷层，将水层过滤，测定水溶液中溶质的浓度。该法重现性比经典法好，图4-3为该法与经典法结果的比较。

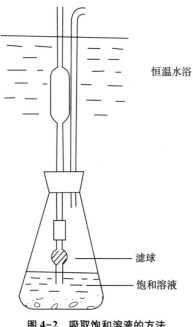

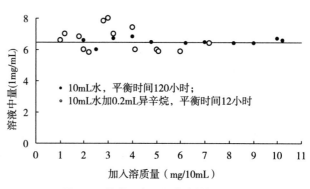

图 4-2 吸取饱和溶液的方法　　　　图 4-3 炔诺酮在 25℃水中的相溶度图

恒温是准确测定溶解度的重要条件。恒温范围随测定数据的要求和药物种类而异，一般控制在 ±0.01～±0.05℃ 范围内。例如，若控制温度变化在 ±0.05℃，测定苦味酸在甲醇中的溶解度，结果误差达 ±0.2%。有关溶解度的测定方法可参考相关文献。

第二节 溶解度与分子拓扑指数

众所周知，溶解度是药物十分重要的理化性质，在表征药物的溶解与体内吸收过程都起着重要的指导作用。溶解度可采用直接测定法，常见的有摇瓶法、产生柱法、动态联柱高效液相色谱法或气相色谱法等，但这些方法都操作繁琐、费时、费力。随着药品应用与科学研究的日益增多，逐一测定药品溶解度，特别是常用药物的溶解度将变得不方便。近年来，随着计算机技术以及图形工作站的不断进步和迅速发展，药物的定量构效关系（quantitative structure-property/activity relationships，QSPR/QSAR）研究在药物的溶解度预测中得到了广泛的应用。

QSPR/QSAR 基本原理是将能够反映药物分子结构信息的分子结构描述符与药物的性质或活性相关联，采用一定的数学统计建模方法，建立药物分子结构与其性质或活性之间的定量变化规律，进而达到通过药物分子结构来预测其性质或活性的目的。药物的分子结构决定了其性质/活性，而分子结构可以用反映其结构特征的参数来描述，即药物的性质或活性与其分子结构存在一种函数关系，因此，可以运用数学方法建立可靠的药物性质或活性数据与其结构参数之间的关系方程。若知道未知化合物的结构信息，就可以应用所建立的方程来预测其性质或活性。

分子结构描述的量化通常称为分子结构的描述符，包括物理化学参数、拓扑结构参数以及量子化学参数等。对于电性因素，可用量子化学参数表达；对于立体或亲水、疏水性因素，可用物化参数描述；对于形状因素，可用拓扑结构参数表达。由于量子化学参数主要用于药物化学研究；而物化参数涉及到大量化合物结构，很难得到可靠的、精确的数据，并且计算时间冗长，故不便在大范围内用于药物溶解度研究。近年来，以图论为基础的拓扑学参数已成为 QSPR/QSAR 研究中的一种重要方法。实验证明，药物的性质、活性与各种理化性质，以及生物效应均与其有关，如药物的密度、沸点、溶解度、摩尔折射度、分子极化度、气态方程经验常数、立体参数、分配系数、反应速率常数、色谱保留参数及生物活性，包括麻醉活性、酶抑制剂的抑制活性、抗菌活性、致幻活性、毒性等。这里主要探讨如何通过分子拓扑学方法对未知化合物的溶解度进行预测。

一、分子拓扑学的基本原理

分子拓扑学是图论、结构化学、计算机科学和统计学相互交叉的一门新兴学科。它把化学的分子结构图与数学上图的拓扑性质对应起来，目的是寻找分子结构图的拓扑不变量，将一个抽象的化学结构图转化为数学上的一个没有量纲的数，亦采用拓扑学指数来定量表征药物分子结构的连接性，主要有 Weiner 指数、Randic 指数、分子连接性指数，从而建立分子结构的拓扑指数与性能的定量关系，实现对已知药物理化、药化和生物性质的定量预测，对药物溶解度的定量预测。

分子拓扑学方法在 QSPR/QSAR 研究中的一般应用步骤：首先计算一系列被研究分子的各种拓扑指数，再通过相关性、主成分分析、因子分析、线性与非线性回归等多种统计方法，找出拓扑指数与特定性质或活性的最佳模型。其中，拓扑指数的计算需要对化合物结构进行图形化、矩阵化和数值化表征。

（1）化合物结构的图形化　即将化学结构转变为分子图。如果图中的每个顶点代表分子中的一个原子，每条边代表原子之间形成的化学键，这种图称为分子图。分子图表达了分子的拓扑性质。在化学中，当顶点和边代表不同的事物时，相应的图 $G=（V，E）$ 就表示不同的化学结构。当图中的顶点代表分子中的每个原子，边代表它们之间的化学键时，所构成的图就是分子的完全图。

由于氢原子对于分子的理化性质和生物活性不起作用，故忽略氢原子的影响，顶点只代表碳原子或其他杂原子，边只代表碳-碳原子之间的化学键，这样的图称为分子的骨架图，也称为隐氢图。

（2）分子图的矩阵化和数字化表征　分子图的拓扑不变量有多种，如总的原子数，总的化学键数。由于数学图不考虑联结顶点的边的长度、大小、形状等几何性质，n 个原子组成的分子图可用相应的 n 阶矩阵描述。

图形 $G=[V，E]$ 是由一组点 $V=V_i$，$i=1……n$ 和边 $E=e_k$，$k=1……m$ 组成。e_{ij} 表示连接点 V_i 和 V_j 的边 e。如果 V_i 和 V_j 两个点相连，称这两个点是相邻的；如果两个不同的边共有一个公共点，则这两条边也是相邻的。

在图形的数学分析及运算过程中，通常使用距离矩阵（D）和相邻矩阵（A）来表示图形，将化学图转化成简单的矢量或数字，称为拓扑学参数。距离矩阵和相邻矩阵定义为：

$$D = (d_{ij}), \quad d_{ij} = \begin{cases} n & \text{原子} i \text{和} j \text{间的路径为} n \\ 0 & \text{其他} \end{cases}$$

$$A = (a_{ij}), \quad a_{ij} = \begin{cases} 1 & \text{原子} i \text{和} j \text{间的路径为} 1 \\ 0 & \text{其他} \end{cases}$$

拓扑学参数直接产生于化合物的分子结构，如 Weiner 指数、Randic 指数、分子连接性指数等。这些指数都是从化合物的分子结构出发，以数值的方法来表征分子结构，如分子中键的性质、原子间的结合顺序、分支的多少及分子的形状等拓扑信息，根据这些信息，可以推测分子的某些物理化学性质。由于分子连接性指数研究和应用较多，这里做主要介绍。另外也可将药物基团看作为拓扑结构的节点，建立拓扑基团贡献法进行分析。

二、常见拓扑学模型及其在溶解度研究中的应用

化合物水溶解性能的模型主要分为简单预测模型、神经网络模型。简单预测模型利用各种分子结构参数和理化参数进行回归分析建立预测模型。神经网络模型通过神经网络自身建立输入数据与输出数据之间的模式关联，来实现实验数据与研究对象某一性质之间的建模问题，一般是在某些难以找到明显的数学公式来描述数据的情况下应用。

简单预测模型根据其所用的回归参数一般可分为：①以化合物各种物性参数的实验值作为回归参数建立模型，如分配系数、熔点、沸点、摩尔体积等。但是此法在回归分析时需要大量化合物物性参数的实验值，只适用于各种物性实验值完整的少数化合物。②基团贡献法，以分子结构特征为基础，用描述组成分子结构的各种基团的参数与化合物水溶解性进行关联建立模型。此法在回归时需要大量的基团表征参数，在化合物种类较多时其回归模型不仅过于复杂，而且对于那些基团种类、数目相同的，位置不同的化合物性质难以区分，不具备广泛的适应性。③根据分子结构特征计算得来的各种表征参数（如分子表面积、分子体积、拓扑指数等）为回归变量，进行化合物水溶解性的模型化研究，既不需要测定化合物各种物性的实验值，又不需要表征组成分子结构的基团参数，具有更好的适应性。

1. 分子连接性指数法

分子连接性指数法是由 Kier 和 Hall 等在 Randic 指数基础上发展起来的一种新型的拓扑方法，是目前分子拓扑理论中应用最广泛的一种拓扑学参数。

（1）分子连接性指数基本概念　分子连接性是根据分子中原子的连接方式定量描述分子结构的一种性质，以分子连接性指数 χ 表示。χ 是根据原子的连接方式经简单计算而得的数值，是键的加权计数，定量描述了分子中原子的组成和排列，因而可对分子结构作出定量判断。

（2）分子连接性的表示　分子连接性将分子的结构以图形表示，这种图由点和边构成，点代表原子，边代表键，图中略去氢原子而只写出分子骨架式，例如：

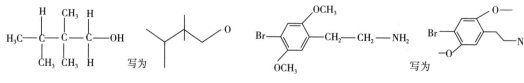

2,2,3-三甲基丁醇　　　　　　　　2,5-二甲氧基-4-溴苯乙胺

1,1-二甲基环己烷 写为

睾丸素 写为

（3）分子连接性指数的计算 根据上述分子结构图，可以计算分子连接性指数，它有零阶指数 $^0\chi$、一阶指数 $^1\chi$、二阶指数 $^2\chi$ 和二阶以上的高价指数。在计算溶解度时，常用一阶指数，一阶指数 $^1\chi$ 定义如公式（4-2）所示：

$$^1\chi = \sum_{K=1}^{n} (\delta_i \delta_j)^{-1/2} k \qquad (4-2)$$

式中：δ_i 和 δ_j 为与原子连接的键的数目；k 为价的数目。

如正戊烷 $^1\diagup^2\diagdown_3\diagup^4\diagdown_5$，1，5 位碳各与一个碳相连，各有一个键。2，3，4 位碳各与两个碳相连，各有两个键。连接两个原子的一个键称为价，以 δ 表示。2，3，4 位碳各有两个键，故 $\delta_2 = \delta_3 = \delta_4 = 2$。1，5 位碳各有一个键，故 $\delta_1 = \delta_5 = 1$。因此可将图表示为 $^1\diagup^2\diagdown_2\diagup^2\diagdown_1$，数字表示与原子相连的价数。故正戊烷的一阶指数 $^1\chi$ 为：

$$^1\chi = (1\times2)^{-1/2} + (2\times2)^{-1/2} + (2\times2)^{-1/2} + (2\times1)^{-1/2} = 2.414$$

异戊烷 的 $^1\chi$ 为：

$$^1\chi = (1\times3)^{-1/2} + (1\times3)^{-1/2} + (3\times2)^{-1/2} + (2\times1)^{-1/2} = 2.270$$

2,2,3-三甲基丁醇 以 表示，$^1\chi$ 为：

$$^1\chi = (1\times3)^{-1/2} + (1\times3)^{-1/2} + (3\times4)^{-1/2} + (1\times4)^{-1/2} + (1\times4)^{-1/2}$$
$$+ (4\times2)^{-1/2} + (2\times1)^{-1/2} = 3.504$$

（4）分子连接性与溶解度的关系 一阶指数 $^1\chi$ 与脂肪烃、脂肪醇在 298K 水中的摩尔质量溶解度 S 的关系式为：

脂肪烃：$\ln S = 1.505 - 2.533\,^1\chi$，$\gamma = 0.958$，$s = 0.511$，$n = 18$

脂肪醇：$\ln S = 6.702 - 2.666\,^1\chi$，$\gamma = 0.978$，$s = 0.455$，$n = 51$

式中：γ 为相关系数；s 为标准差；n 为化合物数目。

若用下面的多元回归方程，可得更精确的结果，见下式：

$$\ln S = b_0 - b_1\,^1\chi - b_2 C_{OH} - b_3 Q \qquad (4-3)$$

式中：b_i 为回归系数；C_{OH} 为 C—OH 键对连接指数的贡献。

醇的 $C_{OH} = (2\times1)^{-1/2} = 0.707$，2 指与氧原子有两个键相连，1 指与氢原子只有一个键相连。烃因无 OH，故 $C_{OH} = 0$。醇的 $Q = 1$，烃的 $Q = 0$。用公式（4-3）对 51 种醇和 19 种烃的已知溶解度数据，求得的回归方程为：

$\ln S = -1.516 - 2.528\,^1\chi - 3.961 C_{OH} + 10.13 Q$，$\gamma = 0.994$，$s = 0.383$，$n = 69$。

2. 拓扑基团贡献法

（1）基本概念　水溶解度不仅与分子中的基团种类和数目有关，而且与基团在分子中所处的环境有关。为获得较准确的水溶解度预测方法，可以采用拓扑学方法，通过考虑分子中基团的种类、数目和基团在分子中的环境，探讨化合物的结构与水溶解度之间的定量关系，即拓扑基团贡献法。

（2）分子结构的表示　考虑分子中氢原子的影响，采用"染色分子图"（简称色图）方法增加分子图"顶点"的信息，即在分子图中标识"顶点"性质的差异，以克服隐氢图的不足。如戊烷和1-戊烯，其隐氢图都是 ○–○–○–○–○，由于忽略了分子中的氢原子，无法区分两者的结构。用色图作为分子图，其分子图如下：

○——●——●——●——○　　　◎——⊙——●——●——○

○ CH_3 —— ● —— CH_2 —— ◎ CH_2 ══ ⊙ —— CH ══

戊烷和1-戊烷的染色分子图

在色图中，"顶点"对应分子结构中的基团，"边"对应分子结构中的化学键。用染色矩阵 $C = (C_1 C_2 C_3 \cdots C_n)$ 和距离矩阵 $D = (d_{ij})$ 两个矩阵表征染色分子图，染色矩阵 C 反映了顶点（基团）的特性，距离矩阵 D 反映了顶点（基团）的连接性。借助于矩阵 C 和 D 可合理地表征化合物的结构性能关系、预测化合物的性能。在对分子结构进行数学处理时，直接用分子结构式作为染色分子图，对图中不同的顶点（基团）赋予不同的数值（基团染色值）C_i，以反映分子中基团性质的差异和不同基团对溶解度的贡献差异。

（3）拓扑指数 W_C 的计算　碳氢化合物所用的基团贡献值列于表4-3中。设由 n 个顶点（基团）组成的分子图可用染色矩阵 C 和距离矩阵 D 表征，拓扑指数 W_C 定义如下式：

$$W_C = CDE^T/(n-1)^2, \quad E = (e_1, e_2, e_3 \cdots e_n) \tag{4-4}$$

式中：E 为基团顶点度，表征原子的杂化状态，常采用原子价点价标表。因此，分子结构就转化为拓扑指数 W_C，用以表征分子结构。

表4-3　碳氢化合物的基团染色值 C_i

基团	C_i	基团	C_i	备注	基团	C_i	备注
CH_3—	2.6521	—C≡	-0.1986		＞C═	-3.5754	六元环
—CH_2—	1.9304	—CH_2—	2.7414	五元环	—CH_2—	2.5434	七元环
＞CH—	2.8679	＞CH—	3.3783	五元环	—CH_2—	2.5202	八元环
＞C＜	4.3874	＞C＜	4.6578	五元环	—CH═	1.7855	苯环
＞CH—	2.3637	＞CH—	1.9508	五元环	＞C═	1.8712	苯环
—CH═	1.1770	—CH_2—	2.6394	六元环	—CH═	2.0423	多环芳烃
＞C═	0.7009	＞CH—	2.9722	六元环	＞C═	2.6732	多环芳烃
═C═	0.7464	＞C＜	7.4432	六元环			
CH═	1.9080	—CH═	1.8568	六元环			

如2-甲基丁烷、2-甲基-1,3-丁二烯，其分子图、距离矩阵 D 都可表示为：

$$G_1 \!-\! G_2 \!-\! G_3 \!-\! G_4$$
$$| \atop G_5}$$

G表示基团，数字是对基团的编号

$$D = \begin{bmatrix} 0 & 1 & 2 & 3 & 2 \\ 1 & 0 & 1 & 2 & 1 \\ 2 & 1 & 0 & 1 & 2 \\ 3 & 2 & 1 & 0 & 3 \\ 2 & 1 & 2 & 3 & 0 \end{bmatrix}$$

对 2-甲基丁烷、G_1、G_4、G_5 为 CH_3—，G_2 为 $>CH$—，G_3 为 —CH_2—，其 $C_1 =$ （2.6521 2.8679 1.9304 2.6521 2.6521）；2-甲基-1,3 丁二烯、G_1、G_4 为 $CH_2 =$，G_2 为 $= C<$，G_3 为 —$CH =$，染色矩阵 $C_2 =$ （2.3637 0.7009 1.1770 2.3637 2.6521）。2-甲基丁烷的碳原子价与杂化相同，采用原子价点价均为 1 表示，按公式（4-4）可计算出 W_C 的数值。

（4）拓扑指数 W_C 与水中溶解度的关系 W_C 与碳氢化合物水中溶解度的关系可表示为

$$\lg S = a_0 - a_1 W_C \tag{4-5}$$

式中：$a_0 = 2.435$，$a_1 = 1.000$。据此，可直接由分子结构信息预测碳氢化合物的水溶解度。

如 2-甲基丁烷 $W_C = 5.764$，则水溶解度 $-\lg S = 3.33$。同理，2-甲基-1,3-丁二烯水溶解度 $-\lg S = 2.06$。

尽管在化合物的结构与溶解度研究方面取得了诸多的研究成果，如何提高溶解度预测模型的预测精确性，探讨不同 pH 值、温度、溶剂等条件下化合物分子结构与溶解度的构效关系应该引起广大研究者的更多关注。

第三节 气、液、固溶质在液体中的溶解度

药物作为溶质可呈气态、固态或液态，可溶解于气态、固态或液态的溶剂中，形成气态、固态或液态制剂，无论何种形式制剂都必须被机体吸收才能产生作用，因此，溶质在溶剂的状态是最为重要的。本节主要探讨气、液、固三种溶质形式在液体溶剂的溶解度定量计算问题。

一、气体在液体中的溶解度

在制剂工作中，常遇到一些气体溶于液体的溶液，如盐酸、氨水、含二氧化碳的起泡水、注射剂用氮气抗氧等，都需要了解气体在液体的溶解情况。气体在液体中溶解度是指溶解了的气体与液面上纯气体达到平衡时的浓度。气体在液体中的溶解度可用溶解度系数 σ 或 Bunsen 系数 α 表示。Bunsen 系数是指在一定温度和分压（101.325kPa）下"在 1L 溶剂中溶解该气体在标准温度、压力下（STP）的体积"。

$$\frac{V_{g,\,STP}}{V_{soln}} = \alpha P \tag{4-6}$$

式中：V_g 为在 STP 和气体分压 P 下溶于溶液体积 V_{soln} 中的气体体积。

表 4-4 列举了某些气体在 0℃ 和 25℃的 α 值。

表 4-4 某些气体溶解于水的 Bunsen 系数

气体	α（kPa^{-1}）	
O_2	4.717×10^{-4}	2.803×10^{-4}
CO_2	1.691×10^{-4}	7.491×10^{-4}
H_2	2.122×10^{-4}	1.727×10^{-4}
N_2	2.319×10^{-4}	1.411×10^{-4}

Henry 定律的应用及 σ 和 α 的计算见下例。

例 4-1：在 25℃和氧的压力为 40kPa 时 0.0160g 氧溶于 1L 水，求 σ 和 α。

解：（1）$\sigma = \dfrac{C_2(\text{g/L})}{P(\text{kPa})} = \dfrac{0.0160}{40} = 4 \times 10^{-4} \text{g/（L·kPa）}$

（2）求 α 时，首先应将气体体积计算成 STP 的体积，根据理想气体状态方程：

$$V = nRT/P$$

$$V_{\text{g, STP}} = \dfrac{\dfrac{0.0160}{32} \times 0.008314 \times 273.15}{0.101325} = 0.0112 \text{ L}$$

$$\alpha = \dfrac{V_{\text{g, STP}}}{V_{\text{soln}} P} = \dfrac{0.0112}{1 \times 40} = 2.8 \times 10^{-4} \text{ kPa}$$

（3）当液面上的总压为 101.325kPa 时，在 250mL 溶液中能溶解多少克氧？（已知液面上氧的分压为 26.65kPa，温度为 25℃）。

$$\sigma = 4 \times 10^{-4} = \dfrac{C_2}{26.65}$$

$$C_2 = 0.0107\text{g/L} = 0.0027\text{g/250mL}$$

二、液体在液体中的溶解度

　　两种液体在一起时，有三种溶解情况：①完全互溶；②几乎不互溶；③部分互溶。完全互溶是两种液体可以任何比例混合成为一均匀的溶液，如水与乙醇完全互溶，这种情况下不存在溶解度问题。几乎不互溶是两种液体并存而不混合。严格地说，两者会有极微量互溶。如水与汞几乎不溶，实际上有极微量汞溶于水，亦有极微量水溶于汞，这种情况药剂学不会考虑制备制剂，也可以说不存在溶解度问题。部分互溶是两种液体在一定限度内混合成为均匀溶液，超过此限度即不成均匀溶液。例如，将苯酚加入水中，苯酚不超过某一定量时为均匀溶液，苯酚超过此量后，就形成二液层。将水加入苯酚中也是这样。此二液层中一层是苯酚溶于水的溶液，苯酚在水中有一定的溶解度。另一层是水溶于苯酚的溶液，水在苯酚中也有一定的溶解度。所以称苯酚与水部分互溶。部分互溶体系中两种液体的溶解度主要取决于两者的性质，也受温度和第三种物质存在的影响，这种情况一般是研究的侧重点。液体溶质在液体溶剂中的溶解度按分子连接性指数、分子表面积进行定量计算。

1. 分子连接性指数预测

　　用公式（4-3）计算获得了脂肪烷烃与醇的回归预测方程，以醇为例，标准差由 0.455 变为 0.383，减小了 16%。表 4-5 列出了某些醇与烷烃在水中的质量摩尔溶解度与分子连接性指数的关系。

2. 拓扑基团贡献指数预测

　　采用公式（4-5）、公式（4-6）对 110 种碳氢化合物（烷烃、烯烃、炔烃、烷基苯、烷基萘）的水溶解度进行预测，并与实验值进行了比较。表4-6列出了一部分碳氢化合物水溶解度的计算结果。计算结果表明，在溶解度变化6个数量级的范围内，lgS 的预测值与实验值的平均误差 0.142，标准误差 0.183，说明拓扑基团与水溶解度 lgS 之间存在着良好的相关性。

3. 分子表面积法

Amidon 等在研究液体非电解质在极性溶剂中的溶解度时，研究了脂肪烃、醇、醛、酮、酯、醚、羧酸等在水中的溶解度，用回归分析寻找溶解度与分子表面积的关系。分子的表面如图4-1a，图4-1b 所示，此表面积大小与温度有关，因为原子或分子的有效半径与温度有关。同时，对上述的脂肪族有机物，分子的总表面积以 TSA 表示，总表面积可以分为烃链表面积 HYSA 和官能团表面积 FGSA 两部分。

Amidon 等对脂肪烃、醇、醛、酮、酯、醚、羧酸共 227 种化合物的总表面积 TSA 与质量摩尔溶解度 S 之间的关系进行回归后，得：

$$\lg S = -0.0168 \, (TSA) + 4.44, \gamma = 0.988, s = 0.216, n = 227$$

如果只是脂肪烃和脂肪醇，则：

$$\lg S = -0.0187 \, (HYSA) - 0.0299 \, (FGSA) + 3.72 \, (I) + 1.78, \gamma = 0.994, s = 0.183, n = 93$$

如果只是脂肪醇，则：

$$\lg S = -0.0189 \, (TSA) + 5.04, \gamma = 0.989, s = 0.212, n = 75$$

$$\lg S = -0.0186 \, (HYSA) - 0.0300 \, (FGSA) + 5.47, \gamma = 0.991, s = 0.187, n = 75$$

表 4-5　某些醇与烷烃在水中的质量摩尔溶解度与分子连接性指数的关系

化合物	$^1\chi$	$S_{实验}$（mol/kg）	$S_{计算}^a$（mol/kg）	$S_{计算}^b$（mol/kg）
2,2-二甲基-3-戊醇	3.481	0.071	0.073	0.050
2,2-二甲基丁烷	2.561	$2.14×10^{-4}$	$3.38×10^{-4}$	$3.39×10^{-4}$
2-丁醇	2.269	1.068	1.921	1.081
2-甲基-3-戊醇	3.179	0.200	0.170	0.108
2-甲基丙醇	2.269	1.023	1.921	1.081
2-甲基丙烷	1.732	$2.83×10^{-3}$	$2.76×10^{-5}$	$2.75×10^{-3}$
2-甲基丁醇	2.769	0.347	0.507	0.305
2-甲基丁烷	2.269	$6.61×10^{-4}$	$7.08×10^{-4}$	$7.09×10^{-4}$
3-庚醇	3.807	0.041	0.032	0.022
3-甲基-3-戊醇	3.122	0.436	0.198	0.125
3-甲基丁醇	2.807	0.311	0.458	0.277
3-乙基-3-戊醇	3.683	0.147	0.044	0.030
环辛烷	4.000	$7.05×10^{-6}$	$8.83×10^{-6}$	$8.91×10^{-4}$
十二醇	6.414	$2.30×10^{-5}$	$3.05×10^{-5}$	$3.04×10^{-5}$
十四醇	7.414	$2.84×10^{-6}$	$2.12×10^{-6}$	$2.43×10^{-6}$
正丁醇	2.414	1.003	1.305	0.749
正丁烷	1.914	$2.34×10^{-5}$	$1.74×10^{-5}$	$1.74×10^{-3}$
正庚醇	3.914	0.016	0.024	0.017
正庚烷	3.414	$2.93×10^{-5}$	$3.90×10^{-5}$	$3.92×10^{-5}$
正己醇	3.414	0.061	0.091	0.060
正己烷	2.914	$1.11×10^{-4}$	$1.38×10^{-4}$	$1.39×10^{-4}$
正壬醇	4.914	$1.00×10^{-5}$	$1.67×10^{-5}$	$1.35×10^{-5}$
正戊醇	2.914	0.260	0.344	0.212
正戊烷	2.414	$5.37×10^{-4}$	$4.91×10^{-4}$	$4.91×10^{-4}$

注： a 由一元回归方程计算；b 由多元回归方程计算。

如果只是脂肪烃，得：

$$\lg S = -0.0205(\text{TSA}) + 2.32, \gamma = 0.980, s = 0.154, n = 18$$

表 4-6 碳氢化合物水溶解度 -lg$S$ 的计算值与实验值的比较

化合物	实验值	计算值	误差	化合物	实验值	计算值	误差
乙烷	2.70	2.87	0.17	1,6-庚二炔	1.75	1.65	-0.10
丙烷	2.85	2.51	-0.34	1,8-壬二炔	2.98	2.85	-0.13
丁烷	2.98	2.82	-0.16	环戊烷	2.65	2.71	0.06
2-甲基丙烷	3.17	2.94	-0.23	甲基环戊烷	3.30	3.14	0.11
2,2-二甲基丁烷	3.34	3.30	-0.04	乙基环戊烷	3.96	3.96	0.00
2-甲基丁烷	3.18	3.33	0.15	1,2-二甲基环戊烷	4.04	3.91	-0.13
己烷	3.90	3.84	-0.06	1,1,2-三甲基环戊烷	4.31	4.22	-0.09
3-甲基戊烷	3.83	3.68	-0.15	1-甲基环己烷	3.27	3.61	0.34
2,2-二甲基丁烷	3.67	3.69	0.02	1,4-环己二烯	2.06	2.14	0.08
庚烷	4.53	4.41	-0.12	丙基环戊烷	5.13	4.95	-0.18
2,4-二甲基戊烷	4.39	4.57	0.18	环己烷	3.10	3.27	0.17
辛烷	5.24	5.01	-0.23	甲基环己烷	3.85	3.82	-0.03
2-甲基庚烷	5.08	5.19	0.11	乙基环己烷	4.47	4.32	-0.15
2,2,3-三甲基戊烷	5.00	4.60	-0.40	1,1-二甲基环己烷	4.31	4.31	0.00
2,2,4-三甲基戊烷	4.67	5.02	0.35	1,2-二甲基环己烷	4.04	4.20	0.16
2,3-二甲基己烷	4.97	4.79	-0.18	丙基环己烷	5.31	4.95	-0.18
壬烷	5.81	5.62	-0.19	环戊烯	2.11	2.11	0.00
2,3,3-三甲基己烷	5.48	5.20	-0.28	环己烯	2.59	2.70	0.11
1-丁烯	2.50	2.29	-0.21	1-甲基环己烯	3.27	3.61	0.34
2-甲基丙烯	2.43	2.06	-0.37	1,4-壬不二烯	2.06	2.14	0.08
1-戊烯	2.68	2.78	0.10	4-乙烯基环己烯	3.34	3.00	-0.34
2-戊烯	2.54	2.68	0.14	环庚烷	3.50	3.50	0.00
3-甲基-1-丁烯	2.73	2.88	0.15	环辛烷	4.15	4.15	0.00
1-己烯	3.23	3.33	0.10	苯	1.64	1.42	-0.22
2-甲基-1-戊烯	3.03	3.07	0.04	甲苯	2.20	2.12	-0.08
4-甲基-1-戊烯	3.24	3.44	0.20	乙苯	2.80	2.69	-0.11
3-己烯	3.24	3.29	0.05	邻二甲苯	2.72	2.62	-0.10
2,3-二甲基-1-丁烯	2.87	3.11	0.24	间二甲苯	2.73	2.73	0.00
2-甲基-1-丁烯	3.03	2.95	-0.08	对二甲苯	2.73	2.84	0.11
1-庚烯	3.89	3.91	0.02	丙苯	3.30	3.33	0.03
2-庚烯	3.82	3.81	-0.01	异丙苯	3.34	3.43	0.09
2,3,3-三甲基-1-丁烯	3.40	3.54	0.14	1,2,3-三甲苯	3.26	3.08	-0.18
1-辛烯	4.62	4.51	-0.11	1,2,4-三甲苯	3.32	3.25	-0.07
1-壬烯	5.23	5.11	-0.12	1,3,5-三甲苯	3.09	3.25	0.16
1-癸烯	5.94	5.73	-0.12	丁苯	3.60	4.00	0.40
1,2-戊二烯	2.21	2.31	0.10	戊苯	4.59	4.69	0.10
顺-1,3-戊二烯	2.21	2.17	-0.04	1-甲基-2-乙苯	3.21	3.10	-0.11

续表

化合物	实验值	计算值	误差	化合物	实验值	计算值	误差
反-1,3-戊二烯	2.26	2.17	-0.09	萘	3.61	3.32	-0.29
2-甲基-1,3-丁二烯	2.03	2.06	0.03	1-甲萘	3.71	3.86	0.15
1,4-戊二烯	2.09	2.27	0.18	1-乙萘	4.16	4.25	0.09
1,5-己二烯	2.69	2.83	0.14	1,3-二甲萘	4.29	4.56	0.30
1,6-庚二烯	3.34	3.41	0.07	1,4-二甲萘	4.41	4.37	-0.04
1-丁炔	1.28	1.38	0.10	1,5-二甲萘	4.68	4.37	-0.31
2-丁炔	0.82	0.92	0.10	2,3-二甲萘	4.72	4.63	-0.09
1-戊炔	1.64	1.90	0.26	2,6-二甲萘	4.89	4.85	-0.04
2-戊炔	1.64	1.56	-0.08	1,4,5-三甲萘	4.92	4.80	-0.12
1-壬炔	4.24	4.23	-0.01	联苯	4.35	4.50	0.15

以上公式中的系数，不同作者所得数值不完全相同，但相差不大。这些公式的截距之值与浓度的单位有关。

由于液体溶质的分子结构不会复杂，运用上述两个方法基本能满足液体溶质在液体溶剂中定量溶解的计算需要。

例4-2：由脂肪烃和脂肪醇的通用式计算环己醇在25℃在水中的质量摩尔浓度，并求与实验值的百分误差。已知环己醇的 $HYSA = 240.9\ \overset{\circ}{A}{}^2$，$FGSA = 49.6\ \overset{\circ}{A}{}^2$，质量摩尔浓度的实验值为0.380mol/kg。

解：$\lg S = -0.0137（240.9）-0.0299（49.6）+3.72（1）+1.78$

$\qquad = -0.48787$

$\qquad S = 0.325mol/kg$

误差 $= \dfrac{0.380-0.325}{0.380} \times 100\% = 14.5\%$

三、固体在液体中的溶解度

固体溶于液体所成的溶液是药物溶液中最常见和最重要的一类溶液。固体在液体中的溶解度与溶质和溶剂的性质、温度以及其他因素有关。这里先根据溶质和溶剂之间的作用力性质讨论溶解度的计算，然后讨论各类溶质的溶解度及其影响因素。

1. 理想溶液和非理想溶液

当药物呈气态时，可分为理想气体和实际气体；当药物呈液态时，分为理想溶液和真实溶液。液态或固态的药物溶于液体形成药物溶液，在药剂工作中最常见。

（1）理想溶液（ideal solution）　理想溶液与理想气体一样，是一个极限概念。在理想溶液中各种分子间的作用力相等，即溶质分子之间、溶剂分子之间、溶质与溶剂分子之间的作用力均等，遵从拉乌尔（Raoult）定律。溶质分子与溶剂分子间混合时无体积效应、无熵变（即混合后分子的无序运动与混合前相同）、无热效应。根据 Gibbs-Helmholtz 方程，理想溶液的溶解度与溶剂性质无关，仅与体系的温度相关。下面为理想溶液溶质在溶剂中摩尔分数溶解度公式的推导。

固体药物 A 在溶剂中的溶解过程可简单表示为：

$$A\ (s)\ \rightleftharpoons\ A\ (l)$$

溶解达平衡时，根据质量作用定律，有

$$K_a = \frac{a_l}{a_s}$$

式中：a_l 为溶质的活度。

因为规定固体的活度 $a_s = 1$，故上式可简化为：

$$K_s = a_l$$

即药物溶解时的平衡常数就是该药物的溶解度。

对于理想溶液的处理较为简单，根据 Gibbs-Helmholtz 方程，可得：

$$\left(\frac{\partial \ln K_s}{\partial T}\right)_p = \frac{\Delta H_f}{RT^2}$$

将 $K_s = a_l$ 代入上式，并用摩尔分数 X_2 表示溶液的浓度（活度 a_l），即摩尔分数溶解度，积分，可得：

$$- \lg X_2^i = \frac{\Delta H_f}{2.303R}\left(\frac{T_0 - T}{T_0 T}\right) \tag{4-7}$$

式中：X 右上角注 i 为理想溶液，下角注 2 为溶质；ΔH_f 为固体的摩尔熔化热，理想溶液的熔化热等于溶解热，可近似地认为与温度无关；T_0 为固体的熔点；T 为实验温度。

因理想溶液的溶解度与溶剂性质无关，仅为温度的单值函数，公式（4-7）可写为：

$$- \lg X_2^i = \frac{\Delta H_f}{2.303RT} + 常量$$

理想溶液的溶解度也可写成下式：

$$\ln X = \frac{\Delta H_f}{RT}(T_0 - T)$$

如公式（4-7）所示，$\lg X_2^i$ 与 $1/T$ 呈线性关系，斜率为 $- \Delta H_f/2.303R$。由溶质在理想溶液中的溶解度，可求得其熔化热。

理想溶液的溶解热等于熔化热。当溶解温度高于溶质的熔点时，溶质成为液态，与溶剂任混。因此，当 $T > T_0$ 时，方程不能适用。如溶液的温度远远低于溶质的熔点时，ΔH_f 也不再适用。测定 ΔH_f 最方便的方法是差示扫描量热法。表 4-7 列出了部分药物的摩尔熔化热数据。

公式（4-7）未考虑液体和固体溶质的摩尔热容之差 ΔC_p，故为近似式。若考虑 ΔC_p，则可部分改正其近似性，此时使用下式：

$$- \lg X_2^i = \frac{\Delta S_f}{R}\lg \frac{T_0}{T} \tag{4-8}$$

式中：ΔS_f 为固体的摩尔熔化熵，此式仍为近似式。

（2）Hildebrand-Scatchard 计算法　真实溶液的溶解度测定可采用 Hildebrand-Scatchard 法。真实溶液也称非理想溶液。真实溶液又可分为正规溶液和非正规溶液。

1）正规溶液（regular solution）：是指非极性溶质溶于非极性溶剂所形成的溶液。其特点是溶质分子与溶剂分子间无化学相互作用，其分子间的相互作用是范德华力。正规溶液与理想溶液相同之处是溶质与溶剂混合时无体积效应、无熵变（即混合后分子的无序运动与混合前相同）。不同之处是正规溶液有热效应、吸热，而理想溶液无热效应。

表 4-7　部分药物的摩尔熔化热

名称	ΔH_f（kJ/mol）	名称	ΔH_f（kJ/mol）
苯甲酸	18.00	磺胺索嘧啶	45.10
苯妥英	47.28	甲苯磺丁脲	25.61
茶碱	29.69	甲丙氨酯（眠尔通）	39.08
雌二醇环戊丙酸酯	29.41	甲基睾丸素	25.69
碘	15.65	鲸蜡醇	34.28
对氨基苯甲酸	20.92	咖啡因	21.10
对氨基苯甲酸甲酯	24.48	可可碱	41.08
对羟基苯甲酸丁酯	26.82	硫	16.82
对羟基苯甲酸甲酯	22.59	硫喷妥	29.33
对羟基丙甲酸	31.42	萘	18.58
睾内酯	28.28	盐酸乙苯福林	28.45
睾丸素	25.90	盐酸甲氧非那明	29.12
磺胺吡啶	37.36	盐酸氯丙嗪	28.16
磺胺甲噁唑	30.94	盐酸普罗替林	25.69
磺胺嘧啶	40.75	硬脂酸	56.58

2）非正规溶液（nonregular solution）：是指极性溶质溶于极性溶剂所形成的溶液。其特点是溶质分子间或溶剂分子间有缔合作用、溶质分子和溶剂分子间有溶剂化作用或两种或两种以上溶质发生络合作用。溶液分子之间产生氢键缔合、电荷迁移以及其他的 lewis 酸碱相互作用等。

3）理想溶液与真实溶液的区别：如表 4-8 所示。

4）正规溶液的溶解度与活度

溶解度、活度与活度系数：在非理想溶液中，溶质与溶剂之间常发生相互作用，当药物分子间的作用力大于药物分子与溶剂分子作用力时，药物的溶解度较小；反之，则药物的溶解度较大。因此，需用活度来代替溶质的浓度，活度又称为有效浓度。活度 a 与溶解度 X 的关系如下：

对正规溶液，应以溶质的活度 a_2 代替浓度（溶解度 X_2），即：

$$a_2 = X_2 \gamma_2$$

式中：γ_2 为以摩尔分数表示的活度系数，称为有理活度系数。

将上式取对数，可得：

$$\lg a_2 = \lg X_2 + \lg \gamma_2 \tag{4-9}$$

表 4-8　理想溶液和真实溶液的区别

溶液种类	溶质-溶剂相互作用	溶解热	溶解熵	与 Raoult 定律的偏差	注
理想溶液	溶剂-溶剂 溶质-溶质　｝相同 溶质-溶剂	0	$-R\ln X$	无	$a = X$ $V_1 \approx V_2$
真实溶液					
正规溶液	范德华力	+	$-R\ln X$	+	$a > X$ $V_1 \approx V_2$
非正规溶液	溶剂-溶剂作用 （缔合）	+	$> -R\ln X$	+	$a > X$
	溶质-溶剂作用 （溶剂化）	−	$< -R\ln X$	−	$a < X$
	溶质-溶质作用 （缔合，络合）	+	$> -R\ln X$	+	$a > X$

对理想溶液，$\gamma_2 = 1$，所以 $a_2 = X_2^i$。因此，公式（4-8）和（4-9）可用活度表示为：

$$-\lg a_2 = -\lg X_2^i = \frac{\Delta H_f}{2.303R}\frac{(T_0 - T)}{T_0 T}$$ （4-10）

或

$$-\lg a_2 = -\lg X_2^i = \frac{\Delta S_f}{R}\lg\frac{T_0}{T}$$

由公式（4-9）和（4-10），得正规溶液溶质的摩尔分数溶解度（以对数表示）为：

$$-\lg X_2^i = \frac{\Delta H_f}{2.303R}\frac{(T_0 - T)}{T_0 T} + \lg\gamma_2$$ （4-11）

因此，正规溶液的摩尔分数溶解度以两项表示。一项是理想溶液的溶解度，另一项是溶质有理活度系数的对数，表示真实溶液对理想溶液的偏差。当正规溶液接近于理想溶液时，γ_2 接近于1，公式（4-11）就成为公式（4-10）。

由于溶质分子脱离固体进入溶剂时必须做功，由图4-4可知，从微观或本质上考察活度系数，应从形成溶液时分子间作用力的变化来考虑。形成溶液的过程可以形象地通过以下三步表示：①在恒温下从溶质中取出一个分子，此时对溶液作功 $2W_{22}$ 以克服相邻两个分子间的引力而进入液相，脚注22表示溶质分子。当从溶质中取出这个分子后，其空位即被其他分子填充，所以得到一半的功，因此，整过程净作功 W_{22}。②该溶质分子溶解时，溶剂产生一个能容纳溶质分子的空位，克服溶剂分子间相互作用，这一步作功 W_{11}，脚注11表示溶剂分子。③溶质分子进入溶剂的空位内，势能降低 $-W_{12}$，脚注12表示溶剂分子和溶质分子。此后，空位闭合，能量进一步减低 $-W_{12}$，得总功 $-2W_{12}$。这三步的总功为 $W_{22} + W_{11} - 2W_{12}$。

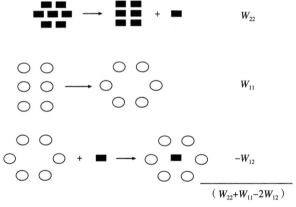

图4-4　溶质-溶剂分子作用力示意图

活度系数 γ_2 与溶质和溶剂的性质有关，表现在与彼此间的作用力有关，与溶质为过冷液体时的摩尔体积 V_2 以及溶剂的体积分数 ϕ_1 有关，也与溶液的温度 T 有关，其关系为：

$$\ln\gamma_2 = \frac{V_2\phi_1^2}{RT}(W_{22} + W_{11} - 2W_{12}) = \frac{V_2\phi_1^2}{RT}(\delta_1 - \delta_2)^2$$

$$\phi_1 = \frac{V_1 X_1}{V_1 X_1 + V_2 X_2} = \frac{V_1(1 - X_2)}{V_1(1 - X_2) + V_2 X_2}$$

在正规溶液中，由于分子间的相互作用力为范德华力，该力服从几何平均规则，所以 W_{12} 可近似地等于 W_{11} 和 W_{22} 的几何平均值，见下式：

$$W_{12} = (W_{11}W_{22})^{1/2}$$

将此值代入公式（4-10），可得：

$$\ln\gamma_2 = \frac{V_2\phi_1^2}{RT}[W_{11} - 2(W_{11}W_{22})^{1/2} + W_{22}]$$

或

$$\ln\gamma_2 = \frac{V_2\phi_1^2}{RT}(W_{11}^{1/2} - W_{22}^{1/2})^2 = \frac{V_2\phi_1^2}{RT}(\delta_1 - \delta_2)^2 \tag{4-12}$$

式中：W_{22} 为溶质分子间作用力；W_{11} 为溶剂分子间作用力；W_{12} 为溶质-溶剂分子间作用力；V 为摩尔体积；φ_1 为溶剂占有的总体积分数；R 为气体常数；T 为溶液的绝对温度。

溶度参数（solubility parameter）：由公式（4-12）可知，W 项近似地等于真实气体或真实溶液的范德华方程中 a/V^2 项。该项是非极性或中等极性的真实溶液中溶质和溶剂内压的量度。$\omega^{1/2}$ 称为溶度参数，也称溶解度参数，以 δ 表示，δ_1 和 δ_2 分别为溶剂和溶质的溶度参数。δ 既然是溶液中内压的量度，也表示同种分子间的内聚力，故可得：

$$\delta = \left(\frac{\Delta E}{V}\right)^{1/2}$$

式中：ΔE 为分子间的内聚能；$\Delta E/V$ 为内聚能密度；δ 为物质极性的一种量度，极性越大，δ 值也越大。δ 值可以从气化热、内压等性质或其他方法计算。由汽化热计算的公式为：

$$\delta = \left(\frac{\Delta H_V - RT}{V_1}\right)^{1/2}$$

式中：V_1 为先求得固体在熔点以上成为液态时的摩尔体积再外推到 T 时的摩尔体积；ΔH_V 表示摩尔气化热。

将公式（4-12）中的 $W^{1/2}$ 换成 δ，可得：

$$\lg\gamma_2 = \frac{V_2\phi_1^2}{2.303RT}(\delta_1 - \delta_2)^2$$

将此式代入公式（4-11），可得：

$$-\lg X_2 = \frac{\Delta H_f}{2.303RT}\left(\frac{T_0 - T}{T_0}\right) + \frac{V_2\phi_1^2}{2.303RT}(\delta_1 - \delta_2)^2 \tag{4-13}$$

公式（4-13）为计算正规溶液溶解度的 Hildebrand-Scatchard 溶解度方程。若使 $R = 8.314$ J/（mol·K），$T = 298$K，可得：

$$-\lg X_2 = \frac{\Delta H_f}{5705.85}\left(\frac{T_0 - 298}{T_0}\right) + \frac{V_2\phi_1^2}{5705.85}(\delta_1 - \delta_2)^2$$

在稀溶液中，体积分数 ϕ_1 接近于 1，故 ϕ_1^2 可近似地等于 1。

例 4-3：已知水在 25℃时的摩尔汽化热为 43.89kJ/mol，水的摩尔体积为 18.01cm³，则可代入 Gibbs-Helmholtz 方程，求出水的溶解度参数：

$$\delta = \left(\frac{\Delta H_V - RT}{V}\right)^{1/2} = \left(\frac{43.89 \times 10^3 - 8.314 \times 298.2}{18.01}\right)^{1/2} = 47.95(\text{J/cm}^3)^{1/2}$$

已知药物的溶解度参数，进而可求其溶解度。

例 4-4：碘在 298K 溶于二硫化碳，试求：（1）碘的溶度参数；（2）碘的摩尔分数溶解度和质量摩尔溶解度；（3）该溶液中碘的活度系数。液体碘外推到 298K 的摩尔气化热 ΔH_V 为 48086.7J/mol，在 298K 的平均熔化热 ΔH_f 为 15062.4J/mol。碘的熔点为 386K，在 298K 的摩尔体积 V_2 为 59cm³/mol，二硫化碳的溶度参数 δ_1 为 20.46J$^{1/2}$/cm$^{3/2}$。

解：（1）$\delta = \left(\dfrac{48086.7 - 8.314 \times 298}{59} \right)^{1/2} = 27.8 J^{1/2}/cm^{3/2}$

（2）先设 $\phi_1 = 1$，求 X_2：

$$-\lg X_2 = \dfrac{15062.4}{5705.85}\left(\dfrac{386 - 298}{386}\right) + \dfrac{59 \times 1^2}{5707.85}(20.46 - 27.8)^2$$

$$= 1.1589$$

$$X_2 = 0.0693$$

但 $\phi_1 = \dfrac{V_1(1 - X_2)}{V_1(1 - X_2) + V_2 X_2}$，碘的 $V_2 = 59 cm^3/mol$，二硫化碳的 $V_1 = 60 cm^3/mol$，故

$$\phi_1 = \dfrac{60(1 - 0.0693)}{60(1 - 0.0693) + 59 \times 0.0693} = 0.9318$$

以 $\phi_1 = 0.9318$ 再计算 X_2，得：

$$-\lg X_2 = \dfrac{15062.4}{5705.85}\left(\dfrac{386 - 298}{386}\right) + \dfrac{59 \times (0.9318)^2}{5707.85}(20.46 - 27.8)^2 = 0.9318$$

$$= 1.0855$$

$$X_2 = 0.0821$$

按逐级近似计算法计算 X_2，即以此 X_2 值计算 ϕ_1，得 $\phi_1 = 0.9192$，再以此 ϕ_1 值计算 X_2，可得：

$$X_2 = 0.0846$$

如此再重复计算，直至最后求得 X_2 值几乎不再改变为止，最后可得：

$$X_2 = 0.08525$$

Hildebrand 和 Scott 的实验值为 0.0546。若为理想溶液，则 $X_2^i = 0.250$

由下式可将摩尔分数溶解度换算为质量摩尔溶解度：

$$m = \dfrac{1000 X_2}{(1 - X_2)M_1} = \dfrac{1000 \times 0.08525}{(1 - 0.08525) \times 76.13} = 1.224 \ mol/kg$$

式中：M_1 为溶剂的相对分子质量。

（3）因 $a_2 = X_2^i = X_2 \gamma_2$，故碘的活度系数为：

$$\gamma_2 = \dfrac{X_2^i}{X_2} = \dfrac{0.250}{0.08525} = 2.933$$

若按 $\lg \gamma_2 = \dfrac{V_2 \phi_1^2}{5705.85}(20.46 - 27.8)^2$ 计算，设 $\phi_1 = 0.9192$，则 $\gamma_2 = 2.956$。

由于溶度参数表示同种分子间的内聚力，所以两种组分的 δ 值越相近，它们越能互溶。若二组分间不形成氢键，也无其他复杂的相互作用，则两者的溶度参数相等，即 $\delta_1 - \delta_2 = 0$，公式（4-13）最后一项为零，该式就成为公式（4-4），该溶液即为理想溶液。

5）广义 Hildebrand 溶解度计算法：对另一种真实溶液，即非正规溶液，如许多药物溶于极性溶剂中的溶液就是非正规溶液。此时，需对计算正规溶液溶解度的 Hildebrand-Scatchard 公式（4-13）加以改进，才能计算极性和非极性溶质溶于非极性和强极性溶剂中的溶解度。此法最早是从晶体溶于液体导出，但也适用于可溶于溶液的流体和气体。

对非正规溶液，活度系数分为两项，一项为 γ_v，主要表示范德华引力；另一项为 γ_R，表示其他较强的作用力。所以：

$$\lg\gamma_2 = \lg\gamma_v + \lg\gamma_R \qquad (4-14)$$

其中，$\lg\gamma_v = A(\delta_1 - \delta_2)^2 = A(\delta_1^2 + \delta_2^2 - 2\delta_1\delta_2)$，$\lg\gamma_R = A(2\delta_1\delta_2 - 2W)$

式中：$A = V_2\phi_1^2/2.303RT$，W 为纠正极性溶液对正规溶液的偏差而引入的参数。

公式（4-14）可写为：

$$\lg\gamma_2 = \lg\frac{X_2^i}{X_2} = A(\delta_1 - \delta_2)^2 + 2A(\delta_1\delta_2 - W)$$

$$-\lg X_2 = -\lg X_2^i + A(\delta_1^2 + \delta_2^2 - 2W) \qquad (4-15)$$

公式（4-15）称为广义 Hildebrand 溶解度方程。

参数 W 的求法，将公式（4-15）重排，可得：

$$\frac{\lg\left(\dfrac{X_2^i}{X_2}\right)}{A} = \frac{\lg\gamma_2}{A} = \delta_1^2 + \delta_2^2 - 2W$$

$$W = \frac{\left(\delta_1^2 + \delta_2^2 - \dfrac{\lg\gamma_2}{A}\right)}{2} \qquad (4-16)$$

δ_1 和 δ_2 可从表中查得，如已知溶质成理想溶液时的溶解度 X_2^i 和在某溶剂中的溶解度 X_2，即可得 $\lg\gamma_2$，从而可求得 W。

例 4-5：可可碱在 298.15K 分别溶于二噁烷 $\begin{smallmatrix}O\\ \langle\ \rangle\\ O\end{smallmatrix}$（$\delta_1 = 20.47$）、水（$\delta_1 = 47.97$）和二噁烷-水（50：50v/v）的混合溶液（$\delta_1 = 34.22$）。可可碱的熔点 $T_0 = 621.15$K，$\Delta S_f = \Delta H_f/T_0 = 41082.7/621.15 = 66.14$J/mol。可可碱的溶度参数 $\delta_2 = 28.64$J$^{1/2}$/cm$^{3/2}$，摩尔体积 $V_2 = 124$cm^3/mol。求可可碱分别溶于二噁烷、水和二噁烷-水（50：50v/v）的混合溶液中的 W 和摩尔分数溶解度 X_2。

解：先求在理想溶液中的摩尔分数溶解度 X_2^i：

$$-\lg X_2^i = \frac{\Delta S_f}{R}\lg\frac{T_0}{T} = \frac{66.14}{8.314}\lg\frac{621.15}{298.15} = 2.53583$$

$$X_2^i = 0.002912$$

再求可可碱分别溶于二噁烷、水和两者等体积的混合溶液中 $A = V_2\phi_2^1/2.303RT$。为此，先设 $\phi = 1$，求 X_2，将此 X_2 代入 $\phi_1 = V_1(1 - X_2)/[V_1(1 - X_2) + V_2X_2]$ 以求 ϕ_1，将求得的 ϕ_1 再计算 X_2。如此重复，直至求得的 ϕ_1 值不变为止，然后以此 ϕ_1 值求 A。

可可碱在二噁烷中：

$$-\lg X_2 = -\lg X_2^i + \frac{V_2\phi_1^2}{2.303RT}(\delta_1 - \delta_2)^2$$

$$= 2.53583 + \frac{124 \times 1^2}{2.303 \times 8.314 \times 298.15}(20.47 - 28.04)^2$$

$$X_2 = 1.03349 \times 10^{-4}（第 1 次）$$

$$\phi_1 = \frac{85.7(1 - 1.03349 \times 10^{-4})}{85.7(1 - 1.03349 \times 10^{-4}) + 124 \times 1.03349 \times 10^{-4}} = 0.99985（第 1 次）$$

$$-\lg X_2 = 2.53583 + \frac{124 \times 0.99985^2}{5708.72}(20.47 - 28.64)^2$$

$$X_2 = 1.03453 \times 10^{-4}（第 2 次）$$

$$X_2 \text{ 变化率} = \frac{|\text{第一次值} - \text{第二次值}|}{\text{两次平均值}}$$

$$= \frac{|1.03349 \times 10^{-4} - 1.03453 \times 10^{-4}|}{\dfrac{1.03349 \times 10^{-4} + 1.03453 \times 10^{-4}}{2}}$$

$$= 0.1006\% < 1\%$$

$$\phi_1 = \frac{85.7(1 - 1.03453 \times 10^{-4})}{85.7(1 - 1.03453 \times 10^{-4}) + 124 \times 1.03453 \times 10^{-4}} = 0.99985 \,(\text{第 2 次})$$

ϕ_1 变化率 $= 0$，故有：

$$A = \frac{V_2 \phi_1^2}{2.303RT} = \frac{124 \times 0.99985^2}{2.303 \times 8.314 \times 298.15} = 0.021715 \text{ cm}^3/\text{J}$$

同理，可可碱在水中：

$$-\lg X_2 = 2.53583 + \frac{124 \times 1^2}{2.303 \times 8.314 \times 298.15}(47.97 - 28.64)^2$$

$$X_2 = 2.22887 \times 10^{-11}$$

$$\phi_1 = \frac{18(1 - 2.22887 \times 10^{-11})}{18(1 - 2.22887 \times 10^{-11}) + 124 \times 2.22887 \times 10^{-11}} = 1$$

$$A = \frac{124 \times 1^2}{2.303 \times 8.314 \times 298.15} = 0.021721 \text{ cm}^3/\text{J}$$

同理，计算得可可碱在二噁烷-水（50：50v/v）的混合溶液中的 $X_2 = 6.16366 \times 10^{-4}$

$$\phi_1 = \frac{51.9(1 - 6.16366 \times 10^{-4})}{51.9(1 - 6.16366 \times 10^{-4}) + 124 \times 6.16366 \times 10^{-4}} = 0.99853$$

两次的 ϕ_1 值相等，代入

$$A = \frac{V_2 \phi_1^2}{2.303RT} = \frac{124 \times 0.99853^2}{2.303 \times 8.314 \times 298.15} = 0.021657 \text{ cm}^3/\text{J}$$

然后由 A 值与 X_2^i，X_2 值按 $\lg\gamma_2/A = \lg(X_2^i/X_2)/A$ 求 $\lg\gamma_2/A$ 值。

可可碱在二噁烷中：

$$\frac{\lg\gamma_2}{A} = \frac{\lg(0.002912/1.03453 \times 10^{-4})}{0.021721} = 66.74871 \text{ J/cm}^3$$

可可碱在水中：

$$\frac{\lg\gamma_2}{A} = \frac{\lg(0.002912/2.22887 \times 10^{-11})}{0.021721} = 373.65253 \text{ J/cm}^3$$

可可碱在混合溶液中：

$$\frac{\lg\gamma_2}{A} = \frac{\lg(0.002912/6.16366 \times 10^{-4})}{0.021657} = 31.13786 \text{ J/cm}^3$$

由 $W = \dfrac{\left(\delta_1^2 + \delta_2^2 - \dfrac{\lg\gamma_2}{A}\right)}{2}$ 求 W 值。

可可碱在二噁烷中：

$$W = 1/2 \,(20.47^2 + 28.64^2 - 66.74871) = 586.261 \text{J/cm}^3$$

可可碱在水中：

$$W = 1/2 \ (47.97^2+28.64^2-373.65253) = 1373.861\text{J/cm}^3$$

可可碱在混合溶液中：

$$W = 1/2 \ (34.22^2+28.64^2-31.13786) = 980.061\text{J/cm}^3$$

再将各 W 值代入式（4-15），以求 X_2。

可可碱在二噁烷中：

$$-\lg X_2 = 2.53583+0.021715 \ (20.47^2+28.64^2-2\times586.261) = 3.98527$$
$$X_2 = 1.0345\times10^{-4}$$

可可碱在水中：

$$-\lg X_2 = 2.53583+0.021715 \ (47.97^2+28.64^2-2\times1373.861) = 10.65185$$
$$X_2 = 2.2292\times10^{-11}$$

可可碱在混合溶液中：

$$-\lg X_2 = 2.53583+0.021657 \ (34.22^2+28.64^2-2\times980.061) = 3.21014$$
$$X_2 = 6.1639\times10^{-4}$$

同法可求各种组成的混合溶液的 δ_1、V_1、ϕ_1、A、W、X_2 值，结果如表4-9：

表4-9 不同水与二噁烷体系可可碱的 X_2 和 δ_1 的关系

水的%v/v	δ_1	V_1	ϕ_1	A	W	X_2
0	20.47	85.70	0.99985	0.021715	586.261	1.0345×10^{-4}
20	25.98	72.16	0.99648	0.021569	743.781	1.9916×10^{-5}
30	28.72	65.39	0.99499	0.021482	822.541	2.9110×10^{-5}
40	31.48	58.62	0.99588	0.021543	901.301	1.8971×10^{-5}
50	34.22	51.90	0.99853	0.021657	980.061	6.1639×10^{-4}
60	36.96	45.08	0.99975	0.021710	1058.821	9.4145×10^{-5}
80	42.46	31.54	1	0.021721	1216.341	2.1285×10^{-7}
100	47.97	18.00	1	0.021721	1373.861	2.2292×10^{-11}

以 X_2 对 δ_1 作图，如图4-5所示。

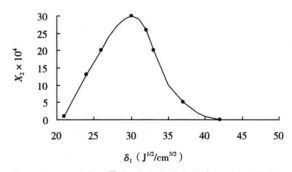

图4-5 可可碱在二噁烷-水混合溶液中的 X_2 和 δ_1 的关系

6）广义 Hanson 溶解度计算法及测定法：在广义 Hildebrand 溶解度计算法中，所用的溶剂或溶质的溶度参数 δ 是对整个溶剂或溶质而言的。Hanson 将溶剂或溶质分子间的相互作用即内聚能分为三种：非极性或色散内聚能 ΔE_D，永久偶极间的内聚能 ΔE_P 及由氢键引起的内聚能 ΔE_H，后者不限于通常的氢键，也包括溶质与溶剂间的各种相互强作用。这三种内聚能各除以摩尔体积即得各内聚能密度，或溶度参数的平方。

$$\frac{\Delta E}{V} = \frac{\Delta E_D}{V} + \frac{\Delta E_P}{V} + \frac{\Delta E_H}{V}$$

或

$$\delta^2 = \delta_D^2 + \delta_P^2 + \delta_H^2 \tag{4-17}$$

式中：δ_D、δ_P 和 δ_H 分别为相应于各种内聚能的溶度参数，均称为偏溶度参数。

这三种偏溶度参数可借各种方法求得。

δ_D 的求法：①由极性化合物的同态象求之。同态象是与饱和烃分子具有几乎相同大小和形状的极性物质分子在一定对比温度（热力学温度与临界温度之比）时的摩尔体积与摩尔汽化热的关系图。由同态象可找出一定摩尔体积 V 的物质在某温度下的汽化热，由此而求 ΔE_D，再由 $\delta_D = \frac{\Delta E_D}{V}$ 即得 δ_D。②对非极性和极性小的物质，由 Lorentz-Lorenz 关系式 $(n^2 - 1)/(n^2 + 2) = x$ 求之，n 为折射率，x 为摩尔折射度的函数，即摩尔折射度与密度的乘积除以相对分子质量。

$$\delta_D = 62.8x \quad (x \leqslant 0.28 \text{ 时})$$

$$\delta_D = -4.58 + 108x - 119x^2 + 45x^3 \quad (x > 0.28 \text{ 时})$$

δ_P 的求法：由下式求之：

$$\delta_P^2 = \frac{12108}{V^2} \frac{(\varepsilon - 1)}{2\varepsilon + n_D^2}(n_D^2 + 2)\mu^2$$

式中：V 为摩尔体积；ε 为介电常数；n_D 为钠 D 线时的折射率；μ 为以 Debye 为单位的偶极矩。

δ_H 的求法：对含羟基的化合物可由下式求之：

$$\delta_H = \left(\frac{\Delta H}{V}\right)^{1/2}$$

式中：ΔH 为每一羟基生成氢键的平均热效应，为 19.5kJ/mol。

液体溶剂的偏溶度参数和总溶度参数可查阅有关文献。

表 4-10 和表 4-11 列出了一些溶剂和药物的溶度参数。表中的 $\delta_总$ 为溶质或溶剂的 δ_2 或 δ_1，δ_D、δ_P 和 δ_H 为偏溶度参数。

表 4-10　一些液体的摩尔体积和溶度参数

液体	$V(cm^3/mol)$	$\delta(J^{1/2}/cm^{3/2})$				
		δ_D	δ_P	δ_H	$\delta_总$	*$\delta_{计算}$
1,2-丙二醇	73.6	16.77	9.41	23.32	30.27	30.23
苯	89.4	18.41	0	2.05	18.61	18.52
丙酮	74.0	15.54	10.43	6.95	20.04	19.96
醋酸	57.6	13.91	12.27	19.02	26.59	26.57
二噁烷	85.7	19.02	1.84	7.36	20.46	20.48
二甲亚砜	71.3	18.41	16.36	10.23	26.59	26.67
二硫化碳	60.0	20.46	0	0.61	20.46	20.47
甘油	73.3	17.39	12.07	29.25	36.20	36.11
环己烷	108.7	16.77	0	0.20	16.77	16.77
甲苯	106.8	18.00	1.43	2.05	18.20	18.17
甲醇	14.7	15.14	12.27	22.30	29.66	29.62
氯仿	80.7	17.80	3.07	5.73	19.02	18.95

续表

液体	$V(cm^3/mol)$	$\delta(J^{1/2}/cm^{3/2})$				
		δ_D	δ_P	δ_H	$\delta_{总}$	$^*\delta_{计算}$
水	18.0	15.54	15.95	42.34	47.86	47.83
四氯化碳	97.1	17.80	0	0.61	17.80	17.81
乙醇	58.5	15.75	8.80	19.43	26.59	26.51
乙醚	104.8	14.52	2.86	5.11	15.75	15.66
乙酸乙酯	98.5	15.75	5.32	7.16	18.20	18.10
乙酸正丁酯	132.5	15.75	3.68	6.34	17.39	17.37
正丙醇	75.2	15.95	6.75	17.39	24.55	24.54
正丁醇	91.5	15.95	5.73	15.75	23.11	23.14
正丁烷	101.4	14.11	0	0	14.11	14.11
正己烷	131.6	14.93	0	0	14.93	14.93
正辛醇	157.7	16.98	3.27	11.86	21.07	20.97

*按 $\delta=(\delta_D^2+\delta_P^2+\delta_H^2)^{1/2}$ 计算。

　　根据近年来文献报道，利用液体的临界性质和偏心因子，可从液体计算出溶解度参数，有人计算了 65 种液体在不同温度下的 Hildebrand 溶解度参数值，结果与文献值比较，最大误差达 7.22%，平均误差 2.32%。经有关学者测定的数据表明，生物膜脂层的 δ 为 17.8 ± 2.11 $(J/cm^3)^{1/2}$，生物膜的 δ 为 21.07 ± 0.82 $(J/cm^3)^{1/2}$，正辛醇的 δ 为 21.07 $(J/cm^3)^{1/2}$。溶解度还可用反相 GC、HPLC、薄层层析、分子表面积法、熔点法和分配系数法测定。

表 4-11　一些晶体的摩尔体积和溶度参数（暂定值）

晶体	$V(cm^3/mol)$	$\delta(J^{1/2}/cm^{3/2})$				
		δ_D	δ_P	δ_H	$\delta_{总}$	$^*\delta_{计算}$
苯巴比妥	137	21.07	9.82	10.84	25.77	25.65
苯甲酸	104	18.20	23.64	9.82	21.89	31.41
对羟基苯甲酸甲酯	145	19.02	9.00	12.27	24.14	24.36
磺胺嘧啶	182	19.43	9.82	13.50	25.57	25.62
甲苯磺丁脲	229	19.84	5.93	8.39	22.30	22.34
咖啡因	144	20.66	7.16	18.61	28.84	28.71
萘	123	19.23	2.05	3.89	19.64	19.73

*按 $\delta=(\delta_D^2+\delta_P^2+\delta_H^2)^{1/2}$ 计算。

　　7）溶度参数与生物传质过程的关系：从生理、药理和毒理学观点来看，药物分子溶于生物膜极为重要，生物膜不是简单的溶剂，而是内层为具有 2.5～3.5nm 的烃链分子的双层结构，因此，简单的溶液理论不适用于它。Bennett 和 Miller 试图将正规溶液理论应用于生物膜，以得到膜的 δ 值。从气体溶于红细胞的溶解度实验数据计算出，膜的脂层的 δ 值平均为（17.80 ± 2.11），此值与正己烷的 $\delta=14.93$ 和十六烷的 $\delta=16.36$ 较接近。整个膜的 δ 值平均为（21.07 ± 0.82），很接近正辛醇 δ 值（21.07）。为此正辛醇可作为模拟生物膜的一种溶剂，用于求算分配系数。利用 δ_2 与吸收项对数之间的关系，可预测药物对生物膜吸收速率及传质效果。

　　8）Fedors 原子或基团贡献法：Fedors 提出了一种由原子或基团对溶度参数的贡献，计算化合物总溶度参数 δ 的方法。

其关系式为：

$$\delta^2 = \frac{\Sigma \Delta E}{\Sigma \Delta V} \tag{4-18}$$

式中：$\Sigma \Delta E$ 和 $\Sigma \Delta V$ 分别为原子或基团对 ΔE 和 ΔV 的贡献之和。类似于此，Hansen 和 Beerbower 提出了原子或基团对偏溶度参数的贡献、计算化合物偏溶度参数的方法。表 4-12 列出了一些原子或基团对偏溶度参数的贡献值。

例 4-6：请根据表 4-12 的数据计算乙醇的溶度参数。

解：乙醇的三种偏溶度参数和摩尔体积的计算如下：

基团	ΔV	$\Delta V \cdot \delta_D^2$	$\Delta V \cdot \delta_P^2$	$\Delta V \cdot \delta_H^2$
—CH$_3$	33.5	4707	0	0
—CH$_2$—	16.1	4937	0	0
—OH	10.0	7406−1883＝5523	2929＋837＝3766	19456＋1674＝21130

$$V = 59.6 \quad V \cdot \delta_D^2 = 15167 \quad V \cdot \delta_P^2 = 3766 \quad V \cdot \delta_H^2 = 21130$$
$$\delta_D^2 = 254.48 \quad \delta_P^2 = 63.19 \quad \delta_H^2 = 354.53$$
$$\delta_D = 15.59 \quad \delta_P = 7.95 \quad \delta_H = 18.83$$

$$\delta = (\delta_D^2 + \delta_P^2 + \delta_H^2)^{1/2} = (672.20)^{1/2} = 25.93$$

计算时，为使求得的各偏溶度参数值尽量接近于表 3-8 的值，取—OH 的 $\Delta V \cdot \delta_D^2$ 值时取最小值，对 $\Delta V \cdot \delta_P^2$ 和 $\Delta V \cdot \delta_H^2$ 取其最大值。此法只能得近似值，加之各基团的已知贡献值还不多，所以未能广泛使用。

表 4-12 某些原子或基团对偏溶度参数的贡献和摩尔体积

基团	ΔV	$\Delta V \cdot \delta_D^2$	$\Delta V \cdot \delta_P^2$	$\Delta V \cdot \delta_H^2$
—O—	3.8	2176±1464	586±67	5753±2720
—COOH	28.5	14016±1255	2092±628	11506±1046
—CH$_2$—	16.1	4937	0	0
—CH$_3$	33.5	4707	0	0
—Cl	24.0	5858±418	5230±418	418±84
—COO$^-$	18.0	7657±1883	941±109	16736±4853
—I	35.5	16736±1046	2092±418	209±209
—NH$_2$	19.2	4393±1255	2510±1464	5648±837
—OH	10.0	7406±1883	2929±837	19456±1674

注：$\Delta V \cdot \delta^2$ 的单位是 J/mol。

2. 强电解质的溶解度

强电解质是在水中完全解离的物质。对某一种强电解质溶液来说，由于溶质和溶剂均已固定，所以其溶解度主要取决于温度。溶解度与温度的关系可直观地以溶解度曲线表示，如图 4-6 所示。在这些溶解度曲线中一定要注意能形成多种结晶水形式的相图分析。

3. 难溶性电解质的溶解度

难溶性电解质的溶解度可按电离平衡溶度积进行计算。但在计算时应注意同离子效应、盐效应和络合效应对其影响。关于常见难溶性电解质的溶度积可参见无机化学书籍。

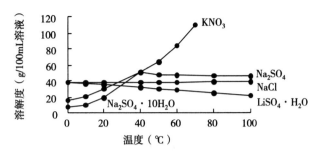

图 4-6　温度对强电解质溶解度的影响

4. 弱电解质的溶解度

弱电解质是在水中部分分解离的物质。许多药物都是弱电解质，是弱酸或弱碱，也有一些是两性电解质。弱电解质的溶解度与温度的关系与强电解质相同，也服从公式（4-4），其溶解度曲线也与强电解质相似。弱电解质的溶解度明显与 pH 有关。

1）弱酸性药物易溶于碱性溶液，在水溶液中部分分解离，因此，弱酸性药物的溶解度 S 与溶液的 pH 值、pK_a 及游离型酸溶解度 S_0 存在以下关系，见下式：

$$pH = pK_a + \lg \frac{S - S_0}{S_0} \tag{4-19}$$

若已知 pK_a 和 S_0，由公式（4-19）可计算弱酸在任何 pH 的溶解度。该式也表明溶液的 pH 值低于此值时，酸性弱电解质就成为不分解离的分子而从溶液中析出，即溶解该电解质时的最低 pH 值。

2）对有机弱碱 B 来说，也可导出公式（4-20）：

$$pH = pK_W - pK_b + \lg \frac{S_0}{S - S_0}$$
$$= pK_a + \lg \frac{S_0}{S - S_0} \tag{4-20}$$

式中：S_0 为游离型碱的溶解度。

若已知 pK_a（或 pK_b）和 S_0，由此式即可计算弱碱在任何 pH 值的溶解度。此式也表明溶液的 pH 值高于此值时，弱碱即游离而析出，即弱碱溶解时的最高 pH 值。

3）两性弱电解质来说，如氨基酸在其饱和溶液中的平衡有：

当 pH 小于等电点时，即以阳离子存在时

$$\lg K_{a1} - \lg[H^+] = \lg \frac{S_0}{S - S_0}$$

$$-\lg[H^+] = -\lg K_{a1} + \lg \frac{S_0}{S - S_0}$$

$$pH = pK_{a1} + \lg \frac{S - S_0}{S_0} \tag{4-21}$$

当 pH 大于等电点时，即以阴离子存在时

$$\lg K_{a2} - \lg[H^+] = \lg \frac{S - S_0}{S_0}$$

$$-\lg[H^+] = -\lg K_{a2} + \lg \frac{S - S_0}{S_0}$$

$$pH = pK_{a2} + \lg \frac{S_0}{S - S_0} \qquad (4-22)$$

式中：K_{a1}、K_{a2} 分别为解离为酸和碱的常数；S_0 为两性电解质的溶解度。

若已知 pK_{a1} 或 pK_{a2} 和 S_0，即可计算两性电解质在任何 pH 值的溶解度。

下面举例说明 pH 值与溶解度的关系。

例 4-7：苯巴比妥钠溶液在 25℃ 的浓度是 1g/100mL。在何种 pH 值以下时，游离苯巴比妥开始从溶液中析出？苯巴比妥的溶解度是 1：1000，25℃ 的 $pK_a = 7.41$。

解：苯巴比妥的溶解度是 1：1000 就是 0.1g/100mL。

$$pH = pK_a + \lg \frac{S - S_0}{S_0} = 7.41 + \lg \frac{1 - 0.1}{0.1} = 8.36$$

即 pH<8.36 时游离苯巴比妥开始析出。

例 4-8：用硫酸水溶液从曼陀罗叶中提取莨菪碱并转化为阿托品，准备用氯仿再提纯。测得溶液中含 5%阿托品，求应将 pH 值调到多少对提纯有利？

解：阿托品在 25℃ 时的 $pK_a = 10.2$，在水中的溶解度为 1：455，即 0.22%。

$$pH = pK_a + \lg \frac{S_0}{S - S_0} = 10.2 + \lg \frac{0.22}{5 - 0.22} = 8.86$$

即 pH>8.86 时可使游离阿托品析出，有利于用氯仿提纯。

例 4-9：某药物在室温下饱和溶液的 pH 值与溶解度 S 的数据如下：

pH：　　　　　6.8　　　8.4　　　9.25　　　12.0

$S(\mu mol/L)$：235.5　　10.3　　4.8　　4.0

此药物可能是哪类？其 pK_a 为多少？

解：溶解度随 pH 值的增大而下降的药物是一种碱，pH 12 时的溶解度很可能是游离碱的溶解度 S_0，得：

$$pK_a = pH + \lg \frac{S - S_0}{S_0} = 6.8 + \lg \frac{235.5 - 4}{4} = 8.56$$

$$pK_a = 8.4 + \lg \frac{10.3 - 4}{4} = 8.60$$

$$pK_a = 9.25 + \lg \frac{4.8 - 4}{4} = 8.55$$

故此药物的 $pK_a = 8.57$，可能是生物碱。

例 4-10：色氨酸的两个 pK_a 分别为 2.4 和 9.4，其在中性溶液中的溶解度为 0.02mol/L，求色氨酸 pH 2 和 pH 10 的溶解度为多少？

解：$S_0 = 0.02mol/L$

在 pH 2 时，$pH = pK_{a1} + \lg \frac{S_0}{S - S_0}$

$$2 = 2.4 + \lg \frac{0.02}{S - 0.02}$$

$$S = 7.02 \times 10^{-2} mol/L$$

在 pH 10 时，$pH = pK_{a2} + \lg \frac{S - S_0}{S_0}$

$$10 = 9.4 + \lg \frac{S - 0.02}{0.02}$$

$$S = 9.96 \times 10^{-2} \text{mol/L}$$

④离子效应对溶解度影响的计算：在较高浓度或高离子强度的溶液中，应以 Debye-Hückel 理论计算的活度代替浓度，才能得较准确的结果。

对于弱酸：

$$\text{pH} = \text{p}K_a + \lg \frac{S - S_0}{S_0} - \frac{0.509\sqrt{I}}{1 + \sqrt{I}} \tag{4-23}$$

对于弱碱：

$$\text{pH} = \text{p}K_a + \lg \frac{S - S_0}{S_0} + \frac{0.509\sqrt{I}}{1 + \sqrt{I}} \tag{4-24}$$

例 4-11：求 10% 苯巴比妥钠溶解的最低 pH 值。

解：苯巴比妥钠是 1-1 型强碱弱酸盐，相对分子质量为 254.22。苯巴比妥的相对分子质量为 232.24，溶解度为 1：1000，$\text{p}K_a = 7.41$。

$$S = \frac{100}{254.22} = 0.3934 \text{ mol/L},$$

$$S_0 = \frac{1}{232.24} = 0.00431 \text{ mol/L}$$

$$I = 0.3934$$

$$\text{pH} = 7.41 + \lg \frac{0.3934 - 0.00431}{0.00431} - \frac{0.51\sqrt{0.3934}}{1 + \sqrt{0.3934}} = 9.17$$

5. 表面活性剂对弱电解质溶解度的影响

为了增加药物的溶解度，一般需往制剂中加入表面活性剂，如果药物是弱电解质，应注意解离平衡作用。下面以 Park 等研究非离子型表面活性剂——吐温-80 对弱电解质药物的增溶作用为例，介绍两者溶解度之间的定量关系。

设酸性药物的总溶解度 S_T 为溶液中各种物质的浓度之总和：

$$S_T = (\text{HA}) + (\text{A}^-) + [\text{HA}] + [\text{A}^-]$$

式中：（HA）和（A⁻）分别为水溶液中未解离的和解离的酸浓度；[HA] 和 [A⁻] 分别为胶团中未解离的和解离的酸浓度（均以总体积计算）。

药物按下式分配在胶团中和水溶液中：

$$K' = \frac{[\text{HA}]_o}{(\text{HA})_o}, \quad K'' = \frac{[\text{A}^-]_o}{(\text{A}^-)_o}$$

式中：K' 和 K'' 分别为未解离的酸和解离的酸的表观分配系数，右下角的"o"表示以各个相的体积表示浓度（各相的分体积计算），而不是以体系的总体积表示浓度。若以体系的总体积表示浓度，则应按下式进行换算：

$$[\text{HA}]_o = \frac{[\text{HA}] \times 1}{[\text{M}]}, \quad (\text{HA})_o = \frac{(\text{HA}) \times 1}{(1 - [\text{M}])}, \quad \text{故有 } K' = \frac{[\text{HA}](1 - [\text{M}])}{[\text{HA}][\text{M}]}$$

$$[\text{A}^-]_o = \frac{[\text{A}^-] \times 1}{[\text{M}]}, \quad (\text{A}^-)_o = \frac{(\text{A}^-) \times 1}{(1 - [\text{M}])}, \quad \text{故有 } K'' = \frac{[\text{A}^-](1 - [\text{M}])}{(\text{A}^-)[\text{M}]}$$

式中：[M] 为溶液中表面活性剂胶团的体积分数。

在溶液中此分数很小，可不计，故 1-[M] 可认为等于 1，则：

$$[HA]_o = K'(HA)[M]$$

$$[A^-]_o = K''(A^-)[M]$$

当溶液中无表面活性剂时，在一定 pH 值时药物的总溶解度 S 为：

$$S = (HA) + (A^-)$$

水相中未解离药物的分数为：

$$\frac{(HA)}{S} = \frac{[H^+]}{K_a + [H^+]}$$

$$S = (HA)\frac{K_a + [H^+]}{[H^+]}$$

根据以上这些关系式，可得：

$$\frac{S_T}{S} = 1 + [M]\left[\frac{[H^+]K' + K_aK''}{K_a + [H^+]}\right] \tag{4-25}$$

式中：K' 和 K'' 分别为游离碱和结合碱的胶团相与水相表观分配系数；K_a 为结合碱的电离平衡常数。由此式可计算在某 pH 值时，表面活性剂胶团的体积分数为 [M] 时药物的总溶解度。

同样对碱性药物的溶解度计算与酸性药物相似，见下式：

$$\frac{S_T}{S} = 1 + [M]\left[\frac{K_aK' + (H^+)K''}{K_a + (H^+)}\right] \tag{4-26}$$

由公式（4-26）可计算在某 pH 值时弱碱性药物在水中被表面活性剂增溶后的溶解度。

例 4-12：已知未解离的磺胺异噁唑在 25℃ 水中的溶解度为 0.15g/L，$K_a = 7.60 \times 10^{-6}$。药物分子在吐温-80 胶团和水中的表现分配系数 $K' = 79$，阴离子在胶团中和水中的表现分配系数 $K'' = 15$。试求：磺胺异噁唑在 25℃ 的溶解度，（1）在 pH 6.0 的缓冲溶液中；（2）在含 4%（v/v，体积分数为 0.04）吐温-80 的 pH 6.0 的缓冲溶液中。

解：（1）药物在 pH 6.0 的缓冲溶液中的总溶解度为：

$$S = (HA)\frac{K_a + [H^+]}{[H^+]} = 0.15 \times \frac{7.60 \times 10^{-6} + 1.0 \times 10^{-6}}{1.0 \times 10^{-6}} = 1.29 \text{ g/L}$$

若用 $pH = pK_a + \lg\frac{S - S_0}{S_0}$ 计算，可得：

$$6 = 5.12 + \lg\frac{S - 0.15}{0.15}$$

$$S = 1.29\text{g/L}$$

（2）药物在 pH 6.0 含 4%v/v 吐温-80 的溶液中的总溶解度为：

$$S_T = S\left\{1 + [M]\left[\frac{[H^+]K' + K_aK''}{K_a + [H^+]}\right]\right\} = 1.29 \times \left\{1 + 0.04 \times \left[\frac{1 \times 10^{-6} \times 79 + 7.6 \times 10^{-8} \times 15}{7.6 \times 10^{-6} + 1 \times 10^{-6}}\right]\right\} = 2.45\text{g/L}$$

结果表明，表面活性剂使药物的溶解度增大约一倍。

例 4-13：普鲁卡因在水中 25℃ 的溶解度为 5g/L，$K_a = 1.4 \times 10^{-9}$，游离碱在吐温-80 胶团和水中的表观分配系数 $K' = 30$，阳离子的表现分配系数 $K'' = 7.0$。试求：（1）求普鲁卡因在含 3%（v/v）吐温-80，pH 7.40 缓冲溶液中的溶解度；（2）普鲁卡因在水相中和在胶团中的分数各为多少？

解：（1）

$$S = (B) \left[\frac{K_a + [H^+]}{K_a} \right]$$

$$= 5 \times \left[\frac{1.4 \times 10^{-9} + 3.98 \times 10^{-8}}{1.4 \times 10^{-9}} \right]$$

$$= 147.1 \text{g/L}$$

$$S_T = S \left\{ 1 + (M) \left[\frac{[H^+] K' + K_a K''}{K_a + [H^+]} \right] \right\}$$

$$= 147.1 \times \left\{ 1 + 0.03 \times \left[\frac{1.4 \times 10^{-9} \times 30 + 3.98 \times 10^{-8} \times 7}{1.4 \times 10^{-9} + 3.98 \times 10^{-8}} \right] \right\}$$

$$= 184.1 \text{g/L}$$

（2）药物在水相中的分数 $= \dfrac{S}{S_T} = \dfrac{147.1}{181.4} = 0.81$

药物在胶团中的分数 $= 1 - 0.81 = 0.19$

此结果表明，表面活性剂使普鲁卡因的溶解度增多了25%。

6. 非电解质在水中的溶解度

非电解质在有机溶剂中的溶解度可按 Hildebrand-Scatchard、广义的 Hildebrand、Hansen 方法进行处理。非电解质在水中不解离，溶解度一般不大，其溶解度的计算方法可采用 Hansen 方法按溶度参数相关关系式进行计算。对于不少非电解质药物应增大其溶解度才能制成注射剂或口服液体制剂等，这时需要加入增溶剂或助溶剂等。有关非电解质在水中溶解度的影响因素及增溶方法略。

7. 在混合溶剂中的溶解度

为了增加药物的溶解度或改良制剂溶剂的外观性状，降低药物的刺激，往往在主溶剂中加入一种或几种与其互溶的其他溶剂而组成混合溶剂。由于有机溶剂有一些特殊的生理作用和刺激性等，不能单独使用，往往与水组成混合溶剂。选用溶剂时，液体制剂无论采用何种给药途径，应尽量避免其毒性。对于油溶性药物，也有用油类混合溶剂。

混合溶剂中除水以外的溶剂常用乙醇、甘油、丙二醇、异丙醇、聚乙二醇等。例如，苯巴比妥难溶于水（溶解度为1∶1000，即0.1g/100mL），但在乙醇-水、丙二醇-水、甘油-水、甘油-乙醇-水、丙二醇-乙醇-水混合溶剂中的溶解度均比水大，以乙醇∶水（50∶100）溶解度最大。0.5%氢化可的松注射液以乙醇-水为溶剂，盐酸土霉素、氯霉素、醋酸去氢皮质酮等注射液均以丙二醇-水为溶剂。

（1）**复合溶剂的介电常数**　复合溶剂的介电常数与其组成溶剂的介电常数有关，而且介于组成溶剂的介电常数之间。例如，水性复合溶剂，无论何种配比其介电常数均低于水的介电常数。复合溶剂的介电常数 ε 是各组分介电常数（ε_1，ε_2）与其体积分数（ϕ_1，ϕ_2）乘积之和，见公式（4-27）。

$$\varepsilon = \varepsilon_1 \phi_1 + \varepsilon_2 \phi_2 \tag{4-27}$$

已知纯溶剂的介电常数，即可计算任意配比复合溶剂的介电常数，也可用改变复合溶剂中各组分体积分数的方法来调节溶质的溶解度。但固体溶质的介电常数不易直接测定，一般通过实验从已知介电常数的一组复合溶剂或多种溶剂推测得到。例如，将补阳还五汤全方药材粉碎后（固体溶质）溶解在一组复合溶剂中，然后测定其在不同极性溶媒体系中临界饱和量的表观溶解度，以溶解度数据对相应介电常数作图，曲线上溶解度峰值对应的复合溶剂的介电常数就是该补阳还五汤的介电需量。

（2）**药物溶解度与溶剂介电常数的关系**　根据 Hildebrand-Scatchard 计算正规溶液的摩尔分

数溶解度的方程：

$$-\lg X_2 = \frac{\Delta H_f}{2.303RT}\left(\frac{T_0 - T}{T_0}\right) + \frac{V\phi_1^2}{2.303RT}(\delta_1 - \delta_2)^2$$

上式可简化为公式（4-28）：

$$-\lg X_2 = b_0 + b_1(\delta_1 - \delta_2)^2 \tag{4-28}$$

展开后，可得：

$$-\lg X_2 = b_0 + b_1\delta_2^2 - 2b_1\delta_1\delta_2 + b_1\delta_1^2$$

$$b_0 = \frac{\Delta H_f}{2.303RT}\left(\frac{T_0 - T}{T_0}\right), \quad b_1 = \frac{V_2\phi_1^2}{2.303RT}$$

从公式（4-28）可知，物质的溶解度和溶质、溶剂的溶度参数有关，实验中溶质的溶度参数是固定不变的，因此可视为常数，溶度参数与物质的溶解度呈二次曲线关系（即抛物线），具有最大的溶解度。

电常数与溶度参数之间存在以下关系：

$$\delta = 0.22\varepsilon + 7.5 \tag{4-29}$$

从公式（4-29）可得物质的介电常数与溶度参数之间存在线性关系，将其代入公式（4-28），可得：

$$-\lg X_2 = b_0 + 0.0484b_1\varepsilon_2^2 - 0.0968b_1\varepsilon_1\varepsilon_2 + 0.0484b_1\varepsilon_1^2 \tag{4-30}$$

式中：ε_1 为溶剂的介电常数；ε_2 为溶质的介电常数。

溶质的介电常数是固定不变的，可得物质的溶解度与溶剂的介电常数成二次曲线关系，曲线表现为一开口向下的抛物线，从而得到溶解度峰，即最大溶解度。实际情况中，可分为三种情况进行讨论：

1）非极性溶质在极性溶剂中，溶解度随着溶剂介电常数的增大而减小，此时溶剂的介电常数 $\varepsilon_1 \gg$ 溶质的介电常数 ε_2，故公式（4-30）中 $0.0484b_1\varepsilon_2^2$ 可忽略不计，此式可写成：

$$-\lg X_2 = b_0 + 0.0484b_1\varepsilon_1^2 - 0.0968b_1\varepsilon_1\varepsilon_2 \tag{4-31}$$

非极性溶质在极性溶剂中，用图形表现只有抛物线的后半段，溶解度随着介电常数的增大而减小，呈负相关。例如，非极性溶质司可巴比妥的溶解度在丙二醇-水、乙醇-水和甘油-水三种复合溶剂中均随介电常数的上升（即水的比例增加）而下降。非极性溶质在极性混合溶剂中的 $\lg X - \varepsilon$ 的关系见图 4-7，$\lg X - \varepsilon$ 直线具有负斜率。

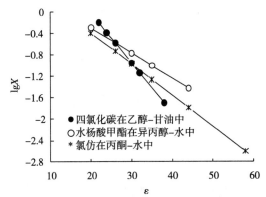

图 4-7 非极性溶质在极性混合溶剂中的溶解度

2）极性溶质在非极性或弱极性溶剂中，溶解度随着溶剂介电常数的增大而增大。因为此时溶质的介电常数 $\varepsilon_2 \gg$ 溶剂的介电常数 ε_1，故公式（4-30）中 $0.0484b_1\varepsilon_1^2$ 可忽略不计，此式可写成：

$$-\lg X_2 = b_0 + 0.0484b_1\varepsilon_2^2 - 0.0968b_1\varepsilon_1\varepsilon_2 \tag{4-32}$$

在这种情况下，物质的溶解度与溶剂的介电常数 ε_1 呈线性关系，极性溶质在非极性或弱极性溶剂中，用图形表现为只有抛物线的前半段，物质的溶解度随着介电常数的增大而增大，呈正相关。图 4-8 为极性溶质在非极性与半极性混合溶剂中的 $\lg X - \varepsilon$ 的关系，$\lg X - \varepsilon$ 直线具有正斜率。

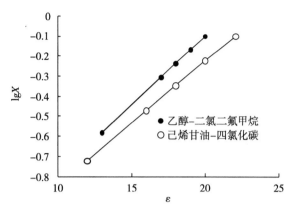

图 4-8　水在非极性与半极性混合溶剂中的溶解度

3）溶解度对数与溶剂介电常数呈二次曲线关系：此时溶质为多成分体系，既有极性成分，又有非极性成分，在较大的介电常数区间，溶质的溶解度出现极大值，得到溶度峰，如公式（4-30）所示。当只有一种成分时，理论上只出现一个溶度峰，但由于与溶剂缔合形式不同，会出现小的溶度小峰；当有几类不同极性的成分时，将会出现多个溶度峰。

4）溶解度与溶剂介电常数曲线关系：溶解度与混合溶剂介电常数的关系，更多的情况是溶解度 S 以 g/100mL 表示。由于 X_2 为摩尔分数溶解度，与常规的百分溶解度的关系见公式（4-33）：

$$X_2 = \frac{\dfrac{S}{M_1}}{\dfrac{100}{M_2} + \dfrac{S}{M_1}} = \frac{1}{1 + \dfrac{100 M_1}{M_2 S}} \tag{4-33}$$

式中：M_1、M_2 分别为溶剂、溶质的摩尔质量。

将公式（4-33）代入公式（4-30）得：

$$S = \frac{100 M_1}{M_2 (e^{b_0 + 0.0484 b_1 \varepsilon_2^2 - 0.0968 b_1 \varepsilon_1 \varepsilon_2 + 0.0484 b_1 \varepsilon_1^2} - 1)} \tag{4-34}$$

式中：ε_1 为溶剂的介电常数；ε_2 为溶质的介电常数。从公式（4-34）可知，物质的溶解度和溶质、溶剂的介电常数有关。实验中溶质的介电常数是固定不变的，因此，可将其视为常数，故溶剂的介电常数与物质溶解度呈现以介电常数 ε_2 为对称轴开口向下并与横坐标渐近的曲线，如图 4-9 所示。当物质具有最大溶解度的时候，公式（4-35）成立。

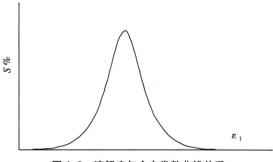

图 4-9　溶解度与介电常数曲线关系

$$S' = \frac{-100M_1M_2e^{b_0+0.0484b_1\varepsilon_2{}^2-0.0968b_1\varepsilon_1\varepsilon_2+0.0484b_1\varepsilon_1{}^2}2\times0.22\times b_1(\varepsilon_1-\varepsilon_2)}{M_2(e^{b_0+0.0484b_1\varepsilon_2{}^2-0.0968b_1\varepsilon_1\varepsilon_2+0.0484b_1\varepsilon_1{}^2}-1)} = 0 \qquad (4-35)$$

当 $\varepsilon_1=\varepsilon_2$ 时，有极值，见公式（4-36）：

$$S_{max} = \frac{100M_1}{M_2(e^{b_0}-1)} \qquad (4-36)$$

做 S-ε 图呈三种类型。呈直线，这时溶质 ε_2 与溶剂的 ε_1 相差较大的情况时产生，如苯巴比妥和对羟基苯甲酸甲酯分别在蔗糖-水混合溶剂中，如图4-10所示。当溶质 ε_2 与溶剂 ε_1 接近时呈曲线，如对氨基苯甲酸、对羟基苯甲酸苄酯和对甲基乙酰苯胺分别溶于蔗糖-水混合溶剂，如图4-11所示。当溶质 ε_2 与溶剂 ε_1 更接近时，S-ε 图的溶解度曲线可出现一个或几个溶度峰，同时溶质与溶剂之间有多种缔合形式，溶质在某一或几种组成的混合溶剂中具有最大溶解度。例如，乙酰苯胺溶于二噁烷-水中有4个溶度峰，它们的介电常数值分别为5、18、28和61。这4个峰中 $\varepsilon=61$ 峰很低，可不计，如图4-12所示。

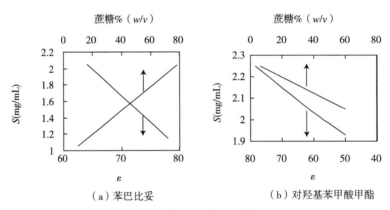

（a）苯巴比妥　　　　　　　　（b）对羟基苯甲酸甲酯

图4-10　两种溶质在蔗糖-水混合溶剂中25℃的 S-ε 图

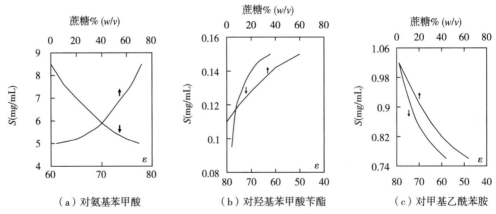

（a）对氨基苯甲酸　　　（b）对羟基苯甲酸苄酯　　　（c）对甲基乙酰苯胺

图4-11　三种溶质在蔗糖-水混合溶剂中25℃的 S-ε 图

（3）溶度峰与介电需量　由公式（4-35）可知，药物溶解度的对数与介电常数呈二次抛物线关系，但考虑与溶剂的缔合作用，当横坐标的介电常数发生变化时，纵坐标的溶解度可能会在大抛物线基峰的基础上产生众多小的溶度峰，且高低不一，随着溶剂介电常数而改变，与溶度峰对应的介电常数值称为介电需量（DR），如图4-12所示，在大基峰基础上产生了四个溶度峰。许多研究证明：物质的介电需量几乎不受溶剂（单一或混合）的影响，即在不同溶剂中的 DR 值大体一致，但在该 DR 值时溶解度的大小不同。溶解度的大小主要取决于溶质和溶剂之间的相互作用大小。根据这一规律，则可从一组复合溶剂的溶解度峰值对应的介电常数，选择适宜的其他复合溶剂或其适宜配比，取得最大的溶解效果。如果已知溶质的介电常数，则可从理论上选择适宜的复合溶剂及其配比。水杨酸在各种混合溶剂中的溶解度曲线，如图4-13所示。图中水杨酸的 DR 值在混合溶剂中均为15，数据见表4-13。

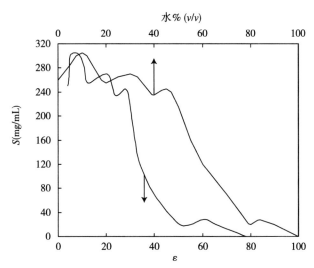

图4-12　乙酰苯胺在二噁烷-水中25℃的溶解度

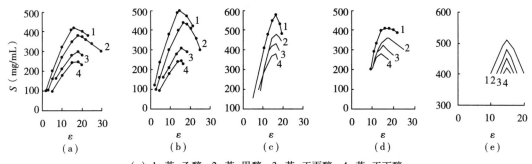

（a）1. 苯-乙醇；2. 苯-甲醇；3. 苯-正丙醇；4. 苯-正丁醇；

（b）1. 二噁烷-乙醇；2. 二噁烷-甲醇；3. 二噁烷-正丙醇；4. 二噁烷-正丁醇；

（c）1. 氯仿-乙醇；2. 氯仿-甲醇；3. 氯仿-正丙醇；4. 氯仿-正丁醇；

（d）1. 乙酸乙酯-乙醇；2. 乙酸乙酯-甲醇；3. 乙酸乙酯-正丙醇；4. 乙酸乙酯-正丁醇；

（e）1. 丙酮-苯；2. 丙酮-二噁烷；3. 丙酮-氯仿；4. 丙酮-乙酸乙酯。

图4-13　水杨酸在各混合溶剂中在30.6℃的溶解度

表4-13　水杨酸在各混合溶剂中的介电需量

	苯	二噁烷	氯仿	乙酸乙酯	水
丙二醇		15.1	16.2	16.3	
丙酮	15.6	15.5	16.1	15.0	25.0*
甲醇	16.0	16.3	16.0	16.0	
水		14.5			
乙醇	15.8	15.0	15.7	16.0	
乙二醇		17.5			
乙氧乙醇	14.5	14.5	14.5	14.5	14.5
正丙醇	15.3	14.8	15.3	15.3	22.3*
正丁醇	15.4	14.5	14.0	15.0	

注：* 第二个 DR 值。

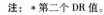

研究者曾经测定了水杨酸在各种纯溶剂中的溶解度，发现其 DR 值也是 $\varepsilon \approx 15$。水杨酸分别在 16 种溶剂中的溶解度与介电常数的关系，如图 4-14 所示。图中横坐标相应的数据分别为：二噁烷（2.21）、苯（2.28）、氯仿（4.81）、乙酸乙酯（6.02）、乙氧乙醇（14.5）、丙酮（20.7）、乙醇（24.3）、正丙醇（20.1）、正丁醇（17.1）、环己醇（15.0）、苯甲醇（13.1）、甲醇（32.63）、丙二醇（32）、己二醇（37）、甘油（42.5）、水（78.54）。括号内的数值是在 20℃ 或 25℃ 条件下的介电常数值。至于为什么在 $\varepsilon \approx 15$ 出现最大溶解度，是否在 $\varepsilon \approx 15$ 时溶质发生缔合，缔合物的溶解度比单个分子的溶解度大，还需进行研究。

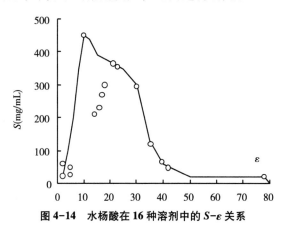

图 4-14　水杨酸在 16 种溶剂中的 S-ε 关系

黄嘌呤类的咖啡因、茶碱和可可碱在各混合溶剂中也有类似情况，数据如表 4-14 所示。

同系列溶质在两组分混合溶剂中的溶解情况，以羟基苯甲酸酯在二噁烷-水中的溶解情况说明。随着羟基碳原子数的增多，溶解度增大，且从乙酯开始出现分层，分层现象也随着羟基碳原子数增多而显著，如图 4-15 所示。但各种酯的 DR 值不变，都是 $\varepsilon \approx 10$。

表 4-14　咖啡因、茶碱和可可碱在几种混合溶剂中的 DR 值及各 DR 值时的溶解度 S（mg/mL）

混合溶剂	$S_水$	$S_{另一组分}$	DR_1	DR_2	DR_3	S_3	DR_4	S_4	DR_5	S_5	DR_6	S_6
咖　啡　因												
二噁烷-水	21.5	21	11	20	30	82	—	—	50	55	61	55
甲醇-水		10.2	—	—	—		42	25	54	47	60	44
乙醇-水		6.4	—	—	34	36	44	69	51	65	60	54
乙氧乙醇-水		13.6	—	20.7	32	35	43	48	50	43	62	36
茶　碱												
二噁烷-水	8.3	9	14	20	34	29	—	—	50	21	61	15.7
甲醇-水		8.3	—	—	—		42	16	52	21	60	16
乙醇-水		5.3	—	—	34	23	41	27	48	25	58	22
乙氧乙醇-水		14.1	—	20.7	30	29	37	27	46	25	61	16
可　可　碱												
二噁烷-水	0.5	0.9	14	22	34	2.0	—	—	50	1.7	61	1.2
甲醇-水		0.22	—	—	—		38～42	0.5	53	0.7	60	0.7
乙醇-水		0.14	—	—	35	0.7	43	0.9	51	1.0	61	0.9
乙氧乙醇-水		0.41	—	20.7	32	0.84	42	1.04	48	1.02	58	0.96

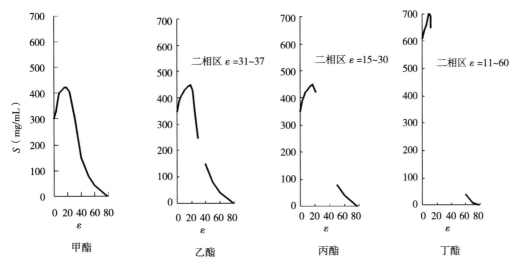

图 4-15 四种对羟基苯甲酸酯在二噁烷-水中 25℃的溶解度

溶解度以不同方法表示时，*DR* 值不同。

三组分混合溶剂，如苯巴比妥溶于丙二醇-甘油-水混合溶剂中，其溶剂组成与苯巴比妥溶解度的关系，如图 4-16 所示。由图可知，丙二醇比甘油更容易增大苯巴比妥的溶解度，苯巴比妥的浓度可达 45mg/mL。

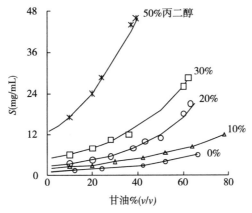

图 4-16 苯巴比妥在丙二醇-甘油-水中在 32℃的溶解度

图 4-17 为溶解度的对数与溶剂组成的线性关系。若以介电常数代替溶剂组成，则得图 4-18。由图可知，对丙二醇-甘油-水混合溶剂，直线不能延长到介电常数为水（78.54）处，即溶液很稀，苯巴比妥在该三组分混合溶剂中，无法准确推测其溶解度。

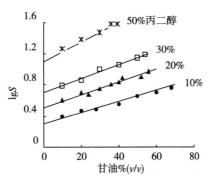

图 4-17 苯巴比妥在 32℃的溶解度对数与丙二醇-甘油-水组成的关系

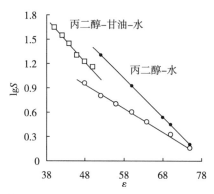

图 4-18 苯巴比妥在 32℃的溶解度对数与溶剂介电常数的关系

由溶质在混合溶剂的溶解度曲线可知，混合溶剂中的两组分具有一定（一种或几种）比例时，即在介电需量时，溶质的溶解度比在纯溶剂中大。混合溶剂使溶质溶解度增大的性质称为潜溶性，增大溶解度所用的溶剂称为潜溶剂，利用潜溶剂可增加难溶性药物在水中的溶解度。定量描述潜溶性的大小，称为潜溶效率，是指溶质在混合溶剂某介电需量时的溶解度为水中溶解度的倍数。例如，水杨酸在水、乙醇-氯仿、甲醇-苯和乙酸乙酯-乙醇混合溶剂，在介电需量时的溶解度分别为 3mg/mL、595mg/mL、380mg/mL 和 400mg/mL，则水杨酸在各该混合溶剂中的潜溶效率分别为 595/3 = 198.3，380/3 = 126.7 和 400/3 = 133.3。由此可知，水杨酸在混合溶剂中的潜溶效率很大。

溶解度与混合溶剂的介电常数之间的关系，利于了解该溶质在其他混合溶剂中的溶解情况。如某溶质在混合溶剂中溶解度最大时的介电常数值，则该溶质在其他混合溶剂该介电常数时具有最大溶解度。即可根据介电常数的大小，配制适宜的混合溶剂。根据这一原理可优选中药有效成分群的最佳提取溶剂。

第四节　影响药物溶解的因素

一、影响气体药物溶解度的因素

1. 压力的影响

压力对气体溶解度的影响可用 Henry 定律表示：在恒温下，在极稀的溶液中，溶解了的气体浓度 C_2 与液面上平衡时的气体分压 P 成正比，见公式（4-37）。

$$C_2 = \sigma P \tag{4-37}$$

式中：σ 为比例常数，称为溶解度系数。溶液中气体的浓度一般以摩尔分数表示，在稀溶液中也可用物质的量浓度表示。该定律是稀溶液的重要经验定律。

2. 温度的影响

温度对气体在液体中的溶解度也有显著影响。温度升高，大多数气体由于膨胀而溶解度减小。

3. 溶解的盐的影响

在气体溶液中加入电解质或非电解质时，降低了溶剂化作用，气体常从溶液中逸出，此现象称为盐析。盐析是由于盐离子或强极性的非电解质分子与水分子互相吸引，降低了气体分子附近的水的密度所致。

4. 化学反应的影响

HCl、NH₃、CO₂ 等与溶剂发生反应的气体，与 Henry 定律有偏差，使溶解度增大。氯化氢在水中的溶解度比氧在水中的溶解度大，约为 10000 倍。

二、影响液体药物溶解度的因素

1. 温度对溶解度的影响

温度对部分互溶体系溶解的影响有四种情况：

（1）具有上临界溶解温度的体系　以酚-水体系为例，说明温度对溶解度的影响。酚的熔点是 42℃，通常并不当作液体，但加入少量水时熔点即降至室温以下，与水形成部分互溶体系。若将酚与水以一定比例在 10℃ 混合，则形成二液层，上层是酚溶于水的饱和溶液，含酚 7.5%（w/w）；下层是水溶于酚的饱和溶液，含水 25%（w/w），这两层平衡共存的溶液称为共轭溶液。共轭溶液的浓度即分别为两种液体的溶解度。酚-水体系共轭溶液的浓度随着温度的升高而彼此接近，数据如图 4-19 所示。随着温度的升高，上层酚溶于水的饱和溶液中酚的溶解度沿 ac 线增大。同时，下层水溶于酚的饱和溶液中水的溶解度沿 bc 线增大，到 65.85℃ 时，二液层中酚的浓度相等，均为 34.0%（w/w），此温度称为临界溶解温度或上临界溶解温度，为图中的 c 点，相应的溶液组成［34.0%（w/w）］称为临界溶解组成。曲线 abc 是酚-水相互溶解曲线。曲线以外的区域为均匀溶液，曲线以内的区域为二共轭溶液的两液层区域。

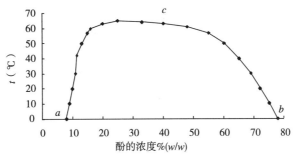

图 4-19　酚-水体系的溶解度曲线

若在 20℃ 在一定量的水中加入酚，当酚的浓度低于 8.4% 时，所成的溶液为均匀溶液。当酚的浓度达到 8.4% 时开始分层。酚的浓度在 8.4%～72.2% 均为两层共轭溶液，随着酚的浓度增加，下层（含酚多的层）的体积逐渐增大，上层（含水多的层）的体积逐渐减小。酚的浓度超过 72.2% 以后，又成为均匀溶液。

（2）具有下临界溶解温度的体系　部分互溶体系相互溶解度随着温度的降低而增大，两液层的浓度彼此接近，到某温度时二液层的浓度相等，成为均匀溶液，此温度称为下临界溶解温度。例如，三乙胺-水体系下临界溶解温度为 18.5℃，其相应的溶液组成为 30% 三乙胺，如图 4-20 所示。

（3）具有上下临界溶解温度的体系　例如，烟碱-水体系上临界溶解温度为 208℃，溶液组成为 32% 烟碱，下临界溶解温度为 60.88℃，溶液组成为 29% 烟碱，如图 4-21 所示。

（4）无临界溶解温度的体系　乙醚-水、氯仿-水体系均属于无临界溶解温度的体系，在任何温度下体系均只能部分互溶。

上述几种情况可做如下解释：①出现上临界溶解温度的体系，在温度低时分子动能小，升高温度则动能增加，因而最后能相互溶解。②出现下临界溶解温度的体系，可能是由于在低温下，两种组分能结合成较弱的化合物，如氢键等形式，所以能够完全互溶，当温度升高以后，化合物发生解离，体系就会分层。③出现上下临界溶解温度的体系，可能同时存在以上两种情况。

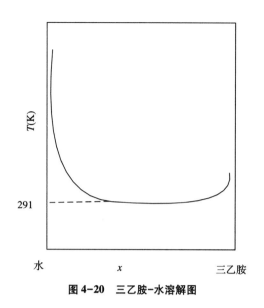

图 4-20　三乙胺-水溶解图

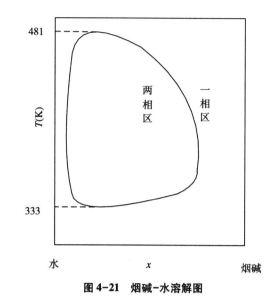

图 4-21　烟碱-水溶解图

2. 第三种物质对溶解度的影响

第三种物质往往对部分互溶体系的相互溶解度有影响。有两种情况：①盐析；②盐溶或混合。

（1）盐析　第三种物质在两液体中的溶解度有显著差异，加入第三种物质时会使两液体的相互溶解度减小，第三种物质加入会使上临界溶解温度升高，也会使下临界溶解温度降低。例如，酚-水体系中加入 0.1mol/L 萘，因萘只溶于酚，故使上临界溶解温度升高约 20℃。

（2）盐溶　第三种物质在两液体中的溶解度大致相等，加入第三种物质会使两液体的相互溶解度增大，使上临界溶解温度降低，下临界溶解温度升高。例如，挥发油在水中的溶解度很小，但加入丙二醇使相互溶解度增大。若加入量适当，挥发油与水可完全互溶，这时第三种溶剂称为潜溶剂。

3. 三组分液体体系的应用

在部分互溶液体体系中加入第三种液体增加溶解度，是药剂工作中常用的方法。例如，薄荷油与水是部分互溶，而聚乙二醇既溶于薄荷油，又溶于水，所以聚乙二醇可作为第三种物质。薄荷油几乎不溶于水，加入聚乙二醇后，可增大两者的相互溶解度。利用薄荷油-聚乙二醇-水相图（图 4-22）三组分体系的相图确定三者的最适用量，可制备成薄荷水均匀溶液。由图可知，在聚乙二醇用量较高的曲线范围之内可获得均相体系。

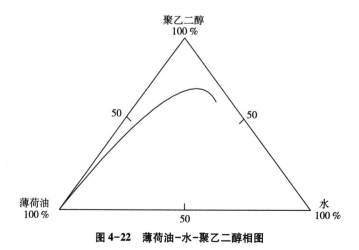

图 4-22　薄荷油-水-聚乙二醇相图

在制备微胶囊时所发生的凝聚作用，可用乙醇-水-明胶相图说明。用单凝聚法制备微胶囊时，如图 4-23 所示，在明胶水溶液中逐渐加入乙醇，使明胶脱水，待明胶、水和乙醇的含量以 b 点表示时，溶液仍澄明，为均匀溶液。再加入乙醇至三者的含量（以 a 点表示）时，已开始凝聚，成为浑浊溶液。在溶解度曲线范围内为凝聚区，浑浊沉淀可以分为两层。此浑浊溶液沉积在囊芯物上而成为微胶囊的膜。因此，在制备微胶囊时，应掌握水、明胶和乙醇的含量在相图上位于溶解度曲线范围之内才发生凝聚作用。当三者的含量在 c 点附近时，已进入絮凝区而发生絮凝，明胶以絮状物析出，不再发生凝聚作用。

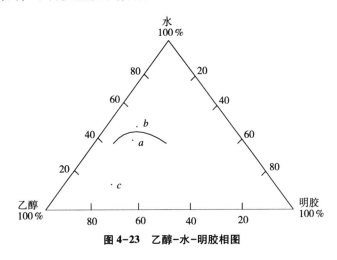

图 4-23　乙醇-水-明胶相图

有些注射液在制备前需要先了解这些混合溶液有无溶血作用。若用两种非水溶剂，则可将其加入 0.9% 生理盐水中，观察对人的红细胞有无溶血作用。利用相图可了解水与两种非水溶剂以什么比例混合才可避免溶血作用。图 4-24 为聚乙二醇-水-丙二醇 400 的相图。丙二醇和聚乙二醇都溶于水，当三种组分的浓度位于图中阴影范围内，不会使红细胞发生溶血作用。在阴影范围之外，则发生溶血或褪色或沉淀。因此，根据相图可确定注射液中各组分的含量。

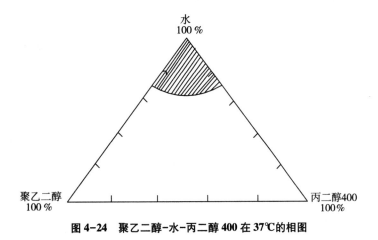

图 4-24　聚乙二醇-水-丙二醇 400 在 37℃的相图

制备气雾剂时，常用水或乙醇作溶剂，以及抛射剂，以制成均匀溶液。但还要考虑该溶液应具有喷射性和不能燃烧。对于这些问题，可以三组分体系相图获得溶剂与抛射剂的最佳比例。图 4-25（a）为乙醇、水和一种抛射剂的相图，在溶解度曲线范围之外的区域是均匀溶液，但考虑喷射性和爆炸性时，应选择图 4-25（b）的斜线范围为既是均匀溶液，又能喷射和不爆炸，从而确定三组分的最佳浓度范围。

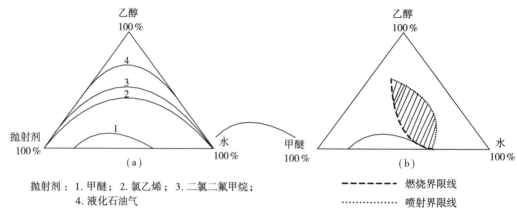

抛射剂：1. 甲醚；2. 氯乙烯；3. 二氯二氟甲烷；
　　　　4. 液化石油气

– – – – – – 燃烧界限线

…………… 喷射界限线

图 4-25　制备气雾剂的三组分体系相图

三、影响固体药物溶解度的因素

固体药物的溶解是一个溶解扩散的过程，符合 Noyes-Whitney 公式。根据这一公式，温度、搅拌、粉碎度、晶型和 pH 值等因素等都会影响药物的溶解速度。温度升高，可增加药物分子从扩散层向溶液中扩散的速度，增大溶解度。但对热不稳定的药物，温度不宜过高，搅拌可减小扩散层的厚度，减小药物分子从扩散层向溶液中扩散的距离，增加药物向溶液中扩散的量，使溶解速度增加；将药物粉碎后能明显增加固体药物的总表面积，增加药物与溶剂的接触面积而提高溶解速度。研究药物的溶解度和溶解速度对加快药物的释放速度，加快机体对药物的吸收和提高药效均有十分重要的意义。

1. 温度

两种液体混合时，会出现三种溶解情况：一是完全互溶，二是几乎不互溶，三是部分互溶。温度往往对药物的溶解产生直接影响。温度对溶解度的影响由公式（4-5）表示。温度对药物的溶解取决于溶解过程是吸热还是放热。

对吸热过程而言，以 $\ln X$ 对 $1/T$ 作图时，$\Delta H_f > 0$（斜率为负值）。温度升高有利于吸热过程，溶解度增大；温度降低，溶解度也降低。对放热过程而言，以 $\ln X$ 对 $1/T$ 作图时，$\Delta H_f < 0$（斜率为正值）。温度升高溶解度则降低。当 $T_0 < T$ 时，所需摩尔溶解热（ΔH_f）小，溶解所需温度也低，溶解度较大。如 $Na_2SO_4 \cdot 10H_2O$ 在 32.4℃ 以下时溶解为吸热过程，升高温度使溶解度增大，超过 32.4℃ 时，$Na_2SO_4 \cdot 10H_2O$ 转变为 Na_2SO_4，升高温度反而使溶解度降低。

2. 粒径大小

对于可溶性药物，粒径大小对溶解度没有影响。而对于难溶性药物，溶解度和粒子大小的关系可用开尔文（Kelvin）公式表示，如公式（4-38）：

$$\ln \frac{S_2}{S_1} = \frac{2\sigma M}{\rho RT}\left(\frac{1}{r_2} - \frac{1}{r_1}\right) \tag{4-38}$$

式中：S_1、S_2 分别为半径为 r_1、r_2 的粒子的溶解度；σ 为固-液之间的界面张力；M 为药物的分子量；ρ 为固体的密度，R 为气体常数；T 为绝对温度。

因为 $\dfrac{2\sigma M}{\rho RT} > 0$，当 r 值减小时，$\ln(S_2/S_1)$ 增大，即小粒子具有较大的溶解度，而大粒子具有较小的溶解度。因此，难溶性药物往往需要粉碎成细粉或超微细粉，以增大药物的溶解度，提高药效。

3. 晶型

由于分子间力和分子构象的影响，药物呈现不同晶型（crystalline forms）或多晶型（polymorphic forms）。同一化学结构的药物，因结晶条件如溶剂、温度或冷却速度等不同，而得到不同晶格排列的结晶；甚至同一种物质的分子形成多种晶型，即同质多晶体（polymorphism）。

（1）稳定型、亚稳定型和无定型　稳定型（stable form）是在一定温度和压力条件下最稳定的一种晶型。亚稳定型（metastable form）的稳定性次于稳定型，但一般为有效型。无定型（amorphous form）是对无结晶结构或状态的通称。由于无定型无晶格束缚，自由能大，溶解度和溶解速度均较结晶型大。

（2）溶剂化物　药物结晶过程中，因溶剂分子加入而使晶体的晶格发生改变，得到的结晶称溶剂化物（solvates），该现象称为多晶现象（pseudopolymorphism）。如溶剂为水则称为水化物。溶剂化物和非溶剂化物的熔点、溶解度及溶解速度等物理性质不同。多数情况下，溶解度和溶解速度的顺序排列为：水化物<无水物<有机溶剂化物。

4. pH

大多数药物属于弱酸、弱碱类。这些药物在水中的溶解度受 pH 值和酸或碱的解离常数（ionization constants of acids and bases）的影响很大。因此，为了制成溶液型制剂，往往将弱酸和弱碱类物质（weak acidic and basic substances）制成盐类。pH 与溶解度符合 Henderson-Hasselbalch 关系式。弱酸类药物 pH 与溶解度的关系见公式（4-19），当 pH 值小于 pK_a，弱酸游离析出，不利于制剂；弱碱类药物 pH 与溶解度的关系见公式（4-20）；当 pH 值大于 pK_b，弱碱游离析出，不利于制剂；对于弱两性物质 pH 与溶解度的关系见公式（4-21）、公式（4-22），当 pH 值等于 $(pK_{a_1} + pK_{a_2})/2$，亦等电点时，弱两性物质游离析出，不利于制剂。因此，往往将弱碱类药物与无机酸、有机酸制成可溶性盐，例如东莨菪碱氢溴酸注射液，即为将东莨菪碱配制成的氢溴酸盐，pH 降低而增大了药物的溶解度。常用的无机酸如 HCl、H_2SO_4、H_3PO_4、HBr、HNO_3 等，有机碱如枸橼酸、酒石酸等。

5. 溶质

按照溶质的解离性，可分为强电解质、弱电解质、难溶性电解质和非电解质。

（1）强电解质　强电解质系指在水中能完全解离的物质，溶解度主要取决于温度。例如 NaCl、KNO_3 等，一般随温度升高而溶解度增大。但是含结晶水的无机盐，例如，$Na_2SO_4 \cdot 10H_2O$ 当温度达到 30℃时，随着溶解而吸热，溶解度随温度上升而增加，高于 32℃时，则结晶水释放，为放热反应，溶解度随温度增加而下降。有人用热力学模型推算了 $KNO_3 \cdot KCl \cdot NaCl \cdot K_2SO_4$ 在甲醇、乙醇、丙酮、二乙胺分别与水形成的混合溶剂中的溶解度并用实验数据关联出模型中的参数，推算结果与实验相符。

（2）弱电解质　弱电解质是指在水中部分解离的物质，如植物药中的生物碱、有机酸。一般而言，溶解度主要取决于溶剂、温度和 pH。除了可以将弱酸类药物与无机碱（或有机碱）、弱碱类药物与无机酸（或有机酸）制成可溶性盐以增大溶解度外，还应选择适宜的溶剂和加热温度。中药有效成分多为弱电解质，应选择适宜的提取溶剂，一般在煎煮过程中可以提取出来。例如，用水煎煮、用不同浓度的乙醇回流提取等。当药物同时具有酸性基团和碱性基团（如明胶），在 pH 小于等电点时带正电荷，pH 大于等电点时带负电荷，水解的方法不同，产物也不同，A 型明胶系用酸法处理，等电点 pH 8～9，而 B 型明胶系用碱法处理，等电点 pH 4.7～5.0。

（3）难溶性物质　难溶性物质是指在水中溶解度小于 0.01g/100g 的物质；非电解质是指在水中不解离的物质。对同类型的难溶性物质，在相同温度下，溶度积越大，溶解度也越大；溶度积越小，溶解度也越小。除了温度为影响溶解的因素外，应加入第三种物质、混合溶剂或采用固体分散法等，以增大其溶解度。

此外第三种物质的加入也能增加药物的溶解度。第三种物质是指除药物和溶剂以外的附加剂，如加入增溶剂、助溶剂等，能增加药物的溶解度。同离子效应可使药物的溶解度降低，如盐酸小檗碱可因加入氯化钠而析出结晶。

6. 水合物

对于无机化合物，越易形成水合物的化合物在水中的溶解度越大；而许多晶体的无水物的溶解度比水合物为大。例如，茶碱、琥珀磺胺噻唑等的无水物的溶解度都比水合物大。

以上侧重介绍了固体在水中溶解度的影响因素。药物在非水溶剂中的溶解度一般规律也可参照水为溶剂的情况。按固体药物的性质，可分为强电解质、难溶性电解质、弱电解质和非电解质四类，温度、粒度为主要影响因素。弱电解质与非电解质有时难以区分，溶解情况也可相似。掌握溶质与溶剂的理化性质是分析溶解度的前提。

第五节　增加药物溶解度的方法

由于疗效的要求或临床用药的便利，常需要改变药物在溶剂中，特别是在水中的溶解度。改变药物在水中的溶解度可采取下列方法。

（一）平衡基团效应法

平衡基团效应法是调整（平衡）药物分子中的亲水基或疏水基，以使药物具有适当的溶解度。例如，抗血栓药丹参酮 II_A，在侧链上引入磺酸基后，生成钠盐，使其在水中的溶解度增大，稳定性增大，药效增强；又如穿心莲内酯在不饱和双键上亚硫氢酸化，使其在水中的溶解度增大，稳定性增大，药效增强。

（二）减小溶解度

为了降低药物的毒副作用，可采用减小溶解度的方法以延缓药物的释放，或制成控缓释制剂。常用的方法有：①—OH 的醚化或酯化；②—NH_2 的酰化；③—COOH 的酯化。

（三）增大溶解度

增大溶解度的方法有两类：①物理方法：此法是在水溶液中加入适当的物质或溶剂；②化学方法：此法是改变药物的结构或成盐。

1. 物理方法

物理方法为加入第三种物质对部分互溶体系溶解度的影响。例如，加入增溶剂、助溶剂或潜溶剂。增溶剂的加入不仅能增加难溶性药物溶解度，而且提高了制剂的稳定性。

（1）增溶　难溶性药物分散于水中时加入表面活性剂，能增加难溶性药物的溶解度，这种现象称为增溶（solubilization），加入的物质称为增溶剂（solubilizing agent）。增溶不同于一般的溶解，它是溶质与胶束形成整体，而溶解是指溶质在溶液中呈分子分散；增溶也不同于乳化作用，因乳化形成的乳浊液是热力学不稳定的多相分散系统，而增溶形成的胶束溶液为热力学稳定体系。例如，在酚-水体系中加入适量油酸钠后，使煤酚在水中的溶解度从 2% 增大到50%，成为均匀溶液，产生杀菌力，油酸钠为增溶剂。又如 35℃ 时加入一定量的牛去氧胆酸钠形成的胶束，对胆固醇具有很好的增溶作用；此外，油溶性维生素、生物碱、挥发油等多种有机化合物，均可经增溶而制得适合治疗需要的较高浓度的澄清或澄明溶液。

每 1g 增溶剂能增溶药物的克数称增溶量。影响增溶量的因素有：

1）增溶剂的种类：增溶剂种类不同或同系物增溶剂的分子量不同而影响增溶效果，同系物碳链越长，增溶量也越大。对强极性或非极性药物，非离子型增溶剂的 *HLB* 值越大，增溶效果越好；但对于低极性药物，结果恰好相反。

2）药物性质：当增溶剂的种类和浓度一定时，同系物药物的分子量越大，增溶量越小。因为分子量越大，体积也越大，胶束所能容纳的药物量越少。

3）加入顺序：用聚山梨酯-80 或聚氧乙烯脂肪酸酯等为增溶剂时，对维生素 A 棕榈酸酯进行增溶，发现将增溶剂先溶于水再加入药物，药物几乎不溶；如先将药物与增溶剂混合，然后再加水稀释则能很好溶解。

4）增溶剂用量：温度一定时加入足够量的增溶剂，可得澄清溶液，稀释后仍然保持澄清。若配比不当则得不到澄清溶液，或在稀释时变为混浊。

5）最大增溶浓度（maximum additive concentration，MAC）：可理解为增溶剂用量的极限。三甲基癸胺等三种多元环芳香化合物在胶束中的增溶作用研究表明，测定随温度而改变的吉布斯能，发现当达到增溶时吉布斯能变化不大，但与胶束大小和补偿离子黏附胶束程度一致的焓值和熵值有一定差异；增溶作用的标准吉布斯能随着芳香增溶剂碳链增加而呈线性减小，MAC 主要依赖于临界胶团浓度（critical micelle concentration，CMC）。

X 线衍射、紫外光谱以及核磁共振谱图研究表明，表面活性剂对不同溶质的增溶方式大致有以下四种方式，如图 4-26 所示。①增溶物完全溶解于胶束内部，多为非极性有机物；②增溶物也具有亲水基和亲油基，与表面活性剂分子一起排列在胶束中溶解，如醇、胺等有极性基团的长链状有机物；③增溶物在胶束表面吸附而溶解，如某些染料等有机物，既不溶于水也不溶于油。④极性的有机化合物（如酚类）被包裹在非离子型表面活性剂胶束所特有的聚氧乙烯"外壳"中，即溶于亲水的极性链中。

制备胆汁盐-卵磷脂混合胶束提高胆固醇的溶解度，如图 4-27 所示。图中曲线表示胆固醇在胶团内达到饱和时三种组分的比例，即胆固醇的饱和曲线，胆固醇的饱和曲线在范围内表示胶团相（即胆固醇）能进入胶团，呈不饱和状态；胆固醇的饱和曲线在曲线范围外表示胆固醇呈过饱和状态，不能全部进入胶团而析出于胆汁中的胆汁相。

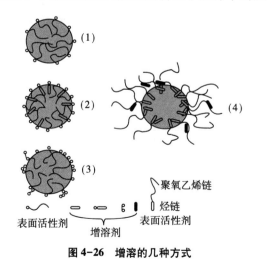

图 4-26　增溶的几种方式　　　　　　图 4-27　胆汁中胆汁盐-卵磷脂-胆固醇的相图

增溶剂不仅可增加难溶性药物的溶解度，而且使制得的制剂稳定性较好，可延缓药物的氧化或水解。维生素 A 和维生素 D 都不稳定，易于氧化而失效，如加入非离子型表面活性剂增溶，则可防止其氧化，减慢室温贮存的失效速度。

（2）助溶　对难溶性药物加入助溶剂可形成络合物、复合物等而增加溶解度。例如，咖啡因在水中的溶解度为1∶50，用苯甲酸钠助溶生成分子复合物苯甲酸钠咖啡因，溶解度增大至1∶1.2；茶碱在水中的溶解度为1∶120，用乙二胺助溶形成氨茶碱，溶解度为1∶5；芦丁在水中的溶解度为1∶10000，加入硼砂可增加其溶解度。乙酰水杨酸加入枸橼酸钠（或酒石酸钠）因产生复分解反应形成乙酰水杨酸钠和枸橼酸，水中溶解度增大。

为了提高药物的溶解度，助溶剂的用量一般较大，宜选用无生理作用的物质。助溶剂的种类较多，其助溶机理复杂，有许多机理至今尚不清楚，因此，关于助溶剂的选择尚无明确的规律可循，一般只能根据药物性质，选用与其能形成水溶性的分子间络合物、复盐或缔合物。常用助溶剂可分为两大类：一类是有机酸及其钠盐，如苯甲酸钠、水杨酸钠、对氨基水杨酸钠等；另一类是酰胺化合物，如乌拉坦、尿素、烟酰胺、乙酰胺等。大多数助溶剂的用量应通过实验来确定。图4-28为难溶性药物溶解度与助溶剂浓度关系。

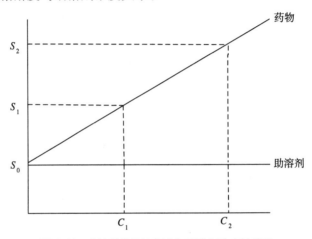

图 4-28　难溶性药物溶解度与助溶剂浓度的关系

（3）潜溶　应用混合溶剂往往能增加药物的溶解度。混合溶剂是指能与水任意比例混合、与水分子能形成氢键结合并能增加它们的介电常数、能增加难溶性药物溶解的溶剂（见前述）。常用于与水组成潜溶剂的有乙醇、丙二醇、甘油、聚乙二醇、山梨醇等。

潜溶（cosolvency）是指在混合溶剂中各溶剂在某一比例时，药物的溶解度比在各单纯溶剂中溶解度出现极大值，这种现象称为潜溶，这种溶剂称为潜溶剂（cosolvent）。例如，甲硝哒唑在水中溶解度为10%，采用水-乙醇混合溶剂，则溶解度提高5倍，水-乙醇混合溶剂为甲硝达唑的潜溶剂；又如，苯巴比妥在90%乙醇中有最大的溶解度，如图4-29所示。

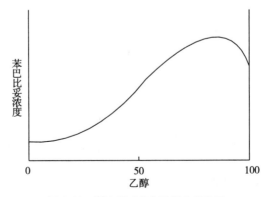

图 4-29　潜溶剂对药物溶解度的作用

例如，将洋地黄毒苷溶于水和乙醇的混合溶剂，溶解度增大；苯巴比妥难溶于水，制成的钠盐虽能溶于水，但因水解而沉淀和变色，若用聚乙二醇与水的混合溶剂，溶解度增加而且稳定，可制成注射液。

利用相图可了解和确定增溶剂或潜溶剂的用量。如薄荷油与水部分互溶，而聚乙二醇既溶于薄荷油，又溶于水，故选择聚乙二醇作为第三种物质加入薄荷油-水中，形成三组分液体体系。如丙二醇和聚乙二醇都溶于水，有些药物则可以是水与丙二醇、聚乙二醇非水溶剂作为静脉注射用溶剂，制备前需了解该混合溶液对人的红细胞有无溶血作用。当三种组分的浓度位于图中阴影范围内，不会使红细胞发生溶血作用，而在阴影范围之外则发生溶血，或褪色或沉淀。根据相图可确定水、丙二醇和聚乙二醇的用量比例，以免发生溶血作用。

药物在混合溶剂中的溶解度，与混合溶剂的种类、混合溶剂中各溶剂的比例有关。潜溶剂提高药物溶解度的机理尚不十分清楚，一般认为是两种溶剂间发生氢键缔合，形成混合溶剂的高浓度区，有利于药物溶解。另外，潜溶剂改变了原来溶剂的介电常数，如乙醇和水或丙二醇和水组成制剂均降低了水的介电常数，从而增加对非解离药物的溶解度。潜溶剂的介电常数多在 $25\sim80$。

（4）其他途径　可通过以下途径增大药物的溶解度。

1）制成环糊精包合物：应用环糊精包合疏水性药物或药物分子的疏水性基团，形成单分子包合物，可以提高溶解度，促进药物吸收。例如，将 Fluasterone 制成环糊精包合物达到增溶作用。

2）将药物分散于载体中：将难溶性药物分散于高分子载体中，有助于提高释放速率和生物利用度。

3）改变晶型：通常亚稳型的药物溶解度较高，稳定性低。因此，应慎重选择所需要的药物晶型。

2. 化学方法

临床上为了增大药物的排泄速度或降低药物的毒性，在不影响药理作用的前提下，可在分子内引入适当的亲水基或成盐而使药物的溶解度增大。

（1）制成盐类

1）弱酸性药物：如含有羧基、磺酰胺基、亚胺基等酸性基团者（青霉素、含磺酰胺基的磺胺类、含亚胺基的巴比妥盐类等），常用碱或有机胺（如氢氧化钠、氢氧化钾、氢氧化铵、碳酸氢钠、二乙胺及三乙醇胺等）与其作用生成溶解度较大的盐，增大其溶解度。

2）弱碱性药物：如生物碱等药物，常用无机酸或有机酸，如盐酸、醋酸、硫酸、磷酸、硝酸、氢溴酸、枸橼酸、酒石酸等，与其作用生成溶解度较大的盐（同前述），增大其溶解度。

同一种弱酸性或弱碱性药物用不同的碱或酸制成盐，其溶解度也不同。例如，可待因用氢溴酸制成盐，溶解度是 1∶100，若用磷酸制成盐，则溶解度为 1∶3.5。通常某些有机酸的钠盐或钾盐的溶解度都很大，如苯甲酸钠、水杨酸钠等。另外，不同的弱酸或弱碱成盐后除提高药物的溶解度外，还应考虑 pH 值、稳定性、吸湿性、毒性、刺激性和疗效等因素。例如，磺胺噻唑溶解度为 1∶1700，而其钠盐溶解度为 1∶2.5，但钠盐的水溶液不稳定，当吸入空气中的 CO_2，溶液 pH 变小，易析出游离的磺胺噻唑。奎宁的二盐酸盐溶解度最大，其含氧酸盐在 100℃ 的温度下灭菌时，会产生毒性很大的奎宁毒；此外，奎宁丁的硫酸盐比其葡萄糖醛酸盐的刺激性也大得多。

（2）改变部分化学结构　某些难溶性药物常在其分子结构中引入亲水性基团，增加它在水中溶解度，亲水性基团如磺酸钠基（—SO_3Na）、羧酸钠基（—$COONa$）、次甲羧酸钠基（—CH_2COONa）、羟基（—OH）、氨基（—NH_2）及多元醇或糖基等基团的引入，均可增大难溶性药物在水中的溶解度。但要注意的是，有些药物引入亲水基团后，水溶性增大，其药理作用也可能有所改变。

例如，引入亲水基以合成水溶性衍生物。引入的亲水基有阴离子亲水基（如—SO_3Na、—CH_2SO_2Na、—CH_2OSO_2Na、—$COONa$、—OPO_3Na_2、—CH_2COONa、—OH）；阳离子亲水基（如氨基、季胺基）；非离子亲水基：如多羟基的糖类、聚氧乙烯基。

（3）对其他性质的影响　药物成盐后在改变其溶解性的同时，可能会改变其他性质。如吸湿性，氯吡林的双氢枸橼酸盐几乎无吸湿性，但其盐酸盐的吸湿性却很大；如毒性或疗效，苯海拉明的丁二酸氢盐与其盐酸盐的疗效相似，但毒性以丁二酸氢盐为最小；如刺激性，奎尼丁的硫酸盐刺激性较大，而葡萄糖酸盐的刺激性较小，故常供注射用；如配伍禁忌，普鲁卡因与银盐配伍时，不能用盐酸盐，而用硝酸盐或其他盐，才不致产生氯化银沉淀。

总之，药物的溶解度关系到药物的分离、纯化、成型和稳定，应予以充分的重视。

第六节　药物等张溶液

一、渗透压

众所周知，当半透膜两边溶液的浓度不等时，由于溶质的渗透能力不同使膜两边存在一定的压力差，这种压力差称为渗透压。非电解质稀溶液的渗透压 π 可用范特霍夫（Van't Hoff）公式计算：

$$\pi = mRT$$

式中：m 为溶液质量摩尔浓度（mol/kg）；R 为摩尔气体常数；T 为热力学温度。

渗透压是溶液的依数性质。溶液渗透压的大小取决于溶液中溶质质点数目。对电解质而言，由于电离作用，有相当一部分以离子形式存在，设电解质 M_mA_n 为 1 分子，在溶液中有下列解离平衡：

$$M_mA_n \rightleftharpoons mM^{n+} + nA^{m-}$$

平衡后质点数　　　　　　　$1-\alpha$　　　$m\alpha$　　$n\alpha$

α 为解离度，平衡时质点总数为 $(1-\alpha) + m\alpha + n\alpha = 1 + (m+n-1)\alpha$，Van't Hoff 公式作如下校正：

$$\pi = [1 + (m + n - 1)\alpha] mRT = imRT \tag{4-42}$$

式中：$i = 1 + (m+n-1)$；α 为渗透系数，解离度 α 的数值与电解质类型有关。

1-1 型电解质 M^+A^-	$\alpha = 0.86$	如 NaOH
1-2 型电解质 $M_2^+A^{2-}$ 或 $M^{2+}A_2^-$	$\alpha = 0.76$	如 Na_2SO_4、$CaCl_2$
2-2 型电解质 $M^{2+}A^{2-}$	$\alpha = 0.45$	如 $CuSO_4$、$MgSO_4$

二、等渗溶液与等张溶液

渗透压相等的溶液为等渗溶液，渗透压是溶液的依数性之一，因此等渗是一个化学概念。等渗溶液一般是指药液的渗透压与血浆和泪液渗透压相等的溶液。正常人血浆渗透压约为 749.6kPa，正常体温为 37℃，对非电解质溶液，其等渗浓度为 0.29mol/kg，即此时浓度的非电解质溶液都与血浆或泪液等渗。质量摩尔浓度 m 可换算成百分浓度。如无水葡萄糖的摩尔质量为 0.180kg/mol，$0.29m$ 无水葡萄糖溶液的百分浓度为 5.2%，此溶液为等渗溶液。

渗透压只是维持细胞正常状态的诸多因素之一。药液与细胞膜接触时除渗透压以外，还有其他因素会对渗透平衡产生影响。假定细胞膜是理想的半透膜，实际上细胞膜是生物膜，不是理想的半透膜，因此应引入等张溶液的概念。

等张溶液是指与红细胞张力相等，不影响红细胞张力的溶液，也就是与细胞接触时保持细胞功能和结构正常的溶液。等张是一个生物学概念。某溶液是否等张与细胞膜的种类有关，对某一类细胞是等张的溶液，对另一类细胞却不一定等张，例如，2%（w/v）硼酸溶液与眼角膜等张，却可使红细胞迅速破裂。若溶液向细胞内液渗透，使细胞肿胀甚至破裂，则该溶液为低张；反之，若细胞内液向溶液渗透，使细胞发生皱缩，则该溶液为高张；若溶液与细胞内液保持渗透平衡，细胞形态与功能都不变则该溶液为等张。

在一般常用药物中，严重破坏或影响红细胞生物活性者并不多见，可将红细胞膜近似地看作理想半透膜，所以可将这些药液的等渗浓度看作近似等张浓度。0.9%（w/v）氯化钠溶液是临床上最常见的等渗溶液，也是等张溶液。所以习惯把等渗和等张等同起来，未加严格区分。实际上，部分药物的等渗溶液并不是等张溶液。

三、张度的测定

（一）溶液依数性原理

在不少情况下，等渗溶液是等张溶液，溶液的张度与渗透压相当，因此可根据依数性原理测定。

1. 冰点下降法

根据依数性原理，溶液冰点下降值相同时，它们具有相同的渗透压。对非电解质稀溶液，溶液冰点下降度数 ΔT_f 与浓度 m 之间的关系为：

$$\Delta T_f = K_f \cdot m \tag{4-43}$$

式中：K_f 为冰点下降常数，与所用溶剂有关。

水的 K_f 为 1.86（$\text{K} \cdot \text{kg/mol}$）。对电解质溶液，公式（4-43）需用渗透系数 i 校正：

$$\Delta T_f = i \cdot K_f \cdot m = L \cdot m \tag{4-44}$$

式中：L 为常数。

公式（4-44）仅适用于稀薄溶液。当浓度增加时，由于 K_f 发生改变，L 值也随之而变。当溶液与细胞内液等张时的 L 值称为 L_{iso}。例如，人的血液和泪液的冰点是 $-0.52℃$，相当于 0.9% NaCl 溶液的冰点，该 NaCl 溶液与血液等张，因而其 L_{iso} 值为：

$$L_{iso} = \frac{\Delta T_f}{m} = \frac{0.52}{0.154} = 3.4$$

对 1-1 型电解质，在稀薄溶液中相互作用略同，所以 1-1 型电解质的 $L_{iso} = 3.4$。各类型化合物的 L_{iso} 值参见表 4-21。利用表值可计算各类化合物的等张浓度。

2. 氯化钠等渗当量法

氯化钠是最常用的张度调节剂，常将 NaCl 作为一个标准等渗物对其他药物进行衡量。氯化钠等渗当量 E 也称氯化钠当量，是指与 1g 药物有相同渗透作用的氯化钠的克数。各种药物的 E 值也可通过计算求得。

表 4-21　各类化合物 E 值计算简式

电解质类型	n	α	L_{iso}	i	算式
1-1 型强电解质	2	0.86	3.4	1.86	$E = 58.45/M$
1-2 型强电解质	3	0.72	4.3	2.44	$E = 76.677/M$
1-3 型强电解质	4		5.2		$E = 87.864/M^*$
2-1 型强电解质	3	0.72	4.8	2.44	$E = 76.677/M$
2-2 型强电解质	2	0.45	2.0	1.45	$E = 43.00/M^*$
3-1 型强电解质	4		6.0		$E = 99.397/M^*$
非电解质	1	0	1.9	1.0	$E = 31.425/M$
弱电解质			2.0		$E = 33.79/M^*$

* 由 L_{iso} 值求得。

设药物的相对分子质量为 M（g/mol），当 1000mL 溶液中含 1g 药物时冰点下降为：

$$\Delta T_f = L_{iso} \frac{1}{M} \tag{4-45}$$

若 1000mL 中含有 E 克 NaCl 时，与上述溶液的渗透压相等。

$$\Delta T_f = L_{iso} \frac{E}{58.45} = 3.4 \times \frac{E}{58.45} \approx \frac{E}{17} \tag{4-46}$$

公式（4-46）为 1-1 型电解质的 L_{iso} 值，58.45 为 NaCl 的相对分子质量，因上面两溶液为等渗，冰点下降值 ΔT_f 相同，因而得到：

$$L_{iso} \frac{1}{M} = 3.4 \times \frac{E}{58.45} \tag{4-47}$$

$$E \approx 17 \frac{L_{iso}}{M} \tag{4-48}$$

式中：L_{iso} 和 M 分别为药物的 L_{iso} 值和相对分子质量。对于不同类型的化合物，可将公式（4-48）演变为不同形式。

对于强电解质：

$$E = \frac{n \cdot 29.23}{M} \tag{4-49}$$

式中：n 为化合物分子在溶液中解离后形成的离子数目；29.32 是 NaCl 的相对分子质量，由 58.45 除以 2 所得。

对于弱电解质：

$$E = [1 + \alpha(n - 1)] \frac{29.23}{M} \tag{4-50}$$

式中：α 为弱电解质在常温下的解离度。公式（4-46）和（4-47）可以合并为一个通式：

$$E = 31.425 \frac{i}{M} \tag{4-51}$$

用公式（4-51）可导出各类电解质的计算简式，见表 4-21。按这些计算简式可对常用药物的氯化钠当量 E 进行计算，计算值与表值比较结果见表 4-22。对非电解质、1-1 型和 2-1 型强电解质，计算值与表值很接近；对其他型强电解质，个别药物发生偏差；对弱电解质的偏差较大，这是因为它们的解离度受诸多因素影响。

表 4-22 各类药物 E 值的计算与表值

药物类别及其计算式	药物名称	相对分子质量 M（g/mol）	氯化钠等渗当量 E 表值	氯化钠等渗当量 E 计算值
非电解质（$E=31.425/M$）	安替匹林	188.23	0.17	0.1669
	丙二醇	76.10	0.45	0.4130
	酚	94.11	0.32	0.3339
	甘露醇	182.17	0.17	0.1725
	甘油	92.09	0.35	0.3412
	氯霉素	323.13	0.10	0.0973
	无水葡萄糖	180.16	0.18	0.1745
	一水合葡萄糖	198.17	0.16	0.1586
	乳糖	360.31	0.09	0.0872
	山梨醇（半水合物）	191.19	0.16	0.1644
	异烟肼	137.14	0.21	0.2292
	蔗糖	342.30	0.10	0.0918
弱电解质（$E=33.79/M$）	枸橼酸	254.14	0.16	0.1330
	酒石酸	150.09	0.23	0.2251
	硼酸	61.87	0.50	0.5461
	维生素 C	176.12	0.18	0.1919
2-2 型强电解质（$E=43.60/M$）	硫酸铜	159.61	0.27	0.2694
	五水合硫酸铜	249.68	0.18	0.1722
	七水合硫酸铜	287.55	0.15	0.1495
	硫酸毒扁豆碱	281.64	0.13	0.1525
1-1 型强电解质（$E=58.45/M$）	磷酸二氢钾	136.10	0.44	0.4295
	氯化铵	53.49	1.12	1.093
	巴比妥钠	206.17	0.29	0.2835
	磺胺甲噁啶钠	282.30	0.20	0.2071
	磺胺嘧啶钠	272.26	0.21	0.2147
	硫喷妥钠	210.23	0.27	0.2780
	盐酸可待因	424.39	0.14	0.1377
	盐酸可卡因	339.82	0.16	0.1720
	盐酸四环素	480.90	0.14	0.1216
1-1 型电解质	硝酸盐	169.87	0.33	0.3441
	氯化钾	74.55	0.76	0.7840
	碘化钾	166.00	0.34	0.3521
	无水醋酸钠	82.03	0.76	0.7125
	氯化钠	58.45	1.00	1.0000
	苯巴比妥钠	254.22	0.23	0.2299
	苯甲酸钠	144.11	0.40	0.4056
	对氨基水杨酸钠	211.15	0.27	0.2768
	汞撒利	505.82	0.12	0.1156
	青霉素 G 钾	372.48	0.16	0.1569

续表

药物类别及其计算式	药物名称	相对分子质量 M（g/mol）	氯化钠等渗当量 E	
			表值	计算值
1-1 型电解质	氢溴酸后马托品	356.27	0.17	0.1641
	水杨酸钠	160.11	0.36	0.3651
	盐酸利多卡因	228.82	0.22	0.2554
	盐酸麻黄碱	201.70	0.30	0.2898
	盐酸吗啡	375.85	0.15	0.1555
	盐酸匹鲁卡品	244.72	0.24	0.2388
	盐酸普鲁卡因	272.78	0.21	0.2143
1-2 型强电解质 ($E=76.677/M$)	无水碳酸钠	105.99	0.70	0.7234
	一水碳酸钠	124.61	0.60	0.6183
	硫酸阿托品	694.84	0.10	0.1103
	硼砂	219.24	0.35	0.3497
2-1 型强电解质 ($E=76.677/M$)	氯琥珀胆碱	397.34	0.20	0.1930
	葡萄糖酸钙	448.40	0.16	0.1710
	乳酸钙	308.30	0.23	0.2487
1-3 型强电解质 ($E=87.864/M$)	枸橼酸钠	294.10	0.30	0.2988
	磷酸钾	196.27	0.46	0.4478

（二）溶血法测定

取除去纤维蛋白的新鲜人血 0.05mL，与 37℃（或 25℃）、5mL 一定浓度的药物水溶液混合，恒温 45 分钟后取出，迅速离心，取上清液于 540nm 处测吸收度，以含等量血样 100mg/L 皂素水溶液的吸收度 100% 为溶血，药液吸收度除以皂素液吸收度并乘 100%，即得药物溶液的溶血百分数。测定时需用此法制备的 0.9% 氯化钠溶液作空白对照。测定应在恒温下迅速进行，不超过 3 小时。Hammarlund 等用此法测定了数百种药物的等渗溶液的溶血情况，发现约有 40% 药物在其等渗浓度时发生不同程度的溶血，见表 4-23。

表 4-23　一些药物的物化等渗溶液的溶血情况

药物类别	等渗浓度（%）	溶血程度（%）	pH	药物类别	等渗浓度（%）	溶血程度（%）	pH
无机盐类				盐酸哌替啶	4.80	98	5.0
碘化钾	2.59	0	7.0	盐酸匹鲁卡因	4.08	89	4.0
碘化钠	2.37	0	6.9	盐酸普鲁卡因	5.05	91	5.6
焦亚硫酸钠	1.38	5	4.5	盐酸组胺	2.24	79	3.7
磷酸二氢钠（2H₂O）	2.77	0	4.0	蔗糖	9.25	0	6.4
磷酸氢二钠（12H₂O）	4.45	0	9.2	**有机弱酸盐**			
硫代硫酸钠	2.98	0	7.4	氨基水杨酸钠	3.27	0	7.3
硫酸铵	1.68	0	5.3	巴比妥钠	3.12	0	9.8
硫酸钾	2.11	0	6.6	苯巴比妥钠	3.95	0	9.2
硫酸钠	3.95	0	6.7	苯甲酸钠	2.25	0	7.5

续表

药物类别	等渗浓度 (%)	溶血程度 (%)	pH	药物类别	等渗浓度 (%)	溶血程度 (%)	pH
氯化铵	0.80	93	5.0	枸橼酸钠	3.02	0	7.8
氯化钙	1.70	0	5.6	磺胺磺酰钠	3.85	0	8.7
氯化钾	1.19	0	5.9	磺胺嘧啶钠	4.24	0	9.5
氯化钠	0.9	0	6.7	磺胺噻唑钠	4.24	0	9.9
硼砂	2.60	0	9.2	青霉素 G 钾	5.48	0	6.2
碳酸铵	1.29	97	7.7	乳酸钙	4.50	0	6.7
碳酸氢钠	1.39	0	8.3	维生素 C 钠	3.00	0	6.9
硝酸铵	1.30	91	5.3	乙酰唑胺钠	3.85	0	9.2
硝酸钾	1.62	0	5.9	异戊巴比妥钠	3.60	0	9.3
亚硫酸氢钠	1.50	0	3.0	荧光素钠	3.34	0	8.7
有机碱盐类				**酸类**			
甘露醇	5.07	0	6.2	枸橼酸	5.52	100	1.8
磷酸可待因	7.29	0	4.4	酒石酸	3.90	75	1.7
硫酸阿托品	8.85	0	5.0	硼酸	1.90	100	4.6
硫酸苯丙胺	4.23	0	5.9	乳酸	2.30	100	2.1
硫酸甲苯丁胺	4.74	0	4.5	维生素 C	5.04	100	2.2
硫酸麻黄碱	4.54	0	5.7	**有机碱及酰胺类**			
硫酸双氢链霉素	19.40	0	6.1	安替比林	6.81	100	6.1
氯醋甲胆碱	3.21	0	4.5	尼可刹米	5.94	100	6.9
氯化四乙胺	2.67	0	4.7	尿素	1.63	100	6.6
氢溴酸槟榔碱	3.88	41	4.4	双羟丙茶碱	10.87	95	5.9
氢溴酸东莨菪碱	7.85	8	4.8	乌拉坦	2.93	100	6.3
氢溴酸后马托品	5.67	92	5.0	乌洛托品	3.68	100	8.4
乳糖	9.75	0	5.8	戊撑四唑	4.91	100	6.7
山梨醇 $\left(\frac{1}{2}H_2O\right)$	5.48	0	5.9	烟酰胺	4.49	100	7.0
维生素 B_1	4.24	87	3.0	异烟肼	4.35	100	7.1
维生素 K_3	5.07	0	5.3	**糖类和多元醇**			
硝酸匹鲁卡品	4.60	88	3.9	d-果糖	5.05	0	5.9
盐酸阿米洛卡因	4.98	100	5.6	半乳糖	4.92	0	5.9
盐酸苯丙胺	2.64	98	5.7	葡萄糖	5.51	0	5.9
盐酸苯福林	3.00	0	4.5	**醇和酚**			
盐酸可卡因	6.33	47	4.4	乙醇	1.39	100	6.0
盐酸麻黄碱	3.20	96	5.9	1,2-丙二醇	2.00	100	5.5
盐酸美沙酮	8.59	100	5.0	甘油	2.60	100	5.9
				苯酚	2.80	0	5.6

　　用溶血法确定药物溶液是否等张，可先配制 0.32%～0.44% 系列 NaCl 溶液（因为红细胞在 0.44%NaCl 溶液中开始部分溶血，在 0.32% 左右全溶），配制不同浓度的药物溶液，得到具有相同溶血程度的 NaCl 溶液浓度和药物溶液浓度时，则可认为此两种溶液的张度相等。

　　按此法可求等张系数 i。当某浓度的药物溶液与一定浓度的 NaCl 溶液溶血程度相同时，得：

$$\frac{i_{NaCl} \times a}{M_{NaCl}} = \frac{i_D \times b}{M_D} \tag{4-52}$$

式中：i_{NaCl} 为 1.86 和 i_D 分别为 NaCl 和药物的等张系数；M 为相对分子质量；a 和 b 分别为 100mL 溶液中 NaCl 和药物的克数。

一些药物的 i 值（37℃）如下：葡萄糖 0.55，硫酸镁 1.99，甘露醇 1.37，枸橼酸钠 4.2，对氨基水杨酸钠 2.00，山梨醇 1.36，蔗糖 1.37，硫酸阿托品 1.91，氯化钙 2.76，葡萄糖酸钙 2.77。利用 i 值可用公式（4-51）计算药物的等渗当量 E。

引起溶血的物质大致有以下几类：①第一类是自由透膜的药物，药物本身或药物解离出的正负离子能自由通过细胞膜，促使细胞外水分进入细胞内，使细胞胀大而导致破裂。如各类铵盐、部分有机碱或有机碱盐、低级醇类，如盐酸普鲁卡因、盐酸苯丙胺、尿素、乌拉坦等。②第二类是较强的氧化还原性化合物，这类物质对细胞膜可能产生实质性的破坏或影响，如蛋白质沉淀剂、酶抑制剂，以及部分较强的有机碱及其盐，如硝酸匹鲁卡品、盐酸丁卡因等。这类药物是不能改变溶液浓度或加入氯化钠、葡萄糖调节渗透压来防止或消除溶血。③第三类是维生素 C、枸橼酸、乳酸等较强有机酸，溶血与 pH 值有关，在其等渗浓度 pH 2 时有溶血现象，但用碱中和成碱金属盐后，可防止溶血。对于硼酸和硼砂体系，由于硼酸有一定的脂溶性，在其等渗浓度（1.99%）时可溶血，但加入适量硼砂（摩尔分数大于 0.25）时，即可防止溶血。

用溶血法测得的等张浓度和化学法求算有出入，前者更实际可靠。但溶血试验的实验条件要求较高，影响因素也较多，如红细胞来源引起的差异、个体差异、红细胞寿命、机械因素等。冰点下降法和氯化钠等渗当量法仍是常用的方法。

当某些药物需用冰点下降法测定张度时，由于冰点下降时可能发生分子缔合，此时的冰点不能反映溶液在正常条件下的渗透压。在一些多组分溶液中，也可能因分子、离子之间的相互作用而减少了溶液中的质点数，导致渗透压比计算值偏低。此外，高分子的相对质量大，如相对质量为 20000，浓度 1%（w/v）的溶液，其冰点下降仅为 0.001℃，这就很难从温度计上精确读出，但可直接测定其渗透压。

在实际应用中，乙醇、甘油、尿素、乌拉坦、盐酸普鲁卡因、氯霉素、吐温-80、氨茶碱、苯巴比妥等计算出的等渗浓度均有不同程度的溶血，故必须以实测数据为准。

例 4-14：已知血浆冰点下降 0.52℃，计算无水葡萄糖等张溶液的百分浓度。

解：葡萄糖为非电解质，查表 4-8，得 $L_{iso} = 1.9$，

$$m = \frac{\Delta T_f}{L_{iso}} = \frac{0.52}{1.9} = 0.274 \text{mol/kg}$$

无水葡萄糖的摩尔质量为 0.1802kg/mol，

$$其百分浓度 = \frac{0.274 \times 0.1802 \times 1000}{10} \times 100\% = 4.93\%$$

若考虑其溶液的离子强度，则可采用实用渗透系数 g 进行计算：

$$g = 1 - 0.375 Z_+ Z_- \sqrt{I} \tag{4-53}$$

或

$$g = 1 - \frac{0.375 Z_+ Z_- \sqrt{I}}{1 + \sqrt{I}} \tag{4-54}$$

式中：Z 为电荷数；离子强度 I 是浓度 m 的函数：

$$I = \frac{1}{2} \sum (m_i Z_i^2)$$

用 g 代替公式（4-44）中的 i：

$$m = \frac{\Delta T_f}{g \cdot K_f} = \frac{\Delta T_f}{K_f(1 - 0.375 Z_+ Z_- \sqrt{I})} \tag{4-55}$$

或

$$m - \frac{\Delta T_f}{K_f(1 - 0.375 Z_+ Z_- \sqrt{I})} = 0 \tag{4-56}$$

若已知 ΔT_f，K_f 和电解质类型，便可求浓度 m。

例 4-15：求 1-1 型电解质冰点下降 $0.56\,℃$ 时的浓度。

解：对 1-1 型电解质：

$$I = \frac{1}{2}(m_+ \cdot Z_+^2 + m_- Z_-^2) = \frac{1}{2}(m + m) = m$$

将 $I = m$ 代入公式（4-52），得：

$$m - \frac{0.56}{2 \times 1.86(1 - 0.375\sqrt{m})} = 0$$

$$m = 0.1789 \, mol/kg$$

例 4-16：测得 100mL 溶液中 0.67mL NaAc 和 0.46g NaCl 的溶血程度相当，求 NaAc 的氯化钠等渗当量 E。

解：$a = 0.4b$，$b = 0.67$，$M_{NaAc} = 82.03$

$$\frac{1.86 \times 0.46}{58.45} = \frac{i_D \times 0.67}{82.03}$$

$$i_D = 1.79$$

$$E = 31.425 \frac{i}{M} = 31.425 \times \frac{1.79}{82.03} = 0.686$$

四、等张溶液的配制与张度调节剂

配制注射剂、输液、滴眼剂时，除加入必需的药物外，还应加入张度调节剂将溶液的张度调至与体液等张。常用的张度调节剂是氯化钠，其次是葡萄糖、硼酸、硼砂、磷酸钠等。有时也用药物作为张度调节剂。例如，可将 10% 转化糖标准溶液作为溶剂配制尿素溶液，将甘油制成 20% 甘油维生素 C 钠注射液。这里，转化糖标准溶液和维生素 C 钠是张度调节剂。调节液体药物的张度通常采用下面几种方法：

1. 溶液依数性法

溶液依数性方法是在药物溶液中加入某种张度调节剂，使药物的冰点降至 $-0.52\,℃$ 而与体液等张，这类方法又可分为冰点下降法和氯化钠等渗当量法。

（1）冰点下降法　因为血浆和泪液的冰点下降值为 $0.52\,℃$，若要配制药物的等张溶液，可通过表 4-24 中药物的冰点下降数据，按公式（4-57）计算出冰点下降 $0.52\,℃$ 时的药物浓度。

$$\omega = \frac{0.52 - a}{b} \tag{4-57}$$

式中：a 为调整前的药物冰点下降度数；b 为浓度为 1% 张度调节剂水溶液的冰点下降度数；

ω 为配制 100L 等张水溶液时，加入等张调节剂的克数。

表 4-24　常用药物的冰点下降度数（℃）

药物	冰点下降度数 1%（w/v）	药物	冰点下降度数 1%（w/v）
安替比林	0.093	氢溴酸东莨菪碱	0.068
氨茶碱	0.098	氢溴酸阿托品	0.097
氨基水杨酸钠	0.170	乳酸	0.239
巴比妥钠	0.171	乳糖	0.040
苯巴比妥钠	0.135	三碘季铵酚	0.046
苯甲醇	0.094	水合乙二胺	0.253
苯甲酸钠	0.230	水杨酸毒扁豆碱	0.090
苯扎氯铵	0.046	水杨酸钠	0.210
苄青霉素钾	0.102	碳酸氢钠	0.380
苄青霉素钠	0.100	托吡卡胺	0.050
醋酸钠（$CH_3COONa \cdot 3H_2O$）	0.265	维生素 B_1	0.139
碘化钾	0.196	维生素 C	0.105
碘化钠	0.222	维生素 K_3	0.115
二盐酸奎宁	0.130	无水葡萄糖	0.101
甘露醇	0.098	戊巴比妥钠	0.145
甘油	0.203	硝酸钾	0.324
高锰酸钾	0.223	硝酸钠	0.480
汞撒利	0.069	硝酸匹鲁卡品	0.132
枸橼酸钠	0.178	硝酸银	0.190
琥珀酸钠氯霉素	0.080	溴醋甲胆碱	0.184
磺胺醋酰钠	0.132	溴新斯的明	0.127
甲基硫酸新斯的明	0.115	烟酸	0.144
甲硝阿托品	0.100	烟酰胺	0.148
间苯二酚	0.161	盐酸阿米替林	0.100
焦亚硫酸钠	0.386	盐酸阿扑吗啡	0.080
酒石酸	0.143	盐酸安他唑啉	0.132
酒石酸肾上腺素	0.098	盐酸苯丙醇胺	0.219
酒石酸锑钾	0.075	盐酸苯福林	0.184
酒石酸戊双吡铵	0.098	盐酸苯海拉明	0.161
磷酸可待因	0.080	盐酸吡哆醇	0.213
磷酸氢二钠	0.207	盐酸苄唑啉	0.196
磷酸组胺	0.149	盐酸丙胺卡因	0.125
硫代硫酸钠	0.181	盐酸丁卡因	0.109
硫喷妥钠	0.155	盐酸环喷托酯	0.115
硫酸阿托品	0.074	盐酸甲氧明	0.150
硫酸苯丙胺	0.129	盐酸可卡因	0.090
硫酸毒扁豆碱	0.074	盐酸奎宁	0.077
硫酸多黏菌素 B	0.052	盐酸利多卡因	0.130

续表

药物	冰点下降度数 1% (w/v)	药物	冰点下降度数 1% (w/v)
硫酸链霉素	0.036	盐酸氯丙嗪	0.058
硫酸吗啡	0.079	盐酸麻黄碱	0.165
硫酸镁	0.094	盐酸吗啡	0.086
硫酸钠	0.148	盐酸美沙酮	0.101
硫酸铜	0.100	盐酸那可汀	0.058
硫酸锌	0.086	盐酸哌替啶	0.125
硫酸新霉素	0.063	盐酸匹鲁卡品	0.138
氯琥珀胆碱	0.115	盐酸普鲁卡因	0.122
氯化氨甲酰甲胆碱	0.205	盐酸普鲁卡因胺	0.127
氯化钙 (2H$_2$O)	0.298	盐酸去甲麻黄碱	0.213
氯化钾	0.439	盐酸士的宁	0.104
氯化镁 (6H$_2$O)	0.259	盐酸四环素	0.081
氯化钠	0.576	盐酸土霉素	0.075
氯化腾喜龙	0.179	盐酸辛可卡因	0.074
氯化锌	0.351	盐酸依米丁	0.058
氯筒箭毒碱	0.076	盐酸乙吗啡	0.088
马来酸麦角新碱	0.089	盐酸异丙嗪	0.104
马来酸美吡拉敏	0.108	盐酸罂粟碱	0.061
美芬辛	0.109	一水葡萄糖	0.091
尼可刹米	0.100	乙醇胺	0.306
硼砂	0.241	异戊巴比妥钠	0.143
硼酸	0.288	异烟肼	0.144
马来酸氯苯那敏	0.085	荧光黄素钠	0.181
葡萄糖酸钙	0.091	蔗糖	0.047

例 4-17：2% 盐酸普鲁卡因冰点下降为 0.24℃，该 100mL 溶液用 NaCl 调至等张溶液，需加 NaCl 多少克？

解：

$$a = 0.24 \quad b = 0.576$$

$$\omega = \frac{0.52 - 0.24}{0.576} = 0.486 \text{g}$$

配制 100mL 2% 盐酸普鲁卡因溶液，加 0.486g NaCl 即成为等张溶液。

（2）氯化钠等渗当量法　按氯化钠等渗当量计算药物溶液等张所需氯化钠或其他张度调节剂的重量，从与体液等张时氯化钠浓度（0.9g/100mL）中减去该药物重量乘以其氯化钠当量，或根据所用张度调节剂由氯化钠当量进行换算而求得。各种药物的氯化钠当量可从表 3-14 中查出。

例 4-18：某溶液 100mL 含硫酸麻黄碱 1.0g，欲使该溶液等张，需加入氯化钠多少克？若以葡萄糖调节等张时，应加入葡萄糖多少克？已知硫酸麻黄碱的氯化钠当量 $E = 0.23$。

解：（1）以氯化钠调节。

1g 硫酸麻黄碱相当于氯化钠的克数为：

$$1.0 \times 0.23 = 0.23 \text{g}$$

现 0.9g 氯化钠才能达等张，故需加氯化钠量为：

$$0.9-0.23=0.67g$$

（2）以葡萄糖调节。

查表 4-24 得葡萄糖（-水）的 $E=0.16$，可按公式（4-58）计算葡萄糖用量：

$$\frac{1g\ 葡萄糖}{0.16gNaCl}=\frac{xg\ 葡萄糖}{0.67gNaCl} \tag{4-58}$$

解后：$x=4.2g$，即为应加入葡萄糖的克数。

2. 等张液体加入量法

等张液体加入量法的步骤是：先将药物溶于一定体积的水中使成为等张溶液（配制 1g 药物成为等张溶液所需蒸馏水的体积，见表 4-25），然后在此溶液中补入已用张度调节剂调为等张的溶液至所需体积即得。

例 4-19：如何配制 1000mL 1% 盐酸普鲁卡因等张溶液。

解：如果是固体粉末，从表 4-17 查得 1g 盐酸普鲁卡因加 23.3mL 水即成为等张溶液。先将 10g 药物溶于 233mL 蒸馏水中，再加入浓度为 0.9%NaCl 水溶液至 1000mL，即得。

此法还可通过氯化钠等渗当量法计算所加入药品用量，以配制 30mL 与体液等张的 1% 盐酸普鲁卡因溶液说明：

将药物的重量 0.3g 乘以其氯化钠当量 E（0.16）折算成氯化钠的量：

$$0.3\times0.16=0.048g$$

已知 0.9%（w/v）NaCl 溶液为等张，0.048g NaCl 配成等张溶液的毫升数 V 为：

$$\frac{0.9}{100}=\frac{0.048}{V}$$

$$V=0.048\times\frac{100}{0.9}=5.3mL$$

式中：0.048 为药物重量 ω 与其氯化钠当量 E 的乘积，而 $\frac{100}{0.9}=111$，故上式可写成通式：

表 4-25　配制 1 克药物使其成为等张溶液需加入蒸馏水的体积

药物（1g）	等张溶液体积（mL）	药物（1g）	等张溶液体积（mL）
苯乙醇	27.7	氢溴酸东莨菪碱	13.3
后马托品氢溴酸盐	19.0	三氯叔丁醇	26.7
琥珀酸钠氯霉素	15.7	水杨酸毒扁豆碱	17.7
磺胺醋酰钠	25.7	碳酸氢钠	73.2
磺胺甲嘧啶钠	25.7	硝酸匹鲁卡品	25.7
磺胺嘧啶钠	26.7	硝酸银	36.7
磺胺噻唑钠	24.3	盐酸奥布卡因	20.0
甲溴后马托品	21.0	盐酸苯福林	35.7
酒石酸肾上腺素	20.0	盐酸丙对卡因	16.7
磷酸二氢钠	44.3	盐酸地布卡因	14.3
磷酸氢二钠	32.3	盐酸丁卡因	20.0
硫酸阿托品	14.3	盐酸非那卡因	22.3
硫酸布他卡因	22.3	盐酸可卡因	17.7
硫酸毒扁豆碱	14.3	盐酸麻黄碱	33.3
硫酸多黏菌素 B	10.0	盐酸哌罗卡因	23.3

续表

药物（1g）	等张溶液体积（mL）	药物（1g）	等张溶液体积（mL）
硫酸链霉素	7.7	盐酸匹鲁卡品	26.7
硫酸麻黄碱	25.7	盐酸普鲁卡因	23.3
硫酸锌	16.7	盐酸肾上腺素	32.3
硫酸新霉素	12.3	盐酸四环素	15.7
硼酸	55.7	盐酸尤卡托品	20.0
硼酸钠	46.7	荧光素钠	34.3
青霉素 G 钾	20.0	黏菌素甲磺钠	16.7

$$V = \omega \times E \times 111.1 \tag{4-59}$$

添加 NaCl 等张溶液或其他等张稀释液至 30mL。

若要配制多组分药物的等张溶液，也可将各组分与水混合后的体积相加，即得此等张溶液的全量。

例 4-20：配制 1000mL 非那卡因等张液，其中含 0.6g 盐酸非那卡因（$E = 0.20$），3.0g 硼酸。

解：按公式（4-56），先算出将 0.6g 盐酸非那卡因和 3.0g 硼酸配制成等张溶液的体积。

$$V = [(0.6 \times 0.20) + (3.0 \times 0.50)] \times 111.1 = 180 \text{ mL}$$

将此两固体与适量灭菌水混合，溶液体积为 180mL 时为等张溶液，然后加入等张稀释液至 1000mL 即得。

（三）作图法

根据药物冰点下降数据，以冰点下降温度对药物浓度作图，若用 NaCl 作为张度调节剂，按 0.9% NaCl 冰点下降 0.52℃ 做出 NaCl 补加线，如图 4-30 所示。如要配制药物某浓度时的等张溶液，只需从图中 NaCl 补加线上查出该浓度对应的 NaCl 量，此值即为应补加的 NaCl 的克数。以配制 2‰ 盐酸普鲁卡因等张溶液为例，即 20‰ 时在 NaCl 补加线上对应于 NaCl 的量约 5.0，即配制 100mL 2% 盐酸普鲁卡因等张溶液需加入 0.5g NaCl。另一种作图法为《国际药典》第 5 版所采用，更为简便，其横坐标为药物浓度，纵坐标为应补加的 NaCl 量见图 4-31，如配制 2% 盐酸普鲁卡因等张溶液，直接从深度 2% 对应补加线上的 NaCl 量为 0.5g。

作图法较为直观、方便，但用图表示的药物数量有限，同时读数欠准确，因此应根据具体制剂要求选择适宜的方法进行等渗调节。

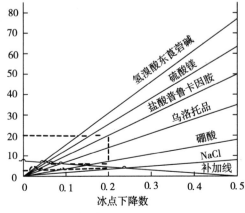

图 4-30　氯化钠调节等张用量图

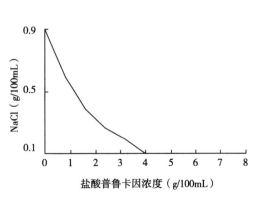

图 4-31　氯化钠调节盐酸普鲁卡因等张溶液用量图

<h2 style="text-align:center">第七节　分　配</h2>

在两种互不相溶的共存液体体系中，加入一种溶质，当溶解达平衡时，溶质在两液体中的浓度之比，在恒温下是常数，与加入溶质的量无关，此常数为分配系数。严格地说，这种分配只适用于稀溶液，且溶质在两液体中不发生缔合、解离和溶剂化作用。对浓溶液则产生偏差。

一、分配系数的测定与求算

1. 分配系数

物理化学实验表明，在恒温恒压下，若一种物质溶解在两个共存而又不相溶的溶剂中，而溶质在两种溶剂中分子大小相同且浓度不大，达到平衡时，该物质在两溶剂中的浓度比值，为一常数，称为分配系数（partition coefficient，P），这种关系称为分配定律，其数学表达式见公式（4-60）：

$$P = \frac{C_{\mathrm{A}}}{C_{\mathrm{B}}} \tag{4-60}$$

式中：C_{A}、C_{B} 分别为溶质在溶剂 A、溶剂 B 中的浓度；P 为分配系数。

药物的分配系数越大，亲脂性越强。将强亲脂性的药物溶于非极性溶剂时，形成正规溶液（如游离生物碱溶于氯仿）。由于生物膜相当于类脂屏障，该屏障作用与被转运分子的亲脂性有关，亲脂性药物一般容易穿过类脂质屏障，利于吸收。而油/水分配系数是分子亲脂性的度量，因此在处方设计时，将分配系数作为一个重要的物理常数来考虑；药物的分配系数越大，通过生物膜的可能性越大。

2. 分配系数的测定

（1）经典法　测定药物分配系数的常用经典方法是用 V_2（mL 或 L）有机溶剂提取 V_1（mL 或 L）的药物饱和水溶液，测得平衡时 V_2 中的浓度（C_2），则水相中的剩余药量 $M = C_1 V_1 - C_2 V_2$。分配系数可用公式（4-61）求得：

$$P = \frac{C_2 V_2}{M} \tag{4-61}$$

用于研究分配系数的代表性亲脂性溶剂见表 4-26。

由于辛醇的极性和溶解性能比其他惰性溶剂好，药物分配进入辛醇比分配进入惰性溶剂容易，且毒性较小，故 1-辛醇较常用。浓度可以重量浓度（mg/mL）、摩尔浓度（mol/L）或摩尔分数等表示。

（2）色谱法　高效液相色谱法（HPLC）测定药物分配系数的原理是根据药物油/水分配系数 P 与容量因子 K 呈线性相关，见公式（4-62）：

$$\lg P = a\lg K + C \tag{4-62}$$

式中：$K = \dfrac{t_{\mathrm{R}} - t_0}{t_0}$；$t_{\mathrm{R}}$ 为保留时间；t_0 为死时间；冲洗时间 $t_{\mathrm{C}} = t_{\mathrm{R}} - t_0$。

选择一组已知 P 值的同系物，测定 t_{R}，计算 K，作 $\lg P - \lg K$ 图，由斜率和截距即可求出 a 和 C。

表4-26　常用亲脂性溶剂的溶解度参数及分配系数

溶剂	溶剂类型	介电常数（ε）	溶解度%（w/w）		酚 $K_{O/W}$	尼古丁 $K_{O/W}$
			溶剂在水中	水在溶剂中		
1-丁醇	A：B	17.51	7.45	16.99		
1-辛醇	A：B	10.34	0.0583	4.14	29.512	14.791
2-丁酮	B	18.51	27.5	9.83		
n-戊醇	A：B	13.90	2.19	9.00	26.915	
苯	N	2.28	0.178	0.047	2.367	9.5499
二氯甲烷	A	8.93	1.30	0.198	3.9811	4.791
环己烷	N	2.02	0.0055	0.0045	0.1413	1.7783
甲苯	N	2.38	0.052	0.046	1.803	7.2444
氯仿	A	4.81	0.815	0.123	2.2397	7.625
四氯化碳	N	2.24	0.077	0.018	0.3715	8.7096
硝基苯	A：B	34.80	0.20	0.324	8.130	8.128
乙醚	B	4.34	6.84	1.242	40.738	
乙酸乙酯	B	6.02	8.08	2.916	57.544	
正庚烷	N	1.92	0.0029	0.0059	0.1349	1.0715
正己烷	N	1.88	0.00095	0.0111	0.1096	

注：$K_{O/W}$ 表示油/水分配系数，A 表示酸性，B 表示碱性，A：B 表示两性，N 表示非极性。

（3）薄层层析和纸层析法　薄层层析和纸层析法系根据药物的比移值 R_f 与药物在该系统中的分配系数 P 的关系，来确定 P 的大小，见式（4-63）：

$$\lg P = R_m + \lg K \tag{4-63}$$

$$R_m = \lg\left(\frac{1}{R_f} - 1\right) \tag{4-64}$$

式中：K 为常数；R_f 为比移值。

可选择已知 $\lg P$ 的化合物，测定比移值 R_f，求得 R_m，进而求得 $\lg K$，然后再测未知样品的 R_f，即可求得 $\lg P$。TLC 法的优点是速度快，样品无需严格的纯化。

测定药物分配系数时应注意：①溶剂系统的选择；②恒温条件；③pH 的影响，以及附加剂等影响。

由于生物膜为脂溶性结构，一般而言，药物分配系数越大，通过生物膜的可能性越大。了解和测定药物的分配系数，不仅可预计药物在给药部位的释放和吸收状态，而且也是选择辅料或附加剂的基本要素。尤其在制备半固体、固体制剂时要兼顾药物在给药部位释放后的状态，药物的油/水分配系数越大，吸收入血的可能性越大。

3. 分配系数的计算

（1）运用 Collander 方程进行计算　溶质在一种溶剂系统中的分配系数 K_A 与另一种溶剂系统中的分配系数 K_B 之间有如下经验式：

$$\lg K_A = a \lg K_B + b \tag{4-65}$$

式中：a 和 b 为常数。

公式（4-65）称为 Collander 方程。由该式可从溶质在一种溶剂系统中的分配系数求算在另一种溶剂系统中的分配系数。计算时用摩尔浓度，并限于无缔合或解离的情况，即使有缔合或解离，影响也不大。此式不太精确，但仍有价值。常数 a 和常数 b 随溶质和溶剂系统不同而变化。

使用 Collander 方程时，若将溶质分为电子受体和电子供体，则用于这两类溶质的方程中的 a 和 b 值不同，可提高方程的精确性。对溶质在某些溶剂中作为电子受体还可以分为受体 I 和 II，分类见表 4-27。Collander 方程中的常数见表 4-28。

一般以正辛醇-水溶剂系统作为参比系统，即系统 B。选用正辛醇是由于其极性与多数有机液体的极性相差不太大，其溶度参数与生物膜的溶度参数 $21.07J^{1/2}/cm^{3/2}$ 一致，所以正辛醇是作为模拟生物膜的一种溶剂。

表 4-27　Collander 方程中溶质的分类

电子供体	电子受体
脂肪胺类与亚胺类	I. 酸类，酚类
叔胺类，包括 N-环化合物，酮类，醛类，酯类，分子内氢键的化合物，芳香烃类	II. 巴比妥类，醇类，酰胺类（负取代基，但非二取代），磺胺类，腈类，亚酰胺类，芳香胺类，（非二 N-取代）

若系统 A 的非水溶剂与正辛醇的性质相似，则 Collander 方程中的常数 a，即直线的斜率，应接近于 1，相关系数 γ 也接近于 1。若有偏差，是由于氢键的相互作用。

表 4-28　Collander 方程 $lgK_A = algK_B + b$ 的常数

溶剂	溶质	a	b	n	r	s
苯	所有溶质	0.979	−1.005	52	0.815	0.555
	电子受体	1.015	−1.402	33	0.962	0.234
	电子供体	1.223	−0.573	19	0.958	0.291
环己烷	所有溶质	0.872	−1.241	56	0.649	1.015
	电子受体	0.675	−1.842	26	0.761	0.503
	电子供体	1.063	−0.734	30	0.957	0.360
氯仿	所有溶质	1.012	−0.512	72	0.811	0.734
	电子受体 I	1.126	−1.343	28	0.967	0.308
	电子受体 II	1.100	−0.649	23	0.971	0.292
	电子供体	1.276	0.171	21	0.976	0.251
四氯化碳	所有溶质	1.307	−1.592	41	0.797	0.937
	电子受体 I	1.168	−2.163	24	0.974	0.282
	电子受体 II	0.862	−0.626	6	0.809	0.462
	电子供体	1.207	−0.219	11	0.959	0.347
乙醚	所有溶质	1.184	−0.474	103	0.929	0.477
	电子受体	1.130	−0.170	71	0.988	0.186
	电子供体	1.142	−1.070	32	0.957	0.326
乙酸乙酯	所有溶质	0.932	0.052	9	0.969	0.202
油类	所有溶质	1.096	−1.147	79	0.945	0.470
	电子受体	1.099	−1.310	65	0.981	0.271
	电子供体	1.119	−0.325	14	0.988	0.233

注：n 为回归时所用溶质数，r 为相关系数，s 为标准差。

例 4-21：根据溶质乙醇和苯胺在正辛醇-水中的分配系数 K_B 分别为 0.490 和 7.94，由 Collander 方程求这两种溶质分别在乙醚-水和氯仿-水中的分配系数。

解：乙醇为电子受体 II，在乙醚-水中的分配系数为：

$$\lg K = 1.130\lg 0.490 - 0.170 = -0.52$$

$\lg K$ 的平均实验值为 -0.55，与计算值基本一致。

乙醇在氯仿-水中的分配系数为：

$$\lg K = 1.100\lg 0.490 - 0.649 = -0.99$$

$\lg K$ 的平均实验值为 -0.85，与计算值较接近。

苯胺为电子受体 II，在乙醚-水中的分配系数为：

$$\lg K = 1.130\lg 7.94 - 0.170 = 0.847$$

$\lg K$ 的平均实验值为 0.85，与计算值极为一致。

苯胺在氯仿-水中的分配系数为：

$$\lg K = 1.100\lg 7.94 - 0.649 = 0.341$$

若将苯胺作为电子受体 1，则：

$$\lg K = 1.126\lg 7.94 - 1.343 = -0.33$$

$\lg K$ 的平均实验值为 1.32。此二计算值与实验值相差太远，表明计算有问题。考虑到氨基在苯环上加强了苯环的电子云密度，这样，氯仿的氢原子有得电子的能力，接受苯胺分子中氨基的电子，而使苯胺成为电子供体。这样，

$$\lg K = 1.126\lg 7.94 + 0.171 = 1.319$$

此值与实验值完全一致。

（2）运用碎片常数进行计算　碎片常数是分子中的原子或基团对分子的分配系数贡献的值。用碎片常数求算分配系数的方法是求碎片常数的加和，即

$$\lg K = \sum af \tag{4-66}$$

式中：f 为组成分子的每一原子或基团（碎片）的碎片常数；a 为分子中该碎片的数目。碎片常数用来求算化合物在正辛醇-水中的分配系数。碎片常数有两种：Rekker 碎片常数和 Hansch-Leo 碎片常数。

Rekker 碎片常数的数值见表 4-29 和 4-30。

芳香环连接处的碳以 C^* 表示，$f_{C^*} = 0.314$。当 H 原子连接吸电子基时，如羰基和羧基，碎片常数为 0.47。

表 4-29　Rekker 碎片常数*

碎片	常数	碎片	常数	碎片	常数	碎片	常数
Br	0.24	CH_2	0.527	COOH	-1.003	NH_2	-1.380
C（季碳）	0.14	CH_3	0.702	F	-0.51	NO_2	-1.06
C=O	-1.69	Cl	0.06	H	0.21	O	-1.536
C_6H_5	1.896	CN	-1.13	I	0.59	OH	-1.440
CH	0.236	$CONH_2$	-1.99	N	-2.133		
$CH=CH_2$	0.93	COO	-1.281	NH	-1.864		

注：*两个亲水基被一个 CH_2 隔开，加 0.80；两个亲水基被二个 CH_2 隔开，加 0.46。

表 4-30 芳香族 Rekker 碎片常数

碎片	常数	碎片	常数	碎片	常数
(ar) CO (al)	-0.869	$CONH_2$	-1.120	O	-0.454
(ar) OCONH (al)	-1.370	COO	-0.43	OCH_2COOH	-0.588
Br	1.168	COOH	0.00	OH	-0.359
C_6H_3	1.440	F	0.412	S	0.11
C_6H_4	1.719	H	0.21	SH	0.62
C_6H_5	1.90	I	1.460	SO	-2.05
CF_2	1.25	N	-1.06	SO_2	-1.87
CH_{ar}	0.356	NH	-0.93	SO_2NH	-1.506
Cl	0.943	NH_2	-0.897		
CN	-0.23	NO_2	-0.077		

例 4-22：求下列各化合物的 $\lg K$ 值，乙酸乙酯 $CH_3COOC_2H_5$，2-氨基乙醇 $NH_2CH_2CH_2OH$，

1,2-环戊并苯 ，对氯酚 Cl——⟨——⟩——OH ，苯甲醛 C_6H_5CHO。

解：

（1）乙酸乙酯：

$$\lg K = 2f_{CH_3} + f_{CH_2} + f_{COO} = 2 \times 0.702 + 0.527 - 1.281 = 0.650 \quad （实验值0.68）$$

（2）2-氨基乙醇：

$$\lg K = f_{NH_2} + 2f_{CH_2} + f_{OH} + 0.46 = -1.380 + 2 \times 0.527 - 1.440 + 0.46 = -1.306$$

$$（实验值-1.31）$$

（3）1,2-环戊并苯：

$$\lg K = f_{C_6H_4} + 3f_{CH_2} = 1.719 + 3 \times 0.527 = 3.30 \quad （实验值3.30）$$

（4）对氯酚：

$$\lg K = f_{C_6H_4} + f_{Cl} + f_{OH} = 1.719 + 0.943 - 0.359 = 2.303 \quad （实验值2.42）$$

（5）苯甲醛：

$$\lg K = f_{C_6H_5} + f_{(ar) CO(al)} + 0.47 = 1.90 - 0.869 + 0.47 = 1.501 \quad （实验值1.50）$$

2. Hansch-Leo 碎片常数

由原子或基团的碎片常数加和性求算分配系数时，产生偏差，所以加入校正因子 F ，则：

$$\lg K = \sum af + \sum bF \tag{4-64}$$

式中：a 和 f 的意义同上；b 为校正次数。

一些 Hans-Leo 碎片常数的值见表 4-31～4-34。

在卤代烷烃中，若取代的卤原子数多于 2，应作如下校正，n 为卤原子数。

同一碳上有 2 个卤原子，$F_{2x} = 0.3 \times n$

同一碳上有 3 个卤原子，$F_{3x} = 0.53 \times n$

同一碳上有 4 个卤原子，$F_{4x} = 0.72 \times n$

相邻的单取代碳，$F_{nx} = (n - 1) \times 0.28$

表 4-31 单原子 Hansch-Leo 碎片常数

碎片	f	碎片	f	碎片	f
Br	0.20	F	−0.38	N	−2.18
C	0.20	H	0.225	O	−1.82
Cl	0.06	I	0.59	S	−0.79

表 4-32 多原子 Hansch-Leo 碎片常数

碎片	f	f_{ar}	碎片	f	f_{ar}
CH＝NOH	1.02	0.15	NHCONH	2.18	1.07
CN	1.27	0.34	NHCONH$_2$	2.18	1.07
—CON	3.04	2.80	NO$_2$	1.16	0.03
CONH	2.71	1.81	OCONH	1.79	1.46
COO	1.49	0.56	OCONH$_2$	1.58	0.82
COOH	1.11	0.03	OH	1.64	0.44
NH	2.15	1.03	—SCN	0.48	0.64
NH$_2$	1.54	1.00	SH	0.23	0.62

表 4-33 芳环上基团的 Hansch-Leo 碎片常数

碎片	f_{ar}	碎片	f_{ar}	碎片	f_{ar}
$\overset{*}{C}$（二环共用）	0.225	—N<ar	−0.56	—NH—CO—	−2.00
$\overset{*}{C}$（二杂环共用）	0.44	—N＝	−1.12	—NO$_2$	−0.03
C	0.13	—N＝CH—NH—	0.79	-O-	−0.08
—CO—	−0.59	—N＝CH—O—	−0.71	-OCO-	−1.40
—CH＝N—NH—	−0.47	—N＝CH—S—	−0.29	-S-	0.36
H	0.225	—N＝N—	−2.14		
—N<	−1.60	—NH—	−0.65		

表 4-34 校正因子

芳香族	
$F_{2ar,＝}$	0.00（二个芳环中共轭的双键）
$F_{2ar,≡}$	0.00（二个芳环中共轭的三键）
$F_{ar,＝}$	−0.42（一个芳环中共轭的双键）
脂肪族	
F	−0.12（链的校正因子，对≥3 个碳的链，乘以 n−1，n 为碳原子数。）
F＝	−0.55（双键）
F≡	−1.42（三键）
F_{ar}	−0.09（环的校正因子，乘以环中键数）
F_{br}	−0.13（支链）

例 4-23：求下列各物质的 $\lg K$ 。

解：

（1）正己烷 ｛CH_3（CH_2）$_4CH_3$｝：

$$\begin{aligned}\lg K &= 6f_C + 14f_H + (5 - 1) F \\ &= 6×0.2+14×0.225-4×0.12 = 3.87 （实验值 3.85）\end{aligned}$$

（2）异丁烷 $\{(CH_3)_2CHCH_3\}$：

$$\begin{aligned}\lg K &= 4f_C + 10f_H + (3 - 1) F + F_{br} \\ &= 4×0.20+10×0.225-2×0.12-0.13 = 2.68 （实验值 2.76）\end{aligned}$$

（3）氯甲烷 $\{CH_3Cl\}$：

$$\begin{aligned}\lg K &= f_C + 3f_H + f_{Cl} \\ &= 0.2+3×0.225+0.06 = 0.935 （实验值 0.91）\end{aligned}$$

（4）丁胺 $\{CH_3CH_2CH_2CH_2NH_2\}$：

$$\begin{aligned}\lg K &= 4f_C + 9f_H + f_{NH_2} + (4 - 1) F \\ &= 4×0.20+9×0.225-1.54-3×0.12 = 0.925 　（实验值 0.88）\end{aligned}$$

（5）甲替乙酰胺 $\{CH_3NHCOCH_3\}$：

$$\begin{aligned}\lg K &= 2f_C + 6f_H + f_{CONH} \\ &= 2×0.20+6×0.225-2.71 = -0.96 （实验值-1.05）\end{aligned}$$

（6）苯 $\{\hexagon\}$：

$$\begin{aligned}\lg K &= 6f_{ar, C} + 6f_{ar, H} \\ &= 6×0.13+6×0.225 = 2.13 （实验值 2.13）\end{aligned}$$

（7）萘 $\{\text{naphthalene}\}$：

$$\begin{aligned}\lg K &= 8f_{ar, C} + 2f_{ar, C} + 8f_{ar, H} \\ &= 8×0.13+2×0.225+8×0.225 = 3.29 （实验值 3.20）\end{aligned}$$

（8）硝基苯 $\{\hexagon-NO_2\}$：

$$\begin{aligned}\lg K &= 6f_{ar, C} + 5f_{ar, H} + f_{ar, NO_2} \\ &= 6×0.13+5×0.225-0.03 = 1.875 （实验值 1.84）\end{aligned}$$

（9）吡啶 $\{\text{pyridine}\}$：

$$\begin{aligned}\lg K &= 5f_{ar, C} + 5f_{ar, H} + f_{ar, N} \\ &= 5×0.13+5×0.225-1.12 = 0.655 （实验值 0.64）\end{aligned}$$

（10）噻吩 $\{\text{thiophene}\}$：

$$\begin{aligned}\lg K &= 4f_{ar, C} + 4f_{ar, H} + f_{ar, s} \\ &= 4×0.13+4×0.225+0.36 = 1.78 （实验值 1.81）\end{aligned}$$

二、分配系数与溶解度的关系

有机非电解质在正辛醇-水中的分配系数 K 与在水中的摩尔溶解度 S 之间的关系，Hansch 等提出了下面的关系式（1）；Yalkowsky 和 Valvani 提出了关系式（2）～（4）。

（1）$\lg S = -1.34\lg K + 0.98$，$\gamma = 0.935$，$n = 156$，$s = 0.472$

（2）$\lg S = -1.07\lg K + 0.67$，$\gamma = 0.954$，$n = 156$，$s = 0.334$

（3）$\lg S = -1.05\lg K - 0.012mp + 0.87$，$\gamma = 0.989$，$n = 155$，$s = 0.308$

（4）$\lg S = -\lg K - 0.0099mp + 1.05$

式中：mp 为固体的熔点，以摄氏度表示，若为液体，$mp = 25℃$。

三、分配系数在生物体系中的应用

体外测定分配系数较容易，可根据其测定值预测药物在复杂生物体系中的活性，因为药物的活性与其亲脂性有关。例如，四环素类的亲脂性与其药理作用有关，Barga 等和 Hoeprich 等研究二甲胺四环素，脱氧土霉素，四环素和土霉素，发现它们在类脂中的溶解度与在血浆中的平均浓度，以及肾吸收外和排泄呈反比关系，亲脂性较大的二甲胺四环素和脱氧土霉素（正辛醇-水的分配系数分别为 1.1 和 0.6），可被检测到血药浓度，并通过血脑屏障和血眼屏障；磺胺类向人体红细胞扩散取决于药物与血浆的结合量，以及在类脂中的溶解度。磺胺类和许多其他酸向人体红细胞渗透实验表明，渗透速率的对数与在氯仿-水（pH 值 7.4）中的表观分配系数之间几乎呈线性关系，分配系数越大，其渗透能力越大，越易向人体红细胞扩散；脂肪酸和酯类对枯草杆菌的抑菌作用与在正辛醇-水中的分配系数呈正相关，分配系数越大，抑菌作用越强，所需浓度越低。此外，脑血管造影时的 X 射线造影剂进入脑的速度与分配系数成正比，青霉素类的毒性也与分配系数有关。

综上所述，在对药物制剂进行生物等效性评价时，最好在体外测定正辛醇与水的分配系数，用以初步估算体内的生物等效性情况。

思考题

1. 现有一个创新化合物，欲对其进行处方前研究的溶解度测定，请思考特性溶解度和平衡溶解度测定曲线的区别。

2. 请思考对药材中不同极性活性成分提取，为什么常使用不同浓度乙醇作为提取溶剂？

3. 维生素 A 为脂溶性维生素，同样使用表面活性剂，欲将维生素 A 制备成溶液剂和乳剂，请思考分别使用哪两种技术进行制备，两者有什么区别？

第五章

药物的表面现象与表面活性剂

扫一扫，查阅本章数字资源，含PPT、音视频、图片等

第一节　表面张力与表面自由能

为什么荷叶上有晶莹剔透的露珠，为什么肥皂加水能吹出美丽的泡泡，这些都是因为表面张力的存在，表面张力是研究物质表面现象的基本物理。由于物体表面层分子与物体主体分子周围的环境不同，具有表面张力、表面吸附、毛细管现象、过饱和状态等特殊性质。对于单组分体系，表面张力来自于同一物质在不同相中的密度差异；对于多组分体系，表面张力来自界面层两相的组成不同。

液体表面有自动收缩的倾向，为当重力可以忽略时液体总是趋向于形成球形，如图5-1（a）所示。液体表面自动收缩倾向的驱动力，源于表面层分子与溶液主体内部分子所受作用力的差别，如图5-1（b）所示。

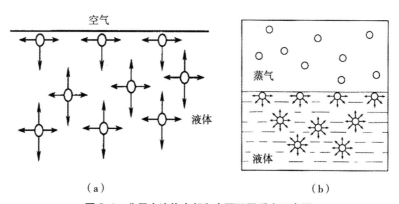

（a）　　　　　　　　　　　　（b）

图5-1　分子在液体内部和表面不同受力示意图

一、表面张力

在体相内部，分子受到周围分子的作用力是对称的，而液-气界面上液体分子受到液相分子的引力比气相分子对它的引力强，所受的力则不对称，表面分子受到指向液体内部并垂直于界面的引力，因此有向液面内部迁移的趋势，使液体表面有自动收缩的现象。这种引起液体表面自动收缩的力，称为表面张力。

制作一边可以活动的方框 abcd，其中 cd 为活动边，长度为 L，如图5-2所示。

使液体在此框上形成液膜，若活动边与框架之间的摩擦很小，则液体表面有自动收缩现象，cd 边将自动向 ab 边移动。欲制止液膜的自动收缩，必须施加一个适当大小的外力于活动边上。

当活动边与框间的摩擦力可以忽略不计时，可保持液膜所施加外力 F 与活动边的长度 L 成正比。以公式表示为：

$$F = \sigma \cdot 2L \qquad (5-1)$$

式中：σ 表示比例系数，系数 2 表示液膜有两个表面。

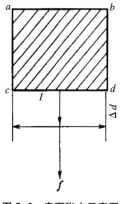

图 5-2 表面张力示意图

比例系数 σ 为表面张力（surface tension），其方向和液体表面相切、垂直作用在表面单位长度线段上，和向内净的拉力垂直。其物理意义为垂直通过液体表面上任一单位长度、与液面相切的收缩表面的力，单位为 mN/m 或 dyn/cm。表面张力实际是分子间吸引力的一种量度，分子间吸引力大者，表面张力则高。界面张力 σ_{12} 可由下式计算而得：

$$\sigma_{12} = \sigma_1 - \sigma_2 \qquad (5-2)$$

式中：σ_1、σ_2 分别为液体 1 和液体 2 在相互饱和时的表面张力。

由此看来，界面张力比表面张力要小很多，例如戊醇-水之间的界面张力，可以降低到 4.8mN/m。

通过下述实验可以更清楚地看到表面张力的作用与方向。将一个系有棉线圈的金属环放在肥皂液中浸一下，然后取出，这时金属环上布满肥皂液膜，液膜上的线圈是松弛的，线的两边受着大小相等、方向相反的作用力，如图 5-3（a）所示。如果用针刺破线圈内的液膜，线圈两边的作用力将不再平衡，而被拉成圆形，如图 5-3（b）所示。此现象表明，沿着液膜表面存在着与液面相切使液膜收缩的力，这就是表面张力。图 5-3 箭头所指的方向就是线圈上表面张力的方向，它与液面相切并垂直作用于线的每单位长度上。

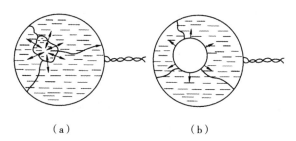

（a） （b）

图 5-3 表面张力演示实验

二、影响表面张力的因素

表面张力是强度性质，其数值与所处的温度、压力、组成及共存的另一相性质有关。表 5-1 为某些液体在 20℃、101.325kPa 条件下的表（界）面张力。

1. 物质的性质

物质分子间引力越大，表面张力越大。例如，各种物质呈液态时的表面张力，以银、铜等金属物质最大，离子键的氧化铁、氯化钠次之，极性共价键的水再次之。

2. 温度

物质的表面张力通常随着温度的升高而减小。一般情况下，由于温度升高时物质的体积膨胀，密度减小，气液密度差减小，使表面层分子指向液体内部的引力减弱。

表 5-1 某些液体的表面张力及界面张力

液体/气体	表面张力（N/m）	液体/水	界面张力（N/m）
水	72.75×10^{-3}		
苯	28.88×10^{-3}	苯	35.0×10^{-3}
庚烷	20.14×10^{-3}	庚烷	50.2×10^{-3}
乙醚	20.1×10^{-3}	乙醚	9.7×10^{-3}
四氯化碳	26.9×10^{-3}	四氯化碳	45.0×10^{-3}
二硫化碳	33.5×10^{-3}	二硫化碳	48.4×10^{-3}
液体石蜡	33.1×10^{-3}	液体石蜡	53.1×10^{-3}
橄榄油	35.8×10^{-3}	橄榄油	22.8×10^{-3}
乙醇	22.27×10^{-3}		
乙二醇	46.0×10^{-3}		
甘油	63.0×10^{-3}		

测定液体表面张力的方法很多，常用的有环法（ring method）、毛细管上升法（capillary rise method）、滴重法（drop weight method）、最大泡压法、吊片法等，不论何种测定液体表面张力的方法，在测定过程中均需液体表面发生移动。由于固体表面不能任意移动，因而迄今尚无直接测定固体表面张力的方法。根据间接推算，固体的表面吉布斯能或表面张力一般比液体要大得多。

三、表面自由能

表面张力可从能量方面来研究。在图 5-2 所示的体系中，若增加一无限小的力于 cd，以使其向下移动 dx 距离，对体系所做的可逆功：

$$dW = Fdx = \sigma \times 2Ldx = \sigma \times dA \tag{5-3}$$

式中：$dA = 2Ldx$，是体系表面积的改变量。

此可逆功即为体系自由能的增量 $(dG)_{T,P} = \sigma dA$。由此可得：

$$\sigma = dW/dA = (dG/dA)_{T,P} \tag{5-4}$$

式中：σ 为使液体增加单位表面积所需做的可逆功，或恒温恒压下增加单位表面积时体系自由能的增值，或单位表面上的分子比体相内部同量分子所具有的自由能过剩值，也称为表面过剩自由能，简称表面自由能（surface free energy），常用单位为 mJ/m^2。

表面张力和表面自由能分别是用力学和热力学方法研究液体表面现象时采用的物理量，具有不同的物理意义，所用的单位也不同，却具有相同的量纲。当采用适宜的单位时，两者的数值完全相同。研究界面性质的热力学问题时，通常用比表面吉布斯函数，而在讨论各种界面相互作用的时候，采用表面张力较方便。两个概念常交替使用，如降低比表面吉布斯函数，通常说成降低表面张力过程也是向着比表面吉布斯函数减小的方向进行。若界面不是气-液而是液-液时，由于在界面上的分子受两边的吸引不一样，上述两种情况依然成立，即存在着界面张力和界面自由能。

由于体系常通过降低表面张力、缩小表面积以降低表面自由能，使之趋向于稳定，所以固体和液体的表面均具有吸附作用。

第二节　表面吸附

吸附（adsorbtion）是指组分在界面和本体浓度出现差异的现象。本节介绍液体表面吸附、固体表面吸附的理论和规律、表面吸附在药剂学中的应用等。

一、液体表面的吸附

（一）溶液表面张力等温线

一定温度下，随着浓度的升高，溶液表面张力发生变化，将溶液表面张力对浓度作图，所得曲线为溶液表面张力等温线（surface tension isotherm curve）。表面张力等温线有三种类型，如图 5-4 所示。

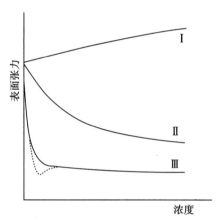

图 5-4　溶液表面张力与浓度的关系

Ⅰ表示随着浓度的增加，表面张力稍有升高，该类溶质包括无机盐、不挥发性酸、碱、多羟基有机物等；Ⅱ表示随着浓度的增加，表面张力缓缓下降，至某浓度后，表面张力不再随溶液浓度变化，趋于稳定；Ⅲ表示随着浓度的增加，表面张力急剧下降，具备该性质的物质即为表面活性剂。直链有机酸、碱的金属盐和烷基磺酸盐等均符合Ⅲ，此类曲线如出现图 5-4 所示虚线部分，可能是由杂质所致的。

（二）溶液表面的吸附

一定温度、压力下，溶剂中加入溶质，如该溶质使表面张力降低，由于表面能降低的天然趋势，则溶质从溶液本体趋于富集于表面层；反之，如溶质使表面张力增加，由于表面能降低的天然趋势，溶质趋于离开表面层，进入溶液本体。如上，在上述两种情形下溶液表面层与本体之间产生浓度差后，溶液中熵增加，由于熵减的天然趋势，浓度又趋于一致。最终，表面自由能降低趋势和溶液熵减趋势达到平衡，在表面层和溶液主体之间产生特定的浓度差。这种溶质在表面层与本体溶液浓度不同的现象称为溶液表面吸附，包括正吸附和负吸附。正吸附指表面层浓度高于溶液主体浓度，凡是能产生显著正吸附的物质称为表面活性剂；负吸附指表面层浓度低于溶液主体浓度。

（三）吉布斯（Gibbs）吸附等温式

描述溶液表面吸附的公式是吉布斯（Gibbs）吸附等温式，如公式（5-5）：

$$\Gamma = -\frac{C}{RT}\left(\frac{\partial \sigma}{\partial C}\right)_T \tag{5-5}$$

式中：C 为浓度；σ 为表面张力；Γ 为浓度时单位表面积上溶质超量（或表面吸附量，表面过剩），即单位面积表面层所含溶质物质的量浓度与溶液本体所含物质的量浓度之差，单位为 mol/m^2；$R = 8.314J/(mol \cdot K)$；$\left(\frac{\partial \sigma}{\partial C}\right)_T$ 为表面活度（surface activity），即改变单位浓度时所引起表面张力的变化。

从 Gibbs 吸附等温式可以看到，溶质使溶液的表面张力降低时，$\left(\frac{\partial \sigma}{\partial C}\right)_T < 0$，则 $\Gamma > 0$，为正吸附；溶质使溶液的表面张力升高时，$\left(\frac{\partial \sigma}{\partial C}\right)_T > 0$，则 $\Gamma < 0$，为负吸附。

二、固体表面的吸附

固体表面的原子，周围原子对其作用力不对称，有剩余力场，可吸附气体或液体分子。根据被吸附分子的性质，固体表面的吸附可分为气体在固体表面的吸附和液体在固体表面的吸附（或固体在液体中的吸附）。

（一）气体在固体表面的吸附

固体表面分子对撞击到表面的气体分子产生吸引力，使气体分子在固体表面发生相对聚集，以降低固体的表面能。气体分子在固体表面上相对聚集的现象，称为气体在固体表面的吸附。具有吸附作用的固体称为吸附剂，被吸附的气体称为吸附质。常用的吸附剂有硅胶、活性氧化铝、活性炭、吸附树脂、黏土、硅藻土、沸石分子筛等。

根据吸附作用力，气体在固体表面的吸附可分为物理吸附和化学吸附，物理吸附相当于分子在固体表面的凝聚，化学吸附实质上是一种化学反应，两者区别如表 5-2。

表 5-2　物理吸附与化学吸附的区别

特性	物理吸附	化学吸附
吸附力	范德华力	化学键力
吸附热	近于液化热	近于化学反应热
吸附选择性	无	有
吸附分子层	单层或多分子层	单分子层
吸附速率	快，易平衡，不需活化能	慢，难平衡、需活化能
吸附稳定性	可逆，会发生表面位移	不可逆，不发生表面位移
发生吸附温度	低于吸附质临界温度	高于吸附质沸点

1. 吸附热与吸附曲线

（1）吸附热　吸附通常自动进行，故气体在固体表面的吸附通常放热。

（2）吸附曲线　对于一定的吸附体系，吸附量与温度和压力有关。吸附量与温度、压力的关系可用吸附曲线表示。一定温度下，改变气体压力，测定相应吸附量，做吸附量-压力曲线，为吸附等温线；做出不同温度的吸附等温线，固定某一压力，做吸附量-温度曲线，为吸附等压线；固定某一吸附量，所做的温度-压力曲线为吸附等量线。这三种曲线相互联系，以吸附等温线使用最多，如图 5-5 即为吸附等温线。

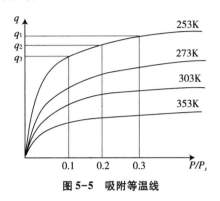

图 5-5 吸附等温线

图 5-5 中纵坐标是吸附量 Γ（q），横坐标是相对压力 P/P_s，P 是吸附平衡时的气体压力，P_s 是该温度下被吸附气体的饱和蒸汽压。

实验表明，不同吸附体系的吸附等温线形状差别较大，Brunauer 等把气体在固体表面的吸附等温线分为五种类型，如图 5-6 所示。

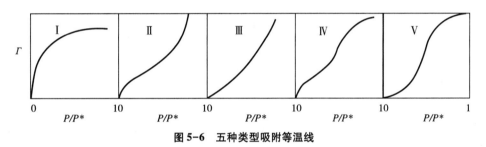

图 5-6 五种类型吸附等温线

纵坐标表示吸附量 Γ，横坐标表示相对压力 P/P^*，其中 P 表示吸附平衡时气体压力，P^* 表示该温度下被吸附气体的饱和蒸汽压，图中 Ⅰ 为单分子层吸附，其余 Ⅱ～Ⅴ 为多分子层吸附。

类型 Ⅰ：该类型称为 Langmuir 型，一般属于单分子层吸附，化学吸附一般也是这种类型。从吸附剂孔径来看，孔半径在 $1.0～1.5nm$ 以下时，通常为该类型。在较低相对压力时，固体表面就吸满单分子层。如常温下，氨、氯乙烷在炭上的吸附。

类型 Ⅱ：这类吸附等温线形状如反"S"状，通常称为反 S 型等温线，但也常称为 S 型等温线。物理吸附通常表现为该类等温线。如低温时（78K），氮在硅胶和高岭土的吸附。符合类型 Ⅱ 的吸附剂一般具有孔径 5nm 以上的微孔。其特点是低压首先形成单分子层吸附；随着压力增加，形成多分子层吸附；在相对压力为 0.4 以上时吸附量又急剧上升，此时被吸附的气体开始凝结为液相。

类型 Ⅲ：该类型比较少见，在低温下等温线是凹的，说明吸附质与吸附剂互相作用很弱，但当压力稍微增加，吸附量即急剧增大，当相对压力接近于 1 时，和类型 Ⅱ 类似，曲线成为和纵轴平行的渐行线。其原因是吸附质的多层吸附变为了吸附质的凝聚。如 352K 时，溴气在硅胶表面的吸附。

类型 Ⅳ：该类等温线在低压时是凸的，说明吸附质和吸附剂之间亲和力较强，随着压力增加，多层吸附逐渐变成毛细管，故吸附量急剧增大，直至毛细管中均盛满吸附质液体而凝结，吸附量不再增加，等温线趋于平缓。发生该类吸附的吸附剂微孔孔径为 $2～20nm$，如水、乙醇、苯在硅胶表面的吸附。

类型Ⅴ：该类等温线在低压下是凹的，和类型Ⅲ一致，随着压力的增大，产生多分子吸附和凝结，该种情况和类型Ⅳ的高压部分相似，如100℃水蒸气在活性炭上的吸附属于该类型。

这五种吸附等温线分类编号及编号顺序已被公认。通过吸附等温线可了解吸附质和吸附剂之间的相互作用，以及有关吸附剂的表面性质的信息。在工作中，遇到的等温线可能并不典型，需要具体问题具体分析。

2. 影响固-气表面吸附的因素

（1）温度　气体吸附是放热过程，温度升高吸附量减少。但实际工作中需要根据体系和要求确定温度，并非温度越低越好。

（2）压力　压力越大，吸附量增大。在物理吸附中，当相对压力 P/P_0 大于 0.01 时才有显著吸附。

（3）吸附剂和吸附质的性质　极性吸附剂易于吸附极性吸附质；非极性吸附剂易于吸附非极性吸附质；吸附质结构越复杂，沸点越高，被吸附的能力越强，原因是分子结构越复杂，范德华力越大，沸点越高，气体凝结力越大；酸性吸附剂易于吸附碱性吸附质；另外，吸附剂的孔隙大小影响吸附速度和吸附量，吸附面积影响吸附量。

3. 气体吸附等温式

吸附等温线可提供吸附剂表面性质、孔径和吸附剂与吸附质相互作用等信息，吸附等温式是以吸附模型对实验测得的各类型的吸附等温线加以描述。目前应用广泛的吸附等温式包括 Freundlich 吸附等温式，Langmuir 吸附等温式、BET 吸附等温式。

（1）Freundlich 吸附等温式

$$V = kP^{1/n} \tag{5-6}$$

式中：V 表示吸附体积；k 和 n 为常数；$1/n$ 通常在 0 与 1 之间，n 决定了等温线的形状。若将上式取对数，得：

$$\ln V = \ln k + \frac{1}{n}\ln P \tag{5-7}$$

以 $\ln V$ 对 $\ln p$ 作图，可得直线。由直线的斜率和截距可求得 n 及 k 值。Freundlich 吸附等温式显示吸附体积对数与压力对数成正比，该公式广泛应用于物理吸附和化学吸附。

（2）单分子层吸附理论——Langmuir 吸附等温式

1916 年，Langmuir 创立了单分子层吸附模型。单分子层吸附模型认为气体分子与固体表面碰撞分为弹性碰撞和非弹性碰撞。弹性碰撞后气体分子跃回气相，与固体表面无能量交换；非弹性碰撞后气体分子停留于固体表面，一段时间后回到气相，气体分子在固体表面的停留即为吸附。Langmuir 吸附等温式的假设条件：①气体分子碰在空白的固体表面才被吸附，即单分子层吸附；②固体表面均匀，各处吸附能力相同；③不考虑被吸附气体分子间相互作用力，即气体吸附与解吸不受周围被吸附分子的影响。根据假设，可得 Langmuir 吸附等温式如下：

$$\theta = \frac{bP}{1 + bP} \tag{5-8}$$

式中：θ 为固体表面被覆盖的分数；b 为吸附系数，表示固体表面吸附气体能力的强弱。该公式表示了表面覆盖率 θ 与平衡压力 P 之间的关系。以 Γ_m（V_m）代表单分子层饱和吸附量，Γ（V）代表压力 P 时吸附量，则表面被覆盖的分数为：$\theta = \frac{\Gamma}{\Gamma_m}$ 或 $\theta = \frac{V}{V_m}$，代入后，可得：

$$\frac{\Gamma}{\Gamma_m} = \frac{bP}{1 + bP}, \quad \Gamma = \Gamma_m \frac{bP}{1 + bP} \tag{5-9}$$

$$\frac{V}{V_m} = \frac{bP}{1 + bP}, \quad V = V_m \frac{bP}{1 + bP} \tag{5-10}$$

根据上式可看出：低压力或吸附很弱时，$bP \ll 1$，$\Gamma = \Gamma_m bP$，Γ 与 P 呈直线关系；高压力或吸附很强时，$bP \gg 1$，$\Gamma = \Gamma_m$，吸附量为一常数，不随压力变化，反映单分子层吸附达完全饱和的极限情况；中等压力程度或吸附适中时，Γ 与 P 呈曲线关系。

Langmuir 吸附等温式也可写成如下形式：

$$\frac{P}{V} = \frac{1}{bV_m} + \frac{P}{V_m} \tag{5-11}$$

如气体吸附满足 Langmuir 吸附等温式，则以 P/V 对 P 作图应得一直线，其斜率为 $1/V_m$，截距为 $1/bV_m$，可由斜率和截距求得 b 和 V_m。

Langmuir 吸附等温式适用于单分子层吸附，但对多分子层吸附或吸附分子间的作用力较强时不适用。

（3）多分子层吸附理论——BET 公式　由 Brunauer S、Emmett P H、Teller E 等于 1938 年提出多分子层吸附公式，简称 BET 公式，如图 5-7 所示。

BET 公式假设条件：①吸附是多分子层的，即吸附单层之外还可发生不同层次的吸附；②第一层吸附是固体与气体直接作用的结果，第二层以上是气体分子间作用，不受固体表面引力的影响，相当于气体液化过程。

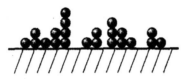

图 5-7　BET 多分子层吸附示意图

基于假设，对每一层都用 Langmuir 吸附等温式处理，将各层吸附量加和，用统计方法导出 BET 公式：

$$\frac{P}{V(P_s - P)} = \frac{1}{V_m C} + \frac{C - 1}{V_m C} \cdot \frac{P}{P_s} \tag{5-12}$$

式中：V 为平衡压力 P 时的吸附量；V_m 为单层分子层时气体体积；P_s 为吸附质的饱和蒸气压；C 是与吸附热有关的常数。式中有 C 和 V_m 两个常数，故又称为 BET 二常数公式。

BET 公式适用于单分子层及多分子层吸附，可用于测定固体吸附剂的比表面，即单位质量吸附剂所具有的表面积。

以 $\dfrac{P}{V(P_s - P)}$ 对 $\dfrac{P}{P_s}$ 作图得一条直线，斜率为 $\dfrac{C - 1}{V_m C}$，截距为 $\dfrac{1}{V_m C}$，由此求得 V_m 和 C。已知吸附质每个分子的截面积 A，求得固体吸附剂的比表面 α_m，见公式（5-13）：

$$\alpha_m = \frac{V_m L}{22.4 \times 10^{-3}} \cdot \frac{A}{W} \tag{5-13}$$

式中：W 为固体吸附剂质量；L 为阿伏伽德罗常数；V_m 值已换算成标准状态的体积，以 m^3 表示。BET 法，可对各类吸附等温线做出解释，也是测定固体比表面的测定公认方法。

（二）固体在液体中的吸附

固体在液体中的吸附，也称为溶液吸附或液相吸附，也是常见的吸附现象，但因机理复杂，吸附理论仍处初始阶段。

1. 吸附特点

固体对气体的吸附主要是由固体表面与气体分子的相互作用强弱而决定，而溶液吸附至少要考虑三种作用力，即界面层固体与溶质之间的作用力、固体与溶剂之间的作用力、溶液中溶质与溶剂之间的作用力。溶液吸附是溶质与溶剂分子争夺表面的净结果。从吸附速度看，溶液吸附速度一般比气体吸附速度慢得多，其原因是吸附质分子在溶液中的扩散速度比在气体中慢。

2. 吸附量的测定

将定量吸附剂与一定量已知浓度的溶液混合，一定温度下振摇，达到平衡后，测定溶液浓度，从浓度的变化计算每克吸附质的吸附量 Γ，用下式表示。

$$\Gamma = \frac{X}{m} = \frac{(C_0 - C)V}{m} \tag{5-14}$$

式中：C_0 和 C 分别为吸附前后溶液的浓度；V 为溶液的体积；m 为吸附剂的质量；Γ 为假定溶剂吸附量为 0 时溶质的吸附量。公式（5-14）没有考虑溶剂的吸附，通常称为表观吸附量或相对吸附量。对于稀溶液，公式（5-14）可近似地表达溶质的吸附情况。

三、表面吸附在药剂学中的应用

吸附在药剂学中是一种常见的现象，如在液体剂型中胶体粒子对带电粒子的吸附形成双电层，包装容器对液体剂型中药物的吸附，片剂颗粒对润滑剂的吸附等。在药剂学中对表面吸附的应用也很广泛，如根据气体在固体表面的吸附，采用 BET 法测定粉体比表面积；根据固体在液体中的吸附采用活性炭吸附法除去注射剂中的热原，吸附法制备纯化水，苦味药物吸附于胶体颗粒可掩盖苦味，表面活性剂吸附于难溶性药物分子或颗粒提高溶解度等。

（一）吸附法制备纯化水

氯化钠和其他盐类能增加水的表面张力，为负吸附，表面层溶质的浓度比溶液内部小，氯化钠溶液与空气界面形成一层纯水层。制备纯化水时，若多孔性膜的化学结构适宜，其与盐水溶液接触时，在膜表面选择性吸附水分子而排斥溶质，在膜与溶液界面形成一层纯水层，施加压力，界面上纯水便不断通过毛细管而渗出，制出纯化水。

（二）活性炭吸附

活性炭是一种多孔含碳物质，吸附能力强、化学稳定性好、机械强度高，在化学工业、国防工业、环境保护、制药工业等领域应用广泛。在药剂学中用于各类水溶液的脱色、吸附热源、吸附杂质、除臭、水的净化、药物精制、制药废水的处理等。

1. 活性炭的种类

活性炭由于原料和制备条件不同，种类较多，按应用分类可分为：药用炭、化学工业脱色炭，精制用炭、军用炭、催化剂载体用炭等。按外形分类可分为：①粒状炭：常以果壳和煤为原料，多用作催化剂载体，净化水，回收吸附各种有机气体；②粉状炭：200 目以下，常以木屑、果壳为原料，多用于食品、制药等；③纤维型活性炭：包括活性炭纤维布或纤维板，氮化活性炭，炭分子筛等。

2. 活性炭的表面化学结构

活性炭的主要成分是碳，也有化学结合的氧、氢及少量灰分。活性炭表面是非极性的，含有碳-氧络合物 C_XO_Y，也有酸性基团和碱性基团，酸性基团可达 20%，碱性基团近 2%。活性炭表面的酸性氧化物为═C═O，同时还含有羧基、酚羟基、醌型羰基等。

3. 活性炭的孔结构

活性炭的孔结构复杂，形状各异。Dubinin 将孔分为微孔、过渡孔、大孔。微孔有效半径低于 1.8～2.0nm，过渡孔有效半径 2～100nm，大孔的有效孔半径大于 100nm。大孔直接向粒子的外表开口。活性炭孔壁的总表面积高达 500～1700m²/g，孔总表面积大是活性炭吸附能力强、吸附容量大的主要原因。

4. 活性炭的制备

活性炭制备包括炭化和活化两个阶段。炭化是把有机原料在隔绝空气的条件下加热以减少非碳成分，制备适合活化的碳质材料。活化是使碳具有活性的关键过程，是气体同碳发生氧化反应，将碳化物表面侵蚀，使之产生发达的微孔，同时高温产生的水煤气将吸附在炭表面的有机物除去，使炭活化。随着活化，炭的得率下降，活性和比表面积增加。

5. 活性炭吸附机理

活性炭以其巨大的表面积、发达的内部微孔结构和丰富的表面官能团，对水中溶解的有机物，如苯类、酚类化合物、油产品、色素、异臭、表面活性物质和有机化合物具有良好的吸附作用。从吸附模式上看，活性炭对金属离子和有机物吸附符合 Langmuir 和 Freundlich 模型。活性炭与吸附质的相互作用包括色散力、氢键、静电引力、共价键等。

6. 活性炭孔隙对吸附的影响

活性炭按其孔隙大小可分为大孔、过渡孔和微孔。大孔分布于活性炭的表面，对水中有机物的吸附作用较小；过渡孔的比表面积约占活性炭比表面积的 5%，是水中大分子有机物的吸附场所和小分子有机物进入微孔的途径；微孔占活性炭比表面积的 95%，是活性炭吸附有机物的主要场所。

第三节　表面活性剂

一、表面活性剂概述

1. 非表面活性物质、表面活性物质与表面活性剂

任何纯液体在一定条件下都具有表面张力，20℃时，水的表面张力为 72mN/m，苯的表面张力为 29mN/m。当溶剂中加入溶质时，溶液的表面张力随之发生了变化，水溶液表面张力的大小因溶质不同而改变。

NaCl、蔗糖、甘露醇可以使水的表面张力略有增加，这类物质叫作非表面活性物质（surface inactive materail），如图 5-4（Ⅰ）所示。这类物质在水溶液中产生负吸附。

一些低级醇、酸、醛酯等能使水的表面张力略有下降，这类物质叫作表面活性物质，如图 5-4（Ⅱ）所示。表面活性是指使液体表面张力降低的性质，具有表面活性的物质叫作表面活性物质（surface active materail）。这类物质在水溶液中产生正吸附。

肥皂及合成洗涤剂，即使少量就能使溶液的表面张力显著下降，到一定浓度后，表面张力基本不变，这类物质也是表面活性物质，但与表面活性物质有区别，称之为表面活性剂（surfactant）。表面活性剂是指具有很强的表面活性、能使液体的表面张力显著下降、同时还具有增溶、乳化、润湿、去污、杀菌、消泡和起泡等应用性质的物质，如图5-4（Ⅲ）所示。

表面活性剂的应用极为广泛，其特点是在很低浓度就能显著降低溶剂的表（界）面张力，并能改变体系的界面组成与结构。表面活性剂在溶液中达到一定浓度以上，会形成不同类型的分子有序结合体，从而产生一系列重要的功能，这些特性使表面活性剂在医药卫生的领域得到广泛的应用。

2. 表面活性剂的分子结构特点

表面活性剂的分子结构特点是同时具有极性的亲水基团和非极性的亲油基团，因此，表面活性剂分子具有两亲性，被称为两亲分子。由于亲水基和亲油基分别处在表面活性剂分子的两端，因此分子具有不对称性。

3. 表面活性剂的分类

表面活性剂的品种繁多，分类方法也很多。例如，①根据来源分类可分为：天然、半合成、合成；②根据溶解性分类可分为：水溶性和油溶性；③根据极性基团的解离性质分类可分为：离子型和非离子型。凡溶于水后能发生解离的称为离子型表面活性剂，根据亲水基的带电情况进一步分为阳离子型、阴离子型、两性型等。凡在水中不能解离为离子的称为非离子型表面活性剂。除此之外，还有一些特殊的表面活性剂，如高分子表面活性剂。但最常用和最方便的是按化学结构进行分类。药剂工作中常用的表面活性剂，见表5-3。

表5-3　常用的表面活性剂

类型	名称	化学式
阴离子型	高级脂肪酸盐	$RCOOM$
	磺酸盐	
	烷基磺酸盐	RSO_3M
	烷基苯磺酸盐	$RC_6H_5SO_3M$
	硫酸酯盐	$ROSO_3M$
	磷酸酯盐	$ROPO_3M_2$ 或 $(RO)_2PO_2M$
	脂肪酰-肽缩合物	R_1CONHR_2COOM
阳离子型	胺盐型	$RNH_2^+,\ R_2NH^+,\ R_3N^+$
	高级胺盐型	烷链碳原子数大于8
	低级胺盐型	烷链碳原子数小于8
	季铵盐型	$R_1R_2N^+R_3R_4$
	高级季铵盐型	其一烷链碳原子数大于8
	低级季铵盐型	烷链碳原子数小于8
两性离子型	甜菜碱性型	$R(CH_3)_2N^+CH_2COO^-$
	氨基酸型	$RN^+H_2CH_2CH_2COO^-$
	咪唑啉型	

续表

类型	名称	化学式
非离子型	聚氧乙烯型	
	脂肪醇聚氧乙烯醚	$RO(C_2H_4O)_nH$
	烷基酚聚氧乙烯醚	$RC_6H_5O(C_2H_4O)_nH$
	脂肪酸聚氧乙烯酯	$RCOO(C_2H_4O)_nH$
	聚氧乙烯烷基胺	$RNHC_2H_4(C_2H_4O)_nOH$
	聚氧乙烯烷基醇酰胺	$RCONC_2H_4(C_2H_4O)_nOH$
	多元醇型	
	甘油脂肪酸酯	$RCOOCH_2CHOHCH_2OH$
	季戊四醇脂肪酸酯	$RCOOCH_2C(CH_2OH)_3$
	山梨醇脂肪酸酯	$RCOOCH_2-C_5H_6O-(OH)_3$
	失水山梨醇脂肪酸酯	$H(C_2H_4O)_xO$ ... CH_2OOCR ... $O(C_2H_4O)_zH$ ... $O(C_2H_4O)_yH$
	蔗糖脂肪酸酯	$RCOOC_{12}H_{21}O_{10}$
	烷基醇酰胺	$RCON(CH_2CH_2OH)_2$

二、表面活性剂的基本性质

（一）表面活性剂在溶液中形成胶束理论

1. 临界胶束浓度

表面活性剂在水溶液中的浓度达到一定程度后，在表面的正吸附达到饱和，此时溶液的表面张力达到最低值，表面活性剂分子开始转入溶液中，因其亲油基团的存在，表面活性剂与水分子之间的排斥力大于吸引力，导致表面活性剂分子依靠范德华力相互聚集，形成亲油基向内、亲水基向外、在水中稳定分散、大小在胶体粒子范围内的缔合体，称为胶束或胶团（micelles）。表面活性剂分子缔合形成胶束的最低浓度，称为临界胶束浓度（critical micelle concentration，CMC）。超过临界胶束浓度后，如果继续增加表面活性剂的量，只能增加溶液中胶束的数量和大小，溶液的表面张力不再下降。倘若要充分发挥表面活性剂在润湿、增溶、乳化等方面的作用，表面活性剂的浓度应大于 CMC。表面活性剂分子在溶液表面层的定向排列和在溶液本体中形成胶束，是表面活性剂分子的两个重要特征。

实验表明，CMC 不是一个确定的数值，常表现为一个较窄的浓度范围。例如，离子型表面活性剂的 CMC 一般在 $10^{-2} \sim 10^{-4} \, mol/dm^3$ 之间。不同的表面活性剂有其自身的 CMC，CMC 的大小与表面活性剂的结构和组成、温度、溶液 pH 值、电解质等因素有关。

2. 临界胶束浓度的测定

当表面活性剂的溶液浓度达到 CMC 时，除溶液的表面张力外，溶液的许多物理性质，如摩尔电导率、黏度、渗透压、密度、光散射等急剧发生变化，即溶液物理性质急剧发生变化时的浓度为该表面活性剂的 CMC。利用这些性质与表面活性剂浓度之间的关系，可以推测出表面活性剂的临界胶束浓度。常用的测定表面活性剂临界胶束浓度的方法有表面张力法、电导法、光散射法、染料法等，但测定的性质不同及采用不同的测定方法得到的结果可能会有差异。此外，温度、浓度、电解质、溶液 pH 值也会对测定结果产生影响。图 5-8 表明在 CMC 附近，表面活性剂的部分物理性质发生突变。

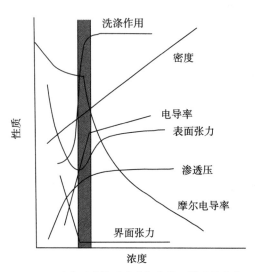

图 5-8　胶束形成前后溶液部分物理性质的变化

3. 胶束的结构

在一定浓度范围内的表面活性剂溶液中，胶束呈球形结构，其碳氢链无序缠绕构成内核，具有非极性液态性质。碳氢链上一些与亲水基相邻的次甲基形成整齐排列的栅状层。亲水基则分布在胶束表面，由于亲水基与水分子的相互作用，水分子可深入到栅状层内。对于离子型表面活性剂，则有反离子吸附在胶束表面。随着溶液中表面活性剂浓度的增加（20%以上），胶束不再保持球形结构，则转变成具有更高分子缔合数的棒状胶束，甚至六角束状结构，表面活性剂的浓度更大时，成为板状或层状结构，如图 5-9 所示。从球形结构到层状结构，表面活性剂的碳氢链从紊乱分布转变成规则排列，完成了从液态到液晶态的转变，表现出明显的光学各向异性。

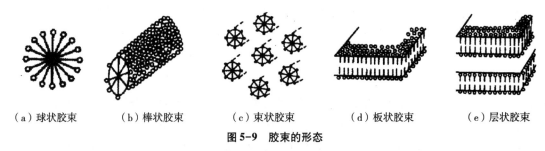

（a）球状胶束　　（b）棒状胶束　　（c）束状胶束　　（d）板状胶束　　（e）层状胶束

图 5-9　胶束的形态

（二）表面活性剂的亲水亲油平衡值

表面活性剂分子中亲水和亲油基对油或水的综合亲和力称为亲水亲油平衡值（hydrophile-lipophile balance，HLB）。根据经验，将 HLB 值范围限定在 0～40，其中非离子表面活性剂的 HLB 值的范围为 0～20。完全由疏水碳氢基团组成的石蜡分子的 HLB 值为 0，完全由亲水性的氧乙烯基组成的聚氧乙烯的 HLB 值为 20，既有碳氢链又有氧乙烯链的表面活性剂的 HLB 值则介于两者之间。因此，表面活性剂的 HLB 值是个相对值。

亲水性表面活性剂具有较高的 HLB 值，亲油性表面活性剂具有较低的 HLB 值。亲油性或亲水性较大的表面活性剂分别易溶解于油或水中，在溶液界面的正吸附量较少，降低表面张力的作用较弱。一些常用表面活性剂的 *HLB* 值见表 5-4。

表 5-4　常用表面活性剂的 *HLB* 值

化学名称	商品名	*HLB* 值
油酸		1.0
二硬脂酸乙二酯		1.5
失水山梨醇三油酸酯	Span85	1.8
失水山梨醇三硬脂酸酯	Span65	2.1
聚氧乙烯山梨醇六硬脂酸酯	Atlas G-1050	2.6
聚氧乙烯山梨醇蜂蜡衍生物	Atlas G-1704	3.0
单硬脂酸丙二醇酯	Atlas G-922	3.4
失水山梨醇倍半油酸酯	Span83	3.7
单硬脂酸甘油酯	Aldo33	3.8
失水山梨醇单油酸酯	Span80	4.3
月桂酸丙二醇酯	Atlas G-917	4.5
失水山梨醇单硬脂酸酯	Span60	4.7
自乳化单硬脂酸甘油酯	Aldo28	5.5
二乙二醇单月桂酸酯	Atlas G-2124	6.1
失水山梨醇单棕榈酸酯	Span40	6.7
蔗糖二硬脂酸酯		7.1
阿拉伯胶		8.0
失水山梨醇单月桂酸酯	Span20	8.6
聚氧乙烯月桂醇醚	Brij30	9.5
明胶		9.8
甲基纤维素		10.5
聚氧乙烯失水山梨醇三硬脂酸酯	Tween65	10.5
聚氧乙烯失水山梨醇三油酸酯	Tween85	11.0
聚氧乙烯单硬脂酸酯	Mrij45	11.1
聚氧乙烯单油酸酯	Atlas G-2141	11.4
聚氧乙烯单棕榈酸酯	Atlas G-2076	11.6
烷基芳基磺酸盐 300	Atlas G-3300	11.7
三乙醇胺油酸酯		12.0
聚氧乙烯烷基酚	Igepal CA-630	12.8
聚氧乙烯脂肪醇醚	乳白灵 A	13.0
聚氧乙烯 400 单月桂酸酯	S-307	13.1
西黄芪胶		13.2
聚氧乙烯辛苯基醚甲醛加成物	Triton WR 1339	13.9
聚氧乙烯辛苯基醚		14.2
聚氧乙烯失水山梨醇单硬脂酸酯	Tween60	14.9
聚氧乙烯壬烷基酚醚	乳化剂 OP	15.0
聚氧乙烯单硬脂酸酯	Mrij49	15.0
聚氧乙烯失水山梨醇单油酸酯	Tween80	15.0

表面活性剂的 *HLB* 值与其应用性质有密切关系，如图 5-10 和表 5-5 所示。

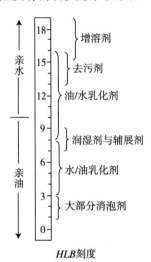

图 5-10　不同 *HLB* 值表面活性剂的适用范围

表 5-5　表面活性剂的 *HLB* 值及其用途

HLB 值范围	应用
15～18	增溶剂
13～15	洗涤剂
8～18	O/W 型乳化剂
7～9	润湿剂
3～6	W/O 型乳化剂
1～3	消泡剂

非离子表面活性剂的 *HLB* 具有加和性，例如简单的二组分非离子表面活性剂体系的 *HLB* 可计算如下：

$$HLB = \frac{HLB_a \times W_a + HLB_b \times W_b}{W_a + W_b} \tag{5-15}$$

例 5-1：某混合表面活性剂分子含 30%司盘 40（*HLB* = 6.7）和 70%吐温-80（*HLB* = 15.0），则该混合表面活性剂 *HLB* 为多少？

解：$HLB_{混合}$ = 6.7×0.3+15.0×0.7 = 12.5

但公式（5-15）不能用于混合离子表面活性剂 *HLB* 的计算。除此之外，*HLB* 值还可通过理论计算而得，计算值与实验测定的结果应该有很好的一致性。

三、表面活性剂的复配

表面活性剂相互间或与其他化合物的配合使用称为复配，在作为增溶剂应用时，若能适宜的配伍，可以大大增加表面活性剂的增溶能力，减少表面活性剂的用量。

1. 与中性无机盐的配伍

在离子表面活性剂的溶液中加入可溶性的中性盐，主要受反离子的影响。反离子的结合率和浓度越高，表面活性剂的 *CMC* 就越显著降低，从而增加胶束数量，增加烃类增溶质的增溶量。相反，由于无机盐使胶束栅状层分子间的电斥力减小，分子排列更紧密，减少了极性增溶质的有效增溶空间，则对极性物质的增溶量降低。当溶液中存在多量钙、镁等多价反离子时，则可能降低阴离子表面活性剂的溶解度，产生盐析现象。无机盐对非离子表面活性剂的影响较小，但在高浓度（>0.1mol/L）时，可破坏表面活性剂聚氧乙烯等亲水基与水分子的结合，使浊点降低。

2. 有机添加剂

脂肪醇与表面活性剂分子形成混合胶束，烃核的体积增大，对碳氢化合物的增溶量增加，一般以碳原子在 12 以下的脂肪醇有较好效果。一些多元醇，如果糖、木糖、山梨醇等也有类似效果。与之相反，一些短链醇不仅不能与表面活性剂形成混合胶束，还可能破坏胶束的形成，如 $C_1 \sim C_6$ 的醇等。极性有机物，如尿素、N-甲基乙酰胺、乙二醇等均能升高表面活性剂的临界胶束浓度，因为这些极性分子与水分子发生强烈的竞争性结合，可作为表面活性剂的助溶剂，增加表面活性剂的溶解度，但可影响胶束的形成。例如，尿素可使十二醇聚氧乙烯醚的临界胶束浓度升高 10 倍之多。

3. 水溶性高分子

明胶、聚乙烯醇、聚乙二醇及聚维酮等水溶性高分子对表面活性剂分子有吸附作用，可减少溶液中游离表面活性剂分子数量，使临界胶束浓度升高。阳离子表面活性剂与含羧基的羧甲基纤维素、阿拉伯胶、果胶酸、海藻酸、含磷酸根的核糖核酸、去氧核糖核酸等，可生成不溶性复凝聚物。但在含有高分子的溶液中，一旦有胶束形成，其增溶效果会显著增强，这可能是两者疏水键的相互结合使胶束烃核增大，也可能是电性效应，如聚乙二醇因其结构中醚氧原子的存在，有未成键电子对与水中的氢离子结合而带有正电荷，易与阴离子表面活性剂结合。

4. 表面活性剂混合体系

（1）同系物混合体系 两个同系物等量混合体系的表面活性剂介于各自表面活性之间，且更趋于活性较高的组分（即碳氢链更长的同系物），对 CMC 较小组分有更大的影响。混合体系的 CMC 与各组分摩尔分数不呈线性关系，也不等于简单加和平均值。

（2）非离子型表面活性剂与离子型表面活性剂混合体系 这两类表面活性剂更容易形成混合胶束，CMC 介于两种表面活性剂 CMC 之间或低于其中任一表面活性剂的 CMC。对于阴离子型表面活性剂，如聚氧乙烯非离子表面活性剂体系，当聚氧乙烯数增加时，可能发生更强的协同作用，而电解质的加入可使协同作用减弱。疏水基相同的聚氧乙烯非离子表面活性剂，与阴离子表面活性剂配伍的协同作用强于与阳离子的配伍。

（3）阳离子型表面活性剂与阴离子型表面活性剂混合体系 在水溶液中，带有相反电荷的离子型表面活性剂适当配伍后，可形成具有很高表面活性的分子复合物，对润湿、增溶、起泡、杀菌等均有增效作用。例如，辛烷基硫酸钠与溴化辛基三甲基铵以 1∶1 配伍时，复合物的临界胶束浓度仅为两种表面活性剂临界胶束浓度的 1/20～1/35。两种离子型表面活性剂的碳氢链长度越相近或碳链越长，增溶作用也越强。应当指出，并非阴阳离子表面活性剂的任意比例混合都能增加表面活性，除有严格的比例外，混合方法也起着重要作用。否则，由于强烈的静电中和形成溶解度很小的离子化合物，会从溶液中沉淀出来。

四、表面活性剂分子有序组合体与药物制剂

1. 分子有序组合体及其特征

分子有序组合体"organized assembles"的概念由 Thomas 于 1980 年提出，其特征是表面活性剂分子在溶液中能够形成有方向性、有序排列的缔合结构，不同于一般真溶液。表面活性剂溶液中分子有序组合体的结构形成，如图 5-11 和图 5-12 所示。

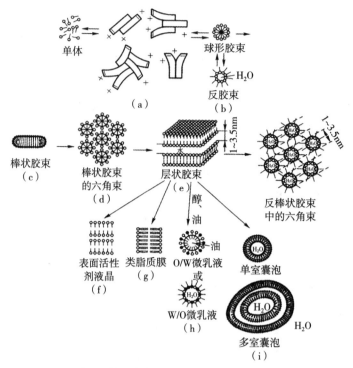

图5-11 表面活性剂溶液中分子有序组合体的结构形成示意图

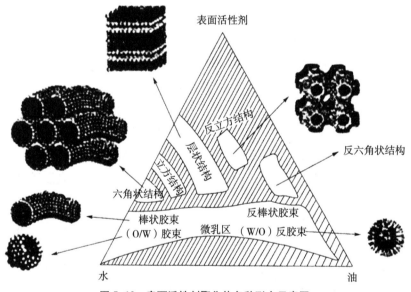

图5-12 表面活性剂聚集体各种形态示意图

2. 分子有序组合体的各种形式

（1）胶束（O/W 型胶束） 表面活性剂分子在水溶液中，由于疏水作用进入表面（界面）。其分子的极性基与水接触，而烃链疏水基指向空气（油相）。当表面活性剂浓度达到 CMC 值时，在表面吸附达到饱和，形成单分子膜。此时，溶液内部表面活性剂分子同样在疏水作用下形成最小的分子有序组合体，称为胶束。

（2）反胶束（W/O 型胶束） 表面活性剂在非极性溶液中缔合，依靠分子之间的偶极-偶极和离子对相互作用形成 W/O 型分子有序组合体，称为反胶束，多数依靠分子间氢键网络进行稳定。

（3）微乳 微乳是由水（或盐水）、油、表面活性剂和助表面活性剂在适当比例条件下，自发形成的透明或半透明、低黏度的稳定分子有序组合体。该体系具有两个特点：①可使油水界面张力降到最低，小于 $10^{-3}mN/m$；②能同时增溶油和水，其增溶量可达 $60\% \sim 70\%$。因分散相微粒粒径小于入射光波长的 $1/4$，对光线不产生折射，故分散相与连续相折射率相同。

（4）液晶 液晶是表面活性剂在溶液中达到一定浓度所形成，处于液体和晶体之间的形态，其特征是长程无序而短程有序。液晶是各向异性的，其物理性质随着方向而改变。当被置于两个相交的起偏器中间时可以看见液晶，利用此性质可以检测液晶状态。

（5）囊泡 囊泡是以表面活性剂和胆固醇为材料，通过自身闭合形成的单层或多层药物载体，呈球形或椭圆形。囊泡可作为药物载体，目前研究较多的是非离子表面活性剂囊泡。利用非离子表面活性剂囊泡包裹药物，可以减少药物在达到有效部位前被破坏、延长药物的半衰期，从而延长药物的作用时间及降低毒副作用；改变药物在体内的分布；达到被动靶向作用等；在加入适当特殊辅料后也可以达到主动靶向的作用。与脂质体相比，非离子表面活性剂囊泡的载体材料不含磷脂，避免了磷脂的氧化降解；同时，由于非离子表面活性剂囊泡还具有结构稳定、易于保存、成本低、无毒性及无不良反应等优点，成为新型药物传递系统的研究热点之一。

五、表面活性剂在药剂中的应用

（一）增溶剂

表面活性剂提高难溶性药物的溶解度的现象叫作增溶，起增溶作用的表面活性剂称为增溶剂。表面活性剂增溶的机理是表面活性剂形成了胶束，被增溶的物质根据自身性质和特点不同，在胶束的不同部位被增溶。脂肪在胃肠道中的消化就是借助了胆盐胶束的增溶作用。在药剂学中，一些挥发油、脂溶性维生素、甾体激素等许多难溶性药物在水中的溶解度很小，达不到治疗所需浓度，此时经常利用表面活性剂的增溶作用提高药物的溶解度。胶束内部是由亲油基排列而成的一个极小的非极性疏水空间，而外部是由亲水基团形成的极性区。由于胶束的大小属于胶体溶液范围，因此药物被胶束增溶后仍呈现为澄清溶液，溶解度增大。

1. 胶束的增溶方式

非极性物质，如苯、甲苯等可完全进入胶束内核的非极性中心区而被增溶。带极性基团的物质，如水杨酸、甲酚、脂肪酸等，则以其非极性基团（如苯环、链烃）插入胶束的内部，极性基团（如酚羟基、羧基等）则伸入胶束外层的极性区如聚氧乙烯链中。极性物质如对羟基苯甲酸由于分子两端均含有极性基团，可完全被胶束外层的聚氧乙烯链所吸附而增溶。胶束的几种增溶方式见图 5-13。

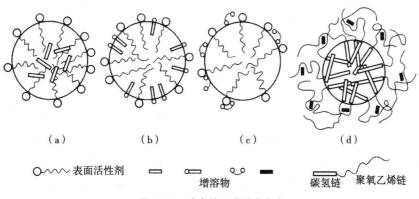

（a） （b） （c） （d）

○〰 表面活性剂　　▭ ▭ ◠ ▬ 增溶物　　碳氢链 〰 聚氧乙烯链

图 5-13 胶束的几种增溶方式

增溶体系是溶剂、增溶剂、增溶质组成的三元体系，三元体系的最佳搭配比例可通过实验、制作三元相图来确定。三元相图的制作见第三章有关内容。

2. 温度对增溶的影响

温度对增溶存在三方面的影响：①影响胶束的形成；②影响增溶质的溶解；③影响表面活性剂的溶解度。对离子表面活性剂，温度上升主要是增加增溶质在胶束中的溶解，以及增加表面活性剂的溶解度。

（1）Krafft 点　图 5-14 为十二烷基硫酸钠在水中的溶解度随温度而变化的曲线，随温度升高至某一温度，其溶解度急剧升高，该温度称为 Krafft 点，相对应的溶解度即为该离子表面活性剂的临界胶束浓度（图中虚线）。当溶液中表面活性剂的浓度未超过溶解度时（区域Ⅰ），溶液为真溶液；当继续加入表面活性剂时，则有过量表面活性剂析出（区域Ⅱ）；此时再升高温度，体系又成为澄明溶液（区域Ⅲ），但与Ⅰ相不同，Ⅲ相是表面活性剂的胶束溶液。

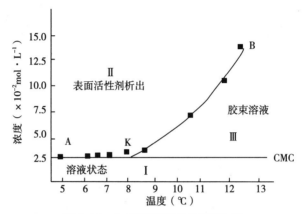

图 5-14　十二烷基硫酸钠的溶解曲线

Krafft 点是表面活性剂的特征值，Krafft 点也是表面活性剂使用温度的下限，或者说只有在温度高于 Krafft 点时表面活性剂才能更大程度地发挥作用。例如，十二烷基硫酸钠和十二烷基磺酸钠的 Krafft 点分别为 8℃和 70℃，显然，后者在室温下表面活性作用不够理想。

（2）起昙与昙点　聚氧乙烯型非离子表面活性剂应用时，温度升高可导致表面活性剂溶解度急剧下降并析出，溶液出现混浊，这种现象称为起昙，此时温度称为浊点或昙点（cloud point）。这是因为聚氧乙烯型非离子表面活性剂溶液受热时，聚氧乙烯链与水之间的氢键断裂，当温度上升到一定程度时，聚氧乙烯链可发生强烈脱水和收缩，使增溶空间减小，增溶能力下降。在聚氧乙烯链相同时，碳氢链越长，浊点越低；在碳氢链长相同时，聚氧乙烯链越长则浊点越高，如吐温 20 浊点为 90℃，吐温 60 浊点为 76℃，吐温 80 浊点为 93℃，大多数此类表面活性剂的浊点在 70～100℃，但很多聚氧乙烯类非离子表面活性剂在常压下观察不到浊点，如泊洛沙姆-108、泊洛沙姆-188 等。

（二）乳化剂

一般来说，*HLB* 值在 8～16 的表面活性剂可用作 O/W 型乳化剂；*HLB* 在 3～8 的表面活性剂常作为 W/O 型乳化剂。阳离子型表面活性剂的毒性及刺激性较大，故不作内服乳剂的乳化剂用；阴离子型表面活性剂一般作为外用制剂的乳化剂；两性离子型表面活性剂可用作内服制剂的乳化剂；非离子型表面活性剂不仅毒性低，而且相容性好，不易发生配伍变化，对 pH 值的改变和电解质均不敏感，可用于外用或内服制剂，有些还可用作静脉乳剂的乳化剂，如普朗尼克 F68。

在实际应用中使用复合乳化剂较单一乳化剂效果好。若已知待乳化油相所需的 *HLB* 值，则可用公式计算，得到复合乳化剂的配比。乳化剂的选择除以 *HLB* 值为依据外，主要通过实验筛选，得到理化性质适宜、稳定性好的乳化剂。

（三）润湿剂

润湿通常是指固体表面上气体被液体所取代（或固体表面上的液体被另一种液体所取代）的现象。在洁净玻璃板上滴下一滴水，水在玻璃表面立即铺展，而在石蜡上滴入一滴水，水则不能铺展而保持滴状。从水面与固体面的接触点沿水面引切线，切线与固体面之间的夹角 θ 称为接触角。水与玻璃的接触角接近于零，而与石蜡的接触角约为110°。接触角小的固体易被液体润湿，接触角大的固体不易被润湿。因此，接触角的大小可作为润湿的直观尺度。

通常以 $\theta=90°$ 作为润湿与否的分界线。

（1）$\theta=0°$　液体在固体表面上完全润湿并铺展，如图5-15（a）所示。

（2）$0°<\theta<90°$　液体在固体表面上润湿，如图5-15（b）所示。

（3）$90°<\theta<180°$　液体在固体表面上不润湿，如图5-15（c）所示。

（4）$\theta=180°$　液体在固体表面上完全不润湿。如图5-15（d）所示。

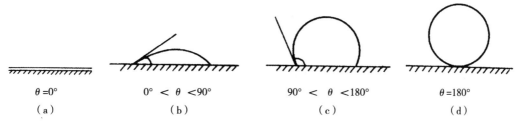

$\theta=0°$　　　$0°<\theta<90°$　　　$90°<\theta<180°$　　　$\theta=180°$
（a）　　　　　　（b）　　　　　　（c）　　　　　　（d）

图5-15　液滴在固体表面上的接触角与润湿程度

促进液体在固体表面铺展或渗透的作用，称为润湿作用，能起润湿作用的表面活性剂称为润湿剂。润湿剂最适 *HLB* 值为7～9，并应有适宜的溶解度才能起润湿作用。常用的润湿剂有聚山梨酯类、聚氧乙烯脂肪醇醚类、聚氧乙烯蓖麻油类、磷脂类、泊洛沙姆等。表面活性剂的润湿和去润湿作用，如图5-16所示。

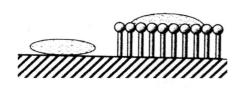 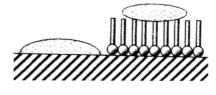

（a）表面活性剂的润湿作用　　　　　　（b）表面活性剂的去润湿作用

图5-16　表面活性剂的润湿和去润湿作用

制备混悬剂时，常遇到粉末不易被润湿、漂浮于液体表面或下沉的现象，这是由于固体粉末表面被气膜包围，或固体表面的疏水性阻止了液体对固体的润湿，给制备带来困难。加入表面活性剂后，表面活性剂定向吸附于固-液界面，排除了固体表面吸附的气体，降低了固-液界面的界面张力和接触角，从而使固体被润湿，制得分散均匀或易于再分散的液体制剂。复方硫黄混悬液中加入聚山梨酯-80，使其吸附于固-液界面，降低了接触角，从而改善硫黄的润湿性，避免了混悬剂的"浮硫"现象。混悬型气雾剂中加入润湿剂，可减少药物粉末间的聚集。二甲基二氯硅烷具有很好的防水性，在针剂安瓿内壁涂上该涂料，可使玻璃内壁成为憎水表面，用针筒抽吸药液时就不易黏附残留于玻璃内壁。

（四）起泡剂和消泡剂

泡沫由一层很薄的液膜包围着气体，是气体分子分散于液体的分散体系。在选矿、制皂和泡沫灭火中，起泡后的泡沫是有利的；而在烧锅炉、溶液浓缩和减压蒸馏，以及目前广泛使用的合成洗涤剂，泡沫太多在下水处理时会带来困难，则需要消泡。

具有发生泡沫作用和稳定泡沫作用的物质称为起泡剂和稳泡剂，具有降低液体的表面张力作用、使泡沫稳定的表面活性剂，可作为起泡剂和稳泡剂，通常具有较强的亲水性和较高的 HLB 值。表面活性剂的起泡能力和稳泡能力并不平行，如肥皂和十二烷基苯磺酸钠的起泡能力都很好，但前者的泡沫较后者持久。药剂中起泡剂和稳泡剂主要应用于腔道给药及皮肤用药，例如，醋酸苯汞外用避孕片含有硫酸十六醇钠，可增加处方中碳酸氢钠与酒石酸中和产生气泡的持久性与细度，使泡沫持久充满腔道，增加避孕效果。在乳剂型气雾剂中加入具有起泡和稳泡作用的表面活性剂，可使喷出的乳剂成为持久的泡沫状态，延长药物在作用部位的滞留时间，药液不易损失，且对创面具有安抚作用。

与起泡剂相反，用来消除泡沫的物质称为消泡剂。一些含有表面活性剂或具有表面活性物质的溶液，如中草药的乙醇或水浸出液，含有皂苷、蛋白质、树胶以及其他高分子化合物的溶液，当剧烈搅拌或蒸发浓缩时可产生稳定的泡沫，给操作带来困难。为了破坏泡沫，可加入一些表面张力小且水溶性也小的表面活性剂，其 HLB 值为 $1\sim3$，与泡沫液层的起泡剂争夺液膜面，并可吸附于泡沫表面上，取代原来的起泡物质，而其本身碳链短不能形成坚固的液膜，而使泡沫被破坏。

（五）去污剂

用于除去污垢的表面活性剂称为去污剂。去污剂的最适 HLB 值为 $13\sim16$，去污能力以非离子表面活性剂最强，其次为阴离子表面活性剂。常用的去污剂有钠肥皂、钾肥皂、油酸钠、十二烷基硫酸钠及其他烷基磺酸钠等。表面活性剂在固-液界面上吸附、除污垢的机理如图 5-17 所示。其中 5-17(a)表示附着的固体污垢成簇或单个强烈吸附在固体表面，以机械作用难以除去；5-17(b)表示表面活性剂吸附在固-液界面上，削弱了污垢在固体表面上的吸附而易于除去，成簇的固体污垢被分散，表面活性剂吸附所形成的空间障碍和静电排斥力，使污垢难以聚集沉淀。

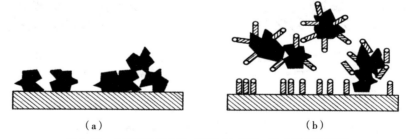

（a）　　　　　　　　　　（b）

图 5-17　表面活性剂在固-液界面上吸附、除去污垢的机理

（六）消毒剂和杀菌剂

大多数阳离子型和两性离子型表面活性剂都可作为消毒剂，少数阴离子型表面活性剂也有类似的作用，如甲酚皂、甲酚磺酸钠等。表面活性剂的消毒或杀菌机理是能与细菌生物膜的蛋白质

发生相互作用，使蛋白质变性或破坏。这些表面活性剂在水中均有较大溶解度，可分别用于术前皮肤消毒、伤口或黏膜消毒、器械和环境消毒等，常见的消毒剂洁尔灭（苯扎氯铵）、新洁尔灭（苯扎溴铵）、杀菌剂如度米芬（杜灭芬）等。

思考题

1. 试分析《药剂学》中空气净化中除微粒即是除微生物、乳滴稳定性、微粒稳定性等内容和吸附的关系。

2. 试分析吐温 80 在下列制剂中的作用：

（1）复方柴胡注射液。

（2）复方硫黄洗剂。

（3）黄芩素 W/O 型乳膏。

3. 民间常用皂角、侧柏叶、何首乌、无患子等中药材熬制洗发水。请对该洗发水中的各药材的作用进行分析。该洗发水使用生首乌和制首乌哪种效果好？请说明原因。

第六章
化学动力学与药物稳定性

扫一扫，查阅本章数字资源，含PPT、音视频、图片等

药物制剂的稳定性是指药品在特定条件贮存时，影响产品的关键质量参数随着时间变化的速率，主要包括化学、物理学、微生物学、有效性和安全性等方面。药物制剂的稳定性是物理药剂学的一项重要研究内容，贯穿于药物制剂的研制、生产、包装、储运和使用的全过程。药物制剂稳定性的基本要求为：制剂中的药物有效成分在所示规格范围内，其化学特性和含量（效价）不变；制剂的外观、气味、均匀性、溶解、混悬、乳化等在允许的范围内均无物理性质的变化；制剂保持无菌或微生物学检查不超标，从而保证药物安全有效。

化学动力学是研究化学反应速率、反应机理及外界条件对反应速率影响的学科。化学动力学在制剂研发中应用广泛，根据制剂中药物的降解速度，可以预估药物的有效期。采用化学动力学原理，研究药物吸收、分布、代谢与排泄速度，可以为缓控释制剂的设计提供一定的理论基础。化学动力学原理及方法能够为制剂稳定性研究、剂型设计等提供科学依据。本章内容将分别阐述化学动力学和稳定性的相关知识。

第一节　化学动力学

一、反应速率与反应级数

1. 反应速率
反应速率是指化学反应过程的速度，也称为反应发生的速率。

如反应：药物 A→ 药物 B，反应的速率可表示为 $-\dfrac{dC_A}{dt}$，由于药物 B 的量随着时间的增加而增加，所以反应的速率也可以表示为：$\dfrac{dC_B}{dt}$。

2. 反应级数
反应级数是指由实验确定的反应速率方程式中各浓度项的指数总和（有时包括生成物、中间产物浓度）。

如果反应的速率公式可表示为：

$$r = kC_A^{\alpha}C_B^{\beta}\cdots\cdots \tag{6-1}$$

式中：α、β……分别称为组分 A、B……的分级数，而各指数之和 n 称为反应的总级数，即 $n=\alpha+\beta+\ldots\ldots$

反应级数的特点：

（1）可以为整数、分数、零、正数、负数。n 一般为 0～3，很少超过 3。

（2）少数复杂反应的反应速率方程比较复杂，不能确定反应级数。

如 $H_2 + Br_2 \rightarrow 2HBr$。

反应级数的确定方法有微分法、积分法、半衰期法等。

3. 反应速率常数

反应速率方程中的比例系数 k 称为反应速率常数，如公式（6-1）中 k 即为反应速率常数。k 的数值反映了反应速率的快慢，是确定反应历程的重要依据。

二、简单反应动力学

当反应级数 $n = \alpha + \beta + \cdots\cdots$ 为简单的正整数时，即 0、1、2……时，反应称为简单级数的反应。其中零级反应、一级反应、二级反应较为常见。

1. 零级反应

当反应级数 $n = 0$ 时，称为零级反应，反应速率与反应物浓度无关。如药物 A 在恒定时间间隔 t 内减少的量是一个常数，药物 A 的消除速率可表示为：

$$-\frac{\mathrm{d}A}{\mathrm{d}t} = k_0 \tag{6-2}$$

积分得：

$$A = -k_0 t + A_0$$

式中：A_0 是 $t = 0$ 时的药量，如用浓度表示，可得：

$$C = -k_0 t + C_0$$

式中：C_0 表示时间为 0 时的药物浓度；C 表示时间 t 时的药物浓度；k_0 表示零级分解常数。

半衰期：表示药物的量或浓度降低一半所需要的时间，用 $t_{1/2}$ 表示。

$$t_{1/2} = \frac{C_0}{2k_0} \tag{6-3}$$

有效期：表示药物的量或浓度降低 10% 所需时间，用 $t_{0.9}$ 表示。

$$t_{0.9} = \frac{C_0}{10k_0} \tag{6-4}$$

特点：速率常数 k_0 的单位是浓度/时间；药物的光降解反应，在相对较高的浓度下多为零级反应。混悬剂中溶液的浓度取决于药物的溶解度，随着溶液中药物的降解，药物颗粒可以不断溶解，此时药物的降解可视为零级反应，一旦所有药物溶解于溶剂中，药物的降解就可能改变反应级数。

例 6-1：某药师称量 10g 药物溶解于 100mL 水中。溶液在室温下保存，并定期取样检测药物含量，数据见表 6-1。

表 6-1　放置不同时间样品中药物浓度

时间（小时）	药物浓度（mg/mL）
0	100
2	95
4	90
6	85
8	80
10	75
12	70

将药物浓度对时间作图得一条直线，得出药物浓度减少的反应为零级。由以上数据，可得：$90 = -k_0(4) + 100$，求出 $k_0 = 2.5 \text{mg}/(\text{mL} \cdot \text{h})$。

2. 一级反应

反应级数 n=1 时的反应称为一级反应，一级反应的应用较为广泛。

如用药物浓度表示，其速率方程为 $-\dfrac{\mathrm{d}C}{\mathrm{d}t} = kC$，其中 k 是一级速率常数。该方程积分可得 $\ln C = -kt + \ln C_0$ 或 $\lg C = -\dfrac{kt}{2.303} + \lg C_0$

半衰期：$t_{1/2} = \dfrac{1}{k}\ln\dfrac{C_A}{\frac{1}{2}C_A} = \dfrac{\ln 2}{k} = \dfrac{0.693}{k}$

有效期：$t_{0.9} = \dfrac{1}{k}\ln\dfrac{C_A}{0.9C_A} = \dfrac{\ln\dfrac{1}{0.9}}{k} = \dfrac{0.1054}{k}$

一级反应具有以下特点：速率常数 k 的单位是时间$^{-1}$；半衰期是一个与反应物起始浓度无关的常数；$\ln C_A$ 和时间 t 呈线性关系。

例 6-2：配制每毫升含 800 单位的某抗生素试溶液，经过 1 个月后，分析其含量测得每毫升含 600 单位。已知药物降解为一级反应，试求：（1）经 40 天后其含量为多少？（2）半衰期为多少天？

解：

（1）经 40 天后其含量

$$k = \frac{2.303}{30}\lg\frac{800}{600} = 0.0096 \text{ 天}^{-1}$$

$$0.0096 = \frac{2.303}{40}\lg\frac{800}{C}$$

$$C = 545 \text{ 单位}$$

即经过 40 天后某抗生素溶液含量为 545 单位。

（2）半衰期

$$t_{1/2} = \frac{0.693}{k} = 72.2 \text{ 天}$$

即该抗生素溶液半衰期为 72.2 天。

3. 二级反应

反应级数 $n=2$ 时的反应称为二级反应。二级反应较为复杂，反应物未必只有一种，$n=\alpha+\beta=2$。

（1）A+B→产物

（2）2A→产物

对第一种类型的反应来说，如果设 C_A 和 C_B 分别代表反应物 A 和 B 的起始浓度，C 为 t 时间反应物已反应的浓度，则其反应速率公式可写成：

$$\frac{dC}{dt}=k（C_A-C）（C_B-C）\tag{6-5}$$

当 A 和 B 的起始浓度相等时，即 $C_A=C_B$，上式变为：

$$\frac{dC}{dt}=k(C_A-C)^2$$

对第二种类型的反应来说，其速率公式与上式相同，将上式分离变量后积分，可得：

$$\frac{1}{C_A-C}-\frac{1}{C_A}=kt \text{ 或 } k=\frac{1}{t}\frac{C}{C_A（C_A-C）}$$

半衰期为 $t_{1/2}=\dfrac{1}{k\cdot C_A}$，有效期为 $t_{0.9}=\dfrac{1}{9k\cdot C_A}$。

特点：速率常数 k 的单位是浓度$^{-1}\cdot$时间$^{-1}$；半衰期与起始浓度成反比；$\dfrac{1}{C_A-C}$ 与 t 成线性关系。

在水溶液中有些药物的反应是二级反应，例如，一些醇类药物的消除反应，以及部分卤代烷烃的水解反应速度都是双分子控制的二级反应。维生素 E 是人和动物必需的生物活性物质，但其稳定性较差，容易与氧化剂发生反应，该氧化反应也符合二级反应。

若其中一种反应物的浓度大大超过另一种反应物，或保持其中一种反应物浓度恒定不变的情况下，则此反应表现出一级反应的特征，可称为伪一级反应，按一级反应方程求出相关特征参数。例如，有些具有酯或酰胺基官能团结构药物在大量水中发生水解反应时，水的浓度可视为不变，其反应过程为伪一级反应。

例 6-3：乙酸乙酯皂化为二级反应，反应物原浓度皆为 0.04 mol/L，等体积混合后反应式为：

$$CH_3COOC_2H_5+NaOH = CH_3COONa+C_2H_5OH$$

已知 $t=25$ 分钟，$C_B=0.529\times10^{-2}$mol/L，试求：（1）使反应转化率达 90%，所需时间是多少？（2）若 A、B 初始浓度都为 0.01mol/L，达到同样转化率所需时间是多少？

解：

$$V_B=-\frac{dC_B}{dt}=kC_B^2$$

$$\frac{1}{C_B}-\frac{1}{C_{B,0}}=k\cdot t$$

$$\frac{1}{0.529\times10^{-2}}-\frac{1}{0.02}=kt$$

$$k=5.56L/（mol\cdot min）$$

反应转化率达 90% 时，$\dfrac{1}{0.1C_{B,0}}-\dfrac{1}{C_{B,0}}=kt$

$$t=80.93 \text{ 分钟}$$

若 $C_{B,0}=0.01\text{mol/L}$, $t=\dfrac{9}{kC_{B,0}}=161.86$ 分钟。

三、复杂反应动力学

实际情况中，许多药物分子可能同时发生多种途径和多种形式的降解，如药物发生可逆反应降解、连续反应或平行反应降解等，遇到这些反应时要应用复杂反应的动力学方程。

1. 可逆反应

可逆反应即正逆向同时进行的反应。正逆向都为一级反应时有：

$$A \underset{k_{-1}}{\overset{k_1}{\rightleftharpoons}} B$$

$$t=0 \qquad C_A \qquad 0$$

$$t=t \qquad C_A-C \qquad C$$

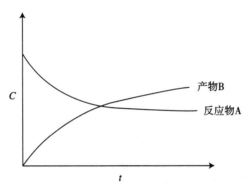

图 6-1　可逆反应中浓度与时间的关系

该可逆反应的反应速率取决于正向及逆向反应速率的总结果，即：

$$r=\frac{\mathrm{d}C}{\mathrm{d}t}=r_{正}-r_{逆}=k_1（C_A-C）-k_{-1}C$$

积分得：

$$\ln \frac{C_A}{C_A-\left(\dfrac{k_1+k_{-1}}{k_1}\right)C}=（k_1+k_{-1}）t \tag{6-6}$$

特点：可逆反应的反应速率等于正、逆反应速率之差值；反应达到平衡时，反应速率等于零；在 C-t 图上，反应达到平衡后，反应物和产物的浓度不再随时间而改变。例如，镇静催眠药地西泮在口服给药后，在胃液的影响下发生 4,5 位的开环，而在肠液的影响下 4,5 位又会闭环，属于可逆反应；斑蝥素是斑蝥药材的药效成分，是斑蝥酸的酸酐，而在酸性溶液中由于斑蝥素内酯环的存在使其对酸更稳定，因此斑蝥酸易转化为斑蝥素；在碱性条件下，斑蝥素的内酯环易水解生成游离的斑蝥酸，属于可逆反应。

2. 平行反应

一个药物经多种途径降解，并以不同的方向进行反应而得到不同产物时，这种降解反应称为平行反应。许多药物降解同时有两条或多条途径，反应条件不同可决定何种反应途径占优势。反应物和各产物浓度随着时间变化的示意图，如图 6-2 所示。

下面讨论最简单的平行反应，即两个支反应都是一级的反应：

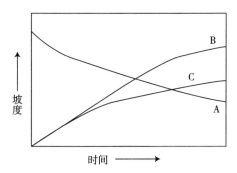

图 6-2 平行反应中浓度与时间的关系

t 时刻，上述两支反应的速率之和即为药物 A 的消耗速率，其每个降解途径都为一级反应：

$$-\frac{dC_A}{dt} = \frac{dC_B}{dt} + \frac{dC_C}{dt} = k_1 C_A + k_2 C_A = (k_1 + k_2) C_A = k_{exp} C_A$$

k_{exp} 是实验中测得的速率常数；k_1 和 k_2 值可以通过确定每个生成物的比率 r 来确定。

$$r = \frac{C_B}{C_C} = \frac{k_1}{k_2} \qquad (6-7)$$

$$k_{exp} = k_1 + k_2 \qquad (6-8)$$

可以看出，对反应物而言，其浓度的降低仍符合伪一级反应动力学。

特点：平行反应的总速率等于各平行反应速率之和；速率方程的微分式和积分式与同级的简单反应的速率方程相似，只是速率常数为各个平行反应速率常数的和。例如，左旋海松酸是松香中的主要成分，含有共轭双键，容易发生氧化反应，氧化过程中既包含连续反应，同时也包含平行反应。在相对较低的反应温度下，生成两种左旋海松酸氧化物平行产物。

3. 连续反应

连续反应是指一个反应要经历几个连续的中间步骤，并且前一步的产物为后一步的反应物的反应。例如，青霉素在一定条件下的水解反应。

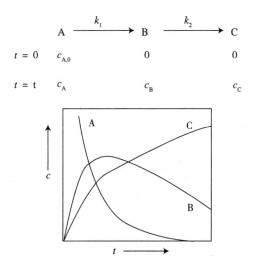

图 6-3 连续反应中浓度与时间的关系

当连续反应皆为一级反应时，反应速率方程如下：

$$V_A = -\frac{dC_A}{dt} = k_1 C_A$$

$$V_B = \frac{dC_B}{dt} = k_1 C_A - k_2 C_B$$

$$V_C = \frac{dC_C}{dt} = k_2 C_B$$

以上三式的积分结果如下：

$$C_A = C_{A,0} e^{-k_1 t} \tag{6-9}$$

$$C_B = \frac{k_1 C_{A,0}}{k_2 - k_1} \left[\exp(-k_1 t) - \exp(-k_2 t) \right] \tag{6-10}$$

$$C_C = C_{A,0} \left[1 - \frac{k_2}{k_2 - k_1} \exp(-k_1 t) + \frac{k_1}{k_2 - k_1} \exp(-k_2 t) \right] \tag{6-11}$$

反应物 A 的浓度随时间连续的减少，符合伪一级反应动力学，反应物 A 的浓度下降速度取决于 k_1。当生成 B 的速率与消耗 B 的速率相等时，就出现极大点，这是连续反应中间产物的一个特征。反应物 B 有最大值的时间为：

$$t_{B,\max} = \frac{\ln k_1 - \ln k_2}{k_1 - k_2} \tag{6-12}$$

特点：由于连续反应的数学处理比较复杂，一般做近似处理；当其中某一步反应的速率很慢，就将它的速率近似作为整个反应的速率，这个慢步骤称为连续反应的速率决定步骤。例如葡萄糖在稀硫酸催化下的降解过程就属于连续反应，首先葡萄糖脱水生成 5-羟甲基糠醛，5-羟甲基糠醛进一步脱羧生成乙酰丙酸和甲酸，前后反应均属于一级反应。

四、光化反应

由光照射而引起的化学反应称为光化学反应，简称为光化反应。实验证明，阿霉素、硝苯地平、茶碱等药物遇光呈现表观一级光降解动力学过程。

（一）光化反应的特点

1. 在光化反应中，反应速率主要取决于光照的强度，而受温度影响较小。
2. 光化反应进行的方向与体系的吉布斯能增加没有必然的联系。
3. 光化反应具有很高的选择性。
4. 光化反应与热化学反应具有很大的区别，见表 6-2。

表 6-2　热化学反应与光化学反应区别

项目	热化学反应	光化学反应
自发条件	等温、等压、$W=0$，$\Delta_r G_m^{\ominus} < 0$	$\Delta_r G_m^{\ominus} > 0$ 或 $\Delta_r G_m^{\ominus} < 0$
活化能	系统内分子间碰撞积累（分子热运动）	吸收光子能量
与温度关系	速率敏感 $K_{T+10}/K_T = r \approx 2 \sim 4$	$K_{T+10}/K_T = r \approx 1.01 \sim 1.1$，个别反应到 2

（二）光化学定律

1. 光化学第一定律

格罗杜斯和德拉波提出："只有被体系吸收的光，才有可能引起光化学反应。"他认为被物质吸收的光也并非都会引起化学反应，光可以直接被反应物质吸收而引起化学反应，也可以被反应体系中其他物质吸收而间接引起化学反应。

2. 光化学第二定律

爱因斯坦指出："在光化反应的初级过程中，被活化的分子或原子数等于被吸收的光量子数"，又称为光化当量定律。活化 1mol 分子或原子需要吸收 1mol 光量子，1mol 光量子所具有的能量称为 1 爱因斯坦。

$$Einstein = Lhv = \frac{Lhc}{\lambda} = \frac{6.022\times10^{23}\times6.626\times10^{-34}\times2.998\times10^{8}}{\lambda} = \frac{0.1196}{\lambda}\ J/mol$$

（三）量子效率

分子或原子被光量子活化之后所进行的一系列过程称为光化反应的次级过程。次级过程为一系列的热反应，不再需要受光照射。每个活化分子或原子在次级过程中，可能引起一个或多个分子发生反应，也可能不发生反应而以各种形式释放出能量而重新回到基态。在光化反应中，将发生反应的分子数与被吸收的光量子数之比称为量子效率，符号为 Φ。

$$\Phi = \frac{发生反应的分子数}{被吸收的光量子数}$$

第二节　药物制剂稳定性的影响因素

药物及其制剂在制备、流通和贮存过程中，因受到制剂处方、制备工艺、贮存条件等多种因素的影响，可能发生变质，导致药效降低，甚至毒性增大，不仅不能起到预期的用药目的，还可能产生毒副作用。

一、药物降解的途径

药物的化学结构是影响药物降解的主要因素，另外药物化学降解的速度和程度也与 pH 值、溶剂、温度等影响因素有关。不同化学结构的药物降解反应也不同，常见的药物化学降解途径有水解、氧化、异构化、聚合、脱羧等。药物发生降解时不仅是发生一种降解反应，也可能同时发生两种或两种以上的反应。

（一）水解

水解反应是指水与另一化合物反应，该化合物分解为两部分，水中氢原子加到其中的一部分，而羟基加到另一部分，因而得到两种或两种以上新的化合物的反应过程。水解反应属于亲核反应，是药物降解常见的途径之一。容易发生水解的药物类型主要有酯类（包括内酯类）、酰胺类（包括内酰胺类）、氮芥类、中药苷类成分（包括黄酮苷类、皂苷类和环烯醚萜苷类等）、多糖类等。属羧酸衍生物药物的水解性按酰卤>酸酐>酯>酰胺的顺序递减。药物水解后，其结构发生变化，可能导致药物疗效降低，毒性增加。

1. 酯类药物的水解

含有酯键的药物由于具有在碳原子和氧原子之间形成共价键的羰基，易受酸或碱催化而断裂，因而这些药物的水溶液容易发生水解反应，常受 H^+ 或 OH^- 或广义酸碱的催化。这类代表性药物有绿原酸、穿心莲内酯、乙酰水杨酸、毛果芸香碱等。

酯类药物发生水解反应时，药物的分子结构是影响水解的主要因素，分子结构相似的酯类药物，水解反应的速度相近，但也受酯键附近基团大小的影响，基团越大，水解速度越慢。另外，外界因素对水解也具有一定的影响，如在碱性溶液中，酯类药物分子中氧的电负性比碳大，酰基更加容易被极化，使酰氧键断裂生产醇和酸，酸与碱反应，使药物水解得更完全。

内酯类药物与酯类药物相似，在碱性条件下更易水解开环，而且还可与其水解产生的羧酸盐间达成动态平衡，在一定条件下可以发生转化。这类代表性药物有喜树碱、华法林钠、硝酸毛果芸香碱等。

2. 酰胺类药物的水解

含酰胺类结构的药物也容易发生水解反应，生成相应酸和胺。与酯类药物相比，酰胺类药物稳定性更高。这类代表性药物有氯霉素、苯巴比妥、对乙酰氨基酚、盐酸普鲁卡因、盐酸丁卡因等。氯霉素水溶液在 pH 6 时最稳定，pH 小于 2 或大于 8 皆能加速水解反应。

含有内酰胺结构的药物同样容易发生水解，而且在酸碱催化下，水解后药物易开环失效，如青霉素和头孢菌素等。

3. 其他药物的水解

苷键属于缩醛结构，易被弱酸水解。含苷键结构的药物容易发生水解，中药中黄酮苷类、环烯醚萜苷类、皂苷类成分在稀酸或者酶的作用下，水解成糖和苷元，但在稀碱环境下稳定性较高，不易水解。如麦芽糖酶能够水解含有葡萄糖苷键的苷，得到 α-葡萄糖。

另外，氮芥类药物（如美法仑）、肟类药物（如类固醇肟）、酰亚胺类（如苯乙吡啶酮）药物也易发生水解。

（二）氧化

广义的氧化是指化合物失去电子或脱氢，是药物常见的降解途径之一。药物的氧化分解通常在空气中氧的影响下自动、缓慢地进行，这种现象称为自动氧化。自动氧化属于游离基链反应，一般包括链引发、链传播及链终止过程。药物的氧化反应比较复杂，可能在药物发生氧化的同时，也存在水解、光化、降解等过程。光、热、氧气、金属离子等均可加速药物氧化。为了防止药物氧化，可采取措施防止游离基的形成、阻止游离基的传播和加快链反应终止。药物的氧化与其结构有关。容易氧化的药物有酚类药物、烯醇类药物、硫醇类药物、羧酸类药物等。药物发生氧化降解后，制剂的颜色会发生改变，或形成沉淀，或产生不良气味，严重影响药品质量。

1. 酚类药物的氧化

含有酚羟基的药物容易发生氧化反应，并伴随着颜色的变化，如肾上腺素、左旋多巴、水杨酸钠等。中药中含有酚羟基的黄酮类、蒽醌类成分也容易发生氧化反应。例如，中药黄芩在储存过程中会变绿，就是因为发生酶解、氧化反应。黄芩中含有黄芩苷酶，在温热、潮湿的条件下，可将黄芩苷水解成黄芩素。黄芩素含有邻二酚羟基，容易发生氧化转化为汉黄芩素，呈鲜绿色，而影响黄芩的疗效。

2. 烯醇类药物的氧化

含有烯醇基的药物极易发生氧化，如维生素 C。由于维生素 C 分子中的烯二醇基具有还原性，可被氧化成二酮基，而二酮基又具有强还原性，遇氧化剂可生成去氢维生素 C，进一步氧化可生产二酮古洛糖酸、草酸等。

3. 其他药物的氧化

芳胺类药物（如磺胺嘧啶钠）、噻唑类药物、硫醇类药物也容易发生氧化，其中有些药物氧化过程中时常产生有色物质，伴随着颜色的变化。

（三）其他降解反应

1. 聚合

聚合是指两个或多个分子结合在一起形成复杂分子的过程，如甲醛溶液长期贮存时会产生聚甲醛沉淀；葡萄糖溶液受热分解后，分解产物 5-羟甲基糠醛发生聚合，使溶液颜色变深。

2. 异构化

一种同分异构体与另一种同分异构体相互转化的作用或过程即为异构化，分为光学异构化和几何异构化，该过程可能改变药物生理活性强度。如麻黄碱具有光学异构化，有左旋麻黄碱和右旋麻黄碱，左旋麻黄碱的升压作用是右旋麻黄碱的 4 倍。

3. 脱羧

脱羧反应是有机化合物中的羧酸失去羧基放出 CO_2 的反应。具有 p-π 共轭结构的羧基往往比较稳定，但在受热、光等条件下可以作为 CO_2 整体脱去。如对氨基水杨酸钠注射液在光的影响下会发生脱羧反应生成褐色的间氨基酚，再被继续氧化形成红棕色二苯醌型化合物，导致注射液的颜色发生变化。

二、影响制剂稳定性的因素

（一）处方因素

pH 值、广义的酸碱催化、溶剂、离子强度、附加剂等因素，均可影响制剂中药物的稳定性，掌握处方组成对制剂稳定性的影响规律和作用机理是制剂设计的关键。

1. pH 值的影响

（1）pH 值与水解反应速度的关系　许多药物常受 H^+ 或 OH^- 催化水解，这种催化作用称为专属酸碱催化（specific acid-base catalysis）或特殊酸碱催化。含内酯结构的药物，在 OH^- 作用下其内酯环容易开环，如穿心莲内酯随着溶剂 pH 值升高水解加速，当 pH 接近 10 时，内酯环开裂，还可能发生双键移位反应。pH 值对速率常数的影响可用下式表示：

$$k = k_0 + k_{H^+}[H^+] + k_{OH^-}[OH^-] \tag{6-13}$$

式中：k_0 为参与反应的水分子的催化速率常数；k_{H^+} 和 k_{OH^-} 分别表示 H^+ 和 OH^- 离子的催化速率常数。在 pH 值很低时主要是酸催化，式（6-13）可表示为：

$$\lg k = \lg k_{H^+} - pH$$

以 $\lg k$ 对 pH 作图得一直线，斜率为-1。

在 pH 较高时主要是碱催化，则：

$$\lg k = \lg k_{OH^-} + \lg k_W + pH$$

式中：k_w 为水的离子积，即 $k_w = [H^+][OH^-]$，当温度为 298.15K 时，$k_w = 10^{-14}$。以 $\lg k$ 对 pH 作图得一直线，斜率为 1。

图 6-4 表示 $\lg k$ 与 pH 关系，该图呈 V 形，图中曲线最低点对应的 pH 值，为最稳定的 pH 值，以 pH_m 表示。pH_m 也可通过下式计算：

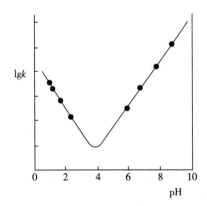

图 6-4　非解离型药物的 pH-速度图

$$pH_m = -\frac{1}{2}(lgk_{OH^-} + lgk_W - lgk_{H^+})\tag{6-14}$$

或：

$$pH_m = \frac{1}{2}pk_W - \frac{1}{2}lg\frac{k_{OH^-}}{k_{H^+}}\tag{6-15}$$

用公式（6-14）和公式（6-15）求算 pH_m 时，由于 k_{H^+}、k_{OH^-} 和 k_w 均与温度有关，所以 pH_m 也与温度有关。

药物的水解 pH-速度图有多种形状。含有一个解离基团的药物的水解 pH-速度图呈 S 形状，如图 6-5 所示。含有两个解离基团的药物的水解 pH-速度图呈钟形，如图 6-6 所示。利用 pH-速度图能够了解药物最稳定的 pH 范围，得到药物在某一 pH 值的反应速度常数，如果已知反应级数，可求出不同降解量需要的时间。

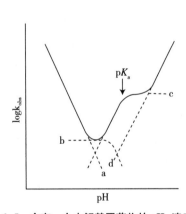

图 6-5　含有一个水解基团药物的 pH-速度图

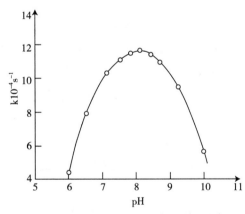

图 6-6　含有两个解离基团的药物水解 pH-速度图

（2）pH 值与自氧化反应速度的关系　吗啡在 pH 小于 4 的水溶液中稳定，而当 pH 调至 5.5～7.0 范围内氧化速率明显增加。维生素 C 在 pH 6.0～6.5 和 pH 2.5～3.0 范围内较为稳定，在 pH <2.5 时氧化速率迅速增加。可见药物的氧化也受 pH 值的影响，这是因为氧化反应的氧化还原电位依赖于 pH 值，可用氢醌的例子说明。

$$O=\!\!\!\!\raisebox{0pt}{⬡}\!\!\!\!=\!O + 2H^+ + 2e^- \xrightleftharpoons[\text{还原}]{\text{氧化}} HO\!\!\!\!\raisebox{0pt}{⬡}\!\!\!\!OH$$

根据 Nernst 方程：

$$E = E_0 + \frac{0.0592}{n} \lg \frac{[H^+][Q]}{[HQ]} \tag{6-16}$$

式中：Q 表示醌为氧化型；HQ 表示氢醌为还原型；E 表示实际氧化-还原电位；E_0 表示标准氧化还原电位；n 表示氧化型变为还原型获得的电子数目。由式（6-16）可看出，氢离子浓度增加，还原型不易变为氧化型。

药物最稳定的 pH 值范围是通过实验获得的。在确定药物最稳定的 pH 范围时，应当综合考虑到药物的稳定性、溶解度、药效及人体的生理适应性等因素。

2. 广义酸碱催化的影响

按照 Brönstee-Lowry 酸碱理论，能够给出质子的物质被称为广义酸，接受质子的物质被称为广义碱。药物受广义酸碱的催化作用而水解，称为广义酸碱催化。广义酸碱催化的水解可以用下式描述：

$$k = k_0 + k_{H^+}[H^+] + k_{OH^-}[OH^-] + k_{HX^+}[HX] + k_{X^-}[X^-] \tag{6-17}$$

式中：k_{HX^+} 和 k_{X^-} 分别表示广义酸、碱催化速率常数。

常用的缓冲剂如醋酸盐、磷酸盐、枸橼酸盐、硼酸盐等均为广义的酸碱，可能会催化某些药物的水解。盐酸丁卡因在 pH = 7.0、0.05mol/L 磷酸盐缓冲溶液中的水解速率较其在无缓冲能力的溶液中快约 20 倍。

若维持溶液 pH 值的恒定，药物在缓冲溶液中的水解速度随缓冲剂浓度的增加而加快，表明该缓冲剂对药物有广义酸碱催化作用，在制剂处方设计时应选用尽可能低的缓冲剂浓度或采用没有催化作用的系统。

3. 溶剂的影响

一些药物在非水溶剂中的稳定性高于在水溶液，如地西泮注射液等；也有一些药物水溶液比非水溶液稳定，如环己烷氨基磺酸钠。说明溶剂的极性影响药物的稳定性。溶剂极性对药物降解反应速度的影响可用下公式表示：

$$\lg k = \lg k_\infty - \frac{k' Z_A Z_B}{\varepsilon} \tag{6-18}$$

式中：k 为反应速度常数；在固定温度下，k' 为常数；ε 为介电常数；k_∞ 为 $\varepsilon \to \infty$ 时的反应速度常数；Z_A、Z_B 为离子或药物所带的电荷。公式（6-18）适用于离子与带电荷药物之间的反应。

由公式（6-18）可知，$\lg k$ 与 $1/\varepsilon$ 呈线性关系。如果药物离子与进攻的离子带相同电荷，选择介电常数低的溶剂，可使药物水解速度减慢，有利于增加药物的稳定性。若药物离子与进攻的离子带相反电荷，则应当选用介电常数高的溶剂，以降低药物分解速度，提高药物的稳定性。如巴比妥类药物在水溶液中以阴离子形式存在，水解时被 OH^- 催化。加入介电常数比水小（$\varepsilon = 80$）的物质，如甘油（$\varepsilon = 42.5$）、乙醇（$\varepsilon = 24.3$）等，可减小溶剂的介电常数，增加药物稳定性。

若离子 A 与偶极 B 之间反应时，设 A 的电荷为 Z_A，B 的偶极矩为 P_B，则：

$$\lg k = \lg k_\infty + \frac{k' Z_A P_B}{\varepsilon} \tag{6-19}$$

式中：k' 为与反应的种类和温度有关的常数，为正值；ε 增大，正离子反应物的 k 减小，负离子反应物的 k 增大。

若偶极 A 与偶极 B 之间反应时，设两者偶极矩分别为 P_A 和 P_B，则：

$$\lg k = \lg k_\infty - \frac{k' P_A P_B}{\varepsilon}$$

此时，ε 增大，k 增大。

4. 离子强度

为了提高药物的溶解性、生理适应性和稳定性，在制剂中可能加入 pH 调节剂、等渗调节剂、抗氧剂等电解质，在生产过程中也可能引入金属离子，从而增加的制剂离子强度 μ。离子强度可由下式计算：

$$\mu = \frac{1}{2}\sum_{i=1}^{n} b_i z_i^2 \tag{6-20}$$

式中：b_i、z_i 分别为溶液中第 i 种离子的质量摩尔浓度和该离子的电荷数。近似计算时，可用实际浓度 C_i 代替 b_i。离子强度对药物降解速度的影响可用下式表示：

$$\lg k = \lg k_0 + 2AZ_AZ_B\mu^{1/2} \tag{6-21}$$

式中：k 为降解速度常数；k_0 为溶液无限稀（$\mu = 0$）时的速度常数；A 在温度和溶剂一定时为常数，如 25℃水的 A 值为 $0.509\text{kg}^{1/2}/\text{mol}^{1/2}$；$Z_A$、$Z_B$ 分别为溶液中药物所带电荷。

以 $\lg k$ 对 $\mu^{1/2}$ 作图可得一直线，其斜率为 $2AZ_AZ_B$，外推到 $\mu = 0$ 可求得 k_0，见图 6-7。

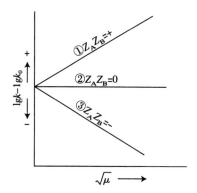

图6-7　离子强度对反应速度的影响

当离子强度很高时（接近 0.1），最好改用下式表示，这个方程以 $\lg k$ 对 $\dfrac{\sqrt{\mu}}{(1+\sqrt{\mu})}$ 作图。

$$\lg k = \lg k_0 + 2AZ_AZ_B\left(\frac{\sqrt{\mu}}{1+\sqrt{\mu}}\right) \tag{6-22}$$

根据公式（6-21）和公式（6-22），相同电荷离子之间的反应，溶液离子强度增加，分解反应速度增加。异性电荷离子之间的反应，溶液离子强度增加，分解反应速度降低。如果药物是中性分子，因 $Z_AZ_B = 0$，故离子强度对分解反应速度没有影响。

5. 表面活性剂

对于某些易水解的药物，加入表面活性剂可使其稳定性增加。这是因为表面活性剂可在溶液中形成胶束，起到屏障作用，阻碍了 H^+、OH^- 等离子的进攻。在水溶液中，当药物在胶束中的位置以及在胶束中被表面活性剂增溶的程度不同时，表面活性剂对其水解的影响都是不同的。表面活性剂对药物水解的影响可用下式表示：

$$k = k_m f_m + k_u f_w \tag{6-23}$$

式中：k 为降解速度常数；k_m 和 k_w 分别表示胶束和溶液中的水解速率常数；f_m 和 f_w 分别为药物与胶束相和溶液相结合的分数。其中，k_m 与药物在胶束中的位置有关。

若药物处在胶束的亲脂区，胶束所起到的"屏障作用"较强。若药物在胶束的亲水端，则胶束的保护作用较弱。表面活性剂的离子化亦是影响药物降解的一个重要因素。对碱催化的水解反应，由于阴离子胶束对 OH⁻ 的排斥作用，可使其中的药物有较好的稳定性。同理，对酸催化的水解反应，阳离子胶束能够提高其中药物的稳定性。例如，受碱催化水解的苯佐卡因，在5%十二烷基硫酸钠溶液中，30℃时半衰期增至1150分钟，不加十二烷基硫酸钠时则为64分钟。但是应该注意，有些表面活性剂可能会加快某些药物的降解，所以表面活性剂的选择应通过试验确定。

（二）外界因素

除制剂的处方因素外，温度、光线、空气（氧）、金属离子、湿度和水分等外界因素对于制剂稳定性均有影响。掌握外界因素对药品稳定性的影响对确定制备工艺条件、包装设计等都有重要意义。

1. 温度的影响

温度对制剂稳定性的影响比较复杂。通常温度升高，药物的降解速度增加，温度对降解速度的影响可以用 Van't Hoff 规则及 Arrhenius 公式来说明。相对湿度随着温度的变化而改变，温度的改变可导致药物中水分含量的变化，进而影响药物的稳定性。而且温度升高时，药物或一些辅料有可能会熔化，甚至出现晶型转变，一些药物的稳定性与晶型有很大关系，例如利福平、氨苄青霉素钠、维生素 B_1 等，不同晶型的药物理化性质不同，稳定性存在差异。

在制剂过程中，可能需要进行干燥、灭菌等操作，应注意制剂稳定性的变化，并采取相应的防止措施。对于热敏感药物，如生物制品等，采用冷冻干燥、无菌操作等工艺能够避免温度对药物稳定性的不良影响。

2. 光的影响

光是一种辐射能，可提高产生化学反应所必需的活化能。特定的物质只吸收特定频率的光量子，因而不同频率的光可选择性引发不同的药物光化反应。光线波长越短，能量越大，所以紫外线更容易激发化学反应。入射光子的数目和波长都可以影响药物的光降解速率。许多药物见光易发生氧化、降解、异构化、聚合等光催化反应，而使药物失效甚至产生毒性物质。但是药物在生产、使用过程中不可避免地受到光的照射。因此，研究药物的光稳定性，对于确定制剂处方、生产工艺及储存条件非常必要。

许多药物易被光化降解，如硝苯地平、盐酸麻黄碱、氢化可的松、核黄素、吗啡、盐酸氯丙嗪、肾上腺素等。药物对光的敏感性与其结构有关，如酚类和分子中有双键的药物一般都对光敏感，常见现象是变色。有时一个药物的氧化、光化降解等过程同时存在，影响因素众多，如阿魏酸钠溶液中阿魏酸钠浓度、光照强度、介质 pH 值均影响其光降解速率，阿魏酸钠水溶液光降解规律符合一级动力学过程。

对光敏药物，在制备过程中应避光，还可在包衣材料中加入避光剂、处方中加入抗氧剂、制成包合物等方法避免光对药物稳定性的影响。采用棕色玻璃等避光包装也是提高药物稳定性的一种有效方法。

3. 空气（氧）的影响

空气（氧）是影响药物稳定性的一个非常重要的因素。氧气在水中有一定的溶解度，制剂在生产贮存和使用过程不可避免与空气（氧）接触，而影响药物的稳定性。一些酚类、烯醇类、芳胺类等药物容易发生氧化降解。目前常采用通入惰性气体，如 CO_2 或 N_2，真空包装等措施减少或置换其中的 O_2，或加入抗氧剂等附加剂，提高药物稳定性。

4. 金属离子的影响

金属离子对药物氧化、水解等降解反应有催化作用。制剂中金属离子的来源主要是原辅料、溶媒及生产设备。对于易氧化、水解的药物除选用高纯度的辅料，尽量不使用金属器具外，还可在处方中加入金属离子螯合剂，如依地酸盐、枸橼酸、酒石酸等，避免金属离子的催化作用。

5. 包装材料对药物制剂稳定性的影响

包装材料对药物制剂具有阻隔空气、光线、水分、热、微生物等进入包装内部，减少药物制剂在运输、贮存过程中的破损等作用。选择药品包装不仅要考虑外界环境因素对制剂稳定性的影响，同时还要研究包装材料与药物制剂相互作用而引起稳定性的变化，包装材料的选择由其相容性试验结果确定。

6. 工艺的影响

在影响药物稳定性的诸多因素中，工艺因素也是至关重要的。如中药制剂生产过程中，对于处方中含有冰片、挥发油等易挥发成分的处理，一般采用乙醇溶解，在制粒后喷入的方法，容易造成挥发性成分在生产和贮存过程中损失。加入聚山梨酯-80的注射剂灭菌后有时会起昙混浊，乳剂在加热灭菌过程中会出现乳滴粒径增大、合并、分层等现象。因此，制剂灭菌时，应严格选择灭菌方法并控制工艺参数。

第三节 药物稳定性研究方法

一、药物稳定性试验的基本要求和主要研究内容

稳定性试验目的是考察原料药或制剂在温度、湿度、光线的影响下，质量随着时间变化的规律，为确定药品的生产、包装、贮存、运输条件提供科学依据，同时通过试验建立药品的有效期。稳定性研究贯穿于新药研发、生产、包装、贮存、使用的全过程。《中国药典》（2020年版）对药物稳定性试验指导原则以及新药研究稳定性研究技术指导原则对试验方法、重点考察内容、试验样品要求、分析检查方法等均有明确规定。

（一）稳定性试验的基本要求

1. 稳定性试验

稳定性试验包括影响因素试验、加速试验与长期试验。影响因素试验用一批原料药物或一批制剂进行。如果试验结果不明确，则应加试两个批次样品，生物制品应直接使用三个批次。加速试验与长期试验要求用三批供试品进行。

2. 原料药物供试品

原料药物供试品应是一定规模生产的。供试品量相当于制剂稳定性试验所要求的批量，原料药物合成工艺路线、方法、步骤应与大生产一致。药物制剂供试品应是放大试验的产品，其处方与工艺应与大生产一致。

3. 供试品的质量标准

供试品的质量标准应与临床前研究及临床试验和规模生产所使用的供试品质量标准一致。

4. 加速试验与长期试验

加速试验与长期试验所用供试品的包装应与拟上市产品一致。

5. 药物稳定性

药物稳定性要采用专属性强、准确、精密、灵敏的药物分析方法与有关物质（含降解产物及其他变化所生成的产物）的检查方法，并对方法进行验证，以保证药物稳定性试验结果的可靠

性。在稳定性试验中，应重视降解产物的检查。

若放大试验比规模生产的数量要小，故申报者应承诺在获得批准后，从放大试验转入规模生产时，对最初通过生产验证的三批规模生产的产品仍需进行加速试验与长期稳定性试验。

（二）原料药与制剂指导原则规定试验主要内容

1. 影响因素试验

影响因素试验是在比加速试验更剧烈的条件下进行。原料药进行此项试验是探讨药物的固有稳定性、了解影响其稳定性的因素及可能的降解途径与降解产物，为制剂生产工艺、包装、贮存条件和建立降解产物分析方法提供科学依据。制剂进行此项试验是为了考察制剂处方的合理性、生产工艺和包装条件。试验条件主要包括高温试验、高湿试验和强光照射试验。

2. 加速试验

加速试验是在规定湿度和温度的超常规条件下进行，试验时间为 6 个月。当加速试验 6 个月中任何时间点的质量发生了显著变化，则应进行中间条件试验。中间条件为（30±2）℃、相对湿度 65%±5%，建议的考察时间为 12 个月，应包括所有的稳定性重点考察项目。其目的是通过加速药物的化学或物理变化，探讨药物或制剂的稳定性，为制剂设计、包装、运输、贮存提供必要的资料。原料药和制剂均要求该项试验。

3. 长期试验

长期试验是在接近药物的实际贮存条件下进行，其目的是为制定药物的有效期提供依据。原料药和制剂均需进行此项试验，试验时间为 12 个月。12 个月以后，仍需继续考察的，根据产品特性，分别于 18 个月、24 个月、36 个月等取样进行检测。将结果与 0 个月比较，以确定药物的有效期。

以上试验具体方法可参考《中国药典》（2020 年版）对药物稳定性试验指导的原则进行。

二、稳定性加速试验

了解药物和制剂稳定性是新药研发和保证产品质量的一项重要的工作。稳定性加速试验是根据化学动力学原理，在较高温度下进行试验，使药物降解反应加速进行，可在短时间内预测药物的有效期，了解药物降解行为和机理。由于加速试验条件不是药物和制剂的实际贮存条件，加速试验结果与长期试验结果可能有差异。因此，加速试验一般用于制剂处方、工艺的筛选，而药物和制剂的有效期由长期试验结果确定。目前，稳定性加速试验方法主要有恒温法和变温法，本节主要介绍恒温法。

1. 经典恒温法

经典恒温法的理论依据是 Arrhenius 公式：

$$\lg k = -\frac{E}{2.303RT} + \lg A \tag{6-24}$$

式中：k 为反应速度常数；R 为摩尔气体常数；A 为指前因子；E 为活化能；T 为绝对温度。

具体方法是根据药物热稳定性特点设计实验温度，将样品分别进行恒温加速降解，定时取样测定含量或其他与浓度相关的物理性质，以药物浓度或其他与浓度相关的指标对时间作图，判断反应级数。若以 $\lg C$ 对时间 t 作图得一条直线，则为一级反应，再由直线斜率求出各温度下药物降解反应速度常数 k，然后按 Arrhenius 公式求出反应活化能，再将直线外推至室温，即可得到室温时的速度常数 $k_{25℃}$，代入动力学方程，求出药物在室温降解 10% 所需的时间，即药物的有效期。

例 6-4：灯盏花素水溶液在 70℃、80℃、90℃、100℃ 四个温度下进行加速试验，测得加速温度下不同时间的浓度，确定为一级反应，用线性回归法求出反应速度常数，结果如下表所示。

表 6-3 灯盏花素水溶液在不同温度下的分解速度常数

T（℃）	k（$\times 10^{-2}$）（h^{-1}）	$\lg k$
70	0.1430	-2.84466
80	0.1814	-2.74136
90	0.3804	-2.41976
100	1.0868	-1.96385

根据 Arrhenius 公式以 $\lg k$ 对 $1/T$ 做线性回归，得回归方程：$\lg k = -3767.82/T + 8.038$；$r = 0.9593$。由此推算室温（25℃）的分解速度常数 k 及有效期为：$k_{25℃} = 2.51636 \times 10^{-5}/h$，$t_{0.9} = 0.48$ 年，该药有效期为 0.48 年。

2. 初均速法

在反应初期药物分解小于 10%，反应既可按一级速度过程处理，又可按零级速度过程处理，若按零级反应处理，则反应初期的初均速与反应速率常数相等，因此，初均速与温度的关系也符合 Arrhenius 公式。设反应在温度 T 下进行，药物的初始浓度为 C_0，t 时间后药物浓度为 C，则反应的初均速 V_0 为：

$$V_0 = \frac{C_0 - C}{t} \tag{6-25}$$

如果在不同温度 T_1、T_2、T_i 下进行 i 次试验，可得到各反应初均速率分别为 V_1、$V_2 \cdots\cdots V_i$，以反应初速度 V_0 代替反应速度常数 k，则：

$$\lg V_0 = -\frac{E}{2.303RT} + \lg A \tag{6-26}$$

以 $\lg V_0$ 对 $1/T$ 作图得一直线，由直线外推到室温时的 V_0，可计算出室温反应活化能和室温下的有效期。

例 6-5：某中药注射液中丹参素稳定性的预测。按表 6-4 的温度及加速试验时间安排实验，按时取出，冰水浴冷却，分别测定样品中的丹参素的含量，以初始含量为 100%，计算其分解的初均速度，结果见表 6-4。

表 6-4 注射液中丹参素的加速试验结果

温度（℃）	$1/T$	t	C_i（%）	V_{0i}（h）	$\lg V_{0i}$
95	2.7163×10^{-3}	4	96.51	8.73×10^{-3}	-2.0592
91	2.7461×10^{-3}	7	93.82	8.83×10^{-3}	-2.0540
87	2.7766×10^{-3}	9	97.46	2.82×10^{-3}	-2.5494
83	2.8078×10^{-3}	12	93.66	5.28×10^{-3}	-2.2711
75	$2.8723 \times 10^{-}$	35	93.66	1.81×10^{-3}	-2.7420
71	2.9057×10^{-3}	66	93.50	0.985×10^{-3}	-3.0066
67	2.9399×10^{-3}	96	93.03	0.726×10^{-3}	-3.1390

以 $\lg V_{0i}$ 对 $1/T_i$ 作线性回归，得回归方程：

$$\lg V_{0i} = -4948.233/T_i + 11.4256$$

$$r = 0.9497$$

$$E = -(-4948.233 \times 2.303 \times 8.319) = 94.80 \ (kJ/mol)$$

由回归方程计算 25℃ 时的 $t_{0.9}$。将 $T=298$ 代入公式（6-26），可得：

$$\lg \frac{100\% - 90\%}{t_{0.9}} = -4948.233 \times \frac{1}{298} + 11.4256$$

$$t_{0.9} = 1.73 \ (年)$$

该药有效期为 1.73 年。

3. Q_{10} 法（温度系数法）

根据 Van't Hoff 规则，Q_{10} 定义为：

$$Q_{10} = \frac{k_{T+10}}{k_T}$$

式中：Q_{10} 又称为温度系数，即反应温度增加 10℃，反应速率增加的比值。设 $t_{0.9}^1$、$t_{0.9}^2$ 分别表示在温度 T_1、T_2 降解 10% 所需要的时间，k_1、k_2 分别表示在温度 T_1、T_2（$T_2 = T_1 + \Delta T$）的速度常数。

因为：

$$\frac{k_2}{k_1} = \frac{t_{0.9}^1}{t_{0.9}^2}$$

故，可得：

$$\frac{t_{0.9}^1}{t_{0.9}^2} = Q_{10}^{0.1(T_2 - T_1)} \tag{6-27}$$

上式的 Q_{10} 值可通过先求算两个温度的加速实验 k_1 和 k_2 求得。

例 6-6：测得某药 50℃ 和 70℃ 分解 10% 所需时间分别为 1161 小时和 128 小时，计算其室温有效期。

已知 $T_1 = 50℃$，$t_{0.9}^1 = 1161$ 小时，$T_2 = 70℃$，$t_{0.9}^2 = 128$ 小时。代入公式（6-27）得：

$$\frac{1161}{128} = Q_{10}^{0.1(70-50)}$$

$$Q_{10} = 3.012$$

同样应用公式（6-27）可计算室温（25℃）有效期：

$$\frac{t_{0.9}}{128} = 3.012^{0.1(70-25)}$$

$$t_{0.9} = 18283 \ (小时) \approx 2.1 \ (年)$$

该药有效期为 2.1 年。

4. 应用 Arrhenius 公式预测药物和制剂有效期应注意的问题

Arrhenius 公式只适用于活化能在 41.84～125.52kJ/mol 的热分解反应。出现下列情况时不宜应用 Arrhenius 公式预测药物和制剂的有效期。

（1）药物或制剂出现相变化　如融化、蒸发或玻璃化转变或出现随着温度变化，药物的溶解度或与辅料反应物的种类可能发生变化。例如，在辅料或溶剂中氧气的溶解度随着温度的增加而降低；混悬剂中如果溶解的药量变化可能剧烈影响反应速度。

（2）pH 的变化　随着温度的变化，即使有缓冲液的存在，溶液的 pH 也可能变化，因为缓冲液的 pK_a 值可能随温度的变化而变化，使实验数据不服从 Arrhenius 公式。

（3）**试验时没有控制相对湿度**　环境的相对湿度会随温度的变化而改变，使固体药物或制剂试验结果不存在 Arrhenius 公式的线性关系。

（4）**存在复杂反应**　对于多步降解的复杂反应，药物降解总速度即与限速反应的速度有关，也与早期反应的步骤有关。如果温度变化，各步骤反应的活化能和指前因子均有变化，即使各个步骤反应符合 Arrhenius 公式，也会导致药物或制剂的降解行为不符合 Arrhenius 公式。

（5）**Arrhenius 公式中参数随温度的变化而变化**　在加速实验中，假设在相对窄的温度范围，Arrhenius 公式中参数与温度无关，但事实上，如果药物的热容随着温度的变化，上述参数也会变化。

第四节　固体药物制剂稳定性

一、固体药物制剂稳定性特点

与液体制剂相比，固体制剂的稳定性具有明显特点：①一般降解反应速度慢：由于固体状态的药物分子迁移速度慢，稳定性变化速度缓慢；②反应机理复杂：固体药物分子存在多晶型、溶剂化物、共晶体，盐等多种状态，特别是中药固体制剂中多种药效成分多以无定形等形式存在，它们可能具有不同的降解速度和机理；③容易受到外界影响：固体药物或制剂内部存在气相（空气、水蒸气）、液相（药物等被水溶解形成饱和溶液）和固相，使得其稳定性容易受到外界因素（如温度、湿度等）的影响而变化，并且辅料可能影响降解反应速度；④有些反应在药物或制剂中降解有局部性。上述特点使得固体药物与制剂的稳定性研究非常复杂，明确固体药物和制剂稳定性具有明显的挑战。

二、影响固体制剂稳定性因素

1. 水分的影响

药物或制剂中的水分可以自身带有，也可以从环境、辅料等中吸收。对药物和制剂稳定性的影响明显。水分既可是反应物，也可以是溶剂。其作用主要包括改变药物形式，如形成水合物、溶解药物或辅料。水分可以在制剂中的孔隙、药物晶体的缺陷部位冷凝，溶解药物或辅料，显著增加药物分子的迁移速度，从而加快药物的降解反应速度。如果辅料可以提供或接受质子，将会增加药物水解反应的速率。反应速度的快慢取决于被溶解药物和/或辅料的数量。另外，水分是一种高效增塑剂，高分子辅料无定形区域或处于高能态的固体药物吸收水分后，能够降低玻璃化转变温度，降低其黏度，增加药物分子迁移速度和反应活性，从而增加药物的降解速度。

对于在水中水解而水分不能完全溶解的药物，每单位时间药物降解的量与含水量的关系可用下式表示：

$$d = k_0 V \tag{6-28}$$

式中：d 为一天药物降解的量；k_0 为表观零级速度常数；V 为固体药物或制剂中水的体积。此式说明单位时间内药物降解量与水分体积成正比。

固体制剂中的水分可分为结合水和自由水。结合水流动性差，本身不能参加化学反应，也不能介导化学反应。自由水具有非常高的分子迁移性，并且与其他固体组分和环境水分保持平衡。

水分活度是自由水移动性的指标，与药物和制剂的稳定性相关。

水分活度是药物或制剂在密闭容器中的水分蒸汽压与同温度下纯水的饱和蒸汽压的比值，表示水分被微生物、化学反应等可利用的程度。在吸湿平衡时，样品水分活度在数值上等于环境的平衡相对湿度（ERH）。水分活度是药物固有的性质，平衡相对湿度是环境的性质，只有药物吸湿达到平衡时两者的数值近似相等。一些物质溶解在水中可降低水分活度，其降低程度与化合物浓度有关。当高浓度药物溶液的水分活度低于空气的相对湿度时，较高的空气相对湿度将导致水冷凝，直到其水分活度等于空气的相对湿度。如果固体药物的水分活度低于周围环境的相对湿度，水分凝结，并溶解药物直到其水分活度等于环境的相对湿度，这种现象称为液化或潮解。

固体药物或制剂开始大量吸湿时空气中的相对湿度称为临界相对湿度（CRH）。当药品储存在其临界相对湿度以下时，药物吸附水分的速度缓慢，直到达到吸附平衡。如果药物存储在其临界相对湿度之上，其吸附水分的速度加快，很快达到吸湿平衡。大多数固体制剂吸湿，导致产品的物理或化学变化，如外观、溶出行为或成分降解等。表6-5显示了部分辅料在不同温度下的临界相对湿度，可见某些辅料的临界相对湿度值随温度变化而变化，药物和辅料配伍时可能降低混合物的临界相对湿度值。因此，在制剂处方研究时应当注意。

表 6-5　一些辅料的相对临界湿度（%）

辅料	CRH（20℃）	CRH（40℃）
葡萄糖	100	88
山梨醇	80	69
蔗糖	86	83
木糖醇	91	73
酒石酸	84.5	78
氯化钾	84	82
氯化钠	84	84
聚乙二醇 3350	94	85
羧甲基纤维素钠	84	84

2. 温度和相对湿度的影响

一般反应速度随着温度的升高而加快，温度每升高10℃则反应速度提高2～4倍。Arrhenius公式常用于研究温度对反应速度常数的影响，并可较好地预测固体制剂的稳定性。但是由于水分对某些固体制剂的稳定性有显著影响，如水解和其他途径降解等，Arrhenius公式就不能较好地预测其稳定性。因此，需要考虑相对湿度对固体药物稳定性的影响，对Arrhenius公式进行修正，修正后的方程如下：

$$\ln k = -\frac{Ea}{RT} + \ln A + B(RH) \tag{6-29}$$

式中：k 为降解速率；Ea 为活化能；R 为气体常数；T 为绝对温度；B 为湿度敏感性常数；RH 为相对湿度；A 为碰撞频率。该式表示固体剂型中药物的降解随着 RH 的增加呈指数形式减少，温度和相对湿度对制剂稳定性不存在交互作用，在恒定温度下，$\ln k$ 与 RH 呈线性关系。B 值一般在 0～0.1 之间，*B* 值对化学稳定性影响明显，*B* 值大小对固体制剂包装选择有指导意义，*B* 值小，无需采用防潮包装，*B* 值较大，防潮包装对延长制剂有效期有重要作用。

3. 光线的影响

由于光线在固体制剂中的穿透性有限，药物光降解反应主要发生在制剂的表面，制剂内部的降解反应不受时间的影响，降解速度缓慢。尽管有研究报道光降解多属于一级反应，但许多时候难以符合特定的反应级数模型。光线照射在固体制剂表面引起光化反应的明显特点之一是表面变色，颜色变化可以灵敏地反映光降解反应的程度，其敏感性有时比高效液相法等含量测定方法更强和实用。

光与制剂表面的接触面和穿透性显著影响光降解过程。光的穿透性越强，被照射的面积越大，被降解的药物就越多。固体制剂中表面层中药物的粒径、晶型、颜色、包衣层厚度、制剂大小与形状，是影响光降解速度的重要因素。确定光稳定性的难点之一是固体制剂的光穿透深度通常受药物、降解产物、辅料的光吸收等条件限制。可能出现制剂表面受到强光的照射，制剂中心也不能吸收到光线，此时光降解反应的程度和速度则取决于药物含量。

4. 辅料的影响

辅料可能直接参与、诱导或催化固体制剂中药物的分解。硬脂酸钙和硬脂酸镁可加速在碱性条件下不稳定的药物分解，如阿司匹林，可能是由于这两种辅料呈微碱性，提高了局部微环境的 pH 值，形成了溶解度大的阿司匹林镁盐、钙盐的缘故。羟丙基甲基纤维素和醋酸羟丙基甲基纤维素琥珀酸酯等酸性辅料，可能降低对酸敏感的药物稳定性。二氧化钛是包衣处方中常用的遮光剂，已发现二氧化钛对尼莫地平等有光降解的催化作用，药物降解的速度主要取决于药物和二氧化钛紧密接触的程度，并且还受相对湿度的明显影响。故在制剂处方设计时，对辅料的选择应周全考虑。

5. 药物多晶型的影响

药物在结晶时受各种因素影响，使分子内或分子间键合方式变化，导致分子或原子在晶格空间排列不同，形成不同的晶体结构。同一物质具有两种或两种以上的空间排列和晶胞数，这种同一物质的分子形成多种晶型的药物，称为药物多晶型。不同的药物晶型具有不同的热力学、物理学、化学和机械特性，如晶癖、颜色、熔点、密度、溶解度、溶出速度和可压性等，这些差异可能影响药物的流动性、吸湿性、稳定性和吸收等，从而影响药物的疗效、安全性和质量的可控性。

药物多晶型受热、氧化、辅料等因素影响，可能发生化学稳定性变化。利福平有无定型［熔点 172～180℃（分解）］、晶型 A［熔点 183～190℃（分解）］和晶型 B［熔点 240℃（分解）］。无定型在 70℃加速试验 15 天，含量下降 10%以上，室温贮存半年含量明显下降，而晶型 A 和晶型 B 在同样的条件下，含量下降 1.5%～4%，室温贮存 3 年，含量仍在 90%以上。盐酸拓扑替康有晶型 A、B、C、D 四种，在 40℃、*RH* 75%条件下放置 3 个月，四种晶型的杂质未见明显变化。但在 4℃密闭放置 24 个月，四种晶型的杂质明显变化。该试验结果表明，加速试验虽未显示各晶型稳定性的差异，然而经过长期稳定性试验发现，晶型 B 最稳定，晶型 A，C 两种稳定性稍差，晶型 D 稳定性最差。

药物晶型的不同影响制剂的物理稳定性，在物理性质上表现为熔点、溶解度、溶出度、密度和蒸汽压的不同。如生物利用度好的磺胺嘧啶晶型 Ⅱ，在混悬液中可转变为生物利用度差的晶型 Ⅲ，降低了药物的疗效。不同晶型的药物可能因其蒸汽压不同、吸湿性不同而引起晶型的变化。如醋丁酰心安有三种晶型，Ⅲ型较 Ⅱ型、Ⅰ型易受湿度、温度的影响，吸湿后转为稳定性好的

I 型。

另外，在制剂设计和制备过程中，如加入辅料、粉碎、干燥、冷却、湿法制粒、压片等，药物都可能发生晶型转变，引起药物的物理性质、化学性质和机械性质等变化。因此，在制剂设计和工艺优化时，应将药物优质晶型作为主要考察指标。

三、固体剂型化学降解动力学

由于固体剂型稳定性的特点及其降解作用的复杂性，其降解机制至今仍不完全清楚。近年来，人们提出了一些理论来阐述固体制剂的降解动力学，其中具有代表性的有成核理论、局部化学分解模式理论、液层理论、非线性理论等。

1. 成核作用理论

有些药物，如对氨基水杨酸钠在无水条件下热分解呈 S 型曲线，如图 6-8 所示。曲线分为三部分，开始一段为诱导期，中间一段为加速期，后一段为衰变期，这类曲线可用成核作用理论（nucleation theory）解释：①降解过程受到结晶表面和内部活性核的形成和生长情况所控制，固体药物分解初期，首先要在晶体上出现一些裂隙，产生这种裂隙需要一定的时间，这段时间就是诱导期，诱导期药物呈零级降解。诱导期长短与结晶粉末的大小及温度有关，大的结晶诱导期短；②结晶在破裂过程中产生大量的不规则凹口，从而提供了许多新的降解部位，形成足够多的活性核，使反应速度大大提高，这样就出现了加速期，加速期可用零级、伪一级或更高级的动力学方程来描述；③此后，颗粒大小比较均匀，形状也比较一致，不再产生进一步的变化，即进入衰变期。此 S 型分解曲线一般在高温度下出现。固体制剂的受热降解反应成核作用原理用下式说明：

$$\frac{\mathrm{d}x}{\mathrm{d}t} = kx^{1-p}(1-x)^{1-q} \tag{6-30}$$

式中：x 为降解量；k 为复合速度常数；p 和 q 为与反应机制有关的参数，通常在 0～1 之间。

该式说明，所有的降解从结晶表面的核开始，这些核是指晶体表面的一些受力点和缺损部分。如果 $p=0$，则 $x^{1-p}=x$，降解速度和 x 成正比。如果 $p=1$，则 $x^{1-p}=1$。$(1-x)^{1-q}$ 用来描述曲线的 S 形状的。在反应进行中，晶体表面的缺损点不仅取决于 x，而且取决于 $1-x$。

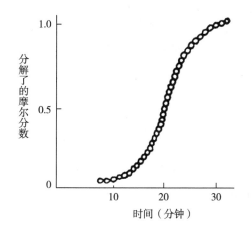

图 6-8 典型的 S 形分解曲线

如果 $p=q=1$ 为零级动力学方程，$\mathrm{d}x/\mathrm{d}t=k$；如果 $p=0$，$q=1$，上式为：$\mathrm{d}x/\mathrm{d}t=kx$；如果 $p=q=0$，则 $\mathrm{d}x/\mathrm{d}t=kx(1-x)$，降解曲线呈 S 形。如果 $0<p<1$，且 $q>0$，则会产生一些其他形式的

方程。

公式（6-30）主要用来阐释固体制剂的受热降解情况，但也可用来拟合受湿度影响而产生的降解反应，而且固体的自动催化反应的曲线也是 S 形，这种催化往往分为化学物质催化和因液相产生而催化降解两种情况。

固体制剂降解有时为零级反应，固体制剂表面吸附了一层水分，药物在表面的水层中有一定的溶解度，而且仅有溶解在液层中的药物才能发生降解，这种反应机制与混悬液中药物降解的机制很相似。

2. 液层理论

液层理论的基本观点是假设固体药物分解反应在固体表面液膜相进行。Guillory 等用维生素 A 衍生物来验证这个假设。根据 Clausius-Clapeyron 方程与 Raoult 定律，得到下列方程。

$$\ln X = \frac{-\Delta H}{R}\left(\frac{1}{T} - \frac{1}{T_m}\right) \tag{6-31}$$

公式中：X 为液相药物的摩尔分数；T_m 为药物熔点；T 为加热温度；ΔH 为熔化热；R 为气体常数。

T_m 值大，则 X 值相应较小，晶体表面的液膜较薄。若 k 为速率常数，并与液相摩尔分数呈正比，即 $\ln k = A \ln X$，A 为比例常数，上式可写为：

$$\lg k = \frac{A\Delta H}{2.303R}\left(\frac{1}{T_m}\right) - \frac{A\Delta H}{2.303RT} \tag{6-32}$$

药物熔点越高，反应速率越小。实验证明，维生素 A 苯腙（熔点 181～182℃）在 80℃时的降解速率比维生素 A 醋酸脂（熔点 57～58℃）要慢得多，同时说明制备高熔点衍生物也是解决药物稳定性的途径之一。

3. 局部化学降解模型原理

某些药物，如乙酰水杨酸片在含有碳酸氢钠的碱性环境中的分解速度开始很快，以后逐渐变慢，这类曲线可用局部化学反应（topochemical reactions）来解释。处理局部化学分解的模型为圆柱体模型（cylinder model），如图 6-9 所示。

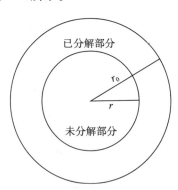

图 6-9　圆柱体模型图

假定固体制剂为一圆柱形，降解反应发生在圆柱的表面，且圆柱半径与时间呈线性关系，则：

$$r = r_0 - k_1 t \tag{6-33}$$

式中：r 为 t 时间的半径；r_0 为药物制剂的原始半径；k_1 为反应速率常数；t 为时间。

在 t 时间药物降解摩尔分数为 X，未降解量为：

$$1 - X = h\pi r^2 / h\pi r_0^2 \tag{6-34}$$

将公式（6-33）代入公式（6-34），可得：

$$1 - X = [1 - (k_1/r_0)t]^2$$

或

$$(1 - X)^{1/2} = 1 - (k_1/r_0)t$$

同理，当药物呈球形时，在 t 时间药物降解摩尔分数为 X'，并根据：

$$r = r_0 - k_2t$$

式中：r 为 t 时间制剂半径；r_0 为制剂的原始半径；k_2 为反应速率常数；t 为时间。

未降解药物的摩尔分数为：

$$1 - X' = \frac{4}{3}\pi\left(\frac{r^3}{r_0^3}\right) = \left[1 - \left(\frac{k_2}{r_0}\right)t\right]^3$$

$$或\ (1 - X')^{1/3} = 1 - \left(\frac{k_2}{r_0}\right)t$$

4. 非线性理论

对于一些水溶性药物，其固体制剂的降解机制可用非线性理论来解释，此理论认为，固体制剂中药物的降解是时间的函数，而且当相对湿度大于临界相对湿度和药物的降解量小于 50% 时，其降解过程可用如下方程来表达：

$$x = kt^n \tag{6-35}$$

或

$$\ln x = n\ln t + \ln k$$

式中：x 为药物降解量；t 为时间；k、n 都为常数，其中 n 为独立常数，而 k 表示与温度、水蒸气压力有关的常数，可表示为：

$$k = \beta e^{\frac{-E}{RT}} P^S \tag{6-36}$$

式中：β 为常数；E 为活化能；R 为气体常数；T 为绝对温度；P 为水蒸气压力；S 为常数。

当相对湿度小于临界相对湿度时，则可用零级动力方程来描述，并伴有时滞。

Carstensen 认为，固体药物的降解受湿度的影响，但是任何一种物质在所含水分低于某一数值下，对药物产生降解影响时，该值称为临界湿度（critical moisture）。Yoshioka 和 Uchiyama 则认为，药物具有一个临界水蒸气压（critical vapor pressure, P^*），在该值以下，药物的降解与水分无关，故对公式（6-36）提出了如下修正：

$$k = \beta e^{\frac{-E}{RT}} (P - P^*)^S$$

四、固体药物制剂稳定性的研究方法

（一）热分析法

热分析（thermal analysis）法是指在程序控制温度条件下，测量物质的物理性质随温度变化的一类技术，具有准确、灵敏、对样品的物理状态无特殊要求，样品用量少，可与其他技术联用等优点，广泛应用于药品的质量控制。通过热分析仪测定能量的变化，并转化为热谱曲线或热重曲线等，可以定性、定量判断物质发生的变化的特点。目前在药物研究、生产中应用广泛的热分析法主要有热重法、差热分析法和差示扫描量热法。

1. 差热分析法

差热分析法（differential thermal analysis，DTA）是指在程序控制温度下，测定物质与参比物之间的温度差与温度或时间关系的一种技术。

DTA 的基本原理是样品在加热或冷却过程中因物理或化学变化产生热效应，从而引起试样的温度发生变化，以差示法对样品的温度变化进行测定。将样品和参比物之间的温差作为温度或时间的函数记录下来，得到 DTA 曲线。在 DTA 曲线中纵坐标代表温度差 ΔT，横坐标代表时间或温度。向上峰表示样品的放热效应，向下峰表示样品的吸热效应。依据 DTA 曲线特征，如吸热与放热峰的个数、形状及相应的温度等，可定性分析物质的物理或化学变化过程，还可依据峰面积半定量地测定反应热。

2. 差示扫描量热法

差示扫描量热法（differential scanning calorimetry，DSC）是指在程序控制温度下，测量样品与参比物的功率差与温度的一种技术。

DSC 与 DTA 的基本原理相似，但是两者测试的灵敏度和准确性存在很大的差异。DTA 是测量样品与参比物之间的温差关系，由于试样在产生热效应时升温速率是非线性的，故难以保证校正系数 K 值的恒定。另外，试样与参比物和环境之间存在热交换，使得测试的灵敏度和准确性降低，因此只能进行定性或半定量的分析。DSC 则保持了试样与参比物 $\Delta T=0$，测定样品和参比物的功率差与温度的关系。该法对试样产生的热效应能及时得到应有的补偿，使得试样与参比物之间无温差、无热交换，试样升温速率始终跟随炉温线性升温，从而保证了校正系数 K 值的恒定。其测量的灵敏度和精度大大提高，因此可用于定量分析。

应用差示扫描量热仪记录的曲线称为 DSC 曲线，以样品吸热或放热的速率，即热流率 dH/dt 为纵坐标，以温度 T 或时间 t 为横坐标，峰形向上表示吸热效应，峰形向下表示放热效应。峰的位置、形状、数目与物质的性质有关，故可用作定性表征和鉴定物质，而峰形面积与热焓变化呈正比，故可用来定量计算参与反应物质的量或测定热化学参数。

3. 热重法

热重法（thermogravimetry，TG）是指在程序控温下，测量物质的质量与温度或时间的关系的一种技术，通常是测量试样的质量变化与温度的关系。当被测物质在加热过程中产生升华、汽化、分解或失去结晶水时，被测物质的质量则会发生变化。热重分析的结果用热重曲线或微分热重曲线表示。TG 曲线以质量为纵轴，以温度或时间为横轴。通过分析热重曲线，可预测被测物质产生变化时的温度及失重，从而得到样品由于热变化所产生的热重曲线。热重曲线中质量（m）对时间（t）进行一次微商从而得到 $dm/dt-T$（或 t）曲线，称为微商热重（DTG）曲线。DTG 曲线用来描述质量随时间的变化率（失重速率）与温度（或时间）的关系，也称为微商热重曲线，此时称为微商热重法。微商热重曲线与热重曲线的对应关系是：微商曲线上的峰形顶点（$d^2m/dt^2=0$，失重速率最大值点）与热重曲线的拐点相对应。微商热重曲线上的峰数与热重曲线的台阶数相等，微商热重曲线峰形面积则与失重量成正比。热重法的特点是定量性强，能准确地测量物质的质量变化及变化的速率。

（二）热分析法的反应动力学方法

热分析法在药物化学反应动力学方面应用广泛，通过动力学分析能够更加深入了解各类反应的过程和机制，预测低温下的反应速率，推知固体药物的稳定性。DTA、DSC、TG 等方法可以测定药物化学动力学数据，其数据处理方法主要有微分法和积分法。

1. 微分法（Kissinger）

药物降解动力学方程式，如下：

$$\frac{\mathrm{d}\alpha}{\mathrm{d}t} = kf(\alpha) \tag{6-37}$$

式中：α 为药物的降解分数；k 为反应速度常数；$f(\alpha)$ 为微分形式的动力学机理函数。假设反应机理函数为：

$$f(\alpha) = (1 - \alpha)^n \tag{6-38}$$

式中：n 为反应级数。

k 与反应温度 T 之间的关系可用 Arrhenius 公式表示：

$$k = A\exp\left(-\frac{E}{RT}\right) \tag{6-39}$$

将公式（6-38）、公式（6-39）代入公式（6-37），得：

$$\frac{\mathrm{d}\alpha}{\mathrm{d}t} = Ae^{-E/RT}(1 - \alpha)^n \tag{6-40}$$

该方程描绘了一条相应的热分析曲线，对方程（6-40）两边微分，得：

$$\frac{\mathrm{d}}{\mathrm{d}t}\left(\frac{\mathrm{d}\alpha}{\mathrm{d}t}\right) = f(\alpha)A\exp\left(-\frac{E}{RT}\right)\left[\frac{E}{RT^2}\frac{\mathrm{d}T}{\mathrm{d}t} + f'(\alpha)A\exp\left(-\frac{E}{RT}\right)\right] \tag{6-41}$$

设 $\beta = \dfrac{\mathrm{d}T}{\mathrm{d}t}$，表示升温速率。Kissinger 认为，$n(1 - \alpha)^{n-1}$ 其值近似等于 1，在热分析曲线的最高点，令 $T = T_p$，且满足一阶导数为零，得：

$$\frac{\mathrm{d}}{\mathrm{d}t}\left[\frac{\mathrm{d}\alpha}{\mathrm{d}t}\right] = 0 \tag{6-42}$$

将公式（6-42）代入公式（6-41），可得：

$$\frac{E\beta}{RT_p^2} = A\exp\left(-\frac{E}{RT_p}\right)$$

进而得：

$$\ln\left(\frac{\beta}{T_p^2}\right) = \ln\frac{AR}{E} - \frac{E}{R}\frac{1}{T_p}$$

式中：A 为指前因子（/s）；β 为升温速率（℃/min）；E 为表观活化能（kJ/mol）；R 为气体常数；T_p 表示绝对温度（K）。

测定对同一样品不同升温速率 β 下的 DTA 曲线，找出各个升温速率 β 对应的 T_p，以 $\ln[\beta/T_p^2]$ 对 $1/T$ 作图，可得到一条直线，从直线斜率计算活化能 E，此时的活化能代表整个反应阶段的平均活化能。同时，根据直线的截距可求出指前因子 A。

另外，Kissinger 认为，反应级数与 DTA 峰形有关，可用峰形指数法确定反应级数。对 DTA 图中的热分解峰作出三条切线，如图 6-10 所示。峰形指数 S 的意义是 DTA 曲线拐点处切线到封顶垂线距离的比值，即 $S = a/b$，而反应级数 n 与峰形指数 S 的关系为 $n = 1.26S^{1/2}$。

2. 积分（Ozawa）法

药物在加热降解过程中，其速率方程为：

$$\frac{\mathrm{d}\alpha}{\mathrm{d}t} = \frac{A}{\beta}f(\alpha)\exp\left(-\frac{E}{RT}\right)$$

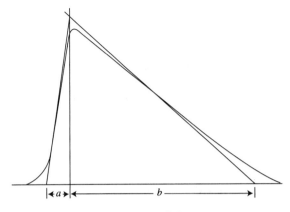

图 6-10　峰形指数图

积分后，可得：

$$\lg\beta = \lg\left(\frac{AE}{RG(\alpha)}\right) - 2.315 - 0.4567\frac{E}{RT} \tag{6-43}$$

式中：T 为绝对温度；E 为表观活化能（kJ/mol）；R 表示气体常数；α 为反应分数；$G(\alpha)$ 为反应产物随温度变化的函数；A 为指前因子。

处理数据时有两种方法：①在固定反应分数条件下，用 $\lg\beta$ 对 $1/T$ 作图得到一条直线，由直线的斜率求出活化能。若不同反应分数下的活化能相同，则应得到一组平行线；②用 T_p 代替上式中的 T，因为不同加热速率下峰值温度处的反应分数不相同，因此用 $\lg\beta$ 对 $1/T_p$ 作图可得到一条直线，从直线的斜率求出活化能。

3. 积分（coats-redfern）法

药物在加热过程中发生变化，其速率方程可用下式表示：

$$\frac{d\alpha}{dt} = \frac{A}{\beta}\exp\left(-\frac{E}{RT}\right)(1-\alpha)^n$$

采用积分（coats-redfern）法，可得：

当 $n \neq 1$ 时，$\ln\left[\frac{1-(1-\alpha)^{(1-n)}}{T^2(1-n)}\right] = \ln\left[\frac{AR}{\beta E}\left(1-\frac{2RT}{E}\right)\right] - \frac{E}{RT}$

当 $n = 1$ 时，$\ln\left[\frac{-\ln(1-\alpha)}{T^2}\right] = \ln\left[\frac{AR}{\beta E}\left(1-\frac{2RT}{E}\right)\right] - \frac{E}{RT}$

由于对一般的反应温区和大部分的 E 值而言，$\frac{E}{RT} \gg 1$，$\left(1-\frac{2RT}{E}\right) \approx 1$，所以，以上两方程的右端第一项几乎为常数，当 $n \neq 1$ 时，$\ln\left[\frac{1-(1-\alpha)^{(1-n)}}{T^2(1-n)}\right]$ 对 $\frac{1}{T}$ 作图，而 $n = 1$ 时，$\ln\left[\frac{-\ln(1-\alpha)}{T^2}\right]$ 对 $\frac{1}{T}$ 作图，均为一条直线，其斜率为 $-\frac{E}{R}$，从而可以求出 E。

（三）热分析法在药物稳定性研究中的应用

DTA 法和 DSC 法如下。

例 6-7：采用差热分析（DTA）的方法研究了固体药物紫杉醇的分解反应动力参数。升温速度：2℃/min、5℃/min、10℃/min、20℃/min、40℃/min；量程：±100μV；气氛：空气。紫杉醇在 10℃/min 升温速率条件下的 DTA 图谱如图 6-11 所示，实验数据见表 6-6。

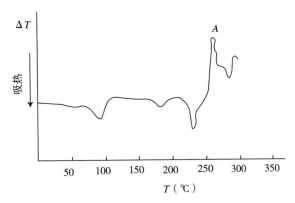

图 6-11 紫杉醇的差热分析曲线

表 6-6 紫杉醇在不同升温速率下的差热分析参数

β（℃/min）	T_m（k）	$1/T_m$（$\times 10^{-3}$）	$\ln(\beta/T_m^2)$
2	521.25	1.9185	-11.8193
5	538.35	1.8575	-10.9676
10	549.55	1.8197	-10.3156
20	565.75	1.7676	-9.6806
40	581.15	1.7207	-9.0411

图 6-10 中 A 峰为热降解峰。按 Kissinger 峰形指数计算紫杉醇的热分解反应级数平均值近似 1，说明紫杉醇热分解为一级反应。设反应级数 $n=1$，将 $\ln\beta/T_m^2$ 对 $1/T_m$ 进行线性回归，得回归方程式为：$Y=-14080X+15.216$，$r=0.9988$。根据直线方程得到斜率及截距，进一步计算得到频率因子 $A=5.714\times10^{10}$，热降解活化能 $E=117.1$ kJ/mol，说明固态紫杉醇对热稳定。

例 6-8：用热重法测定胶态次枸橼酸铋对 DTG 的曲线，采用 Ozawa 方程，热稳定性试验用不同升温速率，在氮气气流量 60mL/min 下，对胶态次枸橼酸铋进行微商热重测定，结果见表 6-7。

表 6-7 DTG 曲线不同升温速率的峰顶温度

升温速率 β（℃/min）	2	5	10	20	40
峰顶温度 T_m（K）	353.5	357.1	364.6	387.5	399.2

用不同升温速率测得 DTG 曲线的 DTG 峰的峰顶温度和用峰形指数对 DTG 曲线第一个峰进行数据处理，根据表 6-7 数据，用 Kissinger 方程和 Ozawa 方程，得到相应的 $\log\beta/T_m^2 - 1/T_m$ 和 $\log\beta - 1/T_m$ 回归直线，由直线的斜率计算出其热降解反应活化能为 60.08kJ/mol，推算出速率常数 $k_{25℃}=5.27\times10^{-10}\text{s}^{-1}$，求得 $t_{0.9}=6.34$ 年，说明胶态次枸橼酸铋稳定性较好。

（四）漫反射光谱法

漫反射光谱技术（diffuse reflectance spectroscopy，DRS）可用于测定固体制剂表面颜色的变化。该法与吸光度法相比，它可对固体制剂直接测定，不破坏其原来的形态，测定结果能真实反映固体药物表面的颜色变化，克服了分光光度法先将固体药物配成溶液再测定，得到样品的平均值可掩盖固体表面颜色的明显变化缺点。此法是测定固体制剂的颜色变化的一个简便、灵敏、可靠的方法。

一束平行的入射光线射到固体表面时会产生两类反射：一类是从光滑表面上的镜面反射（按

入射角等于反射角的反射定律发生的反射），镜面反射只发生在样品表层，入射光束未与样品内部发生作用，很少携带样品结构和组成方面的信息，透射光强度受样品的厚度等因素严重影响，因此难以用于样品的定性和定量。另一类是入射光束通过凹凸不平的样品表面，反射光线向不同的方向、无规则地反射，称为"漫反射"。这种反射的光称为漫反射光。漫反射光进入了样品内部后，经过多次反射、折射、衍射、吸收后返回样品表面，因其与样品内部分子发生了相互作用，携带了许多样品结构和组成方面的信息，故可用于制剂分析。

反射光的强度与样品组成含量关系不符合比尔定律，漫反射光谱用于定量分析可用 Kublka-Munk 方程：

$$\theta = (1 - R_\infty)^2/(2R_\infty) = K/S \tag{6-44}$$

式中：θ 为减免函数（Remission function）；K 为摩尔系数；主要决定于漫反射体的化学组成；S 为散射系数，主要决定于漫反射体的物理特性；R_∞ 表示绝对反射率。

由于测定绝对反射率相当困难，在实际工作中，选用一个标准白板（用 MgO，$BaSO_4$ 等粉末压制的片子）为参比，测定样品对于标准白板升温相对反射率。假设标准白板在所研究的光谱范围内不吸收，则 $R_\infty = 1$，此时样品的相对反射率为：

$$r = R_{\infty 样品}/R_{\infty 标准}$$

公式（6-44）也可写为：

$$\theta = (1 - r)^2/(2r) = K/S$$

对于某一样品组分，当各样品间散射系数 S 一定时，在某一波长处，$\theta \propto K$，而 $K = \varepsilon C$，C 为样品浓度，因此在固定条件下，θ 与样品浓度呈正比，这就是漫反射光谱法测定药物制剂颜色变化的基本原理。

在稳定性实验中，样品在一定波长范围内进行漫反射光谱（DRS）扫描，确定反射率变化最明显的波长。测定各样品在该波长处的反射率 r，根据 Kublka-Munk 方程求出相应的 Remission 函数 θ。对于光敏感性药物，θ 值与表面光照时间和强度有关。但一定强度的光 I 照射到样品上，随着时间延长，θ 值会发生变化，设 θ_t 为时间 t 时的 θ 值，θ_0 为 $t = 0$ 的 θ 值。故固体药物或制剂的光催化变色反应一般属于零级或一级反应，可得：

$$\theta_t = K \cdot I \cdot t + \theta_0$$

$$\lg\theta_t = -\frac{k}{2.303} \cdot I \cdot t + \lg\theta_0$$

故可用 DRS 法度量颜色的变化，求出有关动力学参数。

例 6-9：采用漫发射光谱法考察宣肺清热颗粒表面颜色变化，研究其有效期。将样品颗粒置于 60～90℃ 五个不同温度的恒温水浴加热，每隔一定时间取样，并在 280nm 处测试反射率 r_t，并转化成样品的 Remission 函数值 θ，以 θ 求出对应的浓度。数据见表 6-8。

表 6-8 宣肺清热颗粒恒温加速实验数据

温度（℃）	加热时间（h）	反射率	θ	$\ln C$	r	变色物浓度-时间回归方程	$\ln(k)$
60	0	0.357	0.578	0.040	-0.976	$\ln C = -0.0014 + 0.0014t$	-6.572
	72	7.922	3.024	-0.155			
	120	8.094	3.109	-0.163			
	192	10.258	4.178	-0.262			
	288	12.772	5.426	-0.393			

续表

温度 (℃)	加热 时间（h）	反射率	θ	$\ln C$	r	变色物浓度-时间回归方程	$\ln(k)$
70	0	0.357	0.578	0.040	-0.978	$\ln C = -0.0024 + 0.0116t$	-6.019
	48	6.367	2.262	-0.090			
	72	8.047	3.086	-0.161			
	144	13.428	5.752	-0.430			
	264	15.901	6.982	-0.583			
80	0	0.357	0.580	0.040	-0.990	$\ln C = -0.0044 + 0.1713t$	5.418
	9	9.037	3.574	-0.205			
	12	9.439	3.773	-0.224			
	20	10.453	4.274	-0.272			
	28	10.937	4.514	-0.296			
90	0	0.357	0.580	0.040	-0.997	$\ln C = -0.0232 + 0.2031t$	-3.762
	6	1.614	0.117	0.072			
	12	6.113	2.138	-0.080			
	18	9.619	3.862	-0.232			
	24	11.833	4.959	-0.342			

以各温度段 $\ln C$ 对加热时间进行线形回归，得直线方程及该温度段速率常数 k，根据 Arrhenius 公式，分别以不同温度下 $\ln k$ 对 $1/T$ 作图，得回归方程，计算活化能 E，外推至室温，求出室温时的速率常数 $k_{25℃}$，以颜色变化为指标预测有效期。经计算，$\ln k = -(10843.9/T) + 25.7366$，$E = 90.1566$ kJ/mol，$r = -0.9521$，$t_{0.9} = 182.38$（日）。

思考题

1. 如何设计药物制剂稳定性试验？
2. 请阐述影响药物制剂稳定性的主要因素。
3. 请结合中药固体制剂的特点，试述提高中药固体制剂稳定性的方法。

第七章

药物扩散、溶出与释放

固体药物制剂如丸剂、片剂，经口服后崩解、分散和溶解后，药物才能通过胃肠道黏膜上皮进入血液，分布到作用部位，与受体结合产生药效。在此过程中，药物将发生扩散、溶出、释放和吸收现象。

溶出是指药物从固体状态溶解成溶液的过程；释放是药物从固体高分子材料中释放的过程；吸收是指药物通过上皮细胞膜进入血液的过程。药物的溶出是固体药物变成液体形式的溶解动力学行为，多指一般性固体制剂药物的溶出行为，而药物的释放往往指药物从人为有目的性控缓的制剂（以高分子材料为控缓释材料）中溶出，故多指药物控缓释制剂的溶出动力学行为；在溶出、释放和吸收过程中药物都要扩散，也是成分转移的基本规律，因此扩散是溶出与释放规律的前提，在药物制剂理论中占有重要的意义。

第一节　药物的扩散

一、扩散的动力学理论

药物在体内扩散、溶出、释放都是在等温等压条件下，探讨药物扩散量随时间的变化是制剂学最为关心的问题之一。下面简述药物扩散 Fick 基本定律等基本理论。

1. Fick 第一定律

扩散是分子在一定的浓度梯度下作不规则运动而从体系的一侧向另一侧移动的过程。在单位时间 t 内物质通过面积 S 所扩散的量 M 称为扩散通量 J。

$$J = \frac{\mathrm{d}M}{S\mathrm{d}t} \tag{7-1}$$

扩散通量又与物质的浓度梯度 $\mathrm{d}C/\mathrm{d}x$ 成正比，即

$$J = -D\frac{\mathrm{d}C}{\mathrm{d}x} \tag{7-2}$$

式中：D 为扩散系数，即体系在单位时间、单位距离间或单位浓度梯度时，物质通过单位面积扩散的量（单位 $\mathrm{m^2/s}$ 或 $\mathrm{cm^2/s}$），扩散系数也称为物质的扩散速率；C 为浓度；x 为物质垂直于面积 S 所扩散的距离（单位为 cm）；时间 t 的单位为 s；质量 M 的单位为 g。负号表示沿扩散方向增加距离 $\mathrm{d}x$，浓度 $\mathrm{d}C$ 则减小。

扩散系数 D 不一定是常数，当介质的浓度大时，D 值会改变。D 值还受温度、压力、溶剂性质和扩散物质的化学性质的影响。扩散系数 D 与热力学温度 T 的关系可用 Stokes 方程表示：

$$D = \frac{kT}{6\pi\eta r}$$

式中：η 为介质的黏度；k 为 Boltzmann 常数；r 为分子的半径；$6\pi\eta r$ 为球形分子的 Stokes 力。

结合公式（7-1）和（7-2），得 Fick 第一定律，为公式（7-3）：

$$\frac{\mathrm{d}M}{\mathrm{d}t} = -DS\frac{\mathrm{d}C}{\mathrm{d}X} \tag{7-3}$$

Fick 第一定律表明，药物浓度梯度是促进药物被动扩散的根本动力。

2. Fick 第二定律

Fick 第一定律阐明了扩散速度与浓度梯度的定量关系，仅能描述单位时间内物质扩散通过单位面积的量。但有时需了解在体系中某处或某一点，即扩散物质的浓度变化速率，为此需确立一个扩散物质的浓度随时间变化的关系式。

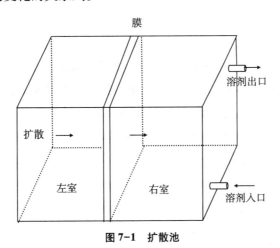

图 7-1 扩散池

如图 7-1，设浓度为 C 的物质由左室透过一个膜向右室扩散时，右室溶剂从入口处进入而从出口处流出，药物被溶剂带走。当药物扩散通量为定量的物质透过一定厚度的膜向右室扩散时，扩散物质在单位时间内发生浓度变化 ∂C 等于单位扩散距离以 ∂x 上扩散通量变化为 ∂J 与时间 ∂t 的乘积，即：

$$\partial C = -\frac{\partial J}{\partial x}\partial t$$

或

$$\frac{\partial C}{\partial t} = -\frac{\partial J}{\partial x}$$

上式对 x 微分，得：

$$-\frac{\partial J}{\partial x} = D\frac{\partial^2 C}{\partial x^2} \tag{7-4}$$

上式 $\partial C/\partial t$ 代入公式（7-4），得 Fick 第二定律，见公式（7-5）：

$$\frac{\partial C}{\partial t} = D\frac{\partial^2 C}{\partial x^2} \tag{7-5}$$

公式（7-5）仅表示沿 x 方向的扩散，如要表示三维扩散，则还要沿 y 和 z 方向扩散，公式（7-5）可写成：

$$\frac{\partial C}{\partial t} = D\left(\frac{\partial^2 C}{\partial x^2} + \frac{\partial^2 C}{\partial y^2} + \frac{\partial^2 C}{\partial z^2}\right)$$

由上式可知，Fick 第二定律表示在任何空间或任何距离 x 内，扩散物质的浓度随着时间的变化，称为非稳态扩散；而 Fick 第一定律表示在恒定的浓度梯度下扩散物质的量随着时间的变化，称为稳态扩散。在实际应用中，一般只需讨论沿一个方向的扩散即可。

3. 稳态扩散

稳态扩散是指在任一时间点，任一扩散面上的药物浓度均保持稳定的扩散，即 $\partial C/\partial t = 0$ 的扩散，在药物制剂设计中经常采用。如图 7-1 中，左室内含一定浓度的溶液，右室内含纯溶剂，当溶质从左室透过膜扩散入右室的扩散过程中，溶剂随着之流入右室而流出，并将扩散过来的溶质随着溶剂流出而被带出，使右室保持低浓度（这种条件称为消失条件），一定时间后，左室和右室的浓度变化速率相等，即浓度随时间的变化速率相等，但两室的浓度不一定相等。当浓度变化速率相等时称为稳态扩散，此时，垂直于扩散方向的每一扩散层中的浓度变化率 $\partial C/\partial t$ 为零，则 Fick 第二定律为：

$$\frac{\partial C}{\partial t} = D\frac{\partial^2 C}{\partial x^2} = 0$$

由于 D 不等于零，所以 $\partial^2 C/\partial x^2 = 0$，二阶导数为零，表示 ∂C 不随 ∂x 而变，即 $\partial C/\partial x$ 为常数，或 C 与 x 之间为线性关系，如图 7-2 所示。图中距离 x 等于 h。图中左室的溶质刚透过膜尚未向右室扩散，所以 C_1 略大于左室的浓度 C_d。同理，膜右侧的溶质还尚未向右室扩散，所以 C_2 略大于右室的浓度 C_r。随着时间浓度略有变化，即浓度变化速率 $\partial C/\partial t$ 不完全等于零，可看作是准稳态，但也可近似看作是稳态。

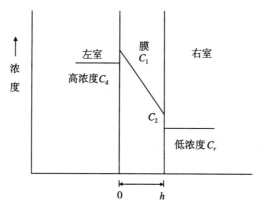

图 7-2 扩散池内通过扩散膜的浓度梯度变化示意图

如图 7-2 所示，有一膜将左右二室分开，膜的截面积为 S，厚度为 h，膜两侧的浓度分别为 C_1 和 C_2，则 Fick 第一定律为：

$$J = \frac{dM}{Sdt} = D\left(\frac{C_1 - C_2}{h}\right) \tag{7-6}$$

式中：$C_1 - C_2$ 为浓度梯度；$(C_1 - C_2)/h$ 近似等于 dc/dx；准静态时 $(C_1 - C_2)/h$ 为常数。

膜内两侧的浓度 C_1 和 C_2 一般未知，但左室和右室的浓度 C_d 和 C_r 为已知，溶质在膜和两室间的分配系数则为：

$$K = \frac{C_1}{C_d} = \frac{C_2}{C_r} \tag{7-7}$$

以 C_d 和 C_r 分别代替 C_1 和 C_2，得：

$$\frac{dM}{dt} = \frac{DSK(C_d - C_r)}{h} \tag{7-8}$$

4. 消失条件下的扩散

消失条件是指药物溶质在快速被吸收、降解和移除的条件。如图 7-2 所示，当右室的溶剂不断进入和流出时，从左室扩散过来的药物被溶剂带走，右室中 $C_r \approx 0$，亦表现为消失条件情况，故有：

$$\frac{\mathrm{d}M}{\mathrm{d}t} = \frac{DSKC_d}{h} = PSC_d \tag{7-9}$$

定义：

$$P = DK/h$$

$$\sigma = K/h$$

$$P = D\sigma \tag{7-10}$$

式中：P 为渗透系数，表示药物在一体系中的扩散难易程度，其值越大，扩散越易，其量纲为 m/s 或 cm/s；σ 表示溶解系数，量纲为 1/m 或 1/cm。

在无法单独测定 D、K 和 h 情况下，可测定膜的面积 S、左室溶液的浓度 C_d、消失条件下右室扩散物质的扩散总量 M，以及扩散速度 $\mathrm{d}M/\mathrm{d}t$。设 C_d 在测定时间内不变（饱和溶液），对公式（7-9）积分，得：

$$M = PSC_d t \tag{7-11}$$

由公式（7-11）得知，以 M 对时间 t 作图，由直线的斜率即得 P。若在测定时间内 C_d 随时间 t 而变，则因 $C_d = M_d/V_d$，M_d 和 V_d 分别表示左室内扩散物质的量和溶液的体积。于是由公式（7-9）得：

$$\lg C_d = \lg C_d(O) - \frac{PSt}{2.303V_d} \tag{7-12}$$

式中：$C_d(O)$ 表示测定开始时的浓度，即初始浓度。

由于时滞，直线可用公式（7-11）的修正式表示，即：

$$M = \frac{DSKC_d}{h}(t - t_L) \tag{7-13}$$

$$t_L = h^2/6D \tag{7-14}$$

严格地说，公式（7-7）中的浓度应该是活度。当固体制剂在溶剂中溶出药物时使之呈饱和溶液，也就是使溶液中残留有固体药物，则溶液的活度等于 1。这种情况下药物从制剂中释放而扩散的速率为常数，此速率与膜的渗透性有关。

公式（7-8）为扩散的基本公式，药物制剂的设计及相关公式的推导均以此为基础进行。扩散系数的大小与扩散物质的结构、通过膜的性质有关。表 7-1 列出了一些药物从溶液中通过膜扩散的扩散系数和渗透系数（近似值）。

表 7-1 某些药物的扩散系数和渗透系数

药物	扩散系数（cm²/s）	渗透系数（cm/s）	扩散途径	温度（℃）
苯甲酸	-	36.6×10^{-4}	从鼠空肠吸收	37
雌酮	-	2.07×10^{-4}	从鼠空肠吸收	37
丹参酮ⅡA	-	0.96×10^{-5}	从大鼠小肠吸收	25
1,8-二羟基蒽醌	-	2.16×10^{-6}	从单层人源 Caco-2 细胞吸收	25
大黄酚	-	3.00×10^{-7}	从单层人源 Caco-2 细胞吸收	25

续表

药物	扩散系数 （cm²/s）	渗透系数 （cm/s）	扩散途径	温度（℃）
大黄素	-	1.99×10^{-6}	从单层人源 Caco-2 细胞吸收	25
大黄酸	-	4.58×10^{-6}	从单层人源 Caco-2 细胞吸收	25
芦荟大黄素	-	6.24×10^{-6}	从单层人源 Caco-2 细胞吸收	25
ω-羟基大黄素	-	7.34×10^{-6}	从单层人源 Caco-2 细胞吸收	25
地诺前列素	-	0.58×10^{-4}	从鼠空肠吸收	37
对羟基苯甲酸丁酯	2.7×10^{-6}	-	从水溶液通过硅橡胶	37
氟轻松	1.11×10^{-3}	-	从 30%PEG+70%H₂O 中通过聚乙烯膜	25
睾丸素	-	20.0×10^{-4}	从鼠空肠吸收	37
黄体酮	-	7.00×10^{-4}	从家兔阴道吸收	37
甲孕酮	3.70×10^{-7}	-	从硅橡胶介质释放	25
氯霉素	-	1.87×10^{-6}	通过鼠皮肤	25
	-	5.02×10^{-6}	通过鼠皮肤	37
氢化可的松	-	0.56×10^{-4}	从鼠空肠吸收	37
	-	5.80×10^{-5}	从家兔阴道吸收	37
水	2.80×10^{-10}	2.78×10^{-7}	扩散入人皮肤层	37
水杨酸	-	10.4×10^{-4}	从鼠空肠吸收	37
烟酰胺	-	1.54×10^{-4}	从鼠空肠吸收	37

例 7-1：某甾体在一扩散池（25℃）中扩散通过硅氧烷膜（截面积 h 为 10.36cm^2、厚度为 0.085cm），从 M/S 对 t 作图，得 $t_L = 47.5$ 分钟；溶液的原始浓度 $C_0 = 0.003\text{mmol/cm}^3$；甾体 4 小时内通过膜的浓度为 0.00365mmol/cm^3。试求：（1）渗透系数 P；（2）扩散系数 D；（3）分配系数 k。

解：

（1）$P = DK/h$，按公式（7-13）可得：

$$P = \frac{DK}{h} = \frac{M}{SC_0(t - t_L)}$$

$$= \frac{0.00365}{10.36 \times 0.003 \times (4 \times 3600 - 47.5 \times 60)}$$

$$= 1.02 \times 10^{-5}\text{cm/s}$$

（2）按公式（7-14）可得：

$$D = \frac{h^2}{6t_L} = \frac{0.085^2}{6 \times 47.5 \times 60} = 4.23 \times 10^{-7}\text{cm}^2/\text{s}$$

（3）$K = \dfrac{Ph}{D} = \dfrac{1.02 \times 10^{-5} \times 0.085}{4.23 \times 10^{-7}} = 2.05$

二、扩散热力学

在研究药物扩散动力学时，还应研究药物热力学问题，主要回答药物向高分子膜扩散时所需的活化能及渗透系数，初步判断药物扩散的生物等效性，为选择理想的剂型提供理论依据。

1. 扩散热力学基本理论

当气体、液体和溶质的小分子作为扩散物质向膜渗透扩散时需要活化能，才能使分子进入膜孔并跨膜渗透，渗透系数 P 与渗透活化能 E_P 的关系可用 Arrhenius 公式表示：

$$P = P_0 e^{-E_P/RT}$$

$$(7-15)$$

式中：P_0 为与温度无关的因子，与透过膜的分子数和扩散过程所需能量的分子概率呈正比。

对扩散而言，公式（7-15）为：

$$D = D_0 e^{-E/RT} \tag{7-16}$$

式中：D 为扩散系数；D_0 为与温度无关的因子；E 为扩散活化能。

对于气体、液体的溶质在高分子物质中的溶解度系数 σ 而言，如下式：

$$\sigma = \sigma_0 e^{\Delta H_S/RT} \tag{7-17}$$

式中：ΔH_s 扩散物在高聚物中的溶解热。

渗透系数 P 表示在标准状况（温度为 272.15K，压力为 101.325kPa）下，气体在膜两侧压力差为 1.33322kPa 时，每秒通过面积为 $1cm^2$、厚度为 1cm 膜时的体积（cm^3）。$P = D\sigma$，故由公式（7-16）和（7-17），得：

$$P = D_0 \sigma_0 e^{-(E-\Delta H_S)/RT} \tag{7-18}$$

$$= P_0 e^{-(E-\Delta H_S)/RT} \tag{7-19}$$

式中：$E - \Delta H_S = E_P$。

$$\ln P = -\left(\frac{E-\Delta H_S}{RT}\right) + \ln D_0 \sigma_0$$

$$d\ln P = -\left(\frac{E-\Delta H_S}{RT^2}\right) dT \tag{7-20}$$

2. 扩散活化能的求算

（1）用气体蒸气压求算扩散活化能　公式（7-20）除以 Clausius-Clapeyron 方程 $d\ln\rho = \frac{\Delta H}{RT^2}dT$，得：

$$\frac{d\ln P}{d\ln\rho} = \frac{E-\Delta H_S}{\Delta H}$$

若在实验温度范围内，此式等号右边的值为常数，则积分后，得：

$$\ln P = \left(\frac{E-\Delta H_S}{\Delta H}\right) \ln\rho + 常数 \tag{7-21}$$

由公式（7-21）可知，以某温度下渗透系数 P 对液体（一般为水）的蒸气压 ρ 作图，得直线，斜率为 $(E-\Delta H_S)/\Delta H$。由于液体的摩尔气化热 ΔH 为已知值，故若已知 ΔH_S，即可由斜率求出 E。

图 7-3 为氢、甲烷和氦渗透过天然橡胶，二氧化碳渗透过甲基橡胶，氮渗透过丁基橡胶 $\ln P$-$\ln\rho$ 关系的表达。图中，温度坐标为水的饱和蒸气压时温度；图中各直线的斜率很接近。氧、氮和其他气体透过不同密度的聚乙烯薄膜也服从此关系，实验表明聚乙烯的短链分支增多而密度增大时，渗透系数减小，即渗透性减弱。

（2）用液体和溶质的 Arrhenius 关系求算扩散活化能　由公式（7-20）可知，以不同温度液

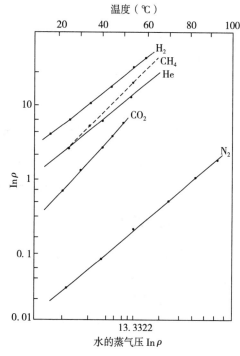

图7-3 某些气体渗过橡胶的 $\ln P$-$\ln\rho$ 关系

体、溶质的渗透系数 $\ln P$ 对温度倒数回归得直线，斜率为（$E-\Delta H_S$）$/R$，故若已知扩散溶媒或溶质的溶解热 ΔH_S，即可由斜率求出活化能 E；或反之。

　　一般而言，透过液体时 E_P 值约 21kJmol，透过高聚物时 E_P 值约 84kJ/mol。低级醇和高级醇（或极性较小的醇）透过人体皮肤的 E_P 值分别为 69.04kJ/mol 和 41.84kJ/mol。极性较小的醇透过皮肤速率较快，其渗透性与醚和酮相似；极性较大的醇透过皮肤速率较慢。直链醇透过人皮肤的 Arrhenius 图，如图 7-4 所示，辛醇的直线分为两段，两段的交点于 14.2℃处，辛醇在高温时的渗透活化能较小，低温时较大。由渗透活化能的大小可了解膜的性质和渗透机理。

　　药物的体外渗透系数测定，可作为药物制剂生物等效性研究的手段之一。通过测定室温下药物扩散所需的活化能，与正辛醇透过人体皮肤的 E_P 为 41.84kJ/mol 做初步比较，可获得该药在常温下口服给药的生物等效性初步信息，为药物制剂的合理选择奠定理论基础。

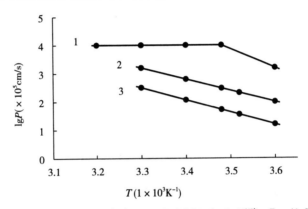

1. 辛醇，$E_P = 41.84$kJ/mol；2. 戊醇，$E_P = 69.04$kJ/mol；3. 丁醇，$E_P = 41.84$kJ/mol

图 7-4　直链醇透过人体皮肤的 Arrhenius 图

　　例 7-2：氮气透过天然橡胶（20～60℃）的渗透系数为一直线，如图 7-3 所示，求氮气在 25℃的渗透活化能和氮气溶于天然橡胶的溶解热 ΔH_S。已知扩散活化能 $E = 36.91$kJ/mol。

　　解：由图 7-3，斜率为：

$$\frac{\Delta\ln P}{\Delta\ln\rho} = \frac{\ln(1.8\times10^{-8}) - \ln(4.24\times10^{-9})}{\ln 13.33 - \ln 48.91} = 0.664$$

25℃时水的摩尔气化热 $\Delta H = 44.92$kJ/mol，由 斜率 $= \dfrac{E - \Delta H_S}{\Delta H}$，得：

$$\Delta H_S = E - 斜率 \times \Delta H = 36.91 - 0.664\times44.92 = 7.08\text{kJ/mol}$$

$$E_P = E - \Delta H_S = 36.91 - 7.08 = 29.83\text{kJ/mol}$$

三、各种形式的扩散动力学

1. 气体在高分子材料中的扩散

　　空气、水蒸气和挥发性药物的蒸气等均能透过塑料包装、高聚物包衣和胶囊，在药学工作中极为常见。在此首先讨论气体，特别是水蒸气的扩散动力学。

　　根据 Fick 第一定律，气体透过膜可用公式（7-22）表示：

$$\frac{\mathrm{d}M}{\mathrm{d}t} = \frac{SD(C_1 - C_2)}{h} \tag{7-22}$$

　　根据气体溶于液体的 Henry 定律，得：

$$C = \sigma\rho$$

式中：C 为溶解气体的浓度（每升溶剂中溶解气体的克数）；ρ 为液面上未溶气体的分压，σ 为溶解度系数，渗透系数 $P = D\sigma$。

当气体扩散入高聚物并溶于其中，则将 Henry 定律代入公式（7-22），得：

$$\frac{dM}{dt} = \frac{SD\sigma(\rho_1 - \rho_2)}{h} \qquad (7-23)$$

$\rho_1 - \rho_2 = \Delta\rho$ 是膜两边的压力差，P 可写为：

$$P = \frac{h(dM/dt)}{S\Delta\rho} \qquad (7-24)$$

若令 $(dM/dt)/S\Delta\rho = R$，表示气体透过高聚物介质的速率，得：

$$P = Rh \qquad (7-25)$$

因 D 和 σ 均为常数，故 P 也为常数，Rh 也为常数，则：

$$\lg R = \lg P - \lg h \qquad (7-26)$$

以 $\lg R$ 对 $\lg h$ 作图，得斜率 $S = -1$ 的直线。若 $S < -1$，表示气体透过膜的速率比理论值大，气体分子与高聚物分子之间吸引力大；反之，若 $S > -1$，则气体透过膜的速率比理论值小，气体分子与高聚物分子之间有斥力，如图 7-5 所示。

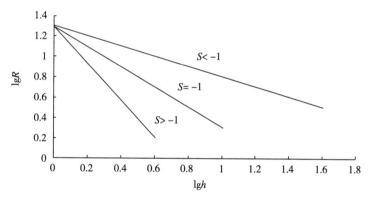

图 7-5　水蒸气渗透过高聚物膜的 lg$R$-lg$h$ 关系

一般来说，水蒸气可透过亲水性膜，如羟丙基纤维素和甲基纤维素-乙基纤维素混合物，直线的斜率为 -0.47～-0.39。水蒸气透过亲水性较小的膜，如甲基丙烯酸丁酯，斜率为 -0.70～-0.67。以上两个数值表明膜的亲水性越强，对水分子的吸引力越大，水蒸气的渗透速率也越大。这类数据有助于选用适宜的高聚物膜和容器。

表 7-2 列出了 C_2H_6、CH_4、CO_2、N_2 和 O_2 五种气体在两种聚乙烯膜和天然橡胶中的扩散系数和渗透系数，表明在无定形的天然橡胶中比两种聚乙烯中更容易扩散和渗透。

表 7-2　某些气体在 25℃在聚乙烯和天然橡胶中的扩散系数和渗透系数

气体	聚乙烯 1		聚乙烯 2		天然橡胶	
	$D \times 10^7$ cm^2/s	$P \times 10^{11}$ $\frac{\text{cm}^3\ (\text{STP})}{\text{cm} \cdot \text{s} \cdot \text{kPa}}$	$D \times 10^7$ cm^2/s	$P \times 10^{11}$ $\frac{\text{cm}^3\ (\text{STP})}{\text{cm} \cdot \text{s} \cdot \text{kPa}}$	$D \times 10^7$ cm^2/s	$P \times 10^{11}$ $\frac{\text{cm}^3\ (\text{STP})}{\text{cm} \cdot \text{s} \cdot \text{kPa}}$
C_2H_6	0.15	4.44	2.4	249.69	4.0	–
CH_4	0.57	2.92	5.4	97.71	8.9	226.99
CO_2	1.24	2.71	9.1	363.19	12.5	1154.70
N_2	0.93	1.08	7.4	30.00	11.7	71.06
O_2	1.70	3.04	12.0	84.88	17.3	175.67

2. 溶质分子在生物膜中的扩散

生物膜是磷脂双分子层结构，药物通过生物膜的转运有被动转运和主动转运两大类。被动转运主要是药物依靠膜两侧浓度差而进行的扩散，如药物由胃肠道（高浓度处）转运到循环系统（低浓度处）。主动转运是药物借能量，如酶或生化载体等从低浓度处通过膜转运到高浓度处。下面主要讨论药物在磷脂双分子层生物膜的被动转运。由于生物膜具有磷脂双分子层结构，使脂溶性药物比水溶性药物易于转运，游离型分子比解离型分子易于扩散。

（1）渗透系数与吸收平衡常数的关系　图7-6是药物通过小肠黏膜而被吸收的模型。肠道扩散吸收由水扩散层与内脏生物膜扩散层相连，生物膜扩散由水孔扩散和脂域扩散组成，药物扩散吸收最后进入血液而消失。图中左边是肠腔，与静态水扩散层 DL 相连。内脏膜包括水孔 a 和脂域 l。膜壁至循环系统（消失）的距离为 0 到 $-L_2$，通过扩散层的距离为 L_1 到 0。药物通过黏膜的流量 J 可由公式（7-1）、公式（7-8）和 $P=DK/h$，得：

$$J = P_表(C_b - C_血) \tag{7-27}$$

式中：$P_表$ 为表观渗透系数；C_b 为药物在肠腔溶液内的总浓度。因溶液流入体内而处于消失条件，故 $C_血 \approx 0$，则：

$$J = P_表 C_b \tag{7-28}$$

$$P_表 = \cfrac{1}{\cfrac{1}{P_水} + \cfrac{1}{P_m}} \tag{7-29}$$

式中：$P_水$ 为药物在水扩散层内的渗透系数；P_m 为药物在膜内脂域和极性水域的有效渗透系数。

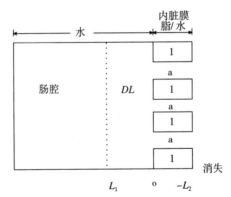

图7-6　药物透过小肠黏膜的吸收模型

若以药物在肠腔内的浓度 C_b 代替量 M 表示流量，则因 $M = CV$，故由式（7-1）得：

$$J = \frac{V}{S} \cdot \frac{dC_b}{dt} \tag{7-30}$$

式中：S 和 V 分别为肠的面积和体积。药物在肠内的一级消失速率常数，即吸收速率常数 K_a（单位为/s），则：

$$\frac{dC_b}{dt} = K_a C_b \tag{7-31}$$

将此式代入上式，得：

$$J = \frac{V}{S} K_a C_b \tag{7-32}$$

由公式（7-28）、公式（7-29）、公式（7-32），得：

$$P_{表} = \frac{1}{\dfrac{1}{P_{水}} + \dfrac{1}{P_m}} = \frac{V}{S}K_a \tag{7-33}$$

或

$$K_a = \frac{S}{V} \cdot \frac{P_{水}}{1 + \dfrac{P_{水}}{P_m}} \tag{7-34}$$

下面两种情况可使公式（7-34）简化：

1）通过肠膜的渗透系数 P_m（表示药物通过膜的速率）远大于通过水层的渗透系数 $P_{水}$，即药物通过水层的速率小，成为速控步骤。这样，$P_{水}/P_m \ll 1$，公式（7-34）成为：

$$K_{a,\,max} = (S/V)P_{水} \tag{7-35}$$

将 K_α 写成 $K_{\alpha,max}$，表示最大可能的吸收速率常数，可通过水层确定。

2）$P_{水} \gg P_m$，则 $P_{水}/P_m \gg 1$，公式（7-34）成为：

$$K_a = (S/V)P_m \tag{7-36}$$

药物通过膜为速控步骤。

若 $P_{水}$ 与 P_m 的大小相近，则公式（7-34）保持原形，即药物在肠内的消失速率应同时考虑通过水层的速率和通过膜的速率。

弱电解质药物的吸收速率常数 K_a 为：

$$K_a = \frac{S}{V} \cdot \frac{P_{水}}{1 + \dfrac{P_{水}}{P_o x_o + P_p}} \tag{7-37}$$

即 P_m 分为两项，P_o 为非解离药物通过脂域的渗透系数，P_p 为离子和非解离药物通过水孔的渗透系数，即：

$$P_m = P_o x_o + P_p \tag{7-38}$$

式中：x_0 为非解离药物的分数，在水层中膜表面的 pH 下，由 Henderson-Hasselbalch 公式决定。

（2）弱酸性与弱碱性药物的非解离度　弱酸或弱碱型药物的溶解度，其中 S_0 表示游离型药物，$S-S_0$ 表示离子型药物，x_0 表示药物的非解离药物的分数。由 Henderson-Hasselbalch 公式，对于弱酸，有：

$$pH = pK_a + \lg\frac{S-S_0}{S_0}$$

式中 S 用 1，S_0 用 x_0 代，可得：

$$x_0 = \frac{1}{1 + antilg(pH - pK_a)} \tag{7-39}$$

对弱碱

$$pH = pK_a + \lg\frac{S_0}{S-S_0}$$

同样可得：

$$x_0 = \frac{1}{1 + antilg(pK_a - pH)} \tag{7-40}$$

公式（7-39）中得 pK_a 是弱酸的解离平衡常数的负对数，公式（7-40）中的 pK_a 是弱碱的共轭酸的 pK_a。由该两式可知，当溶液的 pH 等于药物的 pK_a 时，解离型占 50%，即离子型和分子型各半。

（3）**药物在肠道扩散吸收的 pH-分配原理** 由上可知，生物膜主要为亲脂性，所以药物主要以分子或非解离型药物通过生物膜。而大多数药物为弱酸、弱碱及其盐，其非解离型的含量由 pH 决定，故药物在肠胃道透过能力与 pH 值相关。药物在消化道以非解离型被动扩散而吸收，吸收速率取决于药物在吸收部位（特定 pH 条件）下非解离型比例，以及非解离型的油/水分配系数，这一原理称为 pH-分配原理。此原理适用于多数生物体系。

药物通过扩散透过生物膜，如肠黏膜，可用 Fick 第一定律表示：

$$\frac{dM}{dt} = \frac{D_m SK}{h}(C_g - C_p) \tag{7-41}$$

式中：D_m 为药物在肠黏膜中的扩散系数；K 为药物在膜与肠液间的分配系数；C_g 和 C_p 分别为药物于一定时间（t）在肠室和血液中的浓度，其他符号的意义同前。肠室的浓度和体积都比血液大，所以可设 C_g 为常数，C_p 可不计，公式（7-41）即为：

$$\frac{dM}{dt} = \frac{D_m SK C_g}{h} \tag{7-42}$$

若以浓度 C 表示，则 $M = CV$，V 为体积。此式右边的 $D_m \cdot K/h$ 为渗透系数 P，公式（7-42）可写成：

$$V\frac{dC_g}{dt} = SP_g C_g \tag{7-43}$$

$$V\frac{dC_p}{dt} = SP_p C_g \tag{7-44}$$

公式（7-43）的 C_g 和 P_g 分别表示药物从肠室扩散至血液的浓度和渗透系数，公式（7-44）中 C_p 和 P_p 分别表示反方向扩散的浓度和渗透系数。因反向扩散时 $C_p = C_g$，则肠室的体积 V 和浓度 C_g 均为常数。

$$\frac{dC_g/dt}{dC_p/dt} = \frac{P_g}{P_p} \tag{7-45}$$

此式表明，从肠室到血液的吸收速率与从血液到肠室的吸收速率之比等于该两过程的渗透系数之比。由公式（7-45）可知，药物进入血液的速度是药物由肠室进入血液速度，与药物由血液进入肠室的速度之差，见公式（7-46）：

$$\begin{aligned}
J &= \frac{V}{S}\frac{dC_b}{dt} \\
&= \frac{V}{S}\left(\frac{S}{V}P_g C_g - \frac{S}{V}P_p C_p\right) \\
&= (P_g - P_p)C_g \tag{7-46}
\end{aligned}$$

结合公式（7-28）和（7-37），得：

$$P_{表} = P_g - P_p = \frac{1}{\dfrac{1}{P_水} - \dfrac{1}{P_m}} = \frac{S}{V}K_a \tag{7-47}$$

公式（7-47）将表观渗透系数、血液室向肠室渗透系数、肠室向血液室渗透系数、水域渗透系数、脂域渗透系数及吸收平衡常数 K_a 的关系有机地结合起来。再结合公式（7-39）和公式（7-40），即可建立与体系的 pH 关系，构成完整的 pH 分配原理。

对于 pH 分配原理，Turner 等对八种药物进行了大鼠肠室的体外吸收实验研究，实验表明药物经肠扩散吸收有三类情况：第一类是渗透系数之比接近于 1 者，如乙酰苯胺和安替比林均为弱碱，pK_a 值小，在实验 pH 值均以非解离型存在，推测药物分子通过简单扩散而易从正反两个方向通过肠膜，符合 pH-分配原理。第二类是渗透系数大于 1，小于 1.3，如苯胺、硫酸奎宁和水杨胺，接近于完全解离，易从肠室向血液扩散。第三类是渗透系数之比接近或大于 1.3 者，如氨基比林、水杨酸和 5-硝基水杨酸，在实验条件下完全解离，药物的正负离子均能通过肠膜，不符合 pH-分配原理。由此可见，pH-分配原理仅考虑分子量较小的分子或离子的分配和吸收。

在研究体内过程时还应考虑其他因素，如药物在胃肠道内的代谢、以胶团形式被吸收、以及肝肠循环效应等。Higuchi 等根据扩散原理结合生理因素，研究了药物在胃肠道的吸收，见例 7-3。

例 7-3：某弱酸性药物置入在缓冲液 pH 5.0 的十二指肠内，此弱酸的 $K_a = 1.48 \times 10^{-5}$。若十二指肠内的 $[H^+]_s = 1 \times 10^{-5}$，$P_水 = 5.0 \times 10^{-4}\text{cm/s}$，$P_o = 1.14 \times 10^{-3}\text{cm/s}$，$P_p = 2.4 \times 10^{-5}\text{cm/s}$，$S/V = 11.20\text{cm}^{-1}$。求吸收速率常数 K_a。

解：
$$x_o = \frac{[H^+]_s}{[H^+]_s + K_a} = \frac{1 \times 10^{-5}}{1 \times 10^{-5} + 1.48 \times 10^{-5}} = 0.403$$

$$K_a = \frac{S}{V} \cdot \frac{P_水}{1 + \dfrac{P_水}{P_o x_o + P_p}}$$

$$= 11.2 \times \frac{5.0 \times 10^{-4}}{1 + \dfrac{5.0 \times 10^{-4}}{1.14 \times 10^{-3} \times 0.403 + 2.4 \times 10^{-5}}}$$

$$= 2.75 \times 10^{-3}\ \text{s}^{-1}$$

若要更接近于真实的生理条件，药物溶液流经肠道而发生稳态吸收，被吸收药物的分数以公式（7-48）表示：

$$1 - \frac{C(l)}{C(0)} = 1 - \exp\left(-\frac{2\pi r l P_表}{v}\right) \qquad (7-48)$$

式中：$C(l)$ 表示长度为 l 的肠末端的药物浓度；$C(0)$ 为大量药液在肠的进口处的浓度；r 为肠的半径；v 为大量药液的流速（cm^3/s）；$P_表$ 为表观渗透系数；$C(l)/C(0)$ 表示残留药物的分数，故吸收分数应为 $1 - \dfrac{C(l)}{C(0)}$。

肠对甾体类药物的吸收受正辛醇-水中的分配系数和药液流速的影响，如图 7-7 所示。图中曲线平坦部分表示在水层中的扩散为速控步骤（$P_水/P_m \ll 1$，$P_表 \approx P_水$）。

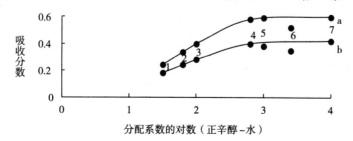

1. 氢可的松；2. 地塞米粉；3. 皮质酮；4. 雄烯二酮；5. 去氧皮质酮；6. 睾丸素；7. 黄体酮
流速：a. 0.247mL/min；b. 0.494mL/min

图 7-7 甾体吸收分数与在辛醇-水中的分配系数和大量药液在鼠肠（长 33.3cm）中的流速的关系

例 7-4：当 $v=0.247\text{mL/min}$ 时，鼠空肠中吸收黄体酮和皮质酮的分数分别为 0.6 和 0.4，如图 7-7 所示，$r=0.18\text{cm}$，$l=33.3\text{cm}$。试求：(1) 皮质酮的 $P_水$ 和 P_m；(2) $l=20\text{cm}$ 和 $v=0.247\text{mL/min}$ 时黄体酮的吸收分数，与实验值 0.42 比较。

解：(1) 从公式 (7-48) 得：

$$P_表 = -\frac{v}{2\pi rl}\ln\frac{C(l)}{C(0)} = -\frac{v}{2\pi rl}\ln(1-\text{吸收分数})$$

由于皮质酮和黄体酮的 $P_水$ 值相同，所以可用黄体酮的数据求 $P_水$。当黄体酮的吸收分数为 0.6 时，图 7-7 的曲线处于平坦段，此时 $P_表 \approx P_水$，

$$P_水 \approx P_表 = -\frac{0.247}{60\times(2\times3.1416\times0.18\times33.3)}\ln(1-0.6)$$
$$= 1.0\times10^{-4}\text{cm/s}$$

上式分母中 60 为分钟换成秒的值，对皮质酮而言，则：

$$P_{表2} = -\frac{0.247}{60\times(2\times3.1416\times0.18\times33.3)}\ln(1-0.4)$$
$$= 5.58\times10^{-5}\text{cm/s}$$

由公式 (7-29) 移项，得：

$$P_m = \frac{1}{\dfrac{1}{P_表}-\dfrac{1}{P_水}} = \frac{1}{\dfrac{1}{5.58\times10^{-5}}-\dfrac{1}{1.0\times10^{-4}}}$$
$$= 1.26\times10^{-4}\text{cm/s}$$

(2) 吸收分数 $= 1-\dfrac{C(l)}{C(0)} = 1-\exp\left(-\dfrac{2\pi rlP_表}{v}\right)$

$$= 1-\exp\left[-\frac{60\times(2\times3.1416\times0.18\times20\times1\times10^{-4})}{0.247}\right]$$
$$= 0.42$$

上式分母中 60 为分钟换成秒的值。表明计算结果与实验值 0.42 一致。

(4) 药物在口腔内扩散吸收　药物透过人体口腔的类脂膜，其结果与 pH-分配原理一致，药物的吸收与药物的 pK_a 及其在类脂-水中的分配系数有关。口腔膜不像肠黏膜，无明显的水孔，膜表面 pH 与药物缓冲液 pH 相同。由于药物不断透过类脂进入血液，在血液中不积累，所以口腔吸收是一级过程。所以公式 (7-37) 中的 $P_p=0$，则吸收速率常数 K_a 为：

$$K_a = \frac{S}{V}\times\frac{P_水}{1+\dfrac{P_水}{P_o x_s}} \tag{7-49}$$

例如，己酸被吸收时的 $S=100\text{cm}^2$，$V=25\text{cm}^3$，$P_水=1.73\times10^{-3}\text{cm/s}$，$P_o=2.27\times10^{-3}\text{cm/s}$，$pK_a=4.84$，$pH=4.0$，$x_s=0.874$，吸收速率常数 K_a 为：

$$K_a = \frac{100}{25}\times\left(\frac{1.73\times10^{-3}}{1+\dfrac{1.73\times10^{-3}}{2.27\times10^{-3}\times0.874}}\right)$$
$$= 3.7\times10^{-3}\text{s}^{-1}$$

按 Higuchi 模型求得的 K_a 值与实验值很一致，这说明扩散理论符合体内吸收情况。

(5) 药物透皮扩散　透皮扩散实际上是透皮吸收，即药物通过皮肤进入体内。包括：①药物

从赋形剂中溶出；②溶出的药物从赋形剂扩散到皮肤表面；③药物透过皮肤，主要是角质层。图 7-8 是与透皮吸收有关的皮肤结构。以上几步中最慢的一步是通过角质层的一步，所以是透皮吸收的速控步骤，此过程的扩散方程为：

$$-\frac{dC_v}{dt} = \frac{SK_{sv}D_sC_v}{Vh} \tag{7-50}$$

式中：C_v 为药物在赋形剂中的浓度；K_{sv} 为药物在皮肤与赋形剂间的分配系数；S 为透皮表面积；D_s 为药物在皮肤内的扩散系数；h 为透过皮肤的厚度；V 为所用药物的体积。

令：

$$h/D_s = R_s \tag{7-51}$$

R_s 为药物在皮肤内扩散系数，公式（7-50）为：

$$-\frac{dC_v}{dt} = \frac{SK_{sv}C_v}{VR_s} \tag{7-52}$$

在透皮吸收的体外实验中，测定药物透过皮肤后的浓度 C_R，而不是透皮前的浓度 C_v。在稳态条件下：

$$-V\frac{dC_v}{dt} = V_R\frac{dC_R}{dt} \tag{7-53}$$

式中：V_R 为药物透皮后的体积。此式表明从赋形剂中失去药物的速率等于透皮吸收药物的速率。公式（7-53）积分后，得：

$$M_R = \left(\frac{SK_{sv}C_v}{R_s}\right)t \tag{7-54}$$

式中：M_R 表示在时间 t 透皮后的溶液中药物的量。流量 J 为：

$$J = \frac{M_R}{St} = \frac{K_{sv}C_v}{R_s} \tag{7-55}$$

影响药物透皮吸收的重要因素有以下几方面：①药物在皮肤与赋形剂间的分配系数，是药物对皮肤和赋形剂的相对亲和性的量度；②药物浓度，透皮速率与药物浓度成正比；③药物分子通过赋形剂的扩散系数，与通过皮肤的扩散系数有关，两者大小决定了药物从赋形剂释放或药物透过皮肤的速率，是速控因素；④皮肤中的水分，含水皮肤比无水皮肤的吸收速率大；⑤皮肤表面积，例如水杨酸乙酯在含水皮肤中的透皮吸收速率与皮肤的表面积呈正比关系。

角质层是紧密而均匀的膜，无论水合与否，都是渗透性最小的生物膜。水透入皮肤的渗透系数平均值 $P_s = 1.0 \times 10^{-3}$ cm/h，扩散系数平均值 $D_s = 2.8 \times 10^{-10}$ cm²/s。小的极性非电解分子透入大部分角质层以后与其中的组分牢固结合，使多数物质扩散通过角质层很慢。大多数情况下是透过细胞而扩散，而不是通过细胞间的管道或通过皮脂导管和汗导管，如图 7-8 所示，通过的是 a，而不是 b，c 和 e。在稳态扩散条件下，以通过角质层的透表皮扩散为主。在渗透初期，通过毛囊、皮脂导管和汗导管的扩散也很重要。

有作者研究了许多甾体的透皮吸收，实验表明，角质层是甾体分子透过皮肤的主要障碍。甾体的扩散系数 D_s 约为 10^{-11} cm/s，比大多数非电解质小几个数量级。甾体的 D_s 值小，表明其渗透性小。在甾体分子中引入极性基团后使 D_s 值更小。对于极性甾体而言，汗导管和皮脂导管在透皮吸收中所起的作用比经角质层的扩散为大。

赋形剂的选择对局部用药时的生物利用度极为重要，在局部用药时应注意：①药物应溶于赋形剂；②药物在混合溶剂中的分配系数应有利于透皮；③赋形剂中的组分应有利于透过角质层。

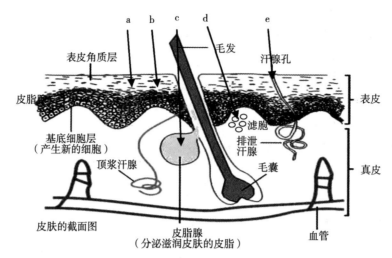

a. 透过细胞；b. 经细胞间管道的扩散；c. 通过皮脂导管；d. 透过滤胞；e. 通过汗导管

图7-8　与透皮吸收有关的皮肤结构

添加剂对透皮吸收有较大影响，如抗菌剂、抗氧剂、着色剂、增溶剂，依理用于皮肤表面时应留存于赋形剂中，但实际上能透入角质层。尼泊金若透入真皮后会引起过敏反应。尼泊金在赋形剂与皮肤间的分配系数 K_{vs} 与赋形剂的组成密切相关。例如，对羟基苯甲酸丁酯 0.015% w/v 水溶液的 $K_{vs}=2.77$，对羟基苯甲酸丁酯 0.1%（w/v）水溶液含 2%（w/v）吐温-80 和 10%（w/v）丙二醇，则 $K_{vs}=0.18$。水中加入丙二醇、吐温-80 或 PEG-400 可增大尼泊金的溶解度，降低 K_{vs}，这样，降低了尼泊金的透皮能力，而在局部用药时尼泊金不至于透入皮肤。另外，当基质中有过量溶剂时，如丙二醇在水中，聚氧丙烯硬脂酯在矿物油中，可使双醋双氟拉松的透皮吸收量减小，实验表明双醋双氟拉松浓度为 0.05%～0.10% 是透皮吸收的最佳浓度。

制剂除通过以上生物膜扩散外，还可通过鼻腔、阴道、眼眶等表皮黏膜给药后扩散，其扩散机理与以上四种黏膜形式类似。

第二节　药物的溶出

片剂、胶囊剂、丸剂、散剂等固体制剂要发挥疗效，必须进入血液才能被吸收，药物必须先在水中或胃肠道液中溶出，呈分子形式后才能被吸收。药物在不受人为受控设计条件下从固体制剂中进入溶液的过程称为溶出。药物从固体制剂中溶出的速率直接影响到吸收和疗效的发挥。

药物多数为有机化合物，往往难溶于水，但在消化道内有很多绒毛或微绒毛，表面积很大，所以一般药物在溶液状态容易被吸收。由此可知，与药物在消化道内不断被吸收相比，溶出往往是药物从其剂型中释放并进入体内循环系统的各步骤中最慢的一步，所以它是溶解度小的药物吸收过程中的速控步骤。

药物的疗效一般取决于主药的化学结构，即取决于药物本身的性质，由于在临床和生产中发现有些崩解测定合格的片剂，同一药物、同一剂型、生产厂家不同或批号不同，药效却会有很大的不同，有的药物甚至完全无效；有的药物则极易吸收，服用正常剂量也会引起中毒。同一药物在临床治疗上产生了药物非等效性问题，因此研究固体制剂中药物溶出的影响因素很有必要。

固体剂型中药物的溶出速率，即溶出度（dissolubility），是指固体制剂中某主药有效成分，在规定介质中溶出的速度和程度，它是评价药物制剂质量的一个内在指标，是一种模拟口服固体制剂在胃肠道中的崩解和溶出的体外试验法，也是研究固体制剂、半固体制剂所含主药的晶形、粒度、处方组成、辅料品种及其性质、生产工艺等因素对制剂质量影响的方法之一。凡检查溶出度的制剂，不再进行崩解度检查。

Noyes 和 Whitney 于 1897 年提出了溶出速率方程，认为溶出速率取决于固体周围一薄层饱和溶液内溶质的扩散速率，以及影响溶出的理化性质，后人对溶出过程进行了许多数学处理，例如，Nernst 和 Brünner 于 1904 年将 Fick 扩散定律应用于 Noyes-Whitney 方程，Hixson 和 Crowell 于 1931 年导出立方根定律。到 20 世纪中叶，科研人员将研究重心转移到考察药物溶出行为对药物剂型生物活性的影响。例如，有作者于 1951 年对阿司匹林片剂的研究，指出阿司匹林的溶解度小，其片剂的镇痛作用取决于药物在胃肠道内的溶出速率，但 Edwards 只进行了体外研究。在此之后，有作者研究了苯丙胺缓释片剂的生物利用度与体外溶出速率的关系，从而证实了上述研究的体外-体内相关性的结论，以及药物溶出行为对药理作用的重要影响。生物药剂学的兴起使溶出试验列为药典中对某些剂型的一个必测项目，溶出试验对了解药物的生物利用度和制剂批量间的一致性不失为一种有力手段。

固体的溶出有多种情况：有单质点一个个地溶出；有多质点从粉末中溶出；多质点有时是单分散（质点大小相等），有时是多分散（质点大小不等）；有纯组分的溶出，也有多组分的溶出；多组分有时无相互作用，有时有相互作用；有从粉末中溶出，也有从片剂中溶出。

溶出速率受各种条件的影响。若溶出时质点间无相互作用，彼此独立溶出，即任何质点的溶出不影响其他质点的溶出。质点不在介质中积累，称为消失条件，一般在溶出初期，或药物在消化道内溶出而立刻被吸收的情况，多为消失条件。若溶出时质点间有牵制，则称为非消失条件。此外，溶出速率还受其他诸多因素的影响。

一、单质点体系的溶出速率模型

单质点的溶出是最简单的溶出形式。研究其溶出速率时，有如下的假设：①单组分；②质点≥1mm，有效形状近于球形；③所有质点都各向同性溶出，即各方向单位面积的溶出速率为常数；④溶出时质点周围有一层扩散层，每个质点的扩散层厚度相同且不变，等于或大于质点半径；⑤任何时间内介质中质点的浓度变化可不计；⑥介质的流动是层流；⑦质点的溶解度小或中等（约5%）；⑧溶出时不崩解，无化学反应；⑨搅拌速度为中等或缓慢；⑩受消失条件影响等。

（一）单成分溶出

在固相药物溶出时，只考虑单个成分的溶出，这一成分的溶出不受或恒定受其他赋形剂的影响。这种情况最初由 Noyes 和 Whitney 提出，认为固体溶出时表面积的变化可以不计，方程为：

$$-\frac{dC}{dt} = k(C_s - C) \tag{7-56}$$

式中：C_s 为固体的溶解度，即在实验温度下饱和溶液的浓度；C 为时间 t 溶液的浓度；dC/dt 为以浓度表示的溶出速率；k 为常数，其值与固体的表面积、搅拌强度、温度、固体质点的大小和形状、所用仪器、溶出物质的扩散系数有关。

该类溶出速率有三个模型：①扩散层模型；②界面能垒模型；③界面更新（涡流扩散）模型。

1. 扩散层模型

扩散层模型认为溶出速率取决于扩散速率，即扩散是溶出的速控步骤，扩散层模型的溶出速率以 Noyes-Nernst-Brünner 方程表示：

$$-\frac{\mathrm{d}\omega}{\mathrm{d}t} = \frac{DS}{h}(C_s - C) \tag{7-57}$$

或

$$-\frac{\mathrm{d}C}{\mathrm{d}t} = \frac{DS}{Vh}(C_s - C) \tag{7-58}$$

式中: ω 为在时间 t 内溶质溶出的质量; $-\mathrm{d}\omega/\mathrm{d}t$ 为以质量表示的溶出速率; D 为溶质在介质内的扩散系数; S 为质点暴露于介质的表面; h 为扩散层厚度; V 为介质体积, 其他符号意义同上。

Noyes-Nernst-Brünner 方程与 Fick 第一定律很相似。该模型认为溶出过程中质点表面有一层厚度为 h 的静止液层, 称为扩散层, 如图 7-9 所示。扩散层中药物浓度由固体表面 C_s 变到介质中 C。当溶质离固体表面的距离 $x>h$ 时, 为均匀溶液。在固体表面与扩散层的界面处, $x=0$, 固体中的药物与扩散层中的药物呈平衡。扩散层的浓度梯度是恒定的, 即为常数, 以图中的直线表示, 见公式 (7-57)、公式 (7-58) 中的 $(C_s-C)/h$。

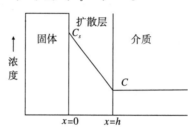

图 7-9 药物从固体溶出的扩散层模型

当 $C \ll C_s$, 即体系为溶出速控, 处于消失条件, 公式 (7-57) 的 C 可不计, 得:

$$-\frac{\mathrm{d}\omega}{\mathrm{d}t} = \frac{DSC_s}{h} \tag{7-59}$$

推导公式 (7-57)、公式 (7-58) 时, 设 S 和 h 是常数, 实际上并非如此。因为溶出过程中往往搅拌或对流, 使扩散层的厚度减薄, 因此应按有效面积和扩散层考虑。

2. 界面能垒模型

界面能垒该模型以 Zdanovski 方程表示, 认为质点越过固体界面需较大能量, 因此越过界面的扩散比通过扩散层的扩散为慢, 越过界面是溶出的速控步骤, 见公式 (7-60)。

$$-\frac{\mathrm{d}\omega}{\mathrm{d}t} = k_i S_i (C_s - C) \tag{7-60}$$

式中: k_i 为有效质量迁移系数; S_i 为对质量迁移有效的界面积, 此面积是真实 (或微孔) 界面积。

由于晶体的不同表面有不等的能垒。界面能垒模型中, 质点越过界面的速度比通过扩散层的速度小, 所以质点越过界面后很容易扩散出去。这样质点越过界面为速控过程, 在 $x=0$ 处 C_s 下降很快, 不存在固-液平衡, 如图 7-10 所示。

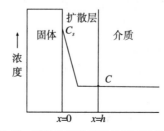

图 7-10 药物从固体溶出的界面能垒模型

3. 界面更新模型

界面更新该模型以 Danckwerts 方程表示，认为当一小批溶剂分子由于涡流扩散到达固−液界面时，溶剂分子吸引固体质点后按非稳态扩散。溶出速率与界面更新速率和扩散速率有关，为界面更新重构模型，其溶出速率如公式（7-61）。

$$-\frac{\mathrm{d}\omega}{\mathrm{d}t} = SP^{1/2}D^{1/2}(C_s - C) \tag{7-61}$$

式中：P 为产生新表面的平均速率常数（正比于搅拌速度）。Goyan 导出一个与 Danckwerts 方程类似、但适应性更好的方程：

$$-\frac{\mathrm{d}\omega}{\mathrm{d}t} = S\left(P^{1/2}D^{1/2} + \frac{D}{r}\right)(C_s - C) \tag{7-62}$$

式中：r 为球形质点的半径，对小质点 $r \approx h$。此式很适用于高速搅拌的情况。若 $P \to 0$，则此式简化为公式（7-57）。对中速和低速搅拌的情况，若无界面能垒，则公式（7-57）很适用。

（二）多成分同时溶出

这类模型有 Hixson-Crowell 立方根、多成分相互受控溶出模型。在主要药物溶出时，其他药物或赋形剂也溶出，为扩散面积更新模型，在溶出过程中质点的表面积会改变，则质点的直径 a 也会改变。

1. Hixson-Crowell 立方根定律

Hixson 和 Crowell 导出了赋形剂与药物同时溶出，药物溶出的速率方程。若为消失条件，则 $C_s \gg C$，见公式（7-57）。

$$-\frac{\mathrm{d}\omega}{\mathrm{d}t} = \frac{DSC_s}{h} \tag{7-63}$$

因 $S = \pi a^2$，故：

$$-\frac{\mathrm{d}\omega}{\mathrm{d}t} = \frac{D}{h}\pi a^2 C_s \tag{7-64}$$

设球形质点比重为 ρ，其质量为：

$$\omega = \frac{\pi a^3 \rho}{6} \tag{7-65}$$

故直径改变对质量的变化为：

$$\frac{\mathrm{d}\omega}{\mathrm{d}t} = \frac{\pi\rho}{2}a^2\frac{\mathrm{d}a}{\mathrm{d}t} \tag{7-66}$$

由公式（7-64）和（7-66），得：

$$\frac{\mathrm{d}a}{\mathrm{d}t} = -\frac{2DC_s}{h\rho}$$

对此式从 $t=0$ 到 $t=t$ 积分，得：

$$a - a_0 = -\frac{2DC_s}{h\rho}t$$

式中：a_0 为 $t=0$ 的 a。

$$a_0 - a = \frac{2DC_s}{h\rho}t \tag{7-67}$$

将公式（7-65）开三次方，并代入公式（7-67），得：

$$\omega_0^{1/3} - \omega^{1/3} = \left(\frac{\pi\rho}{6}\right)^{1/3} \frac{2DC_s}{h\rho}t \qquad (7\text{-}68)$$

此公式称为由单质点推出的 Hixson-Crowell 立方根定律。若对多质点粉末中质点大小相等（单分散）的情况，则粉末的总质量 $W = N\omega$，N 为质点数，则立方根方程不变：只是把 ω 换成 W 而已。由公式（7-68）可知，溶出速率不受质点直径的影响，但若质点直径改变，质量不变时，N 就改变。所以溶出时质点大小的改变反映对公式（7-68）中 W 的改变。

公式（7-68）中的 $\left(\frac{\pi\rho}{6}\right)^{1/3} \frac{2DC_s}{h\rho}$ 为常数，可以 k 代之，则：

$$\omega_0^{1/3} - \omega^{1/3} = kt \qquad (7\text{-}69)$$

不同文献记载不同的 k 值。许多单分散粉末的溶出可用立方根定律处理。在立方根定律的基础上，若只考虑面积因素，则 Niebergall 推导出下式：

$$\omega_0^{1/2} - \omega^{1/2} = kt \qquad (7\text{-}70)$$

如既考虑面积也考虑体积因素，Higuchi 和 Hiestand 推导出下式：

$$\omega_0^{2/3} - \omega^{2/3} = kt \qquad (7\text{-}71)$$

式中：$k = \dfrac{3k'\alpha_v^{1/6}DC_sN^{1/2}}{2k''}$；$k'$ 为一常数，包括表面和体积因素与质点密度；k'' 为另一常数；α_v 为体积形状因素。公式（7-70）、公式（7-71）中的 k 都包括质点的形状因素、密度和扩散系数，三者都是常数。公式（7-69）、公式（7-70）分别称为平方根定律和立方根平方定律。

2. 多个药物的混合的溶出

固体复方药物的溶出可看成是多相混合物的溶出，在溶出过程中溶出慢的药物可控制溶出快的药物溶出。Higuchi 等根据扩散层模型进行了分析。

（三）两组分无相互作用的受控溶出

设药物中组分 A 和 B 的原始质量分数分别为 W_A 和 W_B，在介质中 A 和 B 的溶出速率分别与其溶解度 C_A 和 C_B 及扩散系数 D_A 和 D_B 呈正比。当 A 的溶出速率大于 B，A 为速控组分；反之，当 A 的溶出速率小于 B，则 B 为速控组分。当 A 的溶出速率等于 B，则组分 A、B 各自速控，视为临界的速控组分。

临界组成计算，A 和 B 两组分在固液界面上独立溶出，溶出速率之比等于两者的质量分数之比，即：

$$\frac{W_A}{W_B} = \frac{D_A C_A}{D_B C_B} \qquad (7\text{-}72)$$

二者的溶出速率 R 分别为：

$$R_A = \frac{D_A C_A}{h} \qquad (7\text{-}73)$$

$$R_B = \frac{D_B C_B}{h} \qquad (7\text{-}74)$$

式中：h 为有效扩散层厚度。两药溶解到一定程度后，出现两种受控情况：

若 B 组分溶出较快，则界面上留下一层组分 A，当药组成 $\dfrac{W_A}{W_B} > \dfrac{D_A C_A}{D_B C_B}$，溶出受控于 A 组分，

当药物组成 $\dfrac{W_A}{W_B} < \dfrac{D_A C_A}{D_B C_B}$ ，则溶出受控于 B 组分。受控于 A 组分的速度方程为：

$$\frac{W_A}{W_B} > \frac{D_A C_A}{D_B C_B} \tag{7-75}$$

$$R_A = \frac{D_A C_A}{h} \tag{7-76}$$

$$R_B = \frac{W_B}{W_A} R_A \tag{7-77}$$

反之，若 A 组分溶出较快，则界面上留下一层 B 组分，当药物组成 $\dfrac{W_A}{W_B} < \dfrac{D_A C_A}{D_B C_B}$ 时，溶出受控于 B 组分，当药物组成 $\dfrac{W_A}{W_B} > \dfrac{D_A C_A}{D_B C_B}$ ，溶出受控于 A 组分，溶出受控于 B 组分的速度方程为：

$$\frac{W_A}{W_B} < \frac{D_A C_A}{D_B C_B} \tag{7-78}$$

$$R_B = \frac{D_B C_B}{h} \tag{7-79}$$

$$R_A = \frac{W_A}{W_B} R_B \tag{7-80}$$

以上计算只适用于稳态，即 C_A 和 C_B 之值相差不太大的情况，比如小于 100 倍。若两者相差太悬殊，比如 $C_A / C_B \to 0$ 或 ∞ ，则成为药物从惰性基体中释放的情况。由上述诸式可知，多组分的溶出速度受控于释放慢者，因此只要控制缓释成分的溶出就能控制其他成分的溶出，但还要注意两者重量之比，这一控制规律在制备中药复方控缓释制剂时特别有用。

（四）两组分有相互作用时的溶出

两组分有相互作用时的溶出分两种情况：一种情况是一组分从固相溶出与溶液中的添加物反应；另一种情况是两组分从固相溶出在液相反应。

1. 介质中有添加物，且与溶质有相互作用

单质点溶出时，介质中有添加物、且添加物与溶质有相互作用的情况。例如，溶出分子 A 与添加物分子 B 生成络合物 AB。络合平衡时，则：

$$K = \frac{[AB]}{[A][B]}$$

设与扩散相比，很快可建立平衡，适于一般的酸碱反应和生成络合物反应。若无新相生成，则扩散层模型的溶出速率方程为：

$$-\frac{d\omega}{dt} = \frac{D_A S}{h}\left[1 + \frac{D_B B_h}{D_A\left(A_0 + \dfrac{D_B}{D_{AB} K}\right)}\right](A_0 - A_h) \tag{7-81}$$

式中：D_A、D_B 和 D_{AB} 分别为 A、B 和 AB 的扩散系数；A_0 和 A_h 分别为 A 在 $x=0$ 和 $x=h$ 处的浓度；B_h 为 B 在介质中（$x \geq h$）的浓度。

公式（7-81）表示：溶质 A 从 $x=0$ 处（A 的溶解度为 A_0）扩散到 $x=h$ 处（该处 A 的浓度为 A_h），添加物 B 从 $x=h$ 处（该处 B 的浓度为 B_h）反方向扩散到 $x=0$ 处。在途中 B 与 A 组合，络合物 AB 与 A 一起朝同一方向扩散，其净结果是促进 A 的扩散。促进因子为：

$$\left[1 + \frac{D_B B_h}{D_A \left(A_0 + \dfrac{D_B}{D_{AB} K} \right)} \right] \tag{7-82}$$

界面更新模型中，当 $D_A = D_B = D_{AB} = D$ 时，溶出速率方程为：

$$-\frac{\mathrm{d}\omega}{\mathrm{d}t} = SP^{1/2} D^{1/2} \left(1 + \frac{B_h}{A_0 + \dfrac{1}{K}} \right) (A_0 - A_h)$$

显然 $D_A = D_B = D_{AB} = D$ 时，公式（7-81）则为：

$$-\frac{\mathrm{d}\omega}{\mathrm{d}t} = \frac{DS}{h} \left(1 + \frac{B_h}{A_0 + \dfrac{1}{K}} \right) (A_0 - A_h) \tag{7-83}$$

由此可知，当各扩散系数都相等时，不管是扩散层模型，还是界面更新模型，Noyes-Whitney 定律都适用。但有界面能垒效应或产生新相时，该定律就不适用。

2. 两药从固相溶出在液相反应

A 和 B 发生相互作用 A+B=AB，则平衡常数为：

$$K = \frac{C_{AB}}{C_A C_B}$$

式中：C 为浓度，即溶解度，与两药溶出情况类似。

在临界组成时，则：

$$\frac{W_A}{W_B} = \frac{D_A C_A + D_{AB} K C_A C_B}{D_B C_B + D_{AB} K C_A C_B} \tag{7-84}$$

溶出速率为：

$$R_A = \frac{D_A C_A + D_{AB} K C_A C_B}{h} \tag{7-85}$$

$$R_B = \frac{D_B C_B + D_{AB} K C_A C_B}{h} \tag{7-86}$$

当二组分之比与纯 A 为表面相时之比相同，受控于 A 物，反之受控于 B，亦有：

$$\frac{W_A}{W_B} > \frac{D_A C_A + D_{AB} K C_A C_B}{D_B C_B + D_{AB} K C_A C_B} \tag{7-87}$$

$$R_A h = \frac{D_A C_A}{1 - \dfrac{W_B D_{AB} K C_A}{W_A (D_A + D_{AB} K C_A)}} \tag{7-88}$$

$$R_B h = \frac{D_A C_A}{\dfrac{W_A}{W_B} - \dfrac{D_{AB} K C_A}{D_B + D_{AB} K C_A}} \tag{7-89}$$

当二组分之比与纯 B 为表面相时之比相同，受控于 B 物，反之受控于 A，亦有：

$$\frac{W_A}{W_B} < \frac{D_A C_A + D_{AB} K C_A C_B}{D_B C_B + D_{AB} K C_A C_B} \tag{7-90}$$

$$R_A h = \frac{D_B C_B}{\dfrac{W_B}{W_A} - \dfrac{D_{AB} K C_B}{D_A + D_{AB} K C_B}} \tag{7-91}$$

$$R_B h = \frac{D_B C_B}{1 - \dfrac{W_A D_{AB} K C_B}{W_B (D_A + D_{AB} K C_B)}} \qquad (7-92)$$

例 7-5：阿司匹林（A）和水杨酸（S）双组分在片剂（25℃）水中的溶出，测定参数为：$C_A = 4.44 \times 10^{-3}$ g/mL，$C_s = 2.24 \times 10^{-3}$ g/mL，$D_A = 8.01 \times 10^{-6}$ cm²/s，$D_s = 10.12 \times 10^{-6}$ cm²/s，$h = 30\mu m$。

解：双组分的临界组成为：

$$\frac{W_A}{W_s} = \frac{D_A C_A}{D_s D_s} = \frac{(8.01 \times 10^{-6})(4.44 \times 10^{-3})}{(10.12 \times 10^{-6})(2.24 \times 10^{-3})} = 1.57$$

$$W_A\% = \frac{W_A}{W_s + W_A}$$

$$= \frac{D_A C_A}{D_s D_s + D_A C_A}$$

$$= \frac{(8.01 \times 10^{-6})(4.44 \times 10^{-3})}{(10.12 \times 10^{-6})(2.24 \times 10^{-3}) + (8.01 \times 10^{-6})(4.44 \times 10^{-3})} = 0.611$$

$$W_B\% = 1 - W_A\%$$

$$= 0.399$$

说明阿司匹林（A）溶出比水杨酸（S）快。

（1）在临界组成时，阿司匹林（A）：水杨酸 = 0.611：0.399，二者的溶出速率为：

$$R_A = \frac{D_A C_A}{h} = \frac{(8.01 \times 10^{-6})(4.44 \times 10^{-3})}{3 \times 10^{-3}}$$

$$= 1.18548 \times 10^{-5} \text{g/（s·cm}^2\text{）} = 0.0427 \text{g/（h·cm}^2\text{）}$$

$$R_s = \frac{D_s C_s}{h} = \frac{(10.12 \times 10^{-6})(2.24 \times 10^{-3})}{3 \times 10^{-3}}$$

$$= 7.556 \times 10^{-6} \text{g/（s·cm}^2\text{）} = 0.0272 \text{g/（h·cm}^2\text{）}$$

由于两药的含量取决于片剂中溶出的情况，当阿司匹林（A）比水杨酸（S）多 0.611 量时，则阿司匹林（A）速控；反之，当阿司匹林（A）比水杨酸（S）小于此量时，则水杨酸（S）速控。

（2）当 $W_A > 0.611$，则 $\dfrac{W_A}{W_s} > \dfrac{D_A C_A}{D_s C_s}$，固液界面上为一层阿司匹林。例如，$W_A = 0.753$，$W_s = 0.247$，则：

$$R_A = \frac{D_A C_A}{h} = \frac{(8.01 \times 10^{-6})(4.44 \times 10^{-3})}{3 \times 10^{-3}}$$

$$= 1.18548 \times 10^{-5} \text{g/（s·cm}^2\text{）} = 0.0427 \text{g/（h·cm}^2\text{）}$$

$$R_s = \frac{W_s}{W_A} R_A = \frac{0.247}{0.753} \times 0.0427 = 0.014 \text{g/（h·cm}^2\text{）}$$

当 $W_A < 0.611$，则 $\dfrac{W_A}{W_s} < \dfrac{D_A C_A}{D_s C_s}$，固液界面上为一层水杨酸。例如，$W_A = 0.465$，$W_s = 0.535$，则：

$$R_s = \frac{D_s C_s}{h} = \frac{(10.12 \times 10^{-6})(2.24 \times 10^{-3})}{3 \times 10^{-3}}$$

$$= 7.556 \times 10^{-6} \text{g/（s·cm}^2\text{）} = 0.0272 \text{g/（h·cm}^2\text{）}$$

$$R_A = \frac{W_A}{W_s}R_s = \frac{0.465}{0.535} \times 0.0272 = 0.0236g/(h \cdot cm^2)$$

在 $4.45 \times 10^5 kPa$ 压力下，压制阿司匹林（A）和水杨酸（S）混合物片，两者的质量分数和溶出速率，如图 7-11 所示。图中计算值与实验值比较接近，表明拟合的溶出模型比较可靠。但接近混合物的临界组成时，可能组成有一些变化而使计算值与实验值产生偏差。

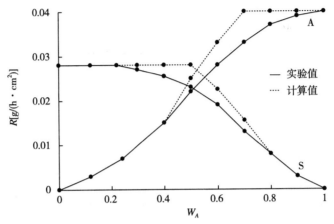

图 7-11　从阿司匹林（A）和水杨酸（S）混合物片剂中二者的溶出速率

例 7-6：在 $4.45 \times 10^5 kPa$ 压力下，压制阿司匹林（A）和咖啡因（C）混合物片，两者在 25℃ 水中的溶出参数为：$C_A = 2.46 \times 10^{-5}g/mL$，$C_C = 11.95 \times 10^{-5}g/mL$，$D_A = 2.8836 \times 10^{-2}cm^2/s$，$D_C = 2.4444 \times 10^{-2}cm^2/s$，$D_{AC} = 2.4444 \times 10^{-2}cm^2/s$，$h = 30\mu m$，$K = C_{AC}/C_A C_C = 17.4L/mol = 17400mL^3/mol$。

解：同例 7-5，此混合物的临界组成按下式计算，代入上述数据，则：

$$\frac{W_A}{W_C} = \frac{D_A C_A + D_{AC}KC_A C_C}{D_C C_C + D_{AC}KC_A C_C} = 0.4706$$

说明咖啡因（C）溶出要比阿司匹林（A）快。其临界组成构成为：

$$W_A\% = \frac{W_A}{W_s + W_A}$$

$$= \frac{D_A C_A}{D_s D_s + D_A C_A}$$

$$= \frac{(8.01 \times 10^{-6})(4.44 \times 10^{-3})}{(10.12 \times 10^{-6})(2.24 \times 10^{-3}) + (8.01 \times 10^{-6})(4.44 \times 10^{-3})} = 0.611$$

$$W_B\% = 1 - W_A\%$$

$$= 0.68$$

临界组成时，两者的溶出速率为：

$$R_A = \frac{D_A C_A + D_{AC}KC_A C_C}{h}$$

$$= 6.5323 \times 10^{-4}mol/(h \cdot cm^2) = 0.1177g/(h \cdot cm^2)$$

（阿司匹林的相对分子质量为 180.16）

$$R_C = \frac{D_C C_C + D_{AC}KC_A C_C}{h}$$

$$= 1.3905 \times 10^{-3}mol/(h \cdot cm^2) = 0.2698g/(h \cdot cm^2)$$

（咖啡因的相对分子质量为 194.20）

当 $W_A > 0.32$，固液界面上是一层阿司匹林。例如，$W_A = 0.6$，$W_C = 0.4$，则：

$$R_A = \left[\dfrac{D_A C_A}{1 - \dfrac{W_C D_{AC} K C_A}{W_A (D_A + D_{AC} K C_A)}} \right] / h$$

$$= 2.78425 \times 10^{-4} \ \text{mol} / (\text{h} \cdot \text{cm}^2) = 0.05016 \ \text{g} / (\text{h} \cdot \text{cm}^2)$$

$$R_C = \left[\dfrac{D_A C_A}{\dfrac{W_A}{W_C} - \dfrac{D_{AC} K C_A}{D_C + D_{AC} K C_A}} \right] / h$$

$$= 1.97003 \times 10^{-4} \ \text{mol} / (\text{h} \cdot \text{cm}^2) \doteq 0.0383 \ \text{g} / (\text{h} \cdot \text{cm}^2)$$

当 $W_A < 0.32$，固液界面上是一层咖啡因。例如，$W_A = 0.2$，$W_C = 0.8$，则：

$$R_A = \left[\dfrac{D_C C_C}{\dfrac{W_C}{W_A} - \dfrac{D_{AC} K C_C}{D_A + D_{AC} K C_C}} \right] / h$$

$$= 2.8962 \times 10^{-4} \ \text{mol} / (\text{h} \cdot \text{cm}^2) = 0.0521 \ \text{g} / (\text{h} \cdot \text{cm}^2)$$

$$R_C = \left[\dfrac{D_C C_C}{1 - \dfrac{W_A D_{AC} K C_C}{W_C (D_A + D_{AC} K C_A)}} \right] / h$$

$$= 1.15847 \times 10^{-3} \ \text{mol} / (\text{h} \cdot \text{cm}^2) = 0.2250 \ \text{g} / (\text{h} \cdot \text{cm}^2)$$

阿司匹林（A）和咖啡因（C）混合物片中质量分数和溶出速率关系，如图 7-12 表示。图中计算值与实验值的吻合情况，与上述的阿司匹林-水杨酸混合物差得多。对于阿司匹林，$W_A < 0.3$ 和 $W_A > 0.8$ 时计算值与实验值一致，表明溶出模型可预测实验值。在其他组成时，R_A 的实验值都比计算值大，原因是咖啡因的溶解度是阿司匹林的 5 倍。咖啡因比阿司匹林溶解得快，剩下的阿司匹林为多孔性，比表面大，因而溶出快，溶出速率的实验值比计算值大。对咖啡因来说，$W_A > 0.7$ 时计算值与实验值一致，在其他组成时，R_C 的实验值都比计算值大，原因是建立模型时设络合物的组成是 1∶1，咖啡因的溶解度增大，可能与生成其他络合物或咖啡因二聚物或三聚物等有关，而使溶出速率增大。

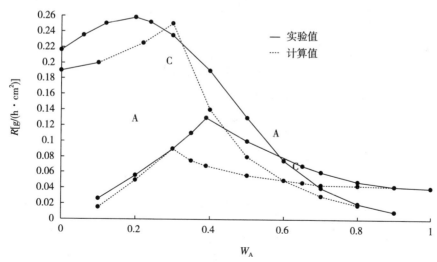

图 7-12　从阿司匹林（A）和咖啡因（C）混合物片剂中二者的溶出速率

以上探讨了两组分的溶解情况，对于中药多成分，如三个成分以上，也可以按这一思路进行研究，对于中药组方，测定各种单成分的扩散系数，找出溶出速度小的成分，然后测定其含量，也能计算出混合中药成分的总体溶出规律。

二、影响溶出速率的因素

药物固体制剂口服后进入胃肠道中，在胃肠道内崩散、溶解、溶出，再扩散吸收进入体内产生疗效，因此体内条件，如胃肠道酸度、胃肠蠕动等对药物的溶出都会产生影响。同时，体外因素如药物的理化性质、剂型、处方组成及工艺条件也有很大影响。在测定体外溶出度时，除应考虑与胃肠道相似的环境条件外，还应考虑测定溶出介质，如溶媒的组成、性质和测定体系（如温度、测定时的转速等因素），对药物溶出产生的影响。归纳起来，影响溶出速率主要从药物理化性质、测定体系和溶出介质的性质三个方面进行考虑。

（一）药物理化性质的影响

1. 药物的溶解度

药物的溶解度是影响其溶出行为的首要因素。Hamlin、Northara 和 Wagner 研究了不同类型的 55 种药物溶解度 C_s 与溶出速率 r 的关系，总结出下式：

$$R = (2.24 \pm 0.10) C_s \tag{7-93}$$

式中：r 的单位是 mg/（h·cm²）；C_s 的单位是 mg/mL，常数 2.24 的单位是 cm/h；55 种药物的 $R/C_s = 2.24$ 是 1.51～3.03 的平均值，标准差为 0.37。此式与溶出的扩散理论一致。根据扩散理论公式（7-57）：

$$-\frac{d\omega}{dt} = \frac{DS}{h}(C_s - C)$$

当 $C_s \gg C$，$-\dfrac{d\omega}{dt} = \dfrac{DS}{h}C_s$

令 $R = -\dfrac{d\omega}{Sdt}$

则 $R = \dfrac{D}{h}C_s = kC_s$

式中：$k = 2.24$。

2. 药物颗粒的大小与表面积

在 Noyes-Nernst-Brünner 方程中，考虑了溶出物质质点表面积 S 对溶出速率的影响。表面积随溶出的时间而变，这种关系可用下式表示：

$$-\frac{dS}{dt} = k_s S$$

式中：k_s 为常数；S 为时间 t 的表面积，积分后，得：

$$S = S_0 e^{-k_s t} \tag{7-94}$$

式中：S_0 为 $t=0$ 的表面积。对药物制剂来说，S_0 为溶出时的有效表面积。由 Noyes-Nernst-Brünner 方程可知，表面积 S 越大，溶解速度也越大。例如，1cm³ 的立方体粉碎成 1mm³ 的立方体后，其表面积从 600mm² 变为 6000mm²，由于表面积增加，溶解速度加快。为此，欲提高对药物的吸收速度和吸收量应减小微粒，为延缓药物的吸收速度和吸收量可用增大微粒粒度的方法。

3. 药物的分子结构与水合物或溶剂合物

不同的水合物、溶剂合物和无水物的溶出速率不同。有作者研究了胆固醇、茶碱、咖啡因、格鲁米特和琥珀磺胺噻唑的无水物和水合物的溶出行为，一般来说，含有结晶水的药物溶解度小，溶解速率慢，无结晶水的溶出速率快。例如氨卡青霉素有无水型和三水合型，37℃时无水物的溶解度要比水合物高。又如，新生霉素的结晶型口服后并不产生可测得的血药浓度，但其无定形却具有显著的生物活性，是新生霉素的结晶型和无定型的溶解度有很大差别的缘故；此外，咖啡碱、茶碱等都是无水型较水合型溶解度大，溶出速率高。茶碱和咖啡因两者无水物的溶出速率都比水合物大，因为无水物的自由能较大。茶碱无水物的最大浓度（约 12.7mg/mL）约为水合物溶解度（约 6mg/mL）的 1 倍。无水物达最大浓度以后，随着时间增长而浓度又下降，直至水合物的溶解度。咖啡因无水物的最大浓度（约 40mg/mL）约为水合物溶解度（约 22mg/mL）的 1 倍。

4. 晶型

很多药物为多晶型，如醋酸可的松有五种晶型，无味氯霉素有三种晶型和一种无定型，甲基强的松龙有两种晶型，有人对消炎痛两种不同晶型的溶解速率进行了测定，α 和 γ 晶型溶解度之比为 2.3∶1，前者溶解速率也较后者快，之比为 2.8∶1。又如核黄素有三种晶型，其溶解度不同，分别为 60mg/L、810mg/L、1200mg/L。

5. 表面状态

溶出物质的表面不可能很光滑，粉末表面必然是粗糙的，即使片剂表面也不光滑。表面状态对溶出速率有影响。表面状态的研究一般采用片剂，使其表面产生孔隙，然后测定溶出速率。例如，硼砂、草酸钠、烟酸和茶碱从片剂中溶出时，片剂的溶出速率都随表面孔径增大而增大，并呈线性关系。此外，分子存在状态、也会影响溶出速率。

6. 剂型及制剂工艺

（1）剂型 研究表明，药物的溶出度与剂型有密切的关系。舒胆灵胶丸与微囊剂的溶出度对比结果表明，后者的溶出度 30 分钟达 80%，45 分钟达 90%，1 小时基本全部溶出，而胶丸剂 1 小时仅溶出 10%，差别显著。雷公藤滴丸中雷公藤内酯醇的溶出速率则明显高于片剂。一般来说，中药片剂中素片的溶出度优于糖衣片。刘产明等以盐酸小梁碱为指标，比较了胃幽净漂浮片和普通片的溶出速率，前者 T_{50} 为 1.18 小时，具备缓和作用；而后者 T_{50} 为 3.16 分钟，并在 15 分钟内全部溶解。

（2）制剂工艺

1）粉碎度：研究结果表明，中药微粉、细粉和颗粒在同一时间时溶出量不同，粒度越小溶出度越大。对于由中药粉末制成的丸剂来说，粉末粒度对丸剂溶散时间和药物溶出度的影响恰好相反，粉末粗使丸剂溶散快，但成分溶出慢；粉末细，则丸剂的溶散慢，同样也影响成分溶出。

2）压片时的压力：片剂成形，其中很重要的作用是压力。压力对粒度、表观密度、孔隙率、崩解时限都有很大影响。以上这些复杂现象与不同粒度的粉末在压片时片剂内质点的结合或分离有关，而溶出时粒度或比表面发生变化。若压片时质点主要是结合，则使密度和硬度都增大，以致介质的渗透性减弱，使溶出速率减小。若在另外的压力下质点主要是破碎而分离，则比表面增大，使溶出速率增大。当然，压片时可能还有其他现象，所以难以说明压力与溶出速率的确切关系。压力很大时，润滑剂形成一封闭层而使润湿性减小，影响溶出速率。但一般来说，压力加大，导致微粒的总表面积减少，溶出量就小，但在增加到一定范围以后，由于挤压颗粒破碎，表面积增加，溶解速度反而会加快。因此，压片时的压力对药物从片剂中的溶出速率有各种不同的影响。

有些药物的溶出速率不受压力的影响。例如，苯甲酸、水杨酸、阿司匹林、等摩尔的水杨酸和阿司匹林混合物、等摩尔的阿司匹林和咖啡因混合物的非崩解片剂，其溶出速率均不受压力的影响。

有些药物的溶出速率随压力增大而减小。例如，含乳糖、微晶纤维素、硬脂酸的喹唑啉酮片剂，压片时的压力越大，喹唑啉酮的溶出速率越小。也有的情况是溶出速率随压力增大而减小至最小，然后又增大。

有些药物的溶出速率随压力增大而增大，直至最大值，然后又减小。例如，乳糖 78.5%、氯化钠（为了溶出时测电导率）1.5%、马铃薯淀粉 20.0%，以适量淀粉浆制粒后压片。在 25℃ 或 37℃ 水中测定溶出乳糖 90% 的时间。压片时的压力与乳糖溶出 90% 的时间有一最小值，即溶出速率的最大值。碳酸锂片剂（每片含碳酸锂 300mg、乳糖 80mg、玉米淀粉 60mg、硬脂酸镁 5mg、PVP 4～16mg）的溶出速率与压力的关系与上例相似，但溶出速率有两个最大值。

3）制粒操作：颗粒的质量对片剂的质量影响很大，制粒时润湿剂的用量、颗粒的大小颗粒的致密度都影响片剂的崩解、溶解及溶出速率。例如，有人在制备水杨酸钠片时，用干法制粒和湿法制粒进行比较，测定结果表明干法制粒压片的成品比湿法制粒的成品质量好。

（3）辅料　口服制剂的片剂有两种作用形式：一种是不需要溶解，只在胃肠道起局部作用，如制酸剂和吸着剂；另一种是需要在胃肠道中溶解吸收。前者的药效只与它在胃肠道中分散的微粒与表面积有关，而后者则与溶解性质有关。但在压片过程中，赋形剂的吸附作用也起着阻碍片剂分散的作用，影响片剂的生物有效性。赋形剂的类型有稀释剂、填充剂、吸附剂、黏合剂、润滑剂、表面活性剂、络合剂等。

1）稀释剂与吸附剂：亦称为填充剂，对于小剂量药物一般需加入填充剂，但是填充剂的加入可能对药物释放产生吸附作用或分散作用。在氯霉素胶囊中分别含右旋糖、乳糖、蔗糖和山梨醇稀释剂，均可使氯霉素从胶囊中溶出的速率增大。稀释剂的含量越大，溶出速率也越大。这四种稀释剂增大氯霉素溶出速率的能力按下列顺序递减：右旋糖＞山梨醇＞乳糖＞蔗糖。原因是稀释剂溶于药物质点周围扩散层内后，黏度以这样的顺序递增。曾有研究者在制备保泰松片剂时，分别以乳精（粒子<50mm）、马铃薯淀粉、二氧化硅作为填充剂，在用量相等的情况下，测定其溶出度，结果以乳糖为填充剂的溶出度最快，其次为马铃薯淀粉，二氧化硅则较慢，这是由于吸附所致。证明不同赋形剂及不同用量对药物的溶解速率有明显的影响。过去一般认为乳糖是无活性的比较理想的填充剂，但研究发现乳糖对睾丸酮有加快吸收的作用，而对异菸肼片的疗效完全被乳糖阻碍了。对醋酸泼尼松处方甲加入硫酸钙，处方乙未加硫酸钙，处方甲的 T_{50} 为 45 分钟，而处方乙的 T_{50} 为 11 分钟，两者之间相差 4 倍多。除乳糖可用作填充剂外，有时也用混合填充剂，例如，为抗潮解而加入磷酸氧钙，此时应注意结晶水对药物的影响，以及药物与钙盐反应的问题。例如，四环素用磷酸氢钙则生成不溶性的沉淀，而降低了疗效。在固体制剂中加入吸附剂可改变药物的溶出速率。例如，氯霉素胶囊中分别加入吸附剂 Aerosil I 和 Aerosil II（高度分散的硅胶），二者都使氯霉素从胶囊中的溶出速率增大。这两种吸附剂在制备胶囊时常用作润滑剂，以增大药物的流动性。吸附剂的作用是使药物成为很小的质点沉积在吸附剂微粒表面上，从而增大了药物与介质接触的表面积，而使溶出速率增大。

2）黏合剂与润湿性：黏合剂起着黏合质点的作用。常用的黏合剂有淀粉浆、糖浆、阿拉伯胶浆等。黏合剂的种类不同，对固体制剂溶解速率的影响也不同。例如，有人在制备磺胺二甲嘧啶片对，曾用 8% 淀粉浆与明胶浆制粒，用相同压力压片，测定其药片的溶解速率，结果淀粉浆

T_{50} 为 10.0 分钟，明胶浆 T_{50} 为 4.6 分钟。有人研究了羟丙甲基纤维素（HPMC）、聚乙烯吡咯烷酮（PVP）、淀粉和羧甲基纤维素钠（CMCNa）四种黏合剂对新癀片硬度和溶出度的影响，结果表明，不同黏合剂对其中水溶性成分的溶出速率和片剂硬度均有明显影响。苯巴比妥片剂的组成是苯巴比妥 100g、马铃薯淀粉 70g、硬脂酸镁 1g、滑石粉 9g，黏合剂分别为明胶、羧甲基纤维素（CMC）和 PEG-6000 各适量。由该片剂在人工胃液（表面张力 39.4mN/m，pH1.50）中的溶出速率可知，用明胶为黏合剂时苯巴比妥的溶出速率要比用其他黏合剂大得多，因为明胶使疏水性的苯巴比妥表面变成亲水性。以羧甲基纤维素为黏合剂时，由于它在人工胃液中变为溶解度较小的酸，所以苯巴比妥的溶出速率减小。以 PEG 为黏合剂时，它与难溶性的苯巴比妥形成络合物，使苯巴比妥的溶出速率减小。

3）润湿性：良好的药物，如茶碱、氨基比林和安替比林在水中的溶出速率很大，它们的溶出曲线上升很快。将水杨酸分散在阿拉伯胶溶液中，喷雾干燥，可使水杨酸的溶解度增大 50%，溶出速率增大 60 倍。喷干后使水杨酸溶出速率增大的主要原因可能是增大药物的润湿性，喷雾干燥制品的比表面增大也是原因之一。

4）崩解剂：崩解剂和黏合剂不同，起着与黏合剂相反的作用。崩解剂的种类很多，不同的崩解剂对崩解速率的影响也不同。例如，淀粉、羟甲基纤维素钠、海藻酸钠、阳离子树脂等。1972 年，有作者用玉米粉、马铃薯粉、米粉、葛粉及可压性淀粉与水杨酸制成颗粒，压片后用杯法、转篮法、崩解仪法测定其溶解速率，结果显示可压性淀粉制粒的溶解速度较快，其次为马铃薯粉>玉米粉>葛粉>米粉，由于可压性淀粉在冷水中可溶，增进了水杨酸的溶解。

5）润滑剂：为了增加颗粒的流动性，减少颗粒与膜壁之间的摩擦，在压片时应加入润滑剂。常用的润滑剂多为疏水性物质，疏水性润滑剂使药物的溶出速率减小是因为减小了药物质点与介质之间的界面积，因而使润湿性减小，崩解时限延长，所以对片剂释放药物的性能常产生阻碍作用，它的存在是药物难于湿润，药物释放的性能就更差了。疏水性润滑剂减小溶出速率的程度与润滑剂种类、浓度、粒度、药物种类、片剂处方和工艺、溶出条件有关。亲水性润滑剂使药物的溶出速率增大是因为增大了药物的润湿性。若润滑剂是表面活性剂，则能降低药物质点与介质之间的界面张力而使介质容易渗入片剂，从而增加药物的溶出速率。

水杨酸片剂和阿司匹林片剂分别以硬脂酸镁、硬脂酸钙、甘油单硬脂酸酯和硬脂酸为润滑剂时，这四种疏水性润滑剂浓度增大，都使两种片剂中药物的溶出速率减小。硬脂酸镁浓度对片剂中药物溶出速率的呈阻碍作用。水杨酸片剂（水杨酸 300mg、淀粉 60mg、润滑剂 9mg）中润滑剂对水杨酸溶出速率的影响是：疏水性润滑剂硬脂酸镁明显地阻滞水杨酸从片剂中溶出，而亲水性润滑剂十二烷基硫酸钠则明显地促进溶出。

滑石粉与其他疏水性润滑剂不同，其浓度到 5% 都对片剂中药物的溶出速率无影响。

亲水性润滑剂 PEG-4000 的浓度到 5% 对等摩尔水杨酸-阿司匹林混合物片剂中药物的溶出速率无影响。

淀粉是多功能的辅料，是良好的填充剂、稀释剂、崩解剂和助流剂。在等摩尔水杨酸-阿司匹林混合物片剂中，随淀粉浓度增大，这两种药物的溶出速率都增大，这是因为淀粉膨胀时发生崩解，表面变得粗糙，比表面积增大，所以在溶出初期随淀粉浓度增大，药物的溶出速率增大较快。淀粉使药物溶出速率增大的程度因淀粉种类和测定方法而异。

由此推测，要使润滑剂增大药物的溶出速率，可选用既有亲水性、又有表面活性的润滑剂。

6）表面活性剂：片剂、胶囊剂或散剂等固体制剂经口服后在体内崩解和溶出的第一步是被胃肠液润湿。疏水性药物难以被润湿，但若在处方中加入表面活性剂，则可降低药物质点与胃肠液之间的界面张力，即增大药物质点的有效表面积，因而可改善药物的润湿性，增大溶出速率，但表面活性剂达到临界胶团浓度时，有人提出脂溶性药物进入胶团易被胶团所包围，从而降低了吸收速度。

在氯霉素胶囊中分别加入吐温-80和十二烷基硫酸钠都可促进氯霉素从胶囊中溶出，表面活性剂的作用是作为润湿剂而被吸附在药物质点的表面上，从而降低表面张力，使药物容易被介质润湿，因而使溶出速增率大。实验还发现片剂加入表面活性剂如吐温-80后，有降低硬度的效能，所以在片剂中应用表面活性剂时应注意其性质和数量，且要掌握降低表面张力的特性。另外还发现表面活性剂增大药物溶出速率的原因是药物在表面活性剂溶液中重结晶可导致晶体结构产生缺陷而使晶体不稳定，因而溶出速率增大，但表面活性剂也可使阿司匹林稳定，稳定的原因可能是由于形成胶团，保护了阿司匹林。同时发现加入顺序也影响吸收。

如果表面活性剂的用量很少，不致影响药物的溶解度，而表面活性剂在药物晶体内和（或）外，则可增大药物溶出时在扩散层内的溶解度。

7）络合剂：环糊精是一种常用的制备包合物的络合剂。等摩尔的 β-环糊精与苄氟噻嗪用冷冻干燥法制成固态包合物后的初溶出速率为 25750mmol/（h·cm^2），而纯苄氟噻嗪则仅 430mmol/（h·cm^2），即制成包合物后使溶出速率增大 60 倍。β-环糊精还能与阿扎丙酮、吲哚美辛、甲灭酸和保泰松等生成包合物，从而使药物的溶解度增大，也使溶出速率增大。醋磺己脲与 β-环糊精以 1∶2 摩尔比生成包合物后的溶出速率比纯醋磺己脲大得多。包合物溶出速率大主要是因为包合物的溶解度大。也有药物与络合剂生成络合物后降低药物溶出速率的情况。例如咖啡因与龙胆酸（2,5-二羟基苯甲酸）以 1∶1 和 1∶2 生成分子络合物后在 0.1mol/L HCl 溶液和 pH7.5 的磷酸盐缓冲液中的溶出速率都比咖啡因的溶出速率小。这两种络合物在水中的溶解度也比咖啡因小。在中药制剂中这样的有机络合物很多，如生物碱与多酚羧基有机酸，生物碱与鞣质类等作用产生有机大分子络合物而使溶解度降低，这样的络合物可使药物缓释。例如，制备咀嚼片时可将药物制成这类络合物而使之缓释。

8）生产厂家和不同批次：有作者以清火桅麦片中穿心莲内酯，银黄片中黄芩苷、绿原酸，复方黄连素片中盐酸小檗碱和芒果止咳片中芒果苷为指标，测定不同厂家、不同批次产品、不同条件下的溶出度，发现各样品间 T_{50}、T_d、m 有显著性差异，其中，T_{50} 最快与最慢相差最多达 30~50 倍，T_d 最快与最慢相差 10~20 倍。除与生产工艺、药用原料及共存成分有关外，以往研究还表明溶出度与贮存时间长短也有关系。

（二）测定体系的影响

影响测定体系的主要是温度和搅拌速度。因容器大小、搅拌类型、搅拌器形状、层流或涡流程度、以及固体的理化性质（如密度、粒度、溶解热等）而异，影响溶出速率。

1. 温度

因温度对溶解度和溶解速率有较大的影响，《中国药典》（2020 年版）规定：测定温度为（37℃±0.5℃）。控制温度时要注意几点：应充分使浴温达到平衡；在可能情况下，每个容器都应加盖防止散热，用校正过的温度计检测液温。若扩散是速控步骤，则温度每升高 10℃，溶出速率约增大 1.3 倍，即温度系数约为 1.3。若界面反应是速控步骤，则温度系数约为 2.0。

2. 搅拌

（1）搅拌速度　为模拟体内胃肠蠕动以及胃内容物的撞击、摩擦等搅拌作用，正常胃肠蠕动是微弱的。因此搅拌时介质流动，应使固体与介质间的界面发生连续变化，防止涡流，保持层流，只要将样品和溶剂混匀就成，搅拌速度宜偏小。搅拌速度对溶出速率有显著影响，温度系数则为 1.29～1.43，若搅拌速度不影响溶出速率，则温度系数为 2.04～2.34。对此，Levy 曾提出一个经验公式表示转速 v 与溶解速度 k 关系，即：

$$k = av^b \tag{7-95}$$

式中：a 和 b 为常数。若扩散为速控步骤，则 $b \approx 1$ 或 $=1$，符合 Noyes-Nernst-Brünner 扩散层模型。若界面反应为速控步骤，则搅拌强度不影响溶出速率，$b = 0$。若扩散与界面反应的速率相近（如弱酸在缓冲液中的溶出），则 b 在 0～1 之间。无机盐溶出时的 $b = 0.5$。当离开固体表面的距离增大而介质的流动由层流变为涡流时，b 值随搅拌类型而变。因此，b 值也与介质流动的特性有关。

公式（7-95）取对数式，得：

$$\ln k = \ln a + b \ln v \tag{7-96}$$

由公式（7-96）可知，转速 v 与溶解速度 k 两者的对数关系呈线性关系。但有时也有例外，随不同的药物剂型特征和溶出度测定方法而定。转篮法的搅拌速度一般为 50 转或 100 转，桨叶 50 转约相当于转篮转速 100 转。不论是桨法还是转篮法，都可使溶媒和药剂的固、液界面不断改变，固液界面的特征是释放过程的中心问题，而界面特征则直接受到搅拌速度的影响，所以搅拌速度是关键因素之一。

（2）**转动轴的偏心度** 美国药典规定转动轴在转动时平稳而无明显的摆动，还规定转动装置的旋转轴心偏离溶出槽的中心线应小于 2mm。Hain Sow WA 曾做过这样的试验；旋转轴心超过 2mm（2～5mm）时，泼尼松校正片的溶出度比 2mm 时增速 5%。同样，桨法中的偏心度 1～2mm 时，水杨酸校正片的溶出度比 0.5mm 时要大 8%。这些数据表明，桨法对偏心度的要求应更严格些，一定要保持在 1mm 以下，以免试验结果偏高。转篮和转动轴，特别是 1/4 英寸直径的轴，应当视作精密仪器，存放时用架子固定。

（3）**振动** 振动是释放系统中常见的一个可变因素。能使液体流动状态发生变化，给整个系统带来额外的能量，致使释放出现明显的误差。例如，通风柜、空调系统和排风扇的振动都有影响，尤其在同一操作台上的仪器设备，更易带来干扰。

（4）**扭振** 药典要求搅拌转动时一定要平稳，实际上转动平均速度虽然不会超过规定速度的上 4%，但在不同的瞬间会有一些快慢变化，由此而产生的振动叫扭振，扭振会导致错误的试验数据。

3. 取样位置

《中国药典》（2020 年版）规定的取样位置是在桨叶或网篮上端距液面之间的一半，并离容器壁不少于 1cm 处，与《英国药典》《美国药典》现行版规定的取样位置相同。由于在释放容器中位置不同，浓度也有差异，得出的结果也不一样，因此应按规定的取样点取样。

（三）溶出介质对溶出速率的影响

溶出介质的选择主要考虑药物的溶解度与其他的实际情况。溶出度试验中，要尽量使体外溶出度与体内一致，模拟体内条件，测定过程中应注意以下几点：

1. 释放介质

选用溶媒要考虑两个因素：一是药物本身的性质；二是药物在胃肠道中吸收的部位。胃肠道不同的区域存在着显著的氢离子浓度差别，必须根据药物本身的性质及药物的吸收部位选用溶媒。弱酸性药物在胃内易被吸收，而弱碱性药物在肠内易被吸收。例如，阿司匹林为弱酸性药物，在胃中非解离部分大于99%，在测定溶出度时宜选用人工胃液；氨基比林、麻黄碱等弱碱性药物宜选用人工肠液。

2. 介质体积

介质用量要准确，释放介质的体积误差控制在1%之内。溶媒体积应用称重法校正其正确性，为了模拟体内运转的现象，在实验过程中应保持介质的体积不变，取样后应予以补充。

例如，阿司匹林的溶解度为0.33%，每片含阿司匹林0.5g，故必须用800mL以上的释放介质为宜；在溶出度试验中，取样后补充新鲜介质，以求达到漏槽现象。

3. 介质的pH值

pH值对溶出速率的影响是因为pH值对扩散系数和扩散层厚度的影响所致，介质的pH值值对溶出速率有明显影响。例如，水杨酸溶出速率随介质的pH增大而提高，直至pH 4~6为最大。

4. 加入表面活性剂

在介质中加入表面活性剂可使药物的溶出速率增大。疏水性药物非那西丁粉末在不同浓度的吐温-80的0.1mol/L HCl溶液中的溶出速率，随着吐温-80浓度的增大而明显增大，但吐温-80浓度超过0.02%以后，对溶出速率几乎无影响。苯甲酸在不同浓度的聚氧乙烯（23）十二烷基醚水溶液中的溶出速率，随表面活性剂浓度增大而增大。

5. 介质含络合剂

介质中含络合剂时是由于络合剂与药物的络合作用而改变药物的溶出速率。水杨胺在水中的溶出速率因咖啡因的络合作用增大。实验证明，咖啡因可使水杨胺的溶出速率增大3.5倍。

6. 样品量

样品量的多少直接影响到溶出度测定的结果。溶解的药物被吸收后，立即分布到体液，因此血液中的浓度较吸收部位的药物浓度要低得多，血液（中心室）对胃肠道来说起着漏槽作用（sink condition）。在整个过程中 $C_s \gg C$，应维持较高浓度梯度，注意到样品量及释放介质量的设定，使取样点和释放介质之间产生较高浓度差。投药量一般不超过药物溶解度的10%~20%。

7. 其他

除去介质中的气体，溶解在介质内的气体对试验结果有一定影响，这些气体会通过不同方式产生影响，可能改变介质的pH或吸附于固体微粒或杯壁，甚至干扰液体流态，故应尽量通过煮沸或超声处理后除去。

（四）数据处理

1. 参数的提取与处理

由溶出度实验结果绘制的溶出度曲线可以直接提取参数，方法简便易行，不需要经过数学处理，即能反映实际情况。

（1）**常用溶出度参数包括** ①累积溶出最大量 y_∞：系指溶出操作经历相当长时间后，有效或（和）指标成分累积溶出的最大量，通常为100%或接近100%，是溶出曲线的最高点 C_0；②出现累积溶出百分比最高的时间 t_{max}；③有效或（和）指标成分溶出50%的时间 $t_{0.5}$ 或 $t_{50\%}$；④有效或（和）指标成分溶出某百分比的时间 t_x，如 $t_{0.3}$（$t_{30\%}$）或 $t_{0.9}$（$t_{90\%}$）分别为有效或（和）指标成分溶出30%或90%相对应的时间，亦有以 t_d 表示有效或（和）指标成分溶出63.2%的时间者；⑤累积溶出百分比-时间曲线下的面积AUC。

（2）**溶出度数据处理** 药物溶出度的数据处理归结为求算若干反映体内规律的体外参数，用以描述药物在体内外释放的规律，寻求反映体内规律的体外释放的规律。数据处理方式主要有两种类型：一种是数学模型拟合分析法，将药物的累积溶出百分数作为时间的函数，用以适宜的数学方程拟合，用数学方法获取参数，如用单指数模型、对数正态分布模型、Weibull、溶出曲线的相似因子模型函数拟合成方程寻求溶出度参数并比较分析；另一方法是在制剂溶出速度的动力学分析基础上建立溶出速率函数式，如 Adnan 等用动力学分析提出两个参量的双指数函数式和敖秉臣等提出的三个参量的双指数函数式。数据的处理近年来采用普通计算器、编程计算器、微机处理简便易行，关于其处理程序也有报道。朱芳海等设计了优选最佳数学模型用于溶出度实验数据处理的程序，能从几种常用的数学拟合方程（零级、一级速率模型、Higuchi 方程、Hixson - Crowed 模型和 Weibull 分布模型）中提供最佳的数学模型予以拟合，使处理结果所提取的参数与实验值更接近。

（3）检测结果分析　按照现行《中国药典》（2020 年版）规定，取 6 份样品同时平行测定溶出度，以片剂为例，每片的溶出量按标示含量计算，6 片均应不低于规定值（Q）；除另有规定外，Q 为标示含量的 70%。如 6 片中仅有 1～2 片低于规定值，但不低于 Q～10%，且平均溶出量不低于规定值，仍可判定为符合规定。如 6 片中有 1～2 片低于 Q～10%，应另取 6 片复试；如初、复试的 12 片中仅有 2 片低于 Q～10%，且平均溶出量不低于规定值亦可判为符合规定。如供试品的取用量为 2 片以上，每片的平均溶出量，均不低于规定值（Q），则可不再复试。

比较两种或多种制剂溶出度的差异，可通过分别计算各种制剂溶出曲线的相似因子 f_1 和 f_2。f_1 和 f_2 的数学表达式为：

$$f_1 = \frac{\sum\limits_{t=1}^{n} |R_t - T_t|}{\sum\limits_{t=1}^{n} R_t} \tag{7-97}$$

$$f_2 = 50 \times \lg\left\{ \left| 1 + \left(\frac{1}{n}\right) w_t \sum\limits_{t=1}^{n} |R_t - T_t|^2 \right|^{-0.5} \times 100 \right\} \tag{7-98}$$

式中：R_t 表示 t 时间参比制剂累积释药百分率；T_t 表示 t 时间受试制剂累积释药百分率；n 表示取点数目；W_t 表示权重系数。

目前，公式（7-97）、公式（7-98）已被引用于美国食品药品监督管理局（FDA）许多指导性文件。文件中指出，当作变异的相关性分析，批间的变异小于 15% 时可以用该方法。前面的时间点变异不应超过 20%，后面的时间点的变异不应超过 10%。当 f_1 在 0～15 之间，f_2 在 50～100 之间时，表明两种制剂的溶出度相似或等同。参比制剂和受试制剂在任何时间点溶出度的平均误差不能超过 15%。这种方法对于有 3 个或 3 个以上时间点构成的溶出曲线间的比较更为有效，但是如果 f_2 值大于 100，实验数据就应该先进行标准化。

相似因子 f_1 和 f_2 的主要优点是：①便于计算，通过一个简单的数字就可以对溶出度进行描述和比较，可用于正交设计或均匀设计的数据统计分析；②可直接对释药数据进行统计分析，无需拟合各种释药速率。

同时，相似因子 f_1 和 f_2 具有以下缺点或局限性：①没有考虑到数据的变异性或相关性；②f_1 和 f_2 容易受溶出度时间点数目的影响；③如果参比制剂和受试制剂的配方交换，f_2 不变而 f_1 变化，两均值的误差会保持不变，可能导致溶出度有差异或相似标准的基础不明确；④溶出度测定的最后一点的设计对 f 值至关重要；⑤f_1 和 f_2 方程虽然能进行相似性的定量测量，但是对于单组的溶出数据却不适用，不能提供单组溶出数据的信息。

第三节 药物的释放

药物从控缓释固体剂型的溶出称为释放。药物的释放仍遵守扩散和溶出的基本定律，许多理论基础与之相同的，但有别于扩散过程与溶出过程，是有规律地从人为主动设计的高分子材料固体制剂中定量、定时、定位释放，其释药过程药物动力学行为更为严格，要求更高。因此在研究药物释放行为之前，必须掌握药物的溶解度、分子大小、晶形、与蛋白质的结合、解离常数以及准确的药物动力学参数等物理化学影响因素。在研究药物的释放时，必须先完成药物扩散、溶出行为的研究，掌握药物扩散、溶出行为的规律，才能进一步研究药物在控缓释固体制剂中的释放行为。

一、药物从高聚物基体中的释放

药物的释放实际上是药物从高分子材料基体中的释放，因此探讨药物从高聚物基体中的释放行为是研究控缓释制剂的基础工作。

1. 药物在高聚物基体内的形式

药物在高聚物基体中四种形式，常见的有贮库式、整体式、包膜整体式、分散在生物降解高聚物内等形式，其中包膜整体式是贮库式和整体式结合，如图7-13所示。

（1）贮库式 药物作为芯体，周围包有一层高聚物膜，如图7-13（a）所示。若芯体内的药物化学性质不变，则在一定时间范围内以零级动力学释药，释药速率取决于芯体性质和高聚物膜的物理性质。

（2）整体式 药物溶解或分散在惰性高聚物内，成为"整体式装置"，如图7-13（b）所示。这类制剂制法比较简单，但不能按零级过程释药。整体式释药可按一级动力学、Higuchi方程进行。

（3）包膜整体式 在整体式外包一层高聚物膜，如图7-13（c）所示。可将Higuchi方程释药改成一级或零级动力学释药。

（4）分散在生物降解高聚物内的形式 如图7-13（d）所示。受药物在高聚物内的扩散和（或）高聚物的降解所控制，一般以一级动力学释药。但因药物扩散受高聚物降解的影响，所以往往有复杂的释药动力学影响。

药物在高聚物基质中释放形式常见的是贮库式和整体式，因此探讨这两种形式的释药动力学行为，基本能掌握控缓释制剂制备的释药原理。

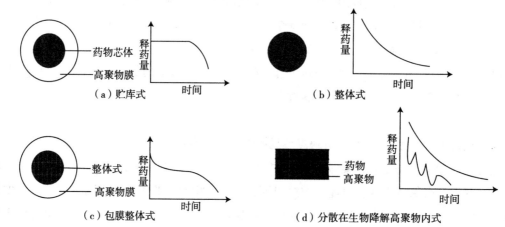

（a）贮库式　　　　　（b）整体式

（c）包膜整体式　　　　（d）分散在生物降解高聚物内式

图7-13　药物在高聚物基体内的形式及其释药速率

2. 药物从高聚物固体基体内的释放动力学方程

（1）贮库式释药　根据几何形式的不同，有以下三种释药公式：

平片形：

$$\frac{\mathrm{d}M}{\mathrm{d}t} = \frac{SDK\Delta C}{L} \tag{7-99}$$

圆柱形：

$$\frac{\mathrm{d}M}{\mathrm{d}t} = \frac{2\pi h DK\Delta C}{\ln\left(\dfrac{r_0}{r}\right)} \tag{7-100}$$

球形：

$$\frac{\mathrm{d}M}{\mathrm{d}t} = 4\pi r_1 DK\Delta C \tag{7-101}$$

式中：$\mathrm{d}M/\mathrm{d}t$ 为释放速率；S 为膜的面积；D 为扩散系数；L 为膜的厚度；K 为药物在聚合物中和扩散介质的分配系数；ΔC 为浓度差；h 为圆柱体高；r_0 为外径；r_1 为内径。以上三式，在实验条件一定时，等号右边均为常数，在有漏槽条件下，按零级释药。

（2）渗透泵制剂中的释药　渗透泵制剂是以渗透压作为释药能源的控释制剂，形式上属于贮库式制剂，但由于是以渗透压作为释药能源，其释药行为先零级后一级。渗透泵制剂中含药物的水溶性高聚物片芯和周围有一个释药孔，如图 7-14 所示。片芯以一定的速度吸入介质，吸入速度取决于膜对介质的渗透性和片芯的渗透压。吸入介质后溶解药物而产生一定的渗透压，使药物从释药孔中受压流出。

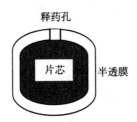

图 7-14　渗透泵片剂截面

片芯在任何时间间隔内吸入介质的体积等于释放出饱和溶液的体积。当片芯内还有过量药物时，释药速率就恒定。但当药物浓度不饱和时，释药速率就呈抛物线减小而趋于零。释药速率可从渗透泵片剂的一些物理化学参数求得。从渗透泵片剂中的释药速率见图 7-15。

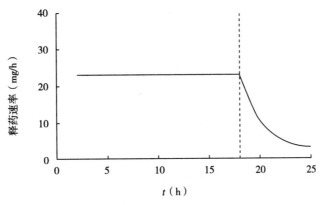

图 7-15　氯化钾从渗透泵片剂在 37℃水中的释放速率

渗透泵片在吸入介质后产生一定的水压，此水压使药物的饱和溶液通过释药孔以恒速释放。释药速率随半透膜的性质而变。设通过半透膜的体积流量为$\dfrac{\mathrm{d}V}{\mathrm{d}t}$，则：

$$\frac{\mathrm{d}V}{\mathrm{d}t} = \frac{A}{h}L_P(\sigma\Delta\pi - \Delta P) \tag{7-102}$$

式中：$\Delta\pi$ 和 ΔP 分别为半透膜两边的渗透压差和水压差；L_P 表示渗透率；σ 表示反射系数；A 表示半透膜面积；h 表示半透膜厚度。此式也可描述介质渗入渗透泵制剂的体积流量。

药物通过释药孔释药速率的通式为：

$$\frac{\mathrm{d}m}{\mathrm{d}t} = \frac{\mathrm{d}V}{\mathrm{d}t}C \tag{7-103}$$

式中：m 为药物质量；C 表示以单位体积溶液表示的药物浓度。将公式（7-102）代入公式（7-103），得：

$$\frac{\mathrm{d}m}{\mathrm{d}t} = \frac{A}{h}L_P(\sigma\Delta\pi - \Delta P)\,C \tag{7-104}$$

当泵内片芯的渗透压 π 比泵外介质的渗透压大时，可用 π 代替 $\Delta\pi$，当渗透压差比水压差大得多时，则公式（7-104）可简化为：

$$\frac{\mathrm{d}m}{\mathrm{d}t} = \frac{A}{h}k\pi C \tag{7-105}$$

式中，$k = L_P\sigma$。从渗透泵片剂释药的速率有两种情况：

1）零级释药速率：从释药开始（$t = 0$）到片芯内的药物完全溶解（$t = t_z$），这段时间内片芯内药物呈饱和溶液，故释药速率为零级，并可以溶解度 S 代替饱和浓度 C，则：

$$\left(\frac{\mathrm{d}m}{\mathrm{d}t}\right)_z = \frac{A}{h}k\pi_s S \tag{7-106}$$

式中：π_s 为药物饱和溶液的渗透压。

2）非零级释药速率：所谓非零级释药速率是指大部分药物释放后的低于药物饱和浓度的一级释药速率，以 F 表示体积流量 $\dfrac{\mathrm{d}V}{\mathrm{d}t}$，则由公式（7-103）、公式（7-105），得：

$$F = \frac{A}{h}k\pi \tag{7-107}$$

令 F_s 表示零级释药时的体积流量，得：

$$\frac{F_s}{F} = \frac{\pi_s}{\pi} = \frac{S}{C}$$

将此式代入公式（7-105），得：

$$\left(\frac{\mathrm{d}m}{\mathrm{d}t}\right)_N = \frac{F_s}{S}C^2 \tag{7-108}$$

时间 t_z 以后，药物溶入渗透泵体积 v 的质量 m 为：

$$m = CV$$

因浓度变化 $\dfrac{\mathrm{d}C}{\mathrm{d}t}$ 而引起恒容 V 下质量的变化为：

$$\left(\frac{\mathrm{d}m}{\mathrm{d}t}\right)_N = -V\frac{\mathrm{d}C}{\mathrm{d}t} \tag{7-109}$$

由公式（7-108）和（7-109），得：

$$-\frac{\mathrm{d}C}{\mathrm{d}t} = \frac{F_s}{VS}C^2$$

将渗透泵内药物浓度从 S 到 C 积分，时间从 t_z 到 t 积分：

$$-\int_S^C \frac{\mathrm{d}C}{C^2} = \frac{F_s}{VS}\int_{t_z}^t \mathrm{d}t$$

得：

$$C = \frac{VS}{V + F_s(t - t_z)} \qquad (7-110)$$

将此式代入公式（7-108），得释药速率为时间的函数，表明释药速率呈抛物线减小：

$$\left(\frac{\mathrm{d}m}{\mathrm{d}t}\right)_N = \frac{F_s S}{\left[1 + \dfrac{F_s}{V}(t - t_z)\right]^2} \qquad (7-111)$$

公式（7-111）也可写成：

$$\left(\frac{\mathrm{d}m}{\mathrm{d}t}\right)_N = \frac{\left(\dfrac{\mathrm{d}m}{\mathrm{d}t}\right)_z}{\left[1 + \dfrac{1}{SV}\left(\dfrac{\mathrm{d}m}{\mathrm{d}t}\right)_z(t - t_z)\right]^2} \qquad (7-112)$$

以上讨论的从渗透泵片剂释药速率是指单位对间内释放药物的总质量。实际上，释药有三种情况：①因泵送而释放，这已如上述，速率为 $\left(\dfrac{\mathrm{d}m}{\mathrm{d}t}\right)_P$；②因通过释药孔的扩散而释放，速率为 $\left(\dfrac{\mathrm{d}m}{\mathrm{d}t}\right)_{DO}$；③因通过膜的扩散而释放，速率为 $\left(\dfrac{\mathrm{d}m}{\mathrm{d}t}\right)_{DM}$；所以总的释药速率 $\left(\dfrac{\mathrm{d}m}{\mathrm{d}t}\right)_t$ 为：

$$\left(\frac{\mathrm{d}m}{\mathrm{d}t}\right)_t = \left(\frac{\mathrm{d}m}{\mathrm{d}t}\right)_P + \left(\frac{\mathrm{d}m}{\mathrm{d}t}\right)_{DO} + \left(\frac{\mathrm{d}m}{\mathrm{d}t}\right)_{DM}$$

设计渗透泵片剂时，通过释药孔的扩散可不计，则上式成为：

$$\left(\frac{\mathrm{d}m}{\mathrm{d}t}\right)_t = \left(\frac{\mathrm{d}m}{\mathrm{d}t}\right)_P + \left(\frac{\mathrm{d}m}{\mathrm{d}t}\right)_{DM} \qquad (7-113)$$

若药物的相对分子质量很大和（或）有离子性，则通过膜的扩散可不计。若药物的相对分子质量较小，并且膜有溶剂合作用，则 $\left(\dfrac{\mathrm{d}m}{\mathrm{d}t}\right)_{DM}$ 项较重要，在此情况下，零级和非零级释药速率的方程如下：

借泵送和扩散的零级释药速率：公式（7-113）式中的 $\left(\dfrac{\mathrm{d}m}{\mathrm{d}t}\right)_P = \dfrac{A}{h}k\pi_s S$，根据 Fick 扩散定律 $\left(\dfrac{\mathrm{d}m}{\mathrm{d}t}\right)_{DM} = \dfrac{A}{h}PS$，$P$ 为药物透过半透膜的渗透系数，故：

$$\left(\frac{\mathrm{d}m}{\mathrm{d}t}\right)_{t,z} = \frac{A}{h}k\pi_s S + \frac{A}{h}PS = \frac{A}{h}S(k\pi_s + P) \qquad (7-114)$$

借泵送和扩散的非零级释药速率：公式（7-113）中的 $\left(\dfrac{\mathrm{d}m}{\mathrm{d}t}\right)_P = \dfrac{F_s}{S}C^2$，故：

$$\left(\frac{\mathrm{d}m}{\mathrm{d}t}\right)_{t,N} = \frac{F_s}{S}C^2 + \frac{A}{h}PC \qquad (7-115)$$

由公式（7-109）：

$$-\frac{\mathrm{d}C}{\mathrm{d}t} = \frac{F_s}{VS}C^2 + \frac{A}{Vh}PC \tag{7-116}$$

经分部积分，最后得：

$$t - t_z = \frac{Vh}{AP}\ln\frac{\left(F_s\dfrac{C}{S} + \dfrac{AP}{h}\right)}{\left(F_s + \dfrac{AP}{h}\right)\dfrac{C}{S}} \tag{7-117}$$

例7-7：500mg KCl 在渗透泵片剂中以零级速率释药，渗透泵的参数为：半透膜面积 $A = 2.2\mathrm{cm}^2$，膜厚度 $h = 0.025\mathrm{cm}$，密度 $\rho = 2000\mathrm{mg/cm}^3$，体积 $V = \dfrac{m}{\rho} = 0.25\mathrm{cm}^3$，$k = 2.76\times10^{-8}\mathrm{cm}^2$ $(\mathrm{kPa}\cdot\mathrm{h})$，渗透压 $\pi_s = 24824.56\mathrm{kPa}$，药物透过半透膜的渗透系数 $P = 1.22\times10^{-4}\mathrm{cm}^2/\mathrm{h}$，37℃的饱和溶液浓度 $S = 330\mathrm{mg/cm}^3$，在 37℃测定释药速率。KCl 从该渗透泵片剂中在体外和体内的释药曲线见图7-16，计算释药速率。

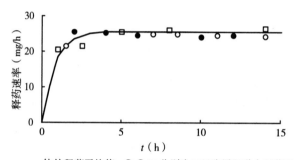

—— 体外释药平均值；○ ● □ 分别为三只狗胃肠道内释药平均值。

图7-16　KCl 从渗透泵片剂中的释药速率

解：若只考虑借泵送的释药速率，则：

$$\left(\frac{\mathrm{d}m}{\mathrm{d}t}\right)_z = \frac{A}{h}k\pi_s S = \frac{2.2}{0.025}\times 2.76\times10^{-8}\times 24824.56\times 330$$

若还有借扩散而释药，则：

$$\left(\frac{\mathrm{d}m}{\mathrm{d}t}\right)_{DM} = \frac{A}{h}PS = \frac{2.2}{0.025}\times 1.22\times10^{-4}\times 330$$
$$= 3.54\mathrm{mg/h} \approx 3.5\mathrm{mg/h}$$

所以总释药速率：

$$\left(\frac{\mathrm{d}m}{\mathrm{d}t}\right)_{t,z} = 20 + 3.5 = 23.5\mathrm{mg/h}$$

进一步还可以求零级释药时的释药质量 m_z 和释药时间 t_z。

在渗透泵片芯内药物的总质量为 m_t，零级释药时的释药质量为 m_z。当药物浓度不饱和时，即释药速率呈抛物线时的释药质量为 m_{NZ}，即饱和溶液刚充满片芯的内部体积 V 时的质量。

$$m_{NZ} = SV，m_t = \rho V$$

因 $m_t = m_z + m_{NZ}$，故零级释药时释药部分的分数为：

$$\frac{m_z}{m_t} = \frac{\rho V - SV}{\rho V} = 1 - \frac{S}{\rho}，故有 \frac{m_z}{t_z} = \left(\frac{\mathrm{d}m}{\mathrm{d}t}\right)_z$$

所以：

$$t_z = m_t \left(1 - \frac{S}{\rho}\right) \frac{1}{\left(\dfrac{dm}{dt}\right)_z} \qquad (7-118)$$

例 7-7 中 $\left(\dfrac{dm}{dt}\right)_{t,z} = 23.5 \mathrm{mg/h}$，由公式（7-118）可求 t_z。

$$t_z = 500 \times \left(1 - \frac{300}{2000}\right) \times \frac{1}{23.5} = 17.77 \text{ 小时}$$

由公式（7-112）可求非零级释药时，即 t_z 以后的释药速率。例如，例 7-7 中因 $t_z = 17.77$ 小时，故不同时间 t 的 $\left(\dfrac{dm}{dt}\right)_{t,N}$ 为：

$$\left(\frac{dm}{dt}\right)_{t,N} = \frac{23.5}{\left[1 + \dfrac{1}{330 \times 0.25} \times 23.5 \times (t - 17.77)\right]^2}$$

代入不同时间 t 求得对应的 $\dfrac{dm}{dt}$。又由式（7-115）求得所对应的浓度 C，亦有：

$$\left(\frac{F_s}{S}\right) C^2 + \left(\frac{AP}{h}\right) C - \left(\frac{dm}{dt}\right)_{t,N} = 0 \qquad (7-119)$$

又因：

$$\frac{F_s}{S} = \frac{\dfrac{A}{h} k \pi_s}{S} = \frac{\dfrac{2.2}{0.025} \times 2.76 \times 10^{-8} \times 24824.56}{330} = 1.827 \times 10^{-4} \text{ cm}^6/\text{（mg·h）}$$

$$\frac{AP}{h} = \frac{2.2 \times 1.22 \times 10^{-4}}{0.025} = 0.0107 \text{ cm}^3/\text{h}$$

按二次一元方程可求 $\dfrac{dm}{dt}$ 对应的释药浓度 C，如 $\dfrac{dm}{dt} = 10 \mathrm{mg/h}$ 时的 C 为下式：

$$C = \frac{-0.0107 + \sqrt{(0.0107)^2 - 4 \times (1.827 \times 10^{-4}) \times (-10)}}{2 \times 1.827 \times 10^{-4}} = 206.4 \text{ mg/cm}^3$$

再根据公式（7-117）求 $t - t_z$。然后根据已求得的 t_z 求 t。如当 $\left(\dfrac{dm}{dt}\right)_{t,N} = 10 \mathrm{mg/h}$ 时的 $C = 206.4 \mathrm{mg/cm}^3$，则

$$t - t_z = \frac{0.25 \times 0.025}{2.2 \times 1.22 \times 10^{-4}} \ln \frac{0.0377 + 0.0107}{(0.0603 + 0.0107) \times \left(\dfrac{206.4}{330}\right)} = 2.02 \text{ 小时}$$

$$t = 2.02 + t_z = 2.02 + 17.77 = 19.79 \text{ 小时}$$

同法求得各 $\left(\dfrac{dm}{dt}\right)_{t,N}$ 的 C，$t - t_z$ 和 t 如表 7-3。

表 7-3　氯化钠渗透泵不同释药速度所对应的浓度、非零级释药时间总释药时间

$\left(\dfrac{dm}{dt}\right)_{t,N}$	C	$t-t_z$	t
20.0	302.72	0.349	18.12
17.5	281.45	0.632	18.40
15.0	258.62	0.983	18.75

续表

$\left(\dfrac{\mathrm{d}m}{\mathrm{d}t}\right)_{t,N}$	C	$t-t_z$	t
12.5	233.81	1.435	19.20
10.0	206.40	2.020	19.79
7.5	175.35	2.940	20.71
5.0	138.66	4.430	22.20
2.5	91.27	7.770	25.54
1.0	50.27	14.210	31.98

$\left(\dfrac{\mathrm{d}m}{\mathrm{d}t}\right)_{t,N}$ 与 t 的关系如图 7-17 所示，这就是图 7-15 的计算值。渗透泵片剂的释药速率与介质的 pH 值、搅拌、一定范围内的释药孔径无关。体外释药速率与体内释药速率基本相同。

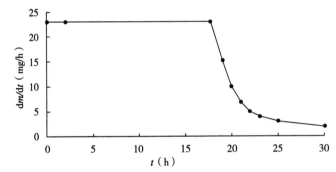

图 7-17　氯化钾从渗透泵片剂在 37℃水中的释放速率计算值

（3）整体式释药　药物分散在不溶性的惰性高聚物固体基体内有两种情况。一种是均匀分散，相当于药物溶解在基体内，如图 7-18（a）所示。药物在释放过程中设基体的形状不变。药物从基体的表面释放出来而药物的量逐渐减少时，基体内空白的部分逐渐扩大，即药物与空白处的距离逐渐增大，如图 7-18（b）所示。另一种是不均匀分散，基体有孔隙或裂痕的情况，介质渗入孔隙或裂痕内将药物浸出而释放，如图 7-18（c）所示。图 7-19 为释放时药物的浓度梯度。药物从均匀基体内的释放，药物与空白处的边界逐渐向基体内部后退，即空白处的宽度 $\mathrm{d}h$ 逐渐增大。

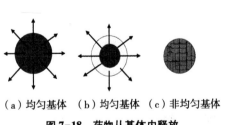

（a）均匀基体　（b）均匀基体　（c）非均匀基体

图 7-18　药物从基体内释放

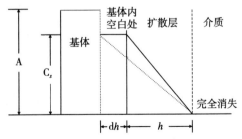

图 7-19　释放时药物的浓度梯度

1）从均匀分散基质中释放：Higuchi 对药物从均匀分散的基体内扩散出来而释放的量导出一个方程。其推导过程是：

设药物从基质的释放速率为 $\mathrm{d}Q/\mathrm{d}t$；药物扩散的量为 $\mathrm{d}M$，所以单位面积的扩散量为

$dQ = dM/S$；药物在基质内的饱和浓度，即溶解度为 C_s；在基质内的扩散系数为 D；扩散层厚度为 h。整个药物释放过程基质逐步溶蚀，留下空白处的宽度 dh 随释药而增大，也随释药时间 t 而增大，最后基质完全溶蚀而变成空白处。已溶和未溶药物在基质内的总浓度，即单位体积的量为 A。释药时扩散是速控步骤，随药物从均匀基质内释放 dQ，药物与空白处的边界移动距离 dh。根据 Fick 第一定律为，两者的关系为：

$$\frac{dM}{Sdt} = \frac{dQ}{dt} = \frac{DC_s}{h} \tag{7-120}$$

$$dQ = Adh - \frac{1}{2}C_s dh \tag{7-121}$$

将此式代入公式（7-120），从 $t=0$、$h=0$ 到 $t=t$、$h=h$ 积分，得：

$$t = \frac{(2A - C_s)}{4DC_s}h^2$$

$$h = \left(\frac{4DC_s t}{2A - C_s}\right)^{1/2} \tag{7-122}$$

由公式（7-121）得出，在时间 t 从单位面积基体释药的量 Q 为：

$$Q = hA - \frac{1}{2}hC_s \tag{7-123}$$

将公式（7-122）代入式（7-123），得：

$$Q = \left(\frac{DC_s t}{2A - C_s}\right)^{1/2}(2A - C_s)$$

$$Q = [D(2A - C_s)C_s t]^{1/2} \tag{7-124}$$

这是 Higuchi 方程。对公式（7-124）微分，即得在时间 t 的瞬间释药速率为：

$$\frac{dQ}{dt} = \frac{1}{2}\left[\frac{D(2A - C_s)C_s}{t}\right]^{1/2} \tag{7-125}$$

通常 $A > C_s$，公式（7-125）成为：

$$\frac{dQ}{dt} = \left(\frac{ADC_s}{2t}\right)^{1/2} \tag{7-126}$$

2）从非均匀分散的基质内释放：即从有孔隙或裂痕的基体内释放时，因介质渗入基质内，药物溶出，经孔隙或裂痕而释放，因此在方程中应考虑孔隙或裂痕的体积和长度，Higuchi 方程修改成为：

$$Q = \left[\frac{D\varepsilon}{\tau}(2A - \varepsilon C_s)C_s t\right]^{1/2} \tag{7-127}$$

式中：ε 为整体的孔隙率，τ 为折皱率，此二参数均无因次。孔隙率 ε 是能渗入介质的孔隙或裂痕在基体内的分数，它是药物完全释放后基体的总孔隙率，是介质渗入前的孔隙或裂痕的原始孔隙率 ε_0 与药物释放后的孔隙率之和。若有 A g/mL 药物从基体内释出，药物的比容为 $1/\rho$（mL/g），ρ 为密度，则将药物浓度 A 转换成体积分数为 $A(1/\rho)$，即为药物完全释放后的孔隙率。因此总孔隙率为：

$$\varepsilon = \varepsilon_0 + A\left(\frac{1}{\rho}\right)$$

片剂的 ε_0 与 A（$1/\rho$）相比很小，只有百分之几，因此：

$$\varepsilon \approx \frac{A}{\rho}$$

在公式（7-127）中，将 D 乘以 ε（一个分数）是因为基体内有空白的孔隙或裂痕而使扩散成小。C_s 乘以 ε 是因为孔隙率所占的体积分数而使浓度成小。公式（7-127）中引入折被皱率 τ 是因为孔隙或裂痕的曲折而使扩散路程增长，因而使定时间内释药量减少。直的裂痕的 $\tau=1$。基体内质点为大小相同的圆球时的 $\tau=2\sim3$。扩散系数、孔隙率、折被皱率等的测定与计算方法参阅相关文献。

真实剂型中药物的释放较复杂，表现在：①释药时基体破裂；②基体物质部分溶出；③部分药物在基体内，剩余的药物不在基体内，但仍有效；④基体表面的药物比内部的药物释放快。

公式（7-127）为溶蚀性基质释药的基本公式，在控缓释制剂研制中占有重要的地位。

例 7-8：某药物在某高聚物均匀基质内的总浓度 $A=0.02g/mL$，溶解度 $C_s=1.0\times10^{-3}g/mL$，扩散系数 $D=6.0\times10^{-6}cm^2/s=360\times10^{-6}cm^2/min$（25℃）。试求：（1）在 120 分钟时从单位面积基质内的释药量 Q；（2）在 120 分钟时的瞬间释药速率。

解：（1）

$$Q=(2ADC_st)^{1/2}$$

$$=\sqrt{2\times0.02\times360\times10^{-6}\times1.0\times10^{-3}\times120}$$

$$=1.31\times10^{-3}\ g/cm^2$$

（2）

$$\frac{dQ}{dt}=\left(\frac{ADC_s}{2t}\right)^{1/2}$$

$$=\sqrt{\frac{0.02\times360\times10^{-6}\times1.0\times10^{-3}}{2\times120}}$$

$$=5.48\times10^{-6}g/(min\cdot cm^2)$$

二、药物从不同形状片剂中的释放

两种常见形状的片剂是圆柱形和双凸面形，如图 7-20 所示。

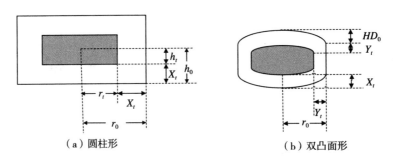

（a）圆柱形　　　　　　　（b）双凸面形

图 7-20　两种形状的片剂

（一）从圆柱形片剂中的释放

由图 7-20（a）可知，设圆柱形片剂的原始半径为 r_0，原始半高为 h_0，时间 t 后，一部分药物已释放，剩余的药物在片剂内的半径和半高分别为 r_t 和 h_t，因释放而药物在片剂内后退的距离为 X_t。

$$r_t = r_0 - X_t \; ; \; h_t = h_0 - X_t$$

令 $q = \dfrac{r_0}{h_0}$，q 是一个比例因子，得：

$$h_t = \frac{r_0}{q} - X_t$$

时间 t 未释药部分的圆柱形体积为：

$$V_t = 2\pi r_t^2 h_t = 2\pi (r_0 - X_t)^2 \left(\frac{r_0}{q} - X_t \right)$$

$$= \frac{2\pi r_0^3}{q} \left[1 - (q+2) \frac{X_t}{r_0} + (2q+1) \frac{X_t^2}{r_0^2} - \frac{q X_t^3}{r_0^3} \right]$$

因：$\dfrac{2\pi r_0^3}{q} = 2\pi r_0^2 h_0 = V_0$

故：$1 - \dfrac{V_t}{V_0} = (q+2) \dfrac{X_t}{r_0} - (2q+1) \dfrac{X_t^2}{r_0^2} + \dfrac{q X_t^3}{r_0^3}$ （7-128）

因 V_0 为圆柱形片剂的原始体积，故 $1 - \dfrac{V_t}{V_0}$ 表示在时间 t 释药的体积分数。由公式（7-126）可知，X_t 与 $t^{1/2}$ 成正比。则

$$X_t = K_b t^{1/2} \tag{7-129}$$

式中：K_b 为边界后退速率常数，量纲为［长度］［时间］$^{-1/2}$，其大小与药物和赋形剂的性质、压片时的压力有关，与片剂的大小和形状无关。

$$\frac{X_t}{r_0} = \frac{K_b}{r_0} t^{1/2}$$

令：$\dfrac{K_b}{r_0} = K_r$

则：$\dfrac{X_t}{r_0} = K_r t^{1/2}$ （7-130）

式中：K_r 为释药速率常数，量纲为［时间］$^{-1/2}$，其大小与片剂形状无关，与片剂半径有关。由公式（7-127）Higuchi 方程可知，单位体积片剂的释药速率常数为：

$$K_r = \frac{1}{A r_0} \sqrt{\frac{D\varepsilon}{\tau} (2A - \varepsilon C_s) C_s} \tag{7-131}$$

$$K_b = \frac{1}{A} \sqrt{\frac{D\varepsilon}{\tau} (2A - \varepsilon C_s) C_s} \tag{7-132}$$

式中：A 即为公式（7-121）中的 A。又因片剂内未释药部分的体积 V_t 与未释药的质量 W_t 成正比，故：

$$\frac{W_t}{W_0} = \frac{V_t}{V_0}$$

令：$1 - \dfrac{V_t}{V_0} = f_t$

则：$f_t = (q+2) K_r t^{1/2} - (2q+1)(K_r t^{1/2})^2 + q(K_r t^{1/2})^3$ （7-133）

此式表示圆柱形片剂在时间 t 的释放分数，是药物释放的动力学方程。

（二）从双凸面形片剂中的释放

如图 7-20b 对双凸面形片剂药物释放的动力学方程的推导与圆柱形片剂的情况相似，方程为：

$$f_t = \frac{3p}{C_3}\left[C_4 + C_6\left(\frac{Z_t}{K_r}\right)\right]K_r t^{1/2} - \frac{3p^2}{C_3}\left[C_5 + C_7\left(\frac{Z_t}{K_r}\right) + q\left(\frac{Z_t^2}{K_r^2}\right)\right](K_r t^{1/2})^2$$

$$+ \frac{p^2 q}{C_3}\left[4 + 3\left(\frac{Z_t^2}{K_r^2}\right) - \frac{Z_t^3}{K_r^3}\right](K_r t^{1/2})^3 \tag{7-134}$$

式中：$p = \dfrac{r_0}{HD_0}$ ；$Z_t = \dfrac{Y_t}{X_t}K_r$ ；$C_3 = 6p^3 - 3p^2 q + q$ ；$C_4 = 4p^2 + p^2 q - 2pq + q$

$C_5 = 2p + 2pq$ ；$C_6 = q(p^2 - 1)$ ；$C_7 = 2q(p - 1)$

圆球形为双凸面形片剂的极限情况，即两个半球形以底面相连而成，每个半球形的高度是片高的一半，也等于每个半球的半径，即：

$$HD_0 = h_0 = r_0$$

因 $q = \dfrac{r_0}{h_0}$ ，$p = \dfrac{r_0}{HD_0}$ ，所以 $q = p = 1$ ，$C_3 = C_4 = C_5 = C_6 = C_7 = 4$ ，$Z_t = 0$ ，故圆球形的释药动力学方程为：

$$f_t = 3K_r t^{1/2} - 3(K_r t^{1/2})^2 + (K_r t^{1/2})^3 \tag{7-135}$$

公式（7-133）、公式（7-134）和公式（7-135）可用一个通式表示：

$$f_t = G_1 K_r t^{1/2} - G_2 (K_r t^{1/2})^2 + G_3 (K_r t^{1/2})^3 \tag{7-136}$$

式中：G 为形状因子，其值见表 7-7。对圆球形和圆柱形片剂来说，因 $q = \dfrac{r_0}{h_0}$ ，形状因子是常数，所以由片剂的原始大小即可得 q 。但对双凸面形片剂来说，因形状因子中包括 Z_t ，而 Z_t 随时间而变，所以形状因子随释药时间而变。

三种不同形状的片剂除形状因子不同外，其他参数（处方、原始片重、原始半径、所受压力、原始体积、释药条件）都相同的情况下释药时间见表 7-5。f_t 与 $t^{0.5}$ 的关系见图 7-21。释药速率与片剂形状有一些关系。

表 7-4　三种形状的片剂释药时的形状因子值

形状因子	片剂形状		
	圆柱	圆球	双凸面
G_1	$q + 2$	3	$\dfrac{3p}{C_3}\left[C_4 + C_6\left(\dfrac{Z_t}{K_r}\right)\right]$
G_2	$2q + 1$	3	$\dfrac{3p^2}{C_3}\left[C_5 + C_7\left(\dfrac{Z_t}{K_r}\right) + q\left(\dfrac{Z_t^2}{K_r^2}\right)\right]$
G_3	q	1	$\dfrac{p^3 q}{C_3}\left[4 + 3\left(\dfrac{Z_t^2}{K_r^2}\right) - \dfrac{Z_t^3}{K_r^3}\right]$

表 7-5 三种不同形状的缓释片的释药时间

片剂形状	参数					释药时间（min）	
	K_r（min^{-1}）	P	q	r_0（mm）	V_0（mm^3）	释放一半	完全释放
圆柱形 公式（7-157）	0.05	–	1.500	3.0	113.1	12.37	177.8
圆球形 公式（7-159）	0.05	–	–	3.0	113.1	17.02	400.0
双凸面形 公式（7-158）	0.05	2.618	1.179	3.0	113.1	15.61	287.9

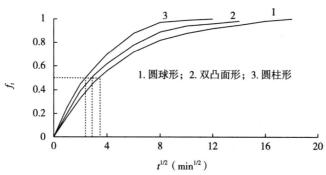

图 7-21 三种不同形状的片剂在其它参数都相同的情况下 f_t 与 $t^{1/2}$ 的关系

在实际中，药物开始释放时往往有一时滞，即不是立刻释放，所以应从释药时间内减去时滞 t_0，则公式（7-137）中的 $t^{1/2}$ 改为 $t^{1/2} - t_0^{1/2}$。这样，公式（7-137）成为：

$$f_t = G_1 K_r (t^{1/2} - t_0^{1/2}) - G_2 [K_r (t^{1/2} - t_0^{1/2})]^2 + G_3 [K_r (t^{1/2} - t_0^{1/2})]^3 \qquad (7-137)$$

若无时滞，$t_0^{1/2} = 0$。

（三）从平面释药的片剂

为了便于测定释药速率，有时实验时设计圆柱形片剂，使药物只从一个平面的一定面积上释放，如图 7-22 所示，则释药的动力学方程推导如下：

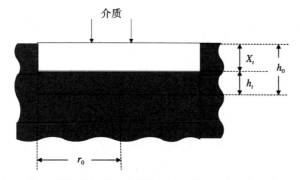

图 7-22 释药时间 t 从一个恒定平面释药的圆柱形片剂纵切面

如前述，已知：$h_t = h_0 - X_t$；$q = \dfrac{r_0}{h_0}$；$h_t = \dfrac{r_0}{q} - X_t$

时间 t 未释药部分的圆柱形体积为：

$$V_t = \pi r_0^2 (2h_0 - X_t)$$

$$\because V_0 = \pi r_0^2 2h_0$$

$$\therefore \frac{V_0 - V_t}{V_0} = \frac{2\pi r_0^2 h_0 - 2\pi r_0^2 h_0 + \pi r_0^2 X_t}{2\pi r_0^2 h_0} = \frac{q}{2}\left(\frac{X_t}{r_0}\right)$$

$$\therefore \frac{X_t}{r_0} = K_r t^{1/2}$$

$$\therefore f_t = 1 - \frac{V_t}{V_0} = \frac{q}{2}K_r t^{1/2} \tag{7-138}$$

这就是圆柱形片剂只从一个平面的一定面积释药的动力学方程，与前述形状片剂相比是最为简单的。

例 7-9：水杨酸片和麻黄碱片，片重各为 150.0mg，其中分别含水杨酸 91.2mg 和麻黄碱 74.0mg，其参数见表 7-6。各片的 ε、τ、A 均为常数。

表 7-6　麻黄碱片和水杨酸片的参数

参数	麻黄碱片[b]		水杨酸片	
	圆柱形	双凸面形	圆柱形[a]	双凸面形[b]
片重，（mg）	150.0±0.7	149.4±0.9	150.1±0.4	149.9±0.3
半径，R_0（mm）	3.175	3.175	3.175	3.175
高，$2h_0$（mm）	4.108±0.015	5.278±0.039	3.7520.008	4.827±0.011
体积，V_0（mL）	0.1301±0.0005	0.1306±0.0012	0.1188±0.0002	0.1163±0.0003
$p = r_0/HD_0$	-	2.618	-	2.618
HD_0（mm）	-	1.213	-	1.213
$q = r_0/h_0$	1.546±0.006	1.203±0.009	1.693±0.003	1.315±0.003

注：a 为 11 片的均数±标准差；b 为 12 片的均数±标准差。

图 7-23（a）表示水杨酸圆柱形片剂在 pH1.1 介质中的释药分数曲线按公式（7-133）的计算值和实验值的比，二者极其一致。图 7-23（b）表示麻黄碱圆柱形片剂在 pH1.1 介质中的释药分数曲线按公式（7-133）的计算值和实验值的比较，由于该片剂有裂缝，释药至一定时间后片剂在介质中上浮，使计算值和实验值产生偏差。图 7-23（b）中箭头所指的时间是片剂开始上浮的时间。在其余的时间，计算值和实验值也极一致。K_r 是在上浮之前计算的。图 7-23（c）和图 7-23（d）分别为不同形状的水杨酸片剂和麻黄碱片剂的释药分数曲线。不同形状的同一种片剂的曲线相差不大。

由上述可知，在不同形状的制剂中，药物的释药分数是不同的，其中以圆球形最小，以圆柱形最大，这与同一体积以球形面积最小，而圆柱形面积最大，对溶于速度的影响相一致。

三、药物从微球中的释放

从球形基体释药的动力学方程按 Baker 和 Lonsdale 方程：

$$\frac{3}{2}\left[1 - \left(\frac{M_t}{M_\infty}\right)^{2/3}\right] - \frac{M_t}{M_\infty} = \frac{3DC_s}{r_0^2 C_0}t \tag{7-139}$$

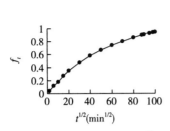

$K_r=0.00491 \pm 0.00007 min^{-1/2}$
$t_0^{1/2}=3.71 \pm 0.38 min^{1/2}$

图7-23（a）水杨酸圆柱形片剂在 pH1.1介质中释药曲线的理论值（—）和实验值（·）的比较

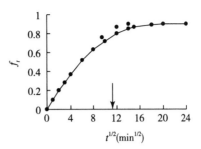

$K_r=0.0277 \pm 0.0004 min^{-1/2}$
$t_0^{1/2}=0.422 \pm 0.061 min^{1/2}$

图7-23（b）麻黄碱圆柱形片剂在 pH1.1介质中释药曲线理论值（–）和实验值（·）的比较

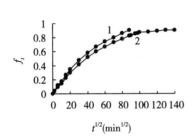

1. 圆柱形，$K_r=0.00493 \pm 0.00007 min^{-1/2}$
2. 双凸面形，$K_r=0.00497 \pm 0.00009 min^{-1/2}$

图7-23（c）不同形状水杨酸片剂 在pH1.1介质中的释药曲线

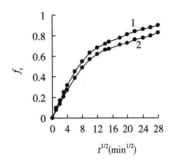

1. 圆柱形，$K_r=0.0224 \pm 0.0006 min^{-1/2}$
2. 双凸面形，$K_r=0.0225 \pm 0.0004 min^{-1/2}$

图7-23（d）不同形状麻黄碱片剂 在pH7.5介质中的释药曲线

或

$$\frac{3}{2}[1-(1-F)^{2/3}]-F=\frac{3DC_s}{r_0^2 C_0}t$$

式中：M_t 为在时间 t 的释药量；M_∞ 为基体内药物的原始量；$F=M_t/M_\infty$ 为时间 t 的释药分数；r_0 表示微球半径；D 表示药物在基体内的扩散系数；C_0 表示基体内药物的原始总浓度；C_s 表示药物在基体内的溶解度。此式表示 $\frac{3}{2}[1-(1-F)^{2/3}]-F$ 与 t 之间是线性关系。

呋喃妥因处方：蛋白（g）：葡萄糖（g）：呋喃妥因（g）：水（mL）：呋喃妥因%（w/w）

以下有四种药物组成，A 处方 $=24:0:8:24:24.56$；B 处方 $=24:0:16:24:38.44$；C 处方 $=24:12:12:27:26.08$；D 处方 $=24:6:10:27:25.61$。

微球这种线性关系进行研究，表明 $\frac{3}{2}[1-(1-F)^{2/3}]-F$ 与 t 呈良好的线性关系。

磺胺甲噻二唑的聚羟基丁酸微球，含药物50%、微球粒度1180～2000μm（平均1590μm）在37℃、0.1mol/L HCl 溶液中的释药分数的实验值和按公式（7-139）的计算值相当一致。

也有一些药物在不同介质中按 Higuchi 方程的扩散机理释放或按一级动力学机理释放。例如盐酸四环素的聚丙烯酰胺微球在 0.1mol/L HCl 溶液中的释药服从一级动力学方程，而在 pH 7.2 的磷酸盐缓冲液中则服从 Higuchi 方程。茶碱的聚丙烯酰胺微球在 0.1mol/L HCl 溶液中与在 pH 7.2 的磷酸盐缓冲液中释药都服从 Higuchi 方程。

四、药物从微胶囊中的释放

从微胶囊中释药的速率主要受囊的表面积、几何形状、粒度、囊膜厚度、孔隙率、膜材料组成（如含或不含保护胶体）、扩散系数、介质性质、搅拌速度等因素的影响。单个微胶囊的释药动力学和许多微胶囊的总体的释药动力学不同。从微胶囊中释药的动力学主要有扩散层动力学和一级动力学。

（一）扩散层 Higuchi 动力学释药

处理释药量 Q 与时间 t 的关系为 $Q = k_H t^{1/2}$，其中 $k_H = \dfrac{D\varepsilon}{\tau}(2A - \varepsilon C_s) C_s$。制备微胶囊时若在膜材料中不加入保护胶体，则形成多囊芯凝聚物的微胶囊，称为基质型微胶囊。多数水溶性药物容易形成这种微胶囊，其释药常为扩散层动力学。

（二）一级动力学模型

处理微胶囊内残存的药物量 W 与时间 t 的关系为 $\lg W = \lg W_0 - \dfrac{k_1 t}{2.303}$ 方程，其中 W_0 为药物的原始量，k_1 为一级动力学释药常数。制备微胶囊时若在膜材料中加入保护胶体，则形成分散的单个囊芯。膜光滑的微胶囊，称为膜型微胶囊。多数难溶于水的药物容易形成这种微胶囊，其释药常为一级动力学。

（三）一级动力学模型与扩散层 Higuchi 动力学模型的判断

测定所有微胶囊的释药总量 Q'，$Q' = QS$，S 为单个微胶囊的面积。做 $Q' - t$ 曲线，求释药速率 dQ'/dt。

若为一级动力学释药，则释药速率与释药总量成正比：

$$\frac{dQ'}{dt} = k_1 W_0 - k_1 Q' \tag{7-140}$$

式中：$W_0 = W + Q'$。

若为扩散层释药，即服从 Higuchi 方程，则释药速率与释药总量成反比：

$$\frac{dQ'}{dt} = \frac{k_H^2 S^2}{2Q'} \tag{7-141}$$

以 dQ'/dt 分别对 Q' 和 $1/Q'$ 进行回归。若 dQ'/dt 与 Q' 为线性关系（用相关系数 r 进行判断），则为一级动力学释药。若 dQ'/dt 与 $1/Q'$ 为线性关系，则为扩散层释药。

例如，茶碱从含保护胶体聚异丁烯的乙基纤维素为膜材料的单个微胶囊，即单个膜型微胶囊中释放时，以不同浓度聚异丁烯的乙基纤维素微胶囊中茶碱的 dQ'/dt 对 Q' 进行回归，相关系数 r 均为 0.999；若 dQ'/dt 与 $1/Q'$ 进行回归，相关系数 r 分别为 0.801、0.778、0.295、0.825，故可知茶碱从含不同浓度聚异丁烯的乙基纤维素微胶囊中释放为一级动力学释药。

服从 Higuchi 方程的扩散释药机理的例子有：苯巴比妥钠从乙基纤维素微胶囊中的释放；茶碱从聚丙烯酰胺微胶囊在 0.1mol/L HCl 溶液中和 pH 7.2 的磷酸盐缓冲液中的释放；盐酸四环素从聚丙烯酰胺微胶囊在 pH 7.2 的磷酸盐缓冲液中的释放。

服从一级动力学释药机理的例子还有：比托特罗从含聚乙烯的乙基纤维素微胶囊在 37℃、0.1mol/L HCl 溶液中的释放，水杨酸钠从醋酞纤维素微胶囊在不同介质中的释放，水杨胺从含不同浓度聚异丁烯的乙基纤维素微胶囊中的释放，磺胺嘧啶从明胶微胶囊中的释放，都是一级动力学释药机理。

药物从单个微胶囊中释放也有服从零级释药动力学的情况。例如，氯贝丁酯（安妥明）从明胶微胶囊在 30% 2-丙醇水溶液中的释放。在释药 10%～90% 范围内为零级动力学释药，释药速率与微胶囊的硬化时间有关。这种释药方式可解释如下：释药开始时介质渗入微胶囊，溶解一部分药物，使在膜内壁上形成一层药物的饱和溶液。这样，在微胶囊与介质之间产生浓度梯度。继续释药时，药物溶液慢慢扩散出微胶囊，此扩散过程是速控步骤。因为微胶囊内壁附近是饱和溶液，浓度恒定，所以药物从微胶囊内以恒速向外扩散，即零级释药，直至药物的量不足以形成饱和溶液为止。异烟肼从乙基纤维素微胶囊在 37℃ 水中的释放，释药 50% 之前是零级释药。

也有微胶囊的释药既不服从 Higuchi 扩散方程，也不服从一级或零级动力学释药方程，但服从 Hixson-Crowell 立方根定律。例如水杨酸钠以含保护胶体聚异丁烯的乙基纤维素包囊，形成膜型微胶囊。从单个微胶囊中的释药用 Hixson-Crowell 立方根定律处理数据，即按公式（7-69）以 $\omega^{1/3}$ 对 t 作图，得直线。

有些情况下，微胶囊释药的机理是复杂的，涉及介质渗入、药物溶解、药物扩散、膜膨胀和药物溶出。因此难以用简单的数学模型描述释药机理。例如，水杨酸钠从以石蜡处理的乙基纤维素微胶囊中的释放速率如图 7-24（a）和 7-24（b）所示。图 7-24（a）中开始释药时有时滞，它随着石蜡浓度增大而增大，这可能是由于介质渗入浸石蜡的膜较缓慢，相应地药物向外扩散也较缓慢。时滞以后的释药百分数与时间的平方根接近线性关系，表示释药服从 Higuchi 扩散方程，即释药为扩散机理。随释药的进行，膜不断膨胀，膜上的孔隙增大，折皱率减小，按理释药速率应该增大，但因水杨酸钠易溶于水，在开始的 60 分钟以后，释药超过 60%，剩余的药物不足以维持溶液饱和，所以释药速率又减小，即又出现时滞。图 7-24（b）的开始释药阶段服从表观一级动力学方程，但随释药进行，出现与表观一级动力学的偏差。

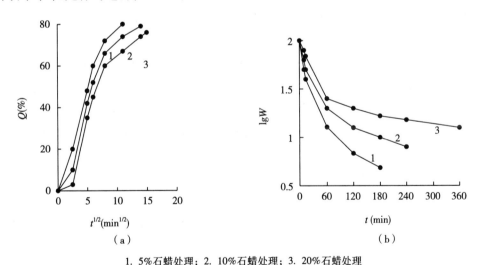

1. 5%石蜡处理； 2. 10%石蜡处理； 3. 20%石蜡处理

图 7-24 水杨酸钠从乙基纤维素微胶囊中释放

五、药物从蜡质基体中的释放

药物从蜡质基质中释药与微囊释药相似，既可按扩散层模型 Higuchi 方程释药，又可按一级动力学释药。

（一）按扩散层 Higuchi 模型释药

$$Q = \left[\frac{D\varepsilon}{\tau}(2A - \varepsilon C_s)\, C_s t\right]^{1/2}, \ 亦\ Q' = KSt^{1/2}。$$

式中：Q' 为释药量；$K = QS$；S 为片剂的表面积；$K = \left[\frac{D\varepsilon}{\tau}(2A - \varepsilon C_s)\, C_s\right]^{1/2}$。对上式微分，得：

$$R = \frac{dQ'}{dt} = \frac{K^2 S^2}{2Q'} \tag{7-142}$$

此式表明速率 R 与 Q' 成反比。

（二）按一级动力学释药

$$-\frac{dW}{dt} = \frac{dQ'}{dt} = kW，又因\ W = W_0 - Q'$$

故
$$R = \frac{dQ'}{dt} = kW_0 - kQ' \tag{7-143}$$

此式表明速率 R 与 Q' 成正比。

（三）扩散层 Higuchi 模型

与一级动力学释药的判断与微囊释药一样，对于蜡质基质的制剂释药行为应该比较 dQ'/dt 与 Q' 的关系究竟是正比还是反比，以确定释药机理究竟是按扩散层 Higuchi 模型还是按一级动力学。为此，先求 dQ'/dt。这需以 Q' 对 t 作图，然后以 dQ'/dt 分别对 Q' 和 $1/Q'$ 回归，如 dQ'/dt 与 $1/Q'$ 呈较好的线性关系，亦说明是按扩散层模型释药；如 dQ'/dt 与 Q' 呈线性关系，即按一级释药。

例如，蜡质基体是 1：1 的丙二醇单硬脂酸酯和氢化蓖麻油，此基质内的药物是水杨酸或苯甲酸，浓度为 $0 \sim 20\% w/w$，制成片剂。水杨酸溶出的 dQ'/dt 与 $1/Q'$ 回归，其相关系数 $r = 0.9960$，说明两者呈良好线性关系，故表明水杨酸的释药是按扩散层模型释药。而苯甲酸溶出的 dQ'/dt 与 Q' 回归，其相关系数 $r = 0.9940$，说明两者呈良好线性关系，故表明苯甲酸的释药是一级模型释药。

六、药物从乳剂中的释放

药物从乳剂中释药一般按扩散层模型，在消失条件下从单位面积乳粒的释药量 Q 为：

$$Q = 2C_0\left(\frac{D_e t}{\pi}\right)^{1/2} \tag{7-144}$$

式中：C_0 为药物的原始浓度；t 为时间；D_e 表示有效扩散系数，按下式计算：

$$D_e = \frac{D_i}{V_c + K_i V_i}\left(1 + 3V_i\frac{K_i D_i - D_i}{K_i D_i + 2D_c}\right) \tag{7-145}$$

式中：K_i 为药物在内相与连续相间的分配系数；V_i 和 V_c 分别表示内相和连续相的体积分数；D_i 和 D_c 分别表示药物在内相和连续相内的扩散系数。此式可用于计算在稀乳剂、稀混悬剂、稀高聚物或凝胶中的 D_e。

根据 Fick 定律，即扩散层模型，得释药 $30\% \sim 50\%$ 以前在消失条件下从单位面积乳粒的释药

量 Q 为：

$$Q = 2C_0\left(\frac{D_e t}{\pi}\right)^{1/2} \tag{7-146}$$

式中：C_0 为药物的原始浓度；t 为时间。因此在乳剂中，扩散系数不再是释药时间的常数，而是药物浓度的函数。由公式（7-146）可知，从乳剂中释药，Q 与 $t^{1/2}$ 为线性关系，同样可用 dQ'/dt 对 $1/Q'$ 回归进行相关性判断。

七、药物从软膏中的释放

药物从软膏中的释放服从 Higuchi 推导出的方程：

$$Q = hC_0\left[1 - \frac{8}{\pi^2}\sum_{m=0}^{\infty}\frac{1}{(2m+1)^2}\exp\left(-\frac{D(2m+1)^2\pi^2 t}{4h^2}\right)\right] \tag{7-147}$$

式中：Q 为从单位面积软膏的释药量；h 为软膏涂层厚度；C_0 为软膏中药物的原始浓度；D 为药物在软膏中的扩散系数；t 为时间；m 为 0 到 ∞ 范围内的整数。

释药百分数为：

$$R = \frac{100Q}{hC_0} = 100 \times \left[1 - \frac{8}{\pi^2}\sum_{m=0}^{\infty}\frac{1}{(2m+1)^2}\exp\left(-\frac{D(2m+1)^2\pi^2 t}{4h^2}\right)\right] \tag{7-148}$$

在实际中，若释药的 $R \geqslant 30\%$，则可用下面的简化式：

$$Q = 2C_0\left(\frac{Dt}{\pi}\right)^{1/2}$$

和

$$R = 200\left(\frac{Dt}{\pi h^2}\right)^{1/2}$$

由于软膏为非均相，所以药物在软膏中的扩散系数与在软膏基质的乳剂连续相中的扩散系数不同。为此，应该用有效扩散系数 D_e。D_e 与在连续相中的扩散系数 D_c 之间的关系为：

$$D_e = \frac{1.61D_c}{3 - 1.39V_c} \tag{7-149}$$

式中：V_c 为连续相的体积分数。此式适用的条件是：①软膏中只有一种药物为主；②软膏中药物不论在什么时间和什么位置，D 为常数；③只有药物才能扩散出软膏，其他组分不能扩散（或蒸发）出去；④药物从软膏的一个平面释放；⑤药物从软膏中释放后即被吸收，存在消失条件。

Bialik 用一个简单的双曲线函数经验式描述药物从软膏基质中的释放。

$$Q = t/(A + Bt) \tag{7-150}$$

式中：Q 为释药量；t 为时间；A 和 B 为常数。Bialik 对公式（7-150）和 Higuchi 公式（7-147）做了比较，发现软膏层较薄时，类似于涂布于皮肤，公式（7-150）很适用；而软膏层较厚时，则公式（7-149）较适用。

例如，放射性碘化钠 $Na^{131}I$ 从含有阴离子或阳离子表面活性剂的亲水性软膏基质（O/W 型乳剂基质）中不同时间 t 所释放百分数 R 数据见图 7-25。已知 $Na^{131}I$ 在 37℃ 水中的 $D_c = 1.9 \times 10^{-5}\,cm^2/s$，$V_c \approx 0.45$。由此公式（7-149）求得的 $D_e = 1.29 \times 10^{-5}\,cm^2/s$。图 7-25 中 $Na^{131}I$ 在含不同表面活性剂的软膏中的 D_e 值（37℃）为：含 1% 十二烷基醚硫钠，$D_e = 3.6 \times 10^{-6}\,cm^2/s$；含 2% 十二烷基醚硫酸钠，$D_e = 2.0 \times 10^{-6}\,cm^2/s$；含 3% 十二烷基硫酸三乙醇胺，$D_e = 0.80 \times 10^{-6}\,cm^2/s$；含 3% 硬脂酰胺丙基二甲基 β 羟乙基硝酸铵，$D_e = 0.43 \times 10^{-6}\,cm^2/s$；由公式（7-149）求得的 $D_e = 1.29 \times 10^{-5}\,cm^2/s$ 比这

些值中最大者 $3.6×10^{-6}cm^2/s$ 大 3.6 倍。按公式（7-148）计算数据见图 7-25，比较发现两者相当吻合。

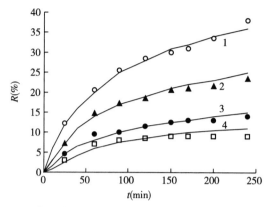

1. 含1%十二烷基醚硫酸钠；
2. 含2%十二烷基醚硫酸钠；
3. 含3%十二烷基硫酸三乙醇胺；
4. 含3%硬脂酰胺丙基 β 二甲基羟乙基硝酸铵

实线是按式（7-148）的计算值，○ ▲ ● □ 是实验值。

图 7-25　放射性 Na^{131}I 从含不同表面活性剂的软膏基质中释放的 R 与 t 的关系

八、口服药物树脂控释

口服离子交换树脂控释系统（oral ion exchange resin controlled release system，OIERCRS）是利用药物与树脂交换而制成的新型给药系统。在胃肠道中与体内 Na$^+$、H$^+$、K$^+$、Cl$^-$ 等内源性离子进行交换，药物缓慢释放。其释放符合下列动力学方程：

$$-\ln(1 - F) = 1.59(6/d_p)^{1.3} \cdot D^{0.65} \cdot t^{0.65} \tag{7-151}$$

式中：F 为 t 时间药物从药物树脂中的释放分数；d_p 为树脂平均粒径（m）；D 为药物在树脂中的扩散系数（m^2/min）；t 为释放时间（min）。

式中的常数 1.59 和 0.65 适合所有的药物树脂，并不需要重新测定，因此该对数方程适用于任意药物树脂的释放。

药物通过控释膜的扩散：药物通过聚合物包衣膜的扩散释放动力学符合一级动力学方程，即：

$$Q_t/Q_0 = 1 - \exp(-R_t) \tag{7-152}$$
$$\ln(1 - Q_t/Q_0) = -R_t$$

当（Q_t/Q_0）<0.3 时，

$$Q_t/Q_0 = 6D_m t^{1/2}/r\pi \tag{7-153}$$

式中：Q_0 为零时间药物树脂中药物含量（g/g）；Q_t 为 t 时间药物树脂中药物含量（g/g）；R 表示释放速度常数（与包衣膜的厚度、药物树脂微囊的内外径及扩散系数有关）；D_m 表示药物的膜扩散系数；r 表示药物树脂控释微囊的半径（m），其他参数同前。

九、混合药膜控释

混合药膜控释体系中，药物是以溶解或分散的形式和聚合物基材结合在一起，与蓄积式药物控释体系类似。混合药膜型可分为微孔膜和致密膜两种。

其中微孔膜控释型的药物释放速率可用下式表示：

$$dm/dt = AD/l \cdot (C_s - C) \tag{7-154}$$

式中：D 为药物的扩散系数；C_s 为药物饱和溶液的浓度；C 为周围释放介质中药物的浓度；l 为衣膜的厚度；A 为膜的表面积。

对于致密混合膜体系，药物释放量、释放速率与时间的关系如下所示：

$$M_t/M_\infty = 4(D_p t^{1/2}/\pi l_p^2) \ [0 \leqslant (M_t/M_\infty) \leqslant 0.6] \tag{7-155}$$

$$d(M_t/M_\infty)/dt = 2(D_p/\pi l_p^2 t)^{1/2} \tag{7-156}$$

$$M_t/M_\infty = 1 - (8/\pi^2) \exp(-\pi^2 D_p t/l_p^2) \ [0.6 \leqslant (M_t/M_\infty) \leqslant 1.0] \tag{7-157}$$

$$d(M_t/M_\infty)/dt = (8/\pi^2) \exp(-\pi^2 D_p t/l_p^2) \tag{7-158}$$

式中：M_t 为时间 t 时的累积释放量（g）；D_p 为药物在聚合物膜中的扩散系数（cm²/s）。

在分散药物体系中药物浓度远大于其在聚合物中的溶解度，药物分散在聚合物基材内，释放过程由被分散在基材中的药物在基材中溶解，溶解在聚合物基材中的药物扩散到基材外表面，然后在基材与环境介质界面分配，最后溶解在环境介质中的药物扩散通过边界层。在这种体系中，药物分散在可降解聚合物中，药物在聚合物中难以扩散，药物释放则主要受聚合物降解的控制。

第四节 中药多组分制剂扩散、溶出与释放研究

一、中药多组分制剂的特点

中药制剂由多味中药组成，即使单味中药也常含有多种性质各异的组分。一个中药复方制剂的成分可多达数百个，且因剂型要求不同而存在的形成物也不尽相同。如在散剂中可以原药材粉末存在；在液体药剂中多以分子、离子形成存在；在固体制剂中可以药材原粉存在，如水泛丸、蜜丸等；在固体制剂，如片剂中可以半浸膏形式存在（即一部分药物以药材原粉存在、一部分以提取物形式存在）；而在可溶性固体制剂，如颗粒剂、片剂和胶囊剂中可以提取物形式存在。除此之外，中药制剂还添加有大量的赋形剂，包括一些特殊的溶剂，如酸、碱和表面活性物剂，这使得研究中药成分的扩散、溶出与释放变得困难。

由于不同中药制剂中药物成分的存在形式不同，其药物的扩散、溶出机理也不相同。一般来说，可分成两大类型：一类是包含有原中药材细胞结构的饮片与制剂，如浸出药剂，各有效成分的扩散、溶出与释放可采用中药材提取动力学进行研究；另一类是没有原药材细胞的成分制剂，可采用前面所述的扩散、溶出与释放动力学进行研究，只需将单成分动力学曲线整合成多成分动力学曲线即可。对于半浸出制剂宜采用提取动力学数学模型进行研究，因为适宜原药材的粉末提取动力学的数学模型包括了浸出物的溶出动力学。在本节中将介绍中药复方提取动力学及其特殊的简并形式。

二、中药材单成分提取动力学数学模型

早在 20 世纪 80 年代，已经有人以 Fick 第一扩散定律为理论基础，对溶质扩散的动力学方程进行了研究，建立了中药提取动力学数学方程，近年来国内外学者对中药提取动力学研究越来越多。包括基于 Fick 第一扩散定律和 Fick 第二扩散定律的动力学模型，以及以浸提机制和扩散理论为基础所建立起的中药提取动力学数学模型，大多数提取动力学模型没有考虑到细胞膜内的传

质过程。贺福元等考虑到中药材吸水膨胀后，存在药材内成分透细胞膜传质扩散和溶出后消除分解的实际情况，结合固体制剂 Noyes-Whitney 溶出理论，建立了封闭稳态和开放动态体系的中药提取动力学数学模型。其中以扩散原理与提取过程相结合的三室线性提取动力学方程最为常用。

（一）中药提取的基本类型及提取过程

中药提取方法有煎煮法、浸渍法、回流提取法、渗漉法、水蒸气蒸馏法、索式提取法、超声波提取法等，其中煎煮法、浸渍法、回流提取法属封闭提取法，特点是过程不移除含药的提取溶媒，煎煮法、浸渍法、回流提取法获得药材外提取液，水蒸气蒸馏法获得药材外提取液的蒸馏液的分离物挥发油；而渗漉法、索氏提取法、水蒸气蒸馏法属开放提取法，其过程不断移除药材外的提取溶媒，运用 Fick 定律、固体制剂 Noyes-Whitney 溶出理论及动力学理论，可建立两者的模型。

图 7-26 表示中药提取时其成分扩散溶出过程，分浸润解吸、置换溶解、传质扩散阶段。与固体制剂不同，中药材存在细胞壁，成分溶液出分药材细胞内室传质扩散至细胞外毛细管膨胀室，再进一步传质扩散至溶液室两过程。如图 7-27，中药材饮品 G_0，在溶剂 S_0 中进行有效成分 I_0 的浸出提取，I_0 总量为 W_0，相对药材含量为 W，经溶剂 S_0 充分浸泡后体积膨胀，成分 I_0 首先从药材内细胞润湿解吸溶解，由于中药成分含量不高，在数倍高于药材量的溶剂 S_0 中，可溶性成分 I_0 可视为完全溶解成高浓度 C_0，分布于细胞内室（MIC）中，亦为原生质室（为除掉细胞壁的植物细胞），其有效体积 V_0，细胞内室有效面积为 A_1，然后由细胞内室透膜扩散至细胞外室（COM），亦为质外体室（是细胞之间的空间壁及细胞间的孔隙和细胞膜与细胞壁之间的微小空间通过细胞壁上的微孔连接而成的一个连续体），其浓度为 C_1，表面积为 A_2，传质系数为 k_1，平衡时细胞内室与外室的 I_0 浓度之比，亦分配系数为 ρ_1，成分 I_0 再进一步向溶剂室（CIS）中扩散，其传质系数为 k_2，平衡时细胞室与溶液室 I_0 浓度之比为 ρ_2，在溶液室中 I_0 消除平衡常数为 k。根据扩散定律与溶出动力学原理可建立各种提取工艺的动力学数学模型。

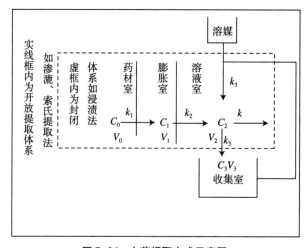

图 7-26 中药提取方式示意图

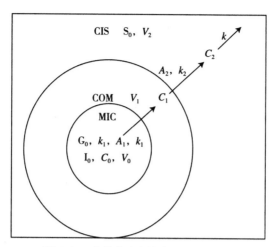

图7-27 中药成分扩散溶出过程示意图

（二）工艺参数的设立及建模

1. 工艺参数设立

考虑中药材成分提取，有效成分在药材内部扩散（主要为透细胞膜壁的扩散），有效成分由药材颗粒表面向溶剂中的扩散，设立各工艺参数。

（1）容量型　V_0（药材细胞内的体积，亦原生质体积），V_1（药材细胞外体积，亦质外体积），V_2（药材外溶媒体积），V_3（动态提取时收集的药液体积），A_1（药材原生质膜的表面积），A_2（药材的表面积），W（有效成分总量）。

（2）强度型　K_1（透药材细胞膜的扩散系数），K_2（向溶剂中传质的扩散系数）、K（成分解消除平衡常数），K_3（开放动态提取溶剂流动对成分的转运常数，或为挥发性成分的蒸馏分离常数），ρ_1（药材内与表面层平衡时成分的分配系数），ρ_2（表面层与溶剂中平衡时成分的分配系数），C_0（药材内的浓度），C_1（经药材内扩散至膨胀层的浓度），C_2（膨胀层向溶液中扩散浓度），C_3（动态提取收集药液的浓度），T（提取温度），t（提取时间）。

2. 建模原理

根据扩散定律、溶出动力学原理和传质过程的物料的整体平衡建立各种提取工艺的动力学数学模型，包括：

（1）封闭体系　如图7-27中不需要考虑K_3的影响，如煎煮法、浸渍法、回流法等。超声提取、加入表面活性剂，会改变提取工艺的平衡常数，但不会改变其提取形式，仍可按建封闭体系建模。

$$\frac{\mathrm{d}C_1}{\mathrm{d}t} = k_1 A_1 (C_0 - \rho_1 C_1) \tag{7-159-1}$$

$$\frac{\mathrm{d}C_2}{\mathrm{d}t} = k_2 A_2 (C_1 - \rho_2 C_2) - K_3 C_2 \tag{7-159-2}$$

$$C_0 V_0 + C_1 V_1 + C_2 V_2 + V_2 K_3 \int_0^t C_2 \mathrm{d}t = w \tag{7-159-3}$$

（2）开放体系　适用于提取液不断流出而新溶剂不断加入动态的非封闭平衡体系，如水蒸气蒸馏法、渗漉法、索氏提取法等。

1）水蒸气蒸馏法：在前述封闭体系的基础上增加了挥发性成分转运项，收集的成分为挥发油的总体提取物，用Q表示，故得公式（7-160-1）、（7-160-2）、（7-160-3）、（7-160-4）。

$$\frac{dC_1}{dt} = k_1 A_1 (C_0 - \rho_1 C_1) \tag{7-160-1}$$

$$\frac{dC_2}{dt} = k_2 A_2 (C_1 - \rho_2 C_2) - KC_2 - K_3 C_2 \tag{7-160-2}$$

$$C_0 V_0 + C_1 V_1 + C_2 V_2 + V_2 K \int_0^t C_2 dt + V_2 K_3 \int_0^t C_2 dt = w \tag{7-160-3}$$

$$Q = V_2 K_3 \int_0^t C_2 dt \tag{7-160-4}$$

2）渗漉法：与水蒸气蒸馏法相似，但收集的是提取物溶液，用 C_3 表示，可得公式（7-161-1）、（7-161-2）、（7-161-3）、（7-161-4）。

$$\frac{dC_1}{dt} = k_1 A_1 (C_0 - \rho_1 C_1) \tag{7-161-1}$$

$$\frac{dC_2}{dt} = k_2 A_2 (C_1 - \rho_2 C_2) - kC_2 - k_3 C_2 \tag{7-161-2}$$

$$C_0 V_0 + C_1 V_1 + C_2 V_2 + V_2 k \int_0^t C_2 dt + V_2 k_3 \int_0^t C_2 dt = w \tag{7-161-3}$$

$$C_3 = \frac{\int_0^t C_2 dt}{t} \tag{7-161-4}$$

3）索氏提取法：与渗漉法相似，只是收集室仍是高温加热，成分可能分解，其分解常数为 k_4，而提取室温度较低，$k=0$，故可得公式（7-162-1）、（7-162-2）、（7-162-3）、（7-162-4）。

$$\frac{dC_1}{dt} = k_1 A_1 (C_0 - \rho_1 C_1) \tag{7-162-1}$$

$$\frac{dC_2}{dt} = k_2 A_2 (C_1 - \rho_2 C_2) - k_3 C_2 \tag{7-162-2}$$

$$C_0 V_0 + C_1 V_1 + C_2 V_2 + V_2 k_3 \int_0^t C_2 dt = w \tag{7-162-3}$$

$$\frac{dC_3}{dt} = \frac{V_2 k_3 C_2}{V_3} - k_4 C_3 \tag{7-162-4}$$

有研究表明，中药有效成分的溶出行为轨迹可用提取动力学数学模型定量表达，中药复方配伍对有效成分的溶出也能用中药提取动力学定量表达，与人体内机体对药物作用的综合效果用药物动力学表达一样，中药复方溶解规律综合效应也应用提取动力学综合表达，中药复方诸成分提取动力学曲线及参数体系能全面准确地描述中药各成分的溶出动力学轨迹，因此中药提取动力学是定量研究中药复方溶解规律和进行中药制剂提取工艺有用的工具。

三、中药多组分制剂扩散、溶出及释放单元

（一）中药制剂的"释药单元"

中药制剂"释药单元"是指中药复方多成分混合物以什么样的最小制剂"单位"释药才能保证其"同步受控、整体释放、多中心溶出互补"的效果，这是中药控缓释制剂研究的重要内容。以渗透泵、膜孔控缓释等贮库型的给药形式，则处决于释药孔的大小，致孔剂的多少；以控缓释微丸、微球、微囊及小片等分散骨架的给药形式，除致孔剂的种类及用量外，其本身的粒径

大小也对释药快慢、溶出成分互补性也产生重大影响。当制剂以大于"释药单元"释药时才能保证整体同步释药，当以小于"释药单元"释药时，则药物释药的形成发生变化，由整体受力同步释药变为单个受浓度差作用而扩散释药，破坏了整体释药的行为。因此如何确定中药制剂的"释药单元"在中药控缓释制剂制备中至关重要。

（二）中药制剂"释药单元"的确定原理

根据药物种类、辅料种类、致孔剂及控缓释制剂同步释放要求的对应关系来进行确定。对于整体贮库或溶蚀性骨架型控缓释的释药方程可用公式（7-163）表示。

$$\frac{dm}{dt} = \frac{A}{h}k\pi C \tag{7-163}$$

式中：A 为扩散层面积；h 为扩散层厚度；K 为扩散系数；π 为扩散动力；C 为药物浓度。设有 1、2、3……n 个成分，其构成比为 r_1、r_2、r_3……r_n，其中 $r_1+r_2+r_3+\cdots\cdots+r_n=1$，$m_T$ 为总质量，m_T^∞ 为完全溶出总质量，m_i^∞ 为完全溶出第 i 成分的质量，C_T 为总浓度，C_T^∞ 为完全溶出总成分的浓度，C_i^∞ 为完全溶出第 i 成分的浓度，V_T 为溶出液的总体积，当条件确定时为一常数，若释药过程保整体同步释药，亦各药成分的构成比不变，用累积释放度表示释药行为，则有：

$$\frac{dm_i}{m_i^\infty dt} = \frac{A}{h}k\pi\frac{C_i}{V_T C_i^\infty} = \frac{A}{hV_T}k\pi\frac{r_i C_T}{r_i C_T^\infty} = \frac{A}{hV_T}k\pi\frac{C_T}{C_T^\infty} = \frac{dm_T}{m_T^\infty dt} \tag{7-164}$$

上式说明各成分的累积释放速度为 $\frac{A}{hV_T}k\pi\frac{C_T}{C_T^\infty}$，由于 $t=0$，$c=0$，如果其释药行为不受介质环境 pH 值、胃肠蠕动和食物的影响。积分后得累积释放率与时间的关系为：

$$\frac{m_i}{m_i^\infty} = \frac{A}{hV_T}k\pi\frac{C_T}{C_T^\infty}t \tag{7-165}$$

由公式（7-165）可知，当各成分的溶出不受介质环境 pH 值、胃肠蠕动和食物的影响时，用累积释放度表示的曲线均重叠应过原点，这说明如果中药制剂在"释药单位"以上释药时，各成分构成比不变，整体同步释药，各成分的累积释放曲线重叠，这是寻找到中药制剂"释药单位"的重要理论依据。

（三）中药制剂"释药单元"范围与指纹图谱相似度的对应关系

由上面的公式可知：药物的种类、致孔剂的多少、微丸的大小及对成分同步释放相似度的要求均影响寻找"释药单元"。只有当药物种类、促渗透剂、致孔剂、包衣材料及指纹图谱相似度要求确定，才有一个对应"释药单元"点。当"释药单元"确定好了，就可以研究释药量与时间的对应关系，如果释放时间过长，则可以增大"释药单元"以达到目的，如果时间太短，可通过改变或减少促渗剂，改变包衣辅料，增加包衣次数等改变"释药单元"属性来达到目的，最终达到控缓释时间要求。当两者确实难满足，也可降低指纹图谱的相似度要求来实现目标，因此"释药单元"存在一个变化范围，亦中药制剂"释药单元"（致孔剂用量、粒径大小）范围与指纹图谱相似度存在对应关系。

（四）"释药单元"的确定方法

1. 分析释药总量与时间关系，确定同步释放的整体行为

由公式（7-165）可知，中药多成分的控缓释制剂同步释放时以累积释放率表示，若不受介

质环境 pH 值的影响，则各成分的释药曲线相同，叠加后整体的释放曲线性相同。然致孔剂的溶出、渗透压活性物质的吸水溶解需要一定时间，药物释放也会受到介质环境 pH 值的稳定影响，则各成分的释药曲线会出现滞后而不过原点，但整体溶出量（峰面积）与时间存在线性关系（按零级释药）或溶出量（峰面积）的对数与时间存在线性关系（按一级释药）。故在确定中药制剂"释药单元"时，应先绘制总量释药动力学曲线，并分析其指纹图谱相似性。在溶出整个过程中，应有符合成分指纹图谱相似度要求的溶出时间点。

2. 直接测定法

直接测定法是由图中数值直观确定。根据指纹图谱相似度的要求，再确定满足相似度要求的溶出时间，再根据中药制剂溶出度相似度的关系确定孔径、致孔剂及粒径大小。

3. 间接测定法

同时绘制孔剂的溶出动力学曲线，再确定指纹图谱的相似度要求，在图中找到与之相对应的溶出时间，同时找到致孔剂、辅料和药物的溶出累积量，求出剩余的致孔剂、辅料和药物量就能获得临界的"释药单元"制剂处方组成。对于渗透泵可直观测定释药孔径、粒径；化学或光谱学方法测定已溶在溶液中的致孔剂、辅料的量，从而间接确定"释药单元"。对于间接确定的"释药单元"还可通过直接测定法确定。

4. 释药"物质单元"的研究实例

以醋酸纤维素为包衣材料，加入 2%～20% 的 PEG6000 作为致孔剂，制得补阳还五缓释片，并进行体外溶出实验。以 9 小时完全释放的溶液指纹图谱为对照指纹图谱，与 1、3、5、7 小时的释放的溶液指纹图谱进行相似度比较，如表 7-7。发现补阳还五汤成分释放相似度呈斜对三角形稳定，亲脂性成分在较短时间达到相似度平衡，而亲水性成分最后才达到相似度稳定，从而证明中药成分群按"印迹模板"受控有序释放。根据指纹图谱相似度稳态平衡点，容易划分出释药"物质单元"，对平衡点的溶液测定致孔剂含量或电镜观察释药孔大小，就能确定各"印迹模板"整合成的释药"物质单元"大小，可确定缓控释制剂制备的打孔大小和致孔剂的用量。

表 7-7 补阳还五缓释片不同释药溶液指纹图谱相似度

色谱保留时间（分钟）	释放时间（小时）				
	1	3	5	7	9（对照指纹图谱）
0～10.00	0.538	0.694	0.710	0.974	1
10.00～20.00	0.825	0.888	0.977	0.932	1
20.00～30.00	0.399	0.424	0.837	0.844	1
30.00～40.00	0.635	0.619	0.880	0.934	1
40.00～50.00	0.624	0.677	0.717	0.904	1
50.00～60.00	0.781	0.812	0.885	0.920	1
60.00～70.00	0.946	0.943	0.971	0.992	1
70.00～80.00	0.707	0.695	0.806	0.951	1
80.00～90.00	0.723	0.767	0.952	0.996	1
90.00～100.00	0.987	0.983	0.992	0.983	1
100.00～110.00	0.925	0.925	0.959	0.984	1

四、中药多组分制剂扩散、溶出及释放的总量统计矩法研究

中药复方疗效是多种成分共同起作用的结果，在研究中药多组分制剂的扩散、溶出与释放时，应同时研究多成分的扩散、溶出与释放行为。前述建立了中药材、中药制剂的单成分的溶出动力学数学模型及参数体系，而对于中药复方制剂多成分的扩散、溶出及溶放行为的研究应在单成分溶出或释放动力学基础上进行整合处理，实现单成分与多成分相统一的扩散、溶出及释放行为研究方法。主要有两种方法：一种是溶出（释放）指纹图谱总量统计矩法；二种是溶出（释放）指纹图谱相似度法。

（一）溶出(释放)指纹图谱总量统计矩法

溶出（释放）指纹图谱总量统计矩法是将成分的溶出（释放）的动力学方程与指纹图谱总量统计矩法进行结合，用指纹图谱的总量统计矩参数来表征溶出（释放）的动力学行为，能较全面地表征中药多成分的扩散、溶出与释放整体状态。

1. 指纹图谱总量统计矩法

中药指纹图谱的分析方法有向量夹角法、模式识别、人工神经网络及可视化技术等分析方法等。这些方法大多以指纹图谱的特征峰分离为基础，将响应值分割成数据信息元，进行多维向量计算相似度进行判断，易受到中药特征峰的信息元、实验条件、洗脱条件、仪器噪声、积分条件及浓度的干扰，而总量统计矩分析法不以指纹图的特征峰为信息单元，不采用峰峰相应的多维向量分析法，而是将指纹图谱看成是由众多高斯曲线叠加而成的概率密度函数曲线，用统计学的方法来分析指纹图谱的内在特征。因其具有抗干扰性、加合性与偶联性，能消除操作方法的干扰，能与多维向量偶联构成谱学的特点，可与中药制剂的溶出动力学结合来表征中药多成分的溶出（释放）的整体动力行为。

一张完整的指纹图谱可看成由 m 个特征峰响应值曲线的迭加而成。按一维随机向量统计原理，可用总量零阶矩（AUC_T）、总量响应率（$AUCPW_T$）、总量一阶矩（$MCRT_T$）、总量二阶矩（$VCRT_T$）四参数来描述一张完整的指纹图谱。其运算公式如下：

总量零阶矩：总量零阶矩（AUC_T）为一定总量下曲线的总响应面积，亦为各峰响应面积之总和用公式（7-166）表示：

$$AUC_T = \sum_{j=1}^{m} A_j \tag{7-166}$$

总响应率（$AUCPW_T$）：AUC_T 与进样总 W_T 量之比，能反整个复方成分对特性变量的响应程度，用公式（7-167）表示：

$$AUCPW_T = \frac{AUC_T}{W_T} = \frac{\sum_{j=1}^{m} A_j}{C_T V} = \sum_{j=1}^{m} k_{r,j} \kappa_{c,j} f_T \tag{7-167}$$

式中：C_T 为成分的总含量；V 为供试品溶液的体积，当采用标准单位体积时，可取 1；$K_{r,j}$ 为其响应系数；$K_{c,j}$ 为其构成比；f_T 为一次进样量与样品溶液之间的换算因子；m 为特征峰数目。

总量一阶矩 $MCRT_T$：为总量色谱保留时间平均值，亦为总量中心矩或数学期望，用 $\bar{\lambda}_T$ 表示，可按公式（7-168）计算。

$$\bar{\lambda}_T = \frac{\sum\limits_{j=1}^{m} A_j \lambda_j}{\sum\limits_{j=1}^{m} A_j} \tag{7-168}$$

总量二阶矩 $VCRT_T$：亦为色谱平均保留时间方差，用 $\bar{\sigma}_T^2$ 表示，用式（7-169）表示：

$$\bar{\sigma}_T^2 = \frac{\sum\limits_{j=1}^{m} A_j(\sigma_j^2 + \lambda_j^2)}{\sum\limits_{j=1}^{m} A_j} - \bar{\lambda}_j^2 \tag{7-169}$$

总量零阶矩反映的是诸成分总量，可用于定量表征整体量变；单位剂量的零阶矩值表征测定指纹图谱仪器的灵敏度，总量一阶矩、总量二阶矩都是表征整体成分的性质变量，可用于指纹图谱的特征定性分析，因此总量统计矩法是兼定性、定量分析于一体的总量分析方法，并且总量统计矩分析具有加合性、偶联性和统计学性质，是进行中药性质整合分析最有用的分析方法，目前已得到了广泛的应用。

2. 溶出动力学指纹图谱关联的方法

将总量统计矩法的加合性、偶联性与溶出动力学结合，分析不同溶出时间点的指纹图谱的总量统计矩参数，从而分析中药制剂的整体溶出（释放）行为。

（1）直接分析指纹图谱总量统计矩方法　分析不同时间点中药制剂溶出成分样品的指纹图谱总量统计矩参数，用来判断溶出的整体同步性。

左金缓释片的溶出（释放）指纹图谱总量统计矩法分析：按《中国药典》（2020 年版）释放度测定项下对左金缓释片进行了释放度实验研究，分别测左金缓释片在 1、2、4、6、8、10、12 小时溶液的指纹图谱总量统计矩参数，见表 7-7。

由表 7-8 可知，左金缓释片在 1、2、4、6、8、10、12 小时的零阶矩 AUC_T（累积量）与时间的相关系数为 0.996/0.9982，有较好的线性关系，表明各成分的整体溶出量与时间成线性关系。而一阶矩 $MCRT_T$ 的 $RSD\%$ 为 1.268，二阶矩 $VCRT_T$ 的 $RSD\%$ 为 2.777，表明左金缓释片的一阶矩和二阶矩不随溶出时间的延长而改变，在整个释放（溶出）过程中成分是整体同步释放的，左金缓释制剂溶出（释放）动力学的整体行为能用指纹图谱总量统计矩表征。

表 7-8　左金缓释片 1～12 小时指纹图谱总量统计矩参

测定时间（h）	参数			
	峰数	AUC_T/M_T（$\mu v \cdot sec/\%$）	$MCRT_T$（min）	$VCRT_T$（min^2）
1	43	$5.765 \times 10^7/0.0722$	76.340	242.705
2	54	$6.877 \times 10^7/0.1583$	74.796	240.012
4	60	$1.566 \times 10^8/0.2823$	73.917	257.147
6	63	$2.311 \times 10^8/0.4856$	73.710	256.890
8	65	$3.136 \times 10^8/0.6823$	73.990	249.014
10	67	$3.773 \times 10^8/0.8654$	74.311	255.496
12	69	$4.211 \times 10^8/1$	75.378	253.323
平均	59.62	$2.620 \times 10^8/0.5066$	74.599	252.481
RSD（%）	15.01	62.445/70.43	1.268	2.777
R	0.922	0.9960/0.9982	-0.252	0.592

（2）溶出（释放）指纹图谱相似度法　将溶出成分指纹图谱相似度分析与释放（溶出）动力学结合，也可以进行整体同步释放判断。目前相似度计算方法主要有相关系数法、夹角余弦法、模糊尖 T-分市法、总量统计矩相似度法、欧氏距离法和相对熵方法。

（二）总量统计矩参数相似度参数

总量统计矩两参数（一阶矩和二阶矩）分别为正态分布的总体均数和方差，可表达整张图谱的峰均数和离散程度。总量统计矩的正态累积分布函数为公式（7-170）：

$$F(t) = \int_{-\infty}^{+\infty} \frac{1}{\sqrt{2\pi}\,\sigma_T} e^{-\frac{(t-\bar{t}_T)^2}{2\sigma_T^2}} \mathrm{d}t \tag{7-170}$$

按文献建立了总量统计矩相似度数学模型，定义两正态分布曲线下重叠的面积为总量统计矩相似度，其计算方法为公式（7-171）。

$$S_T = 1 - \left| \int_{t_1}^{t_2} \left(\frac{1}{\sqrt{2\pi}\,\sigma_{T1}} e^{-\frac{(t-\bar{t}_{T1})^2}{2\sigma_{T1}^2}} - \frac{1}{\sqrt{2\pi}\,\sigma_{T2}} e^{-\frac{(t-\bar{t}_{T2})^2}{2\sigma_{T2}^2}} \right) \mathrm{d}t \right| \tag{7-171}$$

故在二种情况：

（1）当 $\sigma_{T1} = \sigma_{T2}$，而 $\bar{\lambda}_{T1} \neq \bar{\lambda}_{T2}$ 时，亦为两样本的方差齐性，可直接进行 t 检验来判断两者是否来是同一个总体。对应总量统计矩相似度按公式（7-172）计算。

$$S_T = 1 - \frac{1}{\sqrt{2\pi}\,\sigma_{T1}} \left| \int_{-\infty}^{t_1} \left(e^{-\frac{(t-\bar{t}_{T1})^2}{2\sigma_{T1}^2}} - e^{-\frac{(t-\bar{t}_{T2})^2}{2\sigma_{T1}^2}} \right) \mathrm{d}t \right| \tag{7-172}$$

其中 t 为两正态曲线的一个交点，按公式（7-173）计算。

$$t_1 = \frac{\bar{t}_{T1} + \bar{t}_{T2}}{2} \tag{7-173}$$

再有 $\bar{t}_{T1} = \bar{t}_{T2}$，则两正态曲线完全重叠，其 $e^{-\frac{(t-\bar{t}_{T1})^2}{2\sigma_{T1}^2}} = e^{-\frac{(t-\bar{t}_{T2})^2}{2\sigma_{T1}^2}}$，总量统计矩参数的相似度为1。

（2）当 $\sigma_1 \neq \sigma_2$，且 $\bar{t}_{T1} \neq \bar{t}_{T2}$ 时，亦为方差不齐情况，不能直接用 t 检验，可采用 t' 进行检验。总量统计矩相似度按公式（7-171）计算，其中 t_1、t_2 为两正态曲线的二个交点，按公式（7-174）。

$$t_{1(2)} = \frac{(\bar{t}_{T1}\sigma_{T2}^2 - \bar{t}_{T2}\sigma_{T1}^2) \pm \sqrt{(\bar{t}_{T1}\sigma_{T2}^2 - \bar{t}_{T2}\sigma_{T1}^2)^2 - (\sigma_{T2}^2 - \sigma_{T1}^2)\left(2\sigma_{T1}^2\sigma_{T2}^2 \ln\frac{\sigma_{T1}}{\sigma_{T2}} + \sigma_{T2}^2\bar{t}_{T1}^2 - \sigma_{T1}^2\bar{t}_{T2}^2\right)}}{\sigma_{T2}^2 - \sigma_{T1}^2} \tag{7-174}$$

（三）总量统计矩相似度数学模型建立

1. 总量统计矩相似度的定义

由正态分布的性质可知，对总量正态分布曲线的 $\dfrac{(t-\bar{t}_{T1})^2}{\sigma_{T1}^2}$ 作 x^2 转换，可转变成标准总量正态分布概率曲线，这时可获得总量统计矩相似度，用 S_u 表示。公式（7-171）可变为公式（7-175）。

$$S_u = 1 - \left| \int_{x_1}^{x_2} \left(\frac{1}{\sqrt{2\pi}} e^{-\frac{x^2}{2}} - \frac{1}{\sqrt{2\pi}} \frac{1}{\frac{\sigma_{T2}}{\sigma_{T1}}} e^{-\frac{\left(x - \left(\frac{\bar{t}_{T2} - \bar{t}_{T1}}{\sigma_{T1}}\right)\right)^2}{2 \frac{\sigma_{T2}^2}{\sigma_{T1}^2}}} \right) \right| dx \qquad (7\text{-}175)$$

式中 $x_{1(2)}$ 为公式（7-176）：

$$x_{1(2)} = \frac{\lambda_{1(2)} - \bar{\lambda}_{T1}}{\sigma_{T1}} \qquad (7\text{-}176)$$

再对 $\dfrac{\left(x - \left(\dfrac{\bar{t}_{T2} - \bar{t}_{T1}}{\sigma_{T1}}\right)\right)^2}{\dfrac{\sigma_{T2}^2}{\sigma_{T1}^2}}$ 再作 μ^2 转换，公式（7-175）变为两标准正态分布概率曲线相似度

计算，按公式（7-177）计算。

$$S_\mu = 1 - \left| \int_{x_1}^{x_2} \frac{1}{\sqrt{2\pi}} e^{-\frac{x^2}{2}} dx - \int_{\mu_1}^{\mu_2} \frac{1}{\sqrt{2\pi}} e^{-\frac{\mu^2}{2}} du \right| \qquad (7\text{-}177)$$

其中 $\mu_{1(2)}$ 为公式（7-178）。

$$\mu_{1(2)} = x_{1(2)} \frac{\sigma_{T1}}{\sigma_{T2}} - \left(\frac{\bar{t}_{T2} - \bar{t}_{T1}}{\sigma_{T2}} \right) \qquad (7\text{-}178)$$

公式（7-175）与公式（7-177）所得结果一致。公式（7-177）为总量统计矩相似度计算式，其值决定于两正态分布函数的一阶矩值、二阶矩值，也就是说任一两正态分布函数的相似度的计算可变成两标准正态分布函数相似度的计算。

2. 总离差（total deviation）

由公式（7-177）、公式（7-178）可知，任一正态分布函数两曲线的相似度都能转变成两标准正态分布函曲线来计算，其结果也可以用标准确性正态概率分布积分式来表示，按公式（7-179）计算。

$$\left| \int_{x_1}^{x_2} \frac{1}{\sqrt{2\pi}} e^{-\frac{x^2}{2}} dx - \int_{\mu_1}^{\mu_2} \frac{1}{\sqrt{2\pi}} e^{-\frac{\mu^2}{2}} d\mu \right| = \int_{-D_T}^{D_T} \frac{1}{\sqrt{2\pi}} e^{-\frac{y^2}{2}} dy \qquad (7\text{-}179)$$

这时可算得 D_T，定义为总差异，表示两正态分布函数差异偏离标准正态分布均数大小。D_T 越大，说明两正态分布函数的差异越大，相似度越小，因此相似度与总离差度有一一对应关系。又因：

$$\int_{-D_T}^{D_T} \frac{1}{\sqrt{2\pi}} e^{-\frac{y^2}{2}} dy + 2 \int_{-\infty}^{-D_T} \frac{1}{\sqrt{2\pi}} e^{-\frac{y^2}{2}} dy = 1$$

故有公式（7-180）：

$$\int_{-\infty}^{-D_T} \frac{1}{\sqrt{2\pi}} e^{-\frac{y^2}{2}} dy = \frac{\left(1 - \left| \int_{x_1}^{x_2} \frac{1}{\sqrt{2\pi}} e^{-\frac{x^2}{2}} dx - \int_{\mu_1}^{\mu_2} \frac{1}{\sqrt{2\pi}} e^{-\frac{\mu^2}{2}} d\mu \right| \right)}{2} = \frac{S_u}{2} \qquad (7\text{-}180)$$

当为两标准正态概率分布曲线时，按公式（7-173）有：

$$x_1 = \frac{\mu}{2}$$

式中：μ 为两标准正态分布曲线均数的差值，则公式（7-180）为：

$$S_{\mu} = 2\int_{-\infty}^{-D_T} \frac{1}{\sqrt{2\pi}}e^{-\frac{y^2}{2}}\mathrm{d}y = 1 - \left| \int_{-\infty}^{\mu/2} \frac{1}{\sqrt{2\pi}}e^{-\frac{x^2}{2}}\mathrm{d}x - \int_{-\infty}^{-\mu/2} \frac{1}{\sqrt{2\pi}}e^{-\frac{x^2}{2}}\mathrm{d}x \right|$$

所以有 $D_T = \dfrac{\mu}{2}$。

3. 差异度（total deviation degree）

差异度是指总离差所引起标准正态分布的累积概率，亦为标准正态分布 $[-D, D]$ 区间对应的概率，其值越小，说明离均程度越低，变异程度越低，越来源于同一个样本，其值为 $1-S_u$。

4. 总相似与总差异的把握度（total deviation or stable confident probability）

总相似与总差异的把握度或称检验效能，亦做出两正态概率分布曲线具有差异和没有差异的把握度和所犯的两类错误的概率。如图 7-28 所示，当给定检验水准 α 时（犯拒绝实际上两样本相似的 I 型错误的概率），对应得 u_α，由于 $\mu_{10} - \mu_{20} = 2D_T = \mu_\alpha + \mu_\beta$，则求得 $\mu_\beta = 2D_T - \mu_\alpha$，可求得接受两样本来源于同一整体总相似度的把握 β（犯接受实际上两样本相似的 II 型错误的概率），按公式（7-181）计算。

$$\beta = 1 - \int_{-\infty}^{2D_T - \mu_\alpha} \frac{1}{\sqrt{2\pi}}e^{-\frac{x^2}{2}}\mathrm{d}x \qquad (7\text{-}181)$$

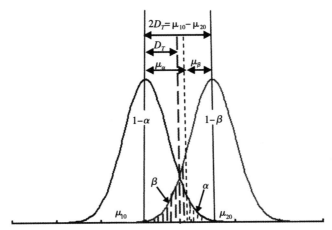

图 7-28 两标准正态概率分布曲线相似度、总差异与统计检验把握度的关系

自然，$1-\beta$ 接受总差异的握性度，亦来源于不同样本存在总差异把握度或为检验效能。由公式（7-182）计算。

$$1 - \beta = \int_{-\infty}^{2D_T - \mu_\alpha} \frac{1}{\sqrt{2\pi}}e^{-\frac{x^2}{2}}\mathrm{d}x \qquad (7\text{-}182)$$

例如，当 $\alpha = 0.05$ 时，$\mu_\alpha = 1.96$，往往作为否决来源于总体样本的界值。这时的相似度与总离差可按公式（7-180）计算得 $D_T = 0.98$，得 β 为 0.50，说明做出两指纹图谱不来源于整体样本阴性判断的把握度为 50%，同样这时对总差异作出来源于同一样本阳性判断所犯 II 型错误的概率为 50%，当 $\beta = 0.05$，$1-\beta$ 为 0.95 时，取 $\alpha = 0.05$，$\mu_\alpha = 1.96$，则得 $D_T = 1.96$，$S_u = 0.05$，说明做出两指纹图谱不来源于整体样本否定的总把握度为 95%。相反，当 $\beta = 0.95$，$1-\beta$ 为 0.05 时，同样取 $\alpha = 0.05$，$\mu_\alpha = 1.96$，则得 $D_T = 0.157$，$S_U = 0.8749$，这时就有 95% 的总把握度按受两样本来源于同一总体样本。

5. 标准相似度临界值（critical value for standard similarity）

公式（7-177）、公式（7-179）、公式（7-180）、公式（7-181）、公式（7-182）将总量统

计矩相似度、总差异、总差异度、总相似与差异的把握度的关系有机地结合起来，当给定检验水准 α（μ_α）后，可算出与总量统计矩相似度对应的 β 值，在作出两样本相似与否结论时承担可能犯统计检验 I、II 错误的概率。表 7-9 列出了在检验水准 α（μ_α）下，总量相似度、总差异、总差异度者与 β 值。我们可根据具体实验确定的要求以相似度作出正确判断。由表 7-18 可知：当总差异度 $2D_T$ 为 1.96 时（这是我们通常作出否定判断的界值），总量统计矩标准相似度 S_u 仅为 0.327，总差异概率 $1-S_u$ 为 0.673，而总差异判断把握性概率 $1-\beta$ 因检验水准 α 不同而不同，可采用 α（$1-\beta$）数组进行判断，α 取 0.01、0.05，$1-\beta$ 分别对应 0.2691、0.5，亦有 26.91% 的把握度认为两样本差异落在 99% 的可信区间，有 50% 的把握度认为两样本差异落在 95% 的可信区间，常作为否认两事件来源于同一样本假设检验的界值，这时分别有 73.09%、50% 的概率犯拒绝来源于同一样本的 I 型错误，为了避免犯错误，一般要求 $1-\beta$ 在 0.95 以上（β 在 0.05 以下），这时对应 α 取 0.01 时，S_μ 小于 0.02；α 取 0.05 时，S_μ 小于 0.10。同样对于判断两指纹图谱来源于同一样本的阳性结果时，为了提高肯定来源于同一样本把握度，可采用（$1-\alpha$）β 数据组 $[1-\alpha（1-\beta）]$，同样 α 取 0.01 或 0.05，β 取 0.95 时，这时 S_μ 分别为 0.700、0.875，这就表示有 95% 的把握样本肯定落在 99%、95% 的总体均数区间内，可作为确认两样本来源于同一整体假设检验的界值。

表 7-9 标准总量统计矩相似度、离均度、变异度及变异把握度

参数	临界值														
S_μ	0.010	0.050	0.100	0.201	0.300	0.327	0.400	0.500	0.600	0.700	0.800	0.875	0.902	0.950	1
D_T	2.576	1.960	1.645	1.279	1.036	0.980	0.842	0.674	0.524	0.385	0.253	0.157	0.123	0.063	0
$1-S_\mu$	0.99	0.950	0.900	0.799	0.700	0.673	0.600	0.500	0.400	0.300	0.200	0.125	0.098	0.050	0
α	$1-\beta$														
0.01	0.9950	0.9105	0.7623	0.4927	0.3075	0.2691	0.1860	0.1099	0.0634	0.0355	0.0193	0.0119	0.0099	0.0071	0.0050
0.05	0.9993	0.9750	0.9082	0.7249	0.5449	0.5000	0.3910	0.2706	0.1811	0.1172	0.0731	0.0500	0.0433	0.0333	0.0250
0.1	0.9998	0.9885	0.9500	0.8193	0.6657	0.6238	0.5153	0.3837	0.2756	0.1910	0.1275	0.0918	0.0810	0.0643	0.0500
0.2	0.9999	0.9958	0.9777	0.8990	0.7856	0.7514	0.6560	0.5269	0.4080	0.3047	0.2192	0.1669	0.1503	0.1238	0.1000
0.3	1.0000	0.9980	0.9879	0.9359	0.8500	0.8222	0.7411	0.6227	0.5049	0.3952	0.2981	0.2353	0.2147	0.1811	0.1500
0.4	1.0000	0.9990	0.9928	0.9569	0.8909	0.8684	0.8000	0.6940	0.5821	0.4717	0.3688	0.2992	0.2758	0.2369	0.2000
0.5	1.0000	0.9994	0.9955	0.9701	0.9190	0.9008	0.8435	0.7500	0.6459	0.5383	0.4334	0.3596	0.3342	0.2915	0.2500
0.6	1.0000	0.9997	0.9972	0.9790	0.9392	0.9245	0.8767	0.7952	0.7000	0.5973	0.4929	0.4170	0.3905	0.3450	0.3000
0.7	1.0000	0.9998	0.9982	0.9851	0.9543	0.9424	0.9028	0.8324	0.7465	0.6500	0.5483	0.4719	0.4447	0.3975	0.3500
0.8	1.0000	0.9999	0.9988	0.9894	0.9656	0.9561	0.9236	0.8634	0.7868	0.6975	0.6000	0.5245	0.4972	0.4491	0.4000
0.9	1.0000	0.9999	0.9990	0.9925	0.9742	0.9667	0.9403	0.8894	0.8220	0.7405	0.6484	0.5750	0.5480	0.4999	0.4500
0.95	1.0000	0.9999	0.9994	0.9937	0.9778	0.9711	0.9474	0.9008	0.8380	0.7605	0.6715	0.5995	0.5728	0.5250	0.4750
0.99	1.0000	1.0000	0.9995	0.9945	0.9803	0.9743	0.9526	0.9093	0.8500	0.7758	0.6894	0.6188	0.5924	0.5449	0.4950
$1-\alpha$	β														
0.99	0.0050	0.0895	0.2377	0.5073	0.6925	0.7309	0.8140	0.8901	0.9366	0.9645	0.9807	0.9881	0.9901	0.9929	0.9950
0.95	0.0007	0.0250	0.0918	0.2751	0.4551	0.4998	0.6090	0.7294	0.8189	0.8828	0.9269	0.9500	0.9567	0.9667	0.9750
0.9	0.0002	0.0115	0.0500	0.1807	0.3343	0.3762	0.4847	0.6163	0.7244	0.8090	0.8725	0.9082	0.9190	0.9357	0.9500
0.8	0.0001	0.0042	0.0223	0.1010	0.2144	0.2486	0.3440	0.4731	0.5920	0.6953	0.7808	0.8331	0.8497	0.8762	0.9000
0.7	0.0000	0.0020	0.0121	0.0641	0.1500	0.1778	0.2589	0.3773	0.4951	0.6048	0.7019	0.7647	0.7853	0.8189	0.8500

续表

参数	临界值															
0.6	0.0000	0.0010	0.0072	0.0431	0.1091	0.1316	0.2000	0.3060	0.4179	0.5283	0.6312	0.7008	0.7242	0.7631	0.8000
0.5	0.0000	0.0006	0.0045	0.0299	0.0810	0.0992	0.1565	0.2500	0.3541	0.4617	0.5666	0.6404	0.6658	0.7085	0.7500
0.4	0.0000	0.0003	0.0028	0.0210	0.0608	0.0755	0.1233	0.2048	0.3000	0.4027	0.5071	0.5830	0.6095	0.6550	0.7000
0.3	0.0000	0.0002	0.0018	0.0149	0.0457	0.0576	0.0972	0.1676	0.2535	0.3500	0.4517	0.5281	0.5553	0.6025	0.6500
0.2	0.0000	0.0001	0.0012	0.0106	0.0344	0.0439	0.0764	0.1366	0.2132	0.3025	0.4000	0.4755	0.5028	0.5509	0.6000
0.1	0.0000	0.0001	0.0008	0.0075	0.0258	0.0333	0.0597	0.1106	0.1780	0.2595	0.3516	0.4250	0.4520	0.5001	0.5500
0.05	0.0000	0.0001	0.0006	0.0063	0.0222	0.0289	0.0526	0.0992	0.1620	0.2395	0.3285	0.4005	0.4272	0.4750	0.5250
0.01	0.0000	0.0000	0.0005	0.0055	0.0197	0.0257	0.0474	0.0907	0.1500	0.2242	0.3106	0.3812	0.4076	0.4551	0.5050

6. 黄连与左金方生物碱成分中药提取动力学比较

以前述的黄连及左金方中盐酸小檗碱、药根碱、巴马亭提取动力学曲线为例进行分析，总量统计矩及其相似度参数见表7-10、表7-11。

按公式（7-171）～公式（7-180）分别计算各成分及整方的总量统计矩相似度，列于表7-11。

由表7-11可知，各成分间相似度介于0.0681～0.8632之间，只有黄连中小檗碱与药根碱的提取动力学相似度较高，为0.8632，基本上可认为具有相似的溶出规律；左金方中三生碱相似度不高；黄连与左金方中的小檗碱、巴马汀同一成分的提取动力学相似度较高；为0.7以上；而同一药根碱的提取动力学相似度最低，基本上可认为两者不相似，因此中药成分在不同环境溶出的动力学行为可随条件变化，可能会出现完全不相似的情况，这种情况可通过总量统计矩相似度进行定量描述

表7-10 黄连及左金方中盐酸小檗碱、药根碱、巴马亭提取动力学曲线总量统计矩参数

参数	黄连			左金方		
	盐酸小檗碱	盐酸药根碱	盐酸巴马汀	盐酸小檗碱	盐酸药根碱	盐酸巴马汀
AUC_T（%·min）	3274	2432	14454	4315	41645	6972
MRT_T（min）	4804	3829	17057	7603	84349	10964
VRT_T（min^2）	2.268×10^7	1.432×10^7	2.892×10^8	5.731×10^7	7.109×10^9	1.195×10^8

表7-11 黄连及左金方中盐酸小檗碱、药根碱、巴马亭提取动力学总量统计矩相似度

		黄连			左金方		
		小檗碱	药根碱	巴马汀	小檗碱	药根碱	巴马汀
黄连	小檗碱	1.0000	0.8632	0.3699	0.7303	0.0843	0.5446
	药根碱	0.8632	1.0000	0.3001	0.6102	0.0681	0.4470
	巴马汀	0.3699	0.3001	1.0000	0.5540	0.2743	0.7416
左金方	小檗碱	0.7303	0.6102	0.5540	1.0000	0.1295	0.7837
	药根碱	0.0843	0.0681	0.2743	0.1295	1.0000	0.1821
	巴马汀	0.5446	0.4470	0.7416	0.7837	0.1821	1.0000

（四）总量统计矩加合法

总量统计矩加合法就是运用统计矩加合原理对单个成分的扩散、溶出与释放动力学曲线进行

叠加处理得到整体的总量统计矩参数。总量零阶矩等于各单个成分的零阶矩之和；总量一阶矩与总量零阶矩的乘积等于单个成分的一阶矩与零阶矩乘积之和；总量二阶矩与总量一阶矩的平方之和再乘以零阶矩等于单个成分的二阶矩与一阶矩的平方之和再乘上零阶矩的总和。计算时，先对单个成分扩散、溶出与释放动力学曲线总量统计矩化，亦计算单个成分的零阶矩、一阶矩、二阶矩，再按加合性原理计算整合成分的总量零阶矩、总量一阶矩与总量二阶矩。由于统计矩模型也适用于离散型函数或不明数学模型的变量分析，因此只要按统计矩法进行计算就能获得众多成分的总量统计矩参数。同时所获得的总量统计矩参数也能用相似度比较分析，同时又实现了个体到整体演变过程的相似程度的定量表达，因此总量统计矩是整合中药制剂制备工艺与质量评价变量最适的数学工具。

1. 各类函数曲线的总量统计矩参数化

对于 n 个成分，具 m 个特性参数 λ 的任一变量 t 曲线，可用公式（7-183）函数关系表示：

$$R_T = f(\lambda, t) \tag{7-183}$$
$$\lambda = g(\lambda_1, \lambda_2, \lambda_3 \cdots\cdots \lambda_i \cdots\cdots \lambda_m)$$

式中：R_T 可以为浓度、生物效应、光波的吸收值、折光值、电压、电流、荷质比的丰度值等；λ 为各成分的特性参数；t 为变量，如药物代谢时间、色谱的保留时间、保留体积、R_f 值、光波的波长、核磁共振的化学位移等。根据统计矩原理，则变量曲线的零阶段、一阶段及二阶矩分别按公式（7-184）、公式（7-185）、公式（7-186）计算。

（1）总量零阶矩 AUC_T　为一定总量物质作用下曲线的总响应面积，为公式（7-184）：

$$AUC_T = \int_0^\infty f(\lambda, t)\, dt \tag{7-184}$$

对于指纹图谱的有 $\sum_{j=1}^{m} A_j$；对于提取动力学三室模型为 $AUC_T = \dfrac{M}{\alpha} + \dfrac{N}{\beta} + \dfrac{L}{\pi}$，线性药物动力学为 $AUC_T = \sum_{j=1}^{n} \dfrac{M_j}{\alpha_j}$（$M_j$、$\alpha_j$ 分别为指数项前面系数和指数）。

（2）总响应率 $AUCPW_T$　为 AUC_T 与总量物质 W_T 之比，能反映整个总量物质对特性变量的响应程度。

$$AUCPW_T = \frac{AUC_T}{W_T} \tag{7-185}$$

（3）总量一阶矩 $\bar{t}_T$　为变量行为总量平均值，亦为总量中心矩或数学期望。

$$\bar{t}_T = \frac{\int_0^\infty f(\lambda, t)\, t\, dt}{AUC_T} \tag{7-186}$$

指纹图谱则为总量保留时间平均值，用 $MCRT_T$ 或 $\bar{\lambda}_T$ 表示，按 $\sum_{i=1}^{n} A_i \lambda_i \Big/ \sum_{i=1}^{n} A_j$ 计算；提取动力学三室模型则为总量驻留时间平均值，用 MRT_T 或 $\bar{t}_T$ 表示，按 $\left(\dfrac{M}{\alpha^2} + \dfrac{N}{\beta^2} + \dfrac{L}{\pi^2} \right) \Big/ \left(\dfrac{M}{\alpha} + \dfrac{N}{\beta} + \dfrac{L}{\pi} \right)$ 计算；药物动力学按 $\sum_{j=1}^{n} \dfrac{M_j}{\alpha_j^2} \Big/ \sum_{j=1}^{n} \dfrac{M_j}{\alpha_j}$ 计算。

（4）总量二阶矩 $\bar{\sigma}^2$　亦为平均变异方差。

$$\bar{\sigma}_T^2 = \frac{\int_0^\infty f(\lambda, t)\, (t - \bar{t}_T)^2\, dt}{\int_0^\infty f(\lambda, t)\, dt} \tag{7-187}$$

指纹图谱则为总量保留时间方差，用 $VCRT_T$ 或 $\bar{\sigma}_T^2$ 表示，按 $\sum_{j=1}^{m} A_j(\sigma_j^2 + \lambda_j^2) / \sum_{j=1}^{m} A_j - \bar{\lambda}_T^2$ 计算；提取动力学三室模型则为总量驻留时间方差，用 VRT_T 或 $\bar{\sigma}_T^2$ 表示，按 $2\left(\dfrac{M}{\alpha^3} + \dfrac{N}{\beta^3} + \dfrac{L}{\pi^3}\right) / \left(\dfrac{M}{\alpha} + \dfrac{N}{\beta} + \dfrac{L}{\pi}\right) - \bar{t}_T^2$ 计算；药物动力学按 $2\left(\sum_{j=1}^{n} \dfrac{M_j}{\alpha_j^3}\right) / \left(\sum_{j=1}^{n} \dfrac{M}{\alpha}\right) - \bar{t}_T^2$ 总量二阶矩请见文献。

（5）总量统计矩的加合性　已知包括 n 成分的单个统计矩与总量统计矩参数的关系为：总量零阶矩等于各单个成分零阶矩之和，为公式（7-188）。

$$AUC_T = AUC_1 + AUC_2 + \cdots\cdots + AUC_i + \cdots\cdots + AUC_n \tag{7-188}$$

总量一阶矩与总量零阶矩之积等于各单个成分一阶矩与零阶矩之积之和，为公式（7-189）。

$$AUC_T \bar{t}_T = AUC_1 \bar{t}_1 + AUC_2 \bar{t}_2 + \cdots\cdots + AUC_i \bar{t}_i + \cdots\cdots + AUC_n \bar{t}_n \tag{7-189}$$

总量二阶矩与总量一阶矩平方之和再与总量零阶矩之积，等于各单个成分二阶矩与一阶矩平方之和再与零阶矩之积之和，为公式（7-190）。

$$AUC_T(\bar{\sigma}_T^2 + \bar{t}_T^2) = AUC_1(\bar{\sigma}_1^2 + \bar{t}_1^2) + AUC_2(\bar{\sigma}_2^2 + \bar{t}_2^2) + \cdots\cdots + AUC_i(\bar{\sigma}_i^2 + \bar{t}_i^2) + \cdots\cdots + AUC_n(\bar{\sigma}_n^2 + \bar{t}_n^2) \tag{7-190}$$

2. 中药"印迹模板"的匹配频数法划分

寻找中药多成分簇的"印迹划板"是进行中药制剂修饰的基础，可采用指纹图谱匹配法划分整合出"印迹模板"。

（1）"印迹模板"成分簇的最低匹配频数的计算　将同一中药的 S 个样品的指纹图谱导入中药色谱指纹图谱相似度评价系统，进行校正、匹配和数据导出，获得总色谱峰数 S_p，各色谱峰的保留时间、各样本峰面积、对照指纹图谱峰面积、保留时间 RSD、峰面积 RSD 和匹配数 N_P，其中匹配数就是"印迹模板"成分群对应一定保留时间共同出现色谱峰的数目，由中药色谱指纹图谱相似度评价系统给出。可先对所纳入的指纹图谱的匹配频数进行统计分析，求算平均匹配频数和标准差，设定置信系数，按式（7-191）计算出划成"印迹模板"成分匹配频数的最低界值，排序，取大于该界值的匹配频数的成分峰为共有"印迹模板"数，获得成分簇"印迹模板"总数目。

$$N_{pc} = \bar{N}_p + t_{(\alpha,\nu)} \times SD \tag{7-191}$$

式中：N_{pc} 为划作"印迹模板"所需最低匹配频数的色谱峰，计算大于等于 N_{pc} 的色谱峰数 N 即为"印迹模板"数，$\bar{N}_p$ 是匹配频数的平均值，$t_{(\alpha,\nu)}$ 为置信度为 $1-\alpha$，自由度 ν（总匹配峰数目-1）对应的 t 界值，SD 为匹配频数的标准差。

由式（7-191）可以获得置信度为 $1-\alpha$ 下的匹配后色谱峰数目为 $1+\nu$ 时的"印迹模板"对应的总色谱峰数目 N，若 $N_{pc} \geq S$，则 N_{pc} 以样本数 S 为准计算总色谱峰数目 N。

（2）"印迹模板"成分群保留时间界值的划分　对 N_{pc1}，N_{pc2}，…，N_{pci}，…，N_{pcn} 的 N 个按色谱峰保留时间排序的"印迹模板"的成分群间界线可按匹配频数保留时间统计法进行划分，按式（7-192）计算 N_{pc1}、N_{pc2} 间成分群划分的保留时间界值。

$$t_{Rpc1} = \sum_{j=t_{pc1}}^{t_{pc2}} N_{P,j} t_{R,j} / \sum_{j=t_{pc1}}^{t_{pc2}} N_{P,j} \tag{7-192}$$

式中：t_{Rpc1} 为 N_{pc1}、N_{pc2} 两"印迹模板"成分群划分时的保留时间，t_{pc1} 为 N_{pc1}"印迹模板"所对应匹配色谱峰的保留时间，t_{pc2} 为 N_{pc2}"印迹模板"所对应匹配色谱峰的保留时间，$N_{P,j}$ 为

介于等于 N_{pc1}、N_{pc2} 两"印迹模板"的 j 成分的匹配频率，$t_{R,j}$ 为介于等于 N_{pc1}、N_{pc2} 两"印迹模板"的 j 成分的保留时间。

同理可划分 N_{pci}、$N_{pc(i+1)}$ 两"印迹模板"成分群划分时的保留时间 t_{Rpci}。

将 N_{pci}、$N_{pc(i+1)}$ 间的各成分色谱峰的保留时间 $t_{R,j}$ 与 t_{Rpci} 比较，小于 t_{Rpci} 的划归 N_{pci} 成分群"印迹模板"，大于 t_{Rpci} 的划归 $N_{pc(i+1)}$ 成分群"印迹模板"；若等于 t_{Rpci}，则根据 $t_{R,j}$ 的未端数字，奇数的划归 N_{pci} 成分簇"印迹模板"；偶数划归 $N_{pc(i+1)}$ 成分群"印迹模板"。

（3）"印迹模板"成分群作为"物质单元"的色谱学参数表征　对于保留时间、调整保留时间、相对保留时间等强度性质的参数可按匹配频数统计平均法进行计算，N_{pci} "印迹模板"成分群的新保留时间按式（7-193）计算。

$$t_{Rpi} = \sum_{j=t_{Rpc(i-1)}}^{t_{Rpci}} N_{P,j} t_{R,j} \Big/ \sum_{j=t_{Rpc(i-1)}}^{t_{Rpci}} N_{P,j} \tag{7-193}$$

式中：t_{Rpi} 为 N_{pci} 成分群"印迹模板"的新保留时间，$t_{Rpc(i-1)}$ 为 t_{Rpi} 与第 i-1 位成分群"印迹模板"的保留时间界值，t_{Rpci} 为 t_{Rpi} 与第 i+1 位成分群"印迹模板"保留时间界值，$N_{p,j}$ 为介于 $t_{Rpc(i-1)}$、t_{Rpci} 两保留时间界值的色谱峰匹配频数，$t_{R,j}$ 为介于 $t_{Rpc(i-1)}$、t_{Rpci} 两保留时间界值的色谱峰保留时间。

对于色谱峰峰面积、峰高等容量性质的参数可按加法进行计算，N_{pci} "印迹模板"成分群的新峰面积按式（7-194）计算。

$$A_{Rpi} = \sum_{j=t_{Rpc(i-1)}}^{t_{Rpci}} A_{P,j} \tag{7-194}$$

式中：A_{Rpi} 为 N_{pci} 成分群"印迹模板"的新色谱峰峰面积，$A_{P,j}$ 是介于 $t_{Rpc(i-1)}$ 与 t_{Rpci} 保留时间的色谱峰面积。

式（7-191）～式（7-194）可将中药制剂成分群按"印迹模板"整合成"物质单元"表征，形成以段带总量统计矩表征的新指纹图谱，而保留了指纹图谱的特征、印迹特征、理化生物学性质。

3. 黄连、左金方中生物碱总量统计矩参数化及相似度的计算

现按公式（7-184）～（7-188）对计算黄连及左金方中同一成分的提取动力学曲线统计矩参数；再按公式（7-189）～（7-190）计算黄连及左金方三成分提取动力学参数进行同方和同成分总量统计矩参数，列于表7-12。

表7-12　黄连及左金方中盐酸小檗碱、药根碱、巴马亭提取动力学总量统计矩加合参数

参数	黄连三生物碱	左金方三生物碱	盐酸小檗碱	盐酸药根碱	盐酸巴马汀
AUC_T （%·min）	20160	52932	7590	44077	21425
MRT_T （min）	13471	68427	6396	79906	15074
VRT_T （min²）	2.454×10^8	6.550×10^9	4.429×10^7	7.056×10^9	2.421×10^8

再按总量统计矩相似度公式计算黄连及左金方中三个生物碱成分及同方和同成分整合总量的提取动力学总量统计矩相似度，列于表7-13。

表 7-13　黄连及左金方中盐酸小檗碱、药根碱、巴马亭提取动力学总量统计矩相似度

		黄连			左金方			小檗碱（合）	药根碱（合）	巴马汀（合）	黄连（合）	左金方（合）
		小檗碱	药根碱	巴马汀	小檗碱	药根碱	巴马汀					
黄连	小檗碱	1.0000	0.8632	0.3699	0.7303	0.0843	0.5446	0.4275	0.0984	0.8129	0.0880	0.4080
	药根碱	0.8632	1.0000	0.3001	0.6102	0.0681	0.4470	0.3502	0.0797	0.6868	0.0712	0.3322
	巴马汀	0.3699	0.3001	1.0000	0.5540	0.2743	0.7416	0.9069	0.3116	0.4925	0.2839	0.9384
左金方	小檗碱	0.7303	0.6102	0.5540	1.0000	0.1295	0.7837	0.6251	0.1501	0.9127	0.1349	0.6047
	药根碱	0.0843	0.0681	0.2743	0.1295	1.0000	0.1821	0.2498	0.9216	0.1146	0.9789	0.2517
	巴马汀	0.5446	0.4470	0.7416	0.7837	0.1821	1.0000	0.8161	0.2095	0.7052	0.1893	0.7997
小檗碱（合）		0.4275	0.3502	0.9069	0.6251	0.2498	0.8161	1.0000	0.2853	0.5608	0.2590	0.9590
药根碱（合）		0.0984	0.0797	0.3116	0.1501	0.9216	0.2095	0.2853	1.0000	0.1332	0.9426	0.2869
巴马汀（合）		0.8129	0.6868	0.4925	0.9127	0.1146	0.7052	0.5608	0.1332	1.0000	0.1194	0.5395
黄连（合）		0.0880	0.0712	0.2839	0.1349	0.9789	0.1893	0.2590	0.9426	0.1194	1.0000	0.2608
左金方（合）		0.4080	0.3322	0.9384	0.6047	0.2517	0.7997	0.9590	0.2869	0.5395	0.2608	1.0000

由表 7-13 可知，各成分间标准确性相似度介于 0.0681~0.9590 之间，黄连与左金方中三生物碱的总量统计矩相似度为 0.2608，介于 0.1~0.88 之间，说明三种生物碱的溶出动力学行为部分相似但不相同；三成分的相似度也介于 0.1332~0.5608 之间，相差较大，特别是药根碱与巴马汀的溶出动力学相似度接近 0.1，基本上可认为两者不相似，而同一黄连中的小檗碱与药根碱的相似度达 0.8632，基本上可认为具有相似的溶出规律；同一成分在黄连与左金方中的溶出动力学相似度介于 0.0681~0.7416 之间，其中药根碱可认定不相似。从表 7-12 中可以看出各成分间的溶出动力学相似度多介于 0.1~0.88 之间，因此中药成分在不同环境溶出的提取动力学发生变化，有可能出现同一成分的提取动力学完全不相似，这就是中药复方配伍后溶出动力学行为变化的复杂性，但这些复杂情况无论是单成分与多成分的提取动力学行为都可以通过总量统计矩相似度进行定量描述。

综上所述，总量统计矩相似度法能宏观地表述中药复方成分单个及整体的扩散、溶出与释放规律，能实现宏观整体与微观个体相统一的定量描述，因此该法在中药制剂制备工艺和质量评价方面有重要的应用价值。

思考题

1. 简述吸收平衡常数与渗透系数的关系。
2. 结合所学内容，简述多质点溶出与单质点溶出的差异。
3. 简述渗透泵制剂的释药机制。
4. 中药制剂与西药制剂扩散、溶出与释放的考察点有什么不同？

试验设计（design of experiments，DOE）是指根据试验目的，综合专业知识，选择合适的因素、水平和评价指标，制订和实施试验方案，并对试验数据进行有效的统计分析，使试验研究达到高效、快速和经济目的的数学原理和方法。药学试验研究的结果受诸多因素的影响，因此需要对整个研究工作进行合理设计。即在试验之前需要严格遵循统计模型的要求进行设计，才能保证通过统计分析得到可靠的科学结论。20世纪初，试验设计作为一门应用技术学科，英国生物统计学家费歇尔（R. A. Fisher）运用统计学方法对其在农田实验室的数据做了收集和分析，被视为现代试验设计的先驱。1949年，日本学者田口玄一博士创造了正交设计（orthogonal design）法在实践中取得显著成效。我国从20世纪50年代开始，由科学院数学研究所学者开始研究实验设计这门学科，20世纪70年代，我国数学家方开泰将数学和多元统计相结合开发了均匀设计（uniform design）。试验设计理论与方法在药学领域内的推广应用虽然起步较晚，但发展速度较快。

试验设计的实施程序一般分为五步：①明确试验目的，确定考察因素和评价指标；②选定适宜的试验设计法，配置因素和水平；③进行试验；④数据统计分析；⑤结论与建议。选择适宜的试验设计方法，才能优选出制备工艺。

一、概述

（一）常用术语

1. 试验指标

试验指标又称为响应变量（response variable）或因变量（dependent variable），包括定性指标和定量指标，是评价产品质量和工艺优劣的重要参数。

试验指标是对产品质量或工艺优劣的相应评价，所以指标一般不宜采用外观、色泽、性状等主观性较强的定性指标，而应尽量选择定量指标。定量指标是指采用仪器设备测量得到的有一定准确度和精密度的数值，如产品的收率，片剂的硬度、脆碎度、指标成分的含量和体外溶出度等，以及微囊（球）、纳米囊（球）、脂质体等的粒径、包封率、载药量等。

2. 因素和水平

（1）因素（factor）　因素也称为因子或自变量（independent variable），是指影响指标的原因或要素，包括固定因素和变化因素，只有变化的因素才纳入试验设计范畴。除因素外的一切可能影响试验结果的其他条件均称为试验环境。

（2）水平（level）　水平指因素的试验范围和不同级别、大小。水平的确定应着重考虑其范围和间隔的大小。若试验范围太小，不易获得比现有条件显著改善的结果；试验范围太大，可能导致次品太多，甚至产生危险。

本章涉及的术语中，以 q 表示水平数，k 表示因子数，N 表示试验次数，r 或 n 表示重复次数。

（二）试验设计应遵循的原则

试验设计应普遍遵循随机化、局部控制和重复等原则。

1. 随机化原则

按照概率论的观点，随机化可使偏差趋于相互抵消，试验设计中各因素之间的配比、排列顺序及各水平值等均应遵循随机化原则，才能使试验结果服从统计分布规律。常用的随机化方法有抽签、查随机数表、Excel 表中的 Rand 函数等。

2. 局部控制原则

局部控制也是划分区组（blocking），是使区组内部条件尽可能一致、差异尽量表现或局限在各区组之间的控制原则。例如，性能不同的设备、水平不等的操作人员、不同时间或批次等，均会对试验结果产生不同程度的影响，故应将它们划分为一个区组因子，即安排在试验设计表的一列上。划分区组在因子设计、正交设计和中心组合设计中均有应用。

3. 重复原则

重复（replication 或 repetition）在科学试验中必不可少，不仅可降低随机误差，且能避免系统误差，使结论更为可靠，常用标准差来衡量误差的大小和描述试验的精度。重复次数越多，试验精度越高，但成本增加。何时需要重复，重复次数的要求，均应取决于试验目的、精度要求、允许的试验次数和时间。

（三）试验设计法的选择

试验设计法的选择是否恰当，不仅关系到试验结果能否准确提供考察指标随因素变化的信息，且直接影响试验分析结论是否精确可靠，试验精度与试验费用能否达到合理平衡。

1. 根据因素数

当试验中只有一个因素时，选用单因素优选法或完全随机试验设计法（completely randomized design）等；两个以上因素时，则选用多因素设计法。

2. 根据试验条件

当主效应因子只有一个，可用随机区组设计（randomized block design），包括拉丁方设计（Latin square design）、Graeco-拉丁方设计（Graeco-Latin square design）和 Hyper-Graeco-拉丁方设计（Hyper-Graeco-Latin square design）等。若主效应因子不止一个时，可根据试验目的选择区组因子设计、区组部分因子设计、区组正交设计、区组中心组合设计等。

3. 根据试验目的和要求

试验设计方法：①比较设计：适用于主效应因素仅一个的情况（或各因素无交互作用时用），一般为单因素考察，如等距法和黄金分割法。②筛选设计：适用于从多因素中选出影响指标的关键因素，如正交设计等。③响应面设计：适用于已知影响指标的关键因素，如均匀设计和星点设计等。

（1）比较设计（comparative designs）　试验的目的是考察主效应因子是否显著影响指标值，适于主效应因子仅有一个的情况。

（2）筛选设计（screening designs）　筛选设计又称主效应设计（main effects designs），是指通过少量的试验，从大量的因子中筛选出影响指标的关键主效应因子。如正交设计（orthogonal designs）和 Plackett-Burman 设计等。

（3）响应面设计（response surface designs） 响应面设计是指已知影响指标的关键因素时，为改进或优化处方和工艺，经回归分析找出指标与因子间的数学关系并建立数学模型，以少量的试验估计出因子间的交互效应，得到响应面图而优化配方或工艺的方法，如中心组合设计（central composite designs）、均匀设计等。

在药学领域，无论是处方的筛选或优化，还是工艺的确定，均以多因素、多水平的试验常见，故本章主要介绍单因子设计、正交设计、均匀设计和中心组合设计（星点设计）。

（四）试验数据的分析

试验设计中除选择恰当的试验设计法，合理地安排并进行试验外，最关键的是如何对获得的试验数据进行分析，找出试验的最佳条件。

试验数据的分析可分为直观分析和统计分析。直观分析是直接从试验数据中找出最优结果的试验组合，包括极差分析和作图分析。统计分析包括方差分析和回归分析。正交试验可以用直观分析和方差分析，常用到的软件有正交设计助手，而均匀设计的数据分析要用计算机辅助进行回归分析及优化处理，必要时可采用逐步回归等筛选变量的方法进行分析。数据处理软件如 DPS、SPSS、STAT、SAS 等都可以辅助完成正交设计、均匀设计和星点设计的数据处理工作，在所得数学模型的基础上进行分析优化，从而得出最佳结论。

1. 极差分析

极差是指最好的平均试验结果与最差的平均试验结果之差，常用 R_j 表示。极差的大小反映各因素对指标影响的程度，通过极差分析可快速方便地找出因子的主次关系，预测较佳的水平组合，适用于因子设计、部分因子设计和正交设计。

当各因子的水平数相同时，因子的主次关系完全由极差 R_j 的大小决定。

对于混合水平的试验设计，当两因子对指标的影响相同时，水平多的因子极差较大，此时须对极差进行折算，折算后的极差（R'）方具有可比性。

$$R' = R_j \times d \times \sqrt{n}$$

式中：R' 为折算后的极差；d 为折算系数，与水平数有关（表 8-1）；n 为每因子相应水平的重复次数。如 L_8（4×2^4）混合设计，4 水平因子的每一水平重复 2 次，故 $n=2$；而 2 水平因子的每一水平实际重复 4 次，故 $n=4$。

表 8-1　折算系数表

水平数	折算系数（d）
2	0.71
3	0.52
4	0.45
5	0.40
6	0.37
7	0.35
8	0.34
9	0.32
10	0.31

极差分析虽可快速找出影响指标的主次因子，但不能区分数据的波动是由因素所致，还是试验误差（微小变化的偶然因素）所致，也不能对各因素影响程度做出精确的数量估计。

2. 作图分析

将指标与因子以散点图、等高线图或三维图等形式表示，可以直观地看出指标随因子水平变化的趋势和大小，比较因子的主次关系，并找出接近最优的水平范围。

3. 方差分析

方差分析（analysis of variance）是将全体数据关于总均数的方差分解成几个部分，每一部分表示方差的一种来源，经各种来源的方差比较，可区分、比较和分析因素对指标的影响与误差，推断出显著影响指标的主效应或交互效应。

在无重复试验的方差计算时，将空列的变动平方和作为误差的变动平方和，其中既包括试验误差，也包括模型误差，统称为第一类误差变动平方和 S_{eI}。在有重复试验的方差计算时，应将各试验号下重复试验的数据之和 T_i 进行计算，效应和变动平方和的计算需除以重复的次数，其中包括有第二类误差变动平方和 S_{eII}，此时总的误差变动平方和为 $S_e = S_{eI} + S_{eII}$。

4. 回归分析

回归分析（regression analysis）是研究指标 Y 与因素 X 之间相关关系的一种数学工具。它是在一组试验或观测数据的基础上，用确定的函数模型（如回归方程）去近似代替比较复杂的相关关系，并进行统计推断，寻找被随机性掩盖了的变量间依存关系。

回归分析时最常用的数学模型有多元线性回归模型和二次回归模型，并要求误差的估计有足够的自由度，最好大于或等于 5。

（1）多元线性模型（mulitple linear models） 假设因子间没有交互作用或交互作用可忽略时，指标与因子间的关系可用最简单的线性数学模型表示为：

$$Y = \beta_0 + \beta_1 X_1 + \beta_2 X_2 + \cdots\cdots + \beta_k X_k + \varepsilon \tag{8-1}$$

当因子间的交互作用较强，不可忽略，且不考虑三因子以上的交互作用时，指标与因子间的关系用线性数学模型表示为：

$$Y = \beta_0 + \sum_{i=1}^{k} \beta_i X_i + \sum_{i<j} \beta_{ij} X_i X_j + \varepsilon \tag{8-2}$$

如 3 因子试验：

$$Y = \beta_0 + \beta_1 X_1 + \beta_2 X_2 + \beta_3 X_3 + \beta_{12} X_1 X_2 + \beta_{13} X_1 X_3 + \beta_{23} X_2 X_3 + \varepsilon \tag{8-3}$$

式中：Y 为指标值；X_i 为主效应；$X_i X_j$ 为两因子交互效应；β 为回归系数；ε 为试验误差，假定为随机误差，服从正态分布。其中 β_0 表示当因子均为 0 时的指标值；β_i 表示主效应因子对指标的影响程度；β_{ij} 表示交互效应对指标的影响程度。

（2）二次模型（second-order models 或 quadratic models） 对于水平数大于或等于 3 的试验设计，指标随因子的变化可能呈曲面形式，其变化规律用二次数学模型表示为：

$$Y = \beta_0 + \sum_{i=1}^{k} \beta_i X_i + \sum_{i=1}^{k} \beta_{ii} X_i^2 + \sum_{i<j} \beta_{ij} X_i X_j + \varepsilon \tag{8-4}$$

式中：β_0，$\{\beta_i\}$，$\{\beta_{ii}\}$，$\{\beta_{ij}\}$ 为回归系数；ε 为试验误差，假定为随机误差，服从正态分布。

如 3 因子试验：

$$Y = \beta_0 + \beta_1 X_1 + \beta_2 X_2 + \beta_3 X_3 + \beta_{11} X_1^2 + \beta_{22} X_2^2 + \beta_{33} X_3^2 + \beta_{12} X_1 X_2 + \beta_{13} X_1 X_3 + \beta_{23} X_2 X_3 + \varepsilon \tag{8-5}$$

对于 k 因子的试验设计，公式（8-4）中除常数项 β_0 外，尚有 $k(k+3)/2$ 项。为能估计出该模型的每项回归系数，必须满足试验次数 $N>1+k(k+3)/2$。k 与项数的关系见表 8-2。

表 8-2　二次模型的因子数与项数

因子数（k）	1	2	3	4	5	6	7	8	9	10
项数［$(k(k+3)/2)$］	2	5	9	14	20	27	35	44	54	65

从表 8-2 可见，随着因子数 k 的增加，$k(k+3)/2$ 将大大增加，加之误差的估计自由度最好应大于或等于 5，意味着试验次数剧增，显然不切实际。对于 3 水平的因子设计、部分因子或正交设计及均匀设计而言，因试验次数较少，回归分析时最常用的方法是递增逐步回归，将重要的项逐渐纳入方程，删除不重要的项。而中心组合设计，通常因子数不超过 6，递增或递减逐步回归均可。

5. 多指标的数据分析

多指标的试验设计中，有的指标越大越好，而有的则越小越好，经单指标的极差分析、方差分析或回归分析，很难找出能综合权衡各指标的最佳水平组合。为此，有人提出了总评归一法（overall desirability，OD），并对 OD 值进行极差分析、方差分析或回归分析。

$$OD = (d_1 d_2 d_3 \cdots\cdots d_i)^{1/i} \tag{8-6}$$

由于各指标的测定值和单位彼此差异很大，在计算总评归一值前，需建立 d_i 与 Y_i 之间的函数关系 $d_i(Y_i)$，以使 $d_i(Y_i)$ 均在 0～1 的范围内，即 $0 \leqslant d_i \leqslant 1$。

常用的归一化处理方法有线性法和非线性法。

（1）线性法　线性法是目前应用最广泛的一种方法，由 Derring 等于 1980 年提出。

采用该法处理指标前，应先设定各指标可接受的最大值（Y_{max}）和最小值（Y_{min}）的范围。再根据试验目的，对于欲达到最大化的指标，其归一化方程为：

$$d_i = \frac{Y_i - Y_{min}}{Y_{max} - Y_{min}} \tag{8-7}$$

其中最大值的选择依据是：当指标值超过最大值时，产品的质量并不能得到显著的改善。因此，当实测指标值等于或超过 Y_{max} 时，将 d_i 设为 1；而等于或低于 Y_{min} 时，将 d_i 设为 0。

反之，对于欲达最小化的指标，其归一化方程为：

$$d_i = \frac{Y_{max} - Yi}{Y_{max} - Y_{min}} \tag{8-8}$$

当实测指标值等于或超过设定的最大值 Y_{max} 时，将 d_i 设为 0；而等于或低于 Y_{min} 时，将 d_i 设为 1。

（2）非线性法　非线性归一化处理以 Harrington 提出指数方程最常用，适用于 d_i 随 Y_i 呈指数下降时。换算方法为：

令：

$$Y_i' = -[\ln(-\ln d_i)] \tag{8-9}$$

$$Y_i' = b_0 + b_1 Y_i \tag{8-10}$$

则：

$$d_i = e^{-(e-Yi')} \tag{8-11}$$

如评价缓释制剂的体外释药维持时间，Abu-Izza 等以 t_{85} 为指标，在对其进行归一化处理前，先令 $t_{85}=4$ 小时，$d=0.8$；$t_{85}=2$ 小时，$d=0.2$；代入式（8-10）计算出 b_0 和 b_1 后，经式（8-

10）将 Y_i 转换为 Y_i'，再代入式（8-11）转换成 d_i。

二、单因素比较设计

试验仅一个影响因素的试验即为单因素试验，此因素或为唯一的影响因素，或为多个影响因素中对考察指标影响最大的一个因素。进行单因素试验先确定试验因素的取值范围和评价指标，再根据实际情况及试验要求，选择试验点。对于试验因素的取值范围和取值点可采用均分法、对分法、黄金分割法、分数法来进行筛选。

均分法是把试验放在等分点上，试验点安排简单。所设计的试验可同时进行，也可分开一一进行，但此法所需试验次数较多。

对分法是试验点取点位置在试验范围的中点，也称为中点取点法。适用于对试验规律有所了解，能预测取值范围的方向，每做一次试验，根据结果就可确定下次试验方向的情况，去除不利的试验范围，这样就可去除试验范围的一半，试验次数大为减小。

黄金分割比例 0.618 $[(\sqrt{5}-1)/2$ 的近似值]，最早由古希腊学者毕达哥拉斯提出。中世纪以后，黄金分割比例成为一种美学观点，书本、窗框等矩形的宽度、长度常采用这个比例。1953 年美国 Jack Kiefer 学者证明，不断用黄金分割比例确定试验范围内试验点的方法，能最快地逼近最佳状态，该方法在优选法中被称为 0.618 法，该法于 20 世纪 70 年代在中国推广。应用黄金分割法进行试验设计的具体步骤为：①通过文献资料或预试验确定试验范围 (a, b)；②选试验点进行试验。第一个试验点 X_1 设在范围 (a, b) 的 0.618 位置上，第二个试验点 X_2 取在该范围 0.382 的位置上；③根据"留好去坏"的原则对试验结果进行比较，留下好点，从坏点处将试验范围去掉，从而缩小了试验范围；如果试验点 X_1、X_2 结果一样，则在 (X_2, X_1) 范围内重新安排试验；④在新试验范围内继续按 0.618、0.382 的特殊位置再次安排试验点，重复上述过程，直至得到满意结果，找出最佳点。中医药作为中医理论的具有整体作用的特点（即多成分、多途径、多靶点、多效应）。单纯以某一化学成分为主进行体外研究，或以"效应成分"为先导的体内研究都难以全面还原中药的体内动态变化规律。在黄金分割法筛选丹参提取工艺研究中，以脂溶性有效成分丹参酮ⅡA和水溶性有效成分丹酚酸 B 为综合考察指标，筛选丹参提取醇浓度的水平范围。黄金分割法筛选提取溶剂浓度如图 8-1 所示；黄金分割法考察提取醇浓度的结果，见表 8-3。

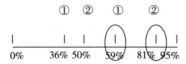

图 8-1 黄金分割设计示意图

表 8-3 黄金分割法考察提取醇浓度

乙醇浓度（%）	丹参酮ⅡA 含量 （mg/g）	丹酚酸 B 含量 （mg/g）	总量 （mg/g）
36	2.2615	34.0470	36.3085
59	2.4118	31.0513	33.4631
50	2.3610	38.3123	40.6733
81	3.8100	13.2989	17.1089

由结果可知，以丹参酮ⅡA含量为指标，最佳提取浓度为 81%；以丹酚酸 B 总量为指标，最佳提取浓度为 50%。

分数法又称为斐波那契搜索（Fibonacci search），基本思路与黄金分割法一致，主要不同之处在于，黄金分割法每次都按同一比例常数0.618来缩短区间，而分数法是按斐波那契数列产生的分数序列为比例来缩短区间。具体步骤与前述黄金分割法基本一致，不同之处仅仅是所选的试验点位置是分数，且要求预先给出试验总次数。在某些特殊情况下，如试验点只能取整数、试验点只能取某些特定值、试验范围由一些不连续的、间隔不等的点组成、受条件限制所做试验次数有限等，利用分数法安排试验更为方便快速。

三、正交试验设计

在实际研究中，只考虑单因素的情况较少，更多的是需要同时考察多个因素，若进行全面试验，则需进行试验的次数过多，效率不高。正交试验设计（orthogonal experimental design）是利用正交表来安排与分析多因素试验的一种设计方法。它是在试验因素的全部水平组合中，挑选部分有代表性的水平组合进行试验，利用数理统计原理科学分析试验结果，了解全面试验的情况，筛选出最优的水平组合。其优点在于试验次数较少。如3因素4水平的全面试验次数等于64次（即4^3），而利用正交表设计试验只需16次就能科学地筛选出最佳组合。

（一）正交表

正交表是运用组合数学理论在拉丁方和正交拉丁方基础上构造的一种表格。正交表有两种同水平正交表和混合水平正交表。同水平正交表是指各因素的水平数相同的正交表，目前有二、三、四、五、七、八、九水平正交表，正交表可以使每个因素的不同水平在每一列中出现的次数相等，还可以安排部分因素之间的交互作用考察。混合水平正交表是指各因素的水平数不完全相等的正交表，此正交表用于安排水平数不同的多因素试验，但对考察因素之间的交互作用的考察有欠缺。

1. 同水平正交表

常用的等水平正交表有$L_8(2^7)$、$L_{12}(2^{11})$、$L_9(3^4)$、$L_{16}(4^5)$、$L_{27}(3^{13})$等，"L"代表正交表。$L_8(2^7)$正交设计表见表8-4。

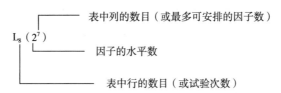

表中列的数目（或最多可安排的因子数）
$L_8(2^7)$
因子的水平数
表中行的数目（或试验次数）

表8-4 $L_8(2^7)$ 正交设计表

试验号	列号						
	1	2	3	4	5	6	7
1	1	1	1	1	1	1	1
2	1	1	1	2	2	2	2
3	1	2	2	1	1	2	2
4	1	2	2	2	2	1	1
5	2	1	2	1	2	1	2
6	2	1	2	2	1	2	1
7	2	2	1	1	2	2	1
8	2	2	1	2	1	1	2

2. 混合水平正交表

各列（因素）的水平数不完全相同的正交表称为混合水平正交表。如 L_8（4×2^4）表中有一列的水平数为 4，有 4 列水平数为 2，即该表可以安排 1 个 4 水平因素和 4 个 2 水平因素。L_{16}（$4^4 \times 2^3$）、L_{16}（4×2^{12}）等都是混合水平正交表。

表 8-5 L_8（4×2^4）正交设计表

试验号	列号				
	1	2	3	4	5
1	1	1	1	1	1
2	1	2	2	2	2
3	2	1	1	2	2
4	2	2	2	1	1
5	3	1	2	1	2
6	3	2	1	2	1
7	4	1	2	2	1
8	4	2	1	1	2

（二）正交设计的方法

1. 明确试验目的，确定试验指标

试验设计前需明确试验目的，即本次试验所要解决的问题。试验目的确定后，再确定试验指标，即试验结果如何评价。试验指标可以是定量指标，如片重、溶出度、载药量、包封率等；也可以是定性指标，如外观、气味、口感等。对于定性指标，为了便于结果统计分析，可制定相应的标准评分或模糊数学处理，将其定量化。

2. 确定因素水平表

根据文献及预试验的结果，选择对试验指标影响大的因素、未考察过的因素或未完全掌握其规律的因素作为需要考察的试验因素。试验因素选定后，确定每个因素的水平，一般以 2～4 个水平为宜，超过 6 水平则试验次数骤增。

3. 选择合适的正交表

根据因素、水平及是否有交互作用来选择合适的正交表。在充分考虑试验因素和交互作用的前提下，应尽可能选用较小的正交表，以减少试验次数。

假设有 4 个 3 水平因素，可以选用 L_9（3^4）或 L_{27}（3^{13}）；如仅考察四个因素对考察指标的影响，不考察因素间的交互作用，选用 L_9（3^4）正交表；若要考察交互作用，则选用 L_{27}（3^{13}）。

4. 表头设计

表头设计就是把试验因素和因素间的交互作用安排到正交表的各列的过程。在不考察交互作用时，各因素可随机安排在各列上。遇有交互作用时，应根据表头设计配置因素，尽量避免主效应与交互效应彼此混杂，即将两因素分别安排在正交表的某两列后，它们的交互效应项应安排在表中的其他列，且该列既不能安排别的因素，也不能安排另外的交互效应项。

5. 列出试验方案

把正交表中安排各因素的列（不包含交互作用列）中每个水平数字换成该因素的实际水平值，便形成了正交试验方案，依此方案进行试验。

6. 试验结果分析

正交试验的结果分析可以采用极差分析或方差分析。

极差分析中，由 K 值大小可以判断因素的优水平和各因素的最优组合。极差的大小反映各因素对指标影响的程度，通过极差分析可快速方便地找出因子的主次关系，预测较佳的水平组合。R 越大，说明该因素对试验指标的影响越大。根据 R 的大小，可以判断因素的主次顺序。

极差分析时应注意两点：①当各因子的水平数相等时，因子的主次关系完全由极差 R_j 的大小决定。而混合水平的试验设计，当两因子对指标影响相同时，多水平的因子极差较大，此时须对极差进行折算，折算后的极差（R'）方可具有可比性。②对于因子间有交互作用的正交设计，由于交互作用列与主效应列尽量不混杂，因此极差的计算同无交互作用的情况。但在确定优选条件时，若交互作用较小，仍按 $\bar{k}$ 来选择水平组合；若交互作用较大，需同时考虑交互作用和各因子的单独作用，分别考察该两因子的所有组合后方可确定。

极差分析法简单易懂、计算量少，但缺点是不能区分因子对指标的影响究竟是水平的改变所引起，还是由于试验的误差所引起。有时极差分析较大的主要因子在方差分析时却为次要因子，所以，极差分析结论的精确性较差。为保证正交试验结果的精确、可靠，可以选方差分析法，因素显著性可用 P 值判定。若计算出的 F 值 $F_0 > F_a$，则认为该因素或交互作用对试验结果有显著影响；若 $F_0 \leqslant F_a$，则认为该因素或交互作用对试验结果无显著影响。

随着计算机普及和各种统计软件的不断更新，正交设计的试验安排和数据处理已变得越来越简单。在方差分析时，可用 Statistica，SASS，SPSS，Minitab 等统计软件可用，只要按相应的表格输入数据，即可迅速得到计算结果。

在实际研究中，试验因素之间有时会存在交互作用。对于既考察因素主效应又考察因素间交互作用的正交设计，表头设计和结果分析会略有不同。处理交互作用问题的试验设计中，交互作用一律当作因素看待，各级交互作用都可以安排在正交表的相应列上，其结果分析应把交互作用当成因素处理进行分析，根据交互作用效应，选择优化组合。对交互作用的处理一般原则是：①忽略高级交互作用；②有选择地考察一级交互作用。通常只考察那些作用效果较明显的，或试验要求必须考察的；③试验允许的情况下，试验因素尽量取 2 水平。

7. 重复试验设计

若正交表中各列均被因子和交互作用占满，将无法通过方差分析估计试验误差，此时可通过重复试验，提高试验精度。

8. 区组正交设计

区组正交设计又称为分割试验法。在实际试验中，为节约人力、物力，降低损耗和成本，常采用区组设计，设计步骤如下：

第一步：根据专业知识和实际，将因素划分为不同的组。如同时考察不同的处方和工艺对片剂溶出度的影响，可将组成处方的因素划分为一次因素，将工艺考察的因素划分为二次因素；如考察活性炭用量和吸附时间、灭菌温度和时间对输液中主药含量的影响，可将前两者划分为一次因素，后两者划分为二次因素。另外，还可根据因素间水平的变更难易、因素间有无交互作用等进行分组。

第二步：根据因素和水平数选择合适的正交表，并将各组安排到适当的列中。若因素间没有交互作用，直接将组序小的作为低次因素，组序大的作为高次因素，即可。如 4 因素（A、B、C、D）2 水平的试验，因素间没有交互作用，拟将 A、B 作为一次因素，C、D 作为二次因素，采用正交表 $L_8(2^7)$ 安排试验，见表 8-6。从 $L_8(2^7)$ 表可见，第 1 列为第一组，2、3 列为第二组，4、5、6、7列为第三组。此时，先将二次因素安排在第三组，再将第一、二组合并，安排一次因素，见表8-7，表8-8。

表8-6 L₈（2⁷）的正交表

试验号	列号						
	1	2	3	4	5	6	7
1	1	1	1	1	1	1	1
2	1	1	1	2	2	2	2
3	1	2	2	1	1	2	2
4	1	2	2	2	2	1	1
5	2	1	2	1	2	1	2
6	2	1	2	2	1	2	1
7	2	2	1	1	2	2	1
8	2	2	1	2	1	1	2
	1组	2组		3组			

表8-7 因素配置表

列号	1	2	3	4	5	6	7
因子	A	B		C	D		
组	第一、二组合并			第三组			

表8-8 水平组合与试验顺序

试验号	因素				水平组合	
	A	B	C	D		
1	1	1	1	1	A₁B₁	C₁D₁
2	1	1	2	2		C₂D₂
3	1	2	1	1	A₁B₂	C₁D₁
4	1	2	2	2		C₂D₂
5	2	1	1	2	A₂B₁	C₁D₂
6	2	1	2	1		C₂D₁
7	2	2	1	2	A₂B₂	C₁D₂
8	2	2	2	1		C₂D₁

从表8-8可见，A、B组合的变更次数较C、D大大减少。

若因素间有交互作用，则交互作用列不配置因素。其中2水平有交互作用正交设计的规律为：同组的两因素交互作用安排在比本组低的组中；不同组的两因素交互作用安排在组次高的组中。

（三）正交试验设计的应用

某药物进行提取工艺筛选试验，以提取率为指标，温度A、时间B和乙醇用量C为考察因素，每因素选择三水平，表中D列出用于误差的估计。采用正交表L₉（3⁴）安排试验，见表8-9：

表8-9 L₉（3⁴）正交设计表

试验号	因子				提取率（%）
	A（℃）	B（min）	C（%）	D	
1	1（50）	1（60）	1（5）	1	62
2	1（50）	2（90）	2（10）	2	85
3	1（50）	3（120）	3（15）	3	67
4	2（60）	1（60）	2（10）	3	86
5	2（60）	2（90）	3（15）	1	78
6	2（60）	3（120）	1（5）	2	72
7	3（70）	1（60）	3（15）	2	88
8	3（70）	2（90）	1（5）	3	90
9	3（70）	3（120）	2（10）	1	93
Ⅰ	214	236	224		
Ⅱ	236	253	264		
Ⅲ	271	232	233		
$\bar{K}1$	71	79	75		
$\bar{K}2$	79	84	88		
$\bar{K}3$	90	77	78		
R	19	7	13		

表8-10 方差分析结果

方差来源	离差平方和	自由度	方差	F	临界值	显著性
A	550.89	2	274.44	19.99	$F_{0.05(2,2)} = 19.0$	*
B	82.89	2	41.44	3.01		
C	293.56	2	146.78	10.65		
误差（D）	27.56	2	13.78			

表8-9中Ⅰᵢ为i因素第1水平的收率之和；Ⅱᵢ为i因素第2水平的收率之和；Ⅲᵢ为i因素第3水平的收率之和。$\bar{k}$为相应Ⅰ、Ⅱ、Ⅲ的平均值；R_i为极差，表示因子对指标的影响大小。

从极差结果可见，三因素对收率的影响次序为A>C>B，各水平对收率的影响为温度越高，收率越高；时间和乙醇用量均以中间水平时收率较高，故A₃B₂C₂水平组合较佳。

从表8-10可见，只有因素A水平间存在显著差异，即温度对实验结果影响较大，而时间（B）和乙醇用量（C）对提取率的影响无显著差异。

四、优化试验设计

（一）均匀设计

均匀设计（uniform design）是我国著名数学家方开泰教授与王元教授共同提出的设计方法，适用于多因素多水平的优化设计，现相应的软件，如均匀设计5.00、DPS、SAS、STAT和SPSS统计软件等在国内广泛应用。

均匀设计是通过一些精心设计的表格来配置因子进行试验设计，该办法具备均匀分散的特点，保证了试验点的代表性，但未考虑整齐可比的原则，故试验次数最少，且不随水平的增加而剧增。

1978年，七机部由于导弹设计的要求，提出了一个五因素的试验，希望每个因素的水平数要多于10，而试验总数又不超过50，显然优选法和正交设计法都不能用，我国数学家方开泰和王元两位教授经过几个月的共同研究，提出了"均匀设计"，将这一方法用于导弹设计，取得了非常大的成效。一代又一代的中国科学家，在艰苦年代依旧克服困难、勇攀高峰，坚守勇于创新、严谨求实的学术风气，在科学前沿孜孜求索，才有了我国在重大科技领域取得的伟大突破。

在数据处理方面，均匀设计常用回归分析，且回归分析时均匀设计必须以实际的因子水平值进行，因此均匀设计不可能估计出方差分析模型中的主效应和交互效应，但可以估计出回归模型中因素的主效应和交互效应。

1. 均匀设计表

均匀设计表用 $U_n(q^s)$ 或 $U_n^*(q^s)$，" $*$ "表示试验点的分布更均匀。

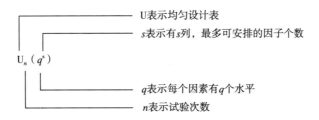

均匀设计表有 $U_5(5^3)$、$U_6(6^4)$、$U_7(7^4)$ 等水平表，以及混合水平表如 $U_6(3\times2)$、$U_6(6\times2)$ 等。

2. 均匀设计表的使用

与其他设计相比，均匀设计的试验次数最少，若使用得当，往往得到较好的结果。采用均匀设计时，应注意以下几点：

（1）合理选择试验指标　试验指标最好为定量指标；对定性指标，通常采用打分或评定等级予以数量化，便于统计分析。遇到多指标时，应着重考虑起主要作用的指标。

（2）正确选择因素　着重考虑影响试验结果的关键因素，对影响较小的因素不必考虑，以免引进误差。

（3）正确选择水平数　为降低试验误差，提高试验的精度，应考虑水平与因子数的适当比例，一般要求水平数为因子数的两倍以上（ $q\geqslant2s$ ）；且最佳水平值应在设计范围内，并以中间水平最佳较合理，若出现最高或最低水平为最佳，必须分析边缘效应的缘由。

（4）优先选择星号表　方开泰教授在《均匀设计与均匀设计表》一书中列出了常用的均匀设计表，分为星号表和非星号表，其中星号表均匀性更好，应优先选用。

（5）正确配置因子和水平　每一均匀设计表均有一个使用表，表中 D 表示分散均匀度的偏差，偏差越小，均匀度越好。当因子数小于表中最多可安排的列时，根据使用表从均匀设计表中选择适当的列，以保证试验点分布均匀。

（6）数据分析　均匀设计因抛弃了试验点的整齐可比性而使试验次数大大减少，故既不能通过极差分析找出指标随因子水平变化的规律，也不能通过方差分析找出主效应和交互效应，只能经回归分析估计因子的主效应和交互效应。

进行回归分析时，不能片面追求回归模型的项数和较大的 R^2 值，以致误差自由度过小（如

1 或甚至 0），造成回报不错，预报不好，可靠性差等问题。此时，应选 n 稍大的均匀设计表，使误差自由度大于或等于 5。当试验次数 $n < 1 + s(s+3)/2$（s 为因子数），多元线性回归时，可将各项同时纳入方程进行拟合；而二次模型回归时，只能采用递增逐步回归分析，逐渐吸纳重要的项入方程，而抛弃非重要的项。故均匀设计用得是否有效，除正确选用均匀设计表外，很大程度取决于回归分析。

3. 均匀试验设计的应用实例

（1）**试验安排** 以瘤内注射型卡铂缓释微球的处方和工艺对载药率影响的实验为例，若微球载药率 4 因素 8 水平试验，按均匀设计进行试验，则可选择均匀设计表 U_8^*（8^4）安排对应因素的各水平进行试验，只需进行 8 次试验，根据试验模拟得到均匀设计各试验条件下可能的载药率值 Y（表 8-11）。

表 8-11 模拟微球载药率的 U_8（8^4）均匀试验结果

试验号	X_1	X_2	X_3	X_4	Y（载药率）
1	1 (0.2)	5 (8.5)	6 (1100)	2 (7.5)	4 (5.20302)
2	2 (0.4)	3 (5.5)	1 (600)	5 (15.0)	2 (4.99915)
3	3 (0.6)	7 (11.5)	5 (1000)	8 (22.5)	1 (4.53822)
4	4 (0.8)	1 (2.5)	7 (1200)	6 (17.5)	7 (7.56561)
5	5 (1.0)	8 (13.0)	2 (700)	3 (10.0)	3 (5.02707)
6	6 (1.2)	2 (4.0)	4 (900)	1 (5.0)	8 (9.16665)
7	7 (1.4)	6 (10.0)	8 (1300)	4 (12.5)	5 (6.62669)
8	8 (1.6)	4 (7.0)	3 (800)	7 (20.0)	6 (6.60600)

（2）**数据处理** 数据分析可分为直观判断、多元线性回归、二次回归分析、最优条件的确定和最优条件的验证等步骤。

1）直观判断：从表 8-11 可直观看出，6 号试验的收率最高，其工艺条件为卡铂溶液 1.2mL、二氯甲烷 4.0mL、水油体积比为 5∶1、搅拌速度为 1300rpm。

2）多元线性回归分析：假定因子间没有交互作用，建立多元线性模型，采用方差分析检验方程是否成立。

3）全模型回归分析：对模型进行方差分析：①$F = 9.077$，$P = 0.0503$，$R^2 = 0.9237$，模型无统计学意义；②逐步回归分析见表 8-12、表 8-13：筛选 $\alpha_入 = \alpha_出 = 0.15$，有三个影响因素进入型，$F = 10.370$，$P = 0.0234$，模型有统计学意义，$R^2 = 0.8861$，即三个影响因素解释了载药率变异的 88.61%，模型比较理想。"最优"回归方程为：$Y = 8.0374 + 1.8252X_1 - 0.2863X_2 - 0.0905X_4$。

表 8-12 均匀设计全模型回归分析的参数估计及检验结果

变量	偏回归系数	标准误	t	P
常数	6.833830	1.33631257	5.114	0.0145
X_1	1.780164	0.51866735	3.432	0.0415
X_2	-0.280302	0.06915565	-4.053	0.0271
X_3	0.001261	0.00103733	1.215	0.3112
X_4	-0.090521	0.04149339	-2.182	0.1172

表 8-13 均匀设计逐步回归分析的参数估计及检验结果

变量	偏回归系数	标准误	t	P
常数项	8.03741960	0.94908595	71.72	0.0011
$X1$	1.82518642	0.54730986	11.12	0.0290
$X2$	-0.28630530	0.07297465	15.39	0.0172
$X4$	-0.09052146	0.04389691	4.25	0.1082

（3）最优条件的确定 回归方程 $Y = 8.0374 + 1.8252X_1 - 0.2863X_2 - 0.0905X_4$，由偏回归系数可知，卡铂溶液量（$X_1$）的水平越高，二氯甲烷（$X_2$）、水油体积比（$X_4$）水平越低，载药率越高。由于方程不含因素 X_3（在回归过程中被剔除），表明其取值变化对指标没有影响，视为常量，可在设计范围内取任何水平。因此，由均匀设计获得的瘤内注射型卡铂缓释微球载药率的最优试验条件为：卡铂溶液量 1.6mL、二氯甲烷 2.5mL、水油体积比 5∶1、搅拌速 1300rpm，此条件下瘤内注射型卡铂缓释微球载药率为 9.789。

（4）最优条件的验证 最优条件的验证即根据确定的最优条件，重复 n 次试验，比较预测值和实测值的偏差。

结果与所报道的正交试验结果是一致的，而如果利用正交设计需要进行 64 次试验，均匀设计仅进行 8 次试验。因此，当试验的因素和水平数都较多时，正交设计不具备可行性，而均匀设计在很大程度上节约了人力和物力；正交试验和均匀试验设计的分析结果基本一致。因此，只要实验误差严格控制，均匀设计的结果是可靠的，且可以获得与正交试验同样的效果，有很好的利用价值和实际意义。

（二）混料均匀设计

在均匀设计理论的基础上产生了混料均匀试验设计的思想，药品生产中，很多产品都是通过混合两种或多种成分而制造出来的，如膜剂是将药物、成膜材料和附加剂混合制成的，若不同成分在混料中占的比例有所变化，就会导致产品的性能特征产生变化。当然我们需要选择最优的配料比例以得到最好的产品。

1. 混料问题的各分量受到基本的约束条件

$$x_i \geqslant 0, \quad i = 1, 2 \cdots\cdots q$$
$$x_1 + x_2 + x_3 + \cdots\cdots + x_q = 1$$

式中：q 为混料成分个数；$x_i = 1$，$2\cdots\cdots q$、x_1，x_2，$x_3\cdots\cdots x_4$ 为每个分量所占比例。我们称这种混料模型为无附加约束的混料问题。

2. 有附加约束条件的混料设计

在一些混料问题中，由于物理性质、化学环境、经济、技术要求等方面的限制，各分量比率 x_i 中有一部分除了要满足以上基本约束条件外还要有附加的上界或下界限制。例如，在漂白粉生产过程中，为使漂白粉能够去除衣物上的污渍，在漂白粉的成分中要含有溴（x_1），稀 HCl（x_2）和次氯粉末（x_3）等，但同时使产品腐蚀性不至于过高，要求其稀 HCl（x_2）的含量在 5%～9% 范围内，那就要求 $0.05 \leqslant x_2 \leqslant 0.09$，这也是 x_2 的上下临界值。

对于这样的混料设计可以给出其约束条件表示为：

$$a_i \leqslant x_i \leqslant b_i, \quad i = 1, 2 \cdots\cdots q$$
$$x_1 + x_2 + x_3 + \cdots\cdots + x_q = 1$$

式中：a_i、b_i 分别为 x_i 的上下临界值。

正交设计和均匀设计都属于部分因子试验设计的方法。正交设计具有均匀分散（使试验点有代表性），整齐可比（便于试验数据的分析）的特点，既可以估出方差分析模型中因素的主效应和交互效应，也可以估出回归模型中因素的主效应和交互效应。均匀设计只具备均匀分散的特点，保证了试验点有代表性，但未考虑整齐可比的原则，不可能估计出方差分析模型中的主效应和交互效应，但可以估计出回归模型中因素的主效应和交互效应。

如果因素和水平数都很多，正交设计试验次数较多，不具有可行性，若合理采用均匀设计可大大减少试验的工作量，节省了大量的人力和物力，便于实施。可以用 *DPS* 统计软件进行均匀试验设计和混料均匀试验设计，较为方便实用。

（三）中心组合设计

1. 中心组合设计的构建

中心组合设计（central composite design，CCD）全称为 Box-Wilson 中心组合设计。试验点由 2 水平的全因子设计或分辨力为 V 的部分因子设计 + 中心点（center points）+ 星点（star points）组成，如图 8-2 所示，其中因子点到中心点的距离为 ±1，星点到中心点的距离为 ±α，试验次数为 $2^{k-p} + 2k + n$（k 为因子数；n 为中心点重复次数；p 值由具体试验安排方案而定，全因子试验时，$p = 0$；1/2 实施时，$p = 1$；1/4 实施时，$p = 2$，依此类推）。与前面述及的试验设计相比，星点是本设计有别于其他设计的关键之处，故国内专家将其译为"星点设计"。

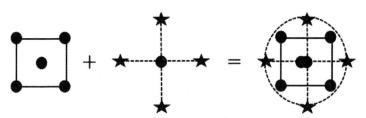

图 8-2 2 因子中心组合设计的构建示意图

中心组合设计根据因子点和星点（α）的关系有下列三种情况，见图 8-3 和表 8-14。

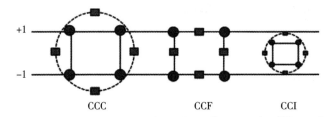

图 8-3 三种中心组合设计的示意图比较（● 为因子点，■ 为星点）

表 8-14 三种中心组合设计的特点与比较

CCD 的类型	缩写	特点
Circumscribed	CCC，CCD	设计中最经典的一种形式。若中心点到因子点的距离为 1，则中心点到星点的距离 $|\alpha|$ 大于 1。每因子 5 水平，呈球形高度对称。
Inscribed	CCI	将因子点置于星点处，即 $|\alpha| = 1$，中心点到因子点的距离小于 1。每因子 5 水平，实质是缩小范围的 CCC 设计；但 CCI 的估计精度不及 CCC。
Face Centered	CCF	星点位于因子点构成空间中每一平面的中心，$|\alpha| = 1$。每因子 3 水平；对二次项系数的估计精度较差。

星点 α 的确定是中心组合设计的首要工作，常用的计算方法为 α =（因子设计的试验次数）$^{1/4}$ 或 α = $(2^{k-p})^{1/4}$，即 α 与中心组合设计中因子设计部分的试验次数有关，并认为由此确定的 α 使试验设计具有旋转性，α 值计算见表 8-15。

表 8-15　具有旋转性的 α 值计算

因子数	因子设计试验次数	α
2	2^2	$2^{2/4}=1.414$
3	2^3	$2^{3/4}=1.682$
4	2^4	$2^{4/4}=2.000$
5	2^{5-1}	$2^{4/4}=2.000$
5	2^5	$2^{5/4}=2.378$
6	2^{6-1}	$2^{5/4}=2.378$
6	2^6	$2^{6/4}=2.828$

此外，文献报道的 α 值计算方法尚有如 5 因子的 1/2 部分设计，星点 α 为 1.547；2 因子的 $\alpha=2$；3 因子的 $\alpha=2$ 或 $\alpha=k^{1/2}=3^{1/2}=1.732$ 等。

2. 中心组合设计要点

以齐多呋啶缓释微球的制备工艺优化为例，介绍中心组合设计的试验安排、数据分析与结果预测。

（1）根据试验目的，确定试验指标　由于释药 85% 的时间（t_{85}）、包封率和收率是评价微球制备工艺的关键指标，故设定 t_{85}，包封率（EE）、收率（$Yield$）和微球表面吸附药物晶体的百分率（Sc）四个考察指标。

（2）选择因素和水平　根据预试验或因子设计试验，发现影响齐多呋啶缓释微球的关键因素为乳化剂 SDS 的用量（X_1，SDS）、药物和聚合物用量之比（X_2，D：P）、内相乙酸乙酯的用量（X_3，EtAc）。拟选择 3 因子中心组合设计优选最佳的水平组合，α = $(2^3)^{1/4}=1.682$，其因子水平表、试验安排与结果表，见表 8-16、表 8-17。

表 8-16　因子与水平表

因子	水平				
	−1.682	−1	0	+1	+1.682
X_1（%）	0	0.405	1	1.595	2
X_2	0.5	0.804	1.25	1.696	2
X_3（%）	0	20.28	50	79.73	100

（3）试验安排与结果　试验安排与结果见表 8-17。

表 8-17　3 因子 5 水平中心组合试验安排与结果

试验号	X_1（%）	X_2	X_3（%）	t_{85}（h）	EE（%）	$Yield$（%）	Sc（%）	OD
1	0.405（−1）	0.804（−1）	20.27（−1）	4.3	92.0	85.4	15.6	0.775
2	1.595（1）	0.804（−1）	20.27（−1）	2.5	83.7	71.3	5.7	0.643
3	0.405（−1）	1.696（1）	20.27（−1）	1.9	94.8	69.8	4.1	0.648
4	1.595（1）	1.696（1）	20.27（−1）	1.4	94.2	61.6	8.6	0.485
5	0.405（−1）	0.804（−1）	79.73（1）	0.9	77.3	65.2	3.0	0.400

续表

试验号	X_1（%）	X_2	X_3（%）	t_{85}（h）	EE（%）	Yield（%）	Sc（%）	OD
6	1.595（1）	0.804（-1）	79.73（1）	0.4	64.3	53.5	34.0	0.000
7	0.405（-1）	1.696（1）	79.73（1）	1.2	90.0	86.0	2.7	0.626
8	1.595（1）	1.696（1）	79.73（1）	1.6	86.3	64.4	1.3	0.532
9	0.000（-α）	1.250（0）	50.00（0）	1.4	96.8	76.7	4.8	0.626
10	2.000（α）	1.250（0）	50.00（0）	1.2	87.7	65.1	2.6	0.494
11	1.000（0）	0.500（-α）	50.00（0）	2.3	62.9	69.1	29.8	0.109
12	1.000（0）	2.000（α）	50.00（0）	0.9	91.5	74.1	2.9	0.521
13	1.000（0）	1.250（0）	0.00（-α）	1.7	91.8	69.1	2.1	0.612
14	1.000（0）	1.250（0）	100.00（α）	0.7	79.6	75.4	2.5	0.435
15	1.000（0）	1.250（0）	50.00（0）	1.0	90.3	87.2	1.7	0.596
16	1.000（0）	1.250（0）	50.00（0）	1.1	89.7	84.4	2.3	0.600
17	1.000（0）	1.250（0）	50.00（0）	1.2	89.3	80.3	1.2	0.596
18	1.000（0）	1.250（0）	50.00（0）	0.8	89.5	80.7	3.8	0.522
19	1.000（0）	1.250（0）	50.00（0）	1.1	91.1	90.9	2.2	0.630
20	1.000（0）	1.250（0）	50.00（0）	0.9	91.6	90.4	0.8	0.592

表中 OD 为用于多指标的总评归一法（overall desirability，OD）的缩写。常用的归一化处理方法有线性法和非线性法（见前述）。本试验各指标可接受的最大和最小值见表 8-18。

因体外释药曲线呈指数形式，故 t_{85} 按指数形式进行归一化处理，令 $t_{85}=4$ 小时，$d=0.8$；$t_{85}=2$ 小时，$d=0.2$；其他指标按线性归一化处理，并要求包封率和收率越高越好，微球表面吸附药物晶体越少越好。

表 8-18　各指标可接受的最高和最低 OD 值

指标	最低 OD 值	最高 OD 值
EE（%）	60	95
Yield（%）	50	90
Sc（%）	3	30

（4）**数据处理**　建立二次模型方程：

$$Y=\beta_0+\beta_1X_1+\beta_2X_2+\beta_3X_3+\beta_{12}X_1X_2+\beta_{13}X_1X_3+\beta_{23}X_2X_3+\beta_{11}X_1{}^2+\beta_{22}X_2{}^2+\beta_{33}X_3{}^2$$

采用 Statistica 6.0 拟合参数，并以 $P<0.05$（或 $P<0.1$）进行递减逐步回归，简化方程，结果如下：

$$t_{85}（小时）= 10.49-2.42X_1-7.37X_2-0.094X_3+1.05X_1X_2+0.015X_1X_3+0.047X_2X_3+1.30X_2^2$$

$$EE（\%）= 66.78-15.04X_1+55.15X_2-0.241X_3+8.01X_1X_2+0.202X_2X_3-22.99X_2^2-0.00177X_3^2$$

$$Yield（\%）= 51.01+21.81X_1+44.26X_2+0.482X_2X_3-15.53X_1^2-26.36X_2^2-0.00617X_3^2$$

$$Sc（\%）= 49.21-62.37X_2-8.47X_1X_2+0.262X_1X_3-0.197X_2X_3+26.58X_2^2$$

$$OD=0.587-0.125X_1+0.744X_2-0.0155X_3+0.00983X_2X_3-0.419X_2^2$$

拟合方程的统计结果见表 8-19。

表 8-19 回归分析结果

指标	R^2	P
t_{85} (h)	0.8354	≤0.1
EE (%)	0.9619	≤0.04
$Yield$ (%)	0.8705	≤0.02
Sc (%)	0.7703	≤0.03
OD	0.8584	≤0.02

根据拟合方程和指标随因子变化的等高线图或三维图，确定各指标最优的因子范围，见表 8-20。

表 8-20 各指标值预测的最佳因子水平值或范围

指标	X_1 (%)	X_2	X_3 (%)
t_{85} (h)	0～0.4	0.5～0.8	0～10
EE (%)	0～0.5, 1.5～2	1.5	34
$Yield$ (%)	0.9	1.6	77
Sc (%)	0～2	1.6	45
OD	0～0.4	0.8～1.0	0～10

（5）**最优条件的验证** 经综合评价，确定最优配比为 0.4%SDS，D∶P 为 0.9，EtAc 用量为 0，重复 n 次试验，将预测值与实测值进行比较，计算偏差，结果见表 8-21。

$$\text{Bias}（\%）=（预测值-实测值）/预测值×100\%$$

表 8-21 预测值和实测值的比较

指标	预测值	实测值	Bias/%
t_{85} (h)	4.3	4.3	0
EE (%)	94.7	98.8	-4.3
$Yield$ (%)	75.7	78.5	-3.7
Sc (%)	11.5	2.6	77.4
OD	0.865	0.878	-1.5

3. 中心组合设计特点

中心组合设计的特点是：①适用于多因素优选设计；②考察因素一般为 2～5 个，试验次数不宜太多；③多使用非线性模型；④试验精度较高，预测性好；⑤结合效应面法，可直接读取最佳工艺条件。缺点是：①因素不能太多，实验次数无法接受；②考察因素为连续变量，对非连续变量处理较为困难，宜分别考察。

常用统计学软件有：①SPSS 软件：图形界面，操作简便，普及程度高；②SAS 软件：功能强大，但界面操作不方便；③Statistica 软件：图形界面，绘图功能强大，支持中文；④Design-Expert 软件：专注于实验方案的设计与实验结果的分析，简单易学，软件成熟度较高。另外，尚有 Matlab、R 语言等软件也常用于数据分析。分析结果模型一般拟合过程多以"多元线性回归-多元非线性回归-多元非线性删项-绘制效应面图"等程序进行。由于效应面为 3D 图，只能表达两个自变量，故每次须固定一个自变量为中值，代入模拟的数学模型，最终可确定最佳因素范围。

4. 中心组合设计应用实例

中心组合设计具有试验精度高，试验次数少，且能灵敏地考察各因素间的交互作用等优点，在药学领域具有广泛的应用。

（1）中心组合设计在药物提取中的应用 采用星点设计-效应面优化法进行半枝莲总生物碱提取工艺的优化，在单因素实验的基础上，选取对总生物碱提取量有显著影响的 3 个因素，即提取时间（X_1）、乙醇浓度（X_2）和固液比（X_3），利用星点设计的原理，分别确定各因素 5 个水平，实验设计见表 8-22。

表 8-22 星点设计优化半枝莲总生物碱提取工艺的因子与水平表

因子	水平				
	−1.682	−1	0	+1	+1.682
X_1 提取时间（min）	60	78	105	132	150
X_2 乙醇浓度（%）	20	30	45	60	70
X_3 固液比（倍）	20	26	35	44	50

以半枝莲总生物碱提取量（Y）为响应值，参照表 8-17 进行试验安排，利用 SAS 软件分析效应面的回归参数，以方程的 $P<0.05$ 作为显著标准，对实验结果进行多元线性回归方程拟合，得到半枝莲总生物碱提取量与提取时间（X_1）、乙醇浓度（X_2）、固液比（X_3）的二次回归拟合模型，方程相关系数 $R^2=0.9975$，实验模型 $P<0.0001$，表明回归方程模型拟合度良好。方差分析结果表明，方程失拟检验 P 值为 0.0681，$P>0.05$，说明回归方程失拟检验结果不显著，表明模型拟合良好，能较好地反映出总生物碱提取量与乙醇浓度、提取时间和固液比之间的关系。进一步对二次回归模型进行效应面分析及优化，分别读取各因素的最佳参数范围，确定最优的提取工艺条件：温度 85℃，40.06 倍量 55.20% 乙醇回流提取 2 次，每次 113.29 分钟。验证实验表明，星点设计-效应面法所得半枝莲总生物碱提取工艺稳定可行。

（2）中心组合设计在处方筛选中的应用 利用中心组合设计方法优化莲心总碱固体分散体渗透泵控释片处方，以莲心碱在 2 小时、6 小时、12 小时的累积释放度（Y_2、Y_6、Y_{12}）为评价指标，采用 3 因素 5 水平星点设计，考察促渗剂 NaCl 的用量（X_1）、致孔剂 PEG-400 的用量（X_2）、包衣增重（X_3）对药物累积释放度的影响，实验设计见表 8-23。

表 8-23 星点设计优化莲心总碱固体分散体渗透泵控释片处方的因子与水平表

因子	水平				
	−1.682	−1	0	+1	+1.682
X_1 NaCl 用量（mg/片）	100	120.27	150	179.73	200
X_2 PEG-400 用量（%）	60	72.16	90	107.84	120
X_3 包衣增重（%）	2	2.81	4	5.19	6

分别以莲心碱在各时间点的累积释放度（Y_2、Y_6、Y_{12}）为响应值，参照表 8-17 进行试验安排，利用 Design-Expert 软件对所得结果进行回归方程拟合，结果表明，二项式方程拟合效果最佳，分别得到不同效应值的拟合方程，方差分析结果表明模型拟合良好。进一步对二次回归模型进行效应面优化和预测，确定最优控释片处方：NaCl 用量为 166.0mg，PEG400 用量为 80.5%，包衣增重为 3.5%。验证实验表明，实验预测模型方程可较好地预测各因素和评价指标间的关系，所得渗透泵片处方稳定可行。

（3）中心组合设计在制剂成型中的应用 利用星点设计-效应面优化法对托吡酯缓释微丸处方进行优化，以微丸在1小时、4小时、8小时的释放度（Y_1、Y_4、Y_8）为评价指标，采用2因素5水平星点设计考察包衣增重（X_1）和致孔剂比例（X_2）对微丸处方的影响，实验设计见表8-24。

表8-24　星点设计优化托吡酯缓释微丸处方的因子与水平表

因子	水平				
	-1.414	-1	0	+1	+1.414
X_1 包衣增重（%）	3	3.88	6	8.12	9
X_2 致孔剂 PVP 比例（%）	24	24.88	27	29.12	30

分别以托吡酯在1小时、4小时、8小时的累积释放度（Y_1、Y_4、Y_8）为响应值，根据 STAT 软件设置进行试验安排，同时利用该软件对结果进行回归方程拟合，方程相关系数 R^2 均在0.97以上，且 $P<0.05$，方差分析结果表明该模型拟合良好。进一步对二次回归模型进行效应面优化和预测，确定最优处方组成：包衣增重5.67%～6.28%，致孔剂比例26.82%～27.42%。验证实验表明，星点设计-效应面优化法可用于托吡酯微丸缓释包衣处方的优化，所建模型具有较好的预测能力和实用性。

（4）中心组合设计在纯化工艺方面的应用 通过星点设计-效应面优化法对四物汤的醇沉纯化工艺进行研究，以浸膏得率及梓醇、芍药苷和阿魏酸含量的综合评分 OD 值为评价指标，采用3因素5水平星点设计考察清膏浓度（X_1）、含醇量（X_2）和静置时间（X_3）对醇沉工艺的影响，实验设计见表8-25。

表8-25　星点设计优化四物汤醇沉工艺的因子与水平表

因子	水平				
	-1.682	-1	0	+1	+1.682
X_1 清膏浓度	0.50	1.02	1.75	2.47	3.00
X_2 含醇量（%）	40	46	55	64	70
X_3 静置时间（h）	8.0	11.4	16.0	20.6	24.0

以综合评分 OD 值为响应值，参照表8-17进行试验安排，利用 Matlab 软件对所得结果进行回归方程拟合，进一步以此方程作为分析和预测的模型，确定最优醇沉工艺：提取液浓缩至相对密度1.68，调节含醇量至58%，静置19.2小时。验证实验表明，基于中心组合设计方法所得四物汤醇沉工艺参数准确可靠。

（5）中心组合设计在干燥工艺中的应用 李金枝等采用星点设计-效应面优化法对共处理辅料甘露醇-HPMC 的喷雾干燥工艺参数进行了优化，以粉末得率、含水量、可压性和流动性为评价指标，采用3因素5水平星点设计考察进风温度（X_1）、进液速度（X_2）和雾化压力（X_3）对喷干工艺的影响，实验设计见表8-26。

表8-26　星点设计优化法共处理辅料甘露醇-HPMC 的喷雾干燥工艺因子与水平表

因子	水平				
	-1.682	-1	0	+1	+1.682
X_1 进风温度（℃）	150	158	170	182	190
X_2 进液速度（mL/min）	18	26	38	50	58
X_3 雾化压力（MPa）	0.16	0.2	0.26	0.32	0.36

　　以喷雾干燥粉末得率、含水量、可压性和流动性为响应值，参照表8-17进行试验安排，利用 Design-Expert8.0.5 软件对所得结果进行回归方程拟合，方差分析表明二次项方程拟合模型成立，进一步以此方程作为分析和预测的模型，确定最优喷干工艺条件：进风温度169℃，进液速度 18mL/min，雾化压力 0.31MPa。验证实验表明，基于中心组合设计方法所得共处理辅料甘露醇-HPMC 的喷雾干燥工艺参数准确可靠。

思考题

举例说明各种试验设计法的适用情况。

扫一扫，查阅本章数字资源，含PPT、音视频、图片等

制剂成型技术主要包括液体制剂与固体制剂常用的成型技术。液体制剂成型常用的技术主要有溶解、乳化、混悬等；固体制剂成型的技术主要包括制粒、制丸、压片、包衣等。另外，固体分散、微囊化、分子包合、纳米化等技术在制剂成型过程中应用的越来越广泛。

第一节　液体制剂成型技术

液体制剂成型的主要过程包括溶解、乳化和混悬等药物分散技术，药物的溶解能力、乳化性能以及混悬状态不仅影响制剂的稳定性，同时也影响药物的吸收和生物利用度。

一、增溶技术

1. 影响药物溶解的主要因素

药物的溶解性能主要取决于药物本身的物理化学性质（分子结构、极性、粒径、晶型等）以及分散体系的性质（分散介质的极性、pH、附加剂等），同时还受温度等溶解条件影响。

2. 增加药物溶解度的方法

增加药物溶解度的方法有加入增溶剂、助溶剂、潜溶剂，制成盐类，减小粒径，升高温度或改变药物的分子结构等。

二、乳化技术

乳化技术系指在乳化剂存在下，通过机械力将一种液体以微小液滴的形式分散到另一种液体中。乳剂的类型有 W/O 型和 O/W 型等。乳化法制备乳剂时，乳化剂在其中起着非常重要的作用。

（一）乳剂形成的基本理论

1. 界面张力理论

所有液体都有一种形成特定形状，使其界面能达到最小的趋势。界面自由能及表面积与界面张力成正比。两种不相混溶的液体之间界面张力越大，界面自由能就越高；乳化时，分散相液滴越小，形成的新界面面积越大，界面能也越高，因此油水两相液体中小液滴有合并以降低界面能的趋势。要使乳滴保持表面积增大的分散状态和稳定性，必须降低界面张力。应用表面活性剂可显著降低界面张力，在简单的振摇或搅拌作用下，使分散相能够以细小的液滴分散在分散介质中，形成稳定的乳剂。对于表面活性剂亲和力与溶解度大的一相，降低界面张力更显著，即成为

乳剂的连续相或外相，形成 O/W 型或 W/O 型乳剂。

2. 定向排列理论

乳化剂（表面活性剂）由于其两亲性而吸附于乳滴界面，以单层分子在液滴两相界面环绕，并根据表面活性剂溶解特性，形成亲水基团朝向水相、疏水基团朝向油相的定向排列。

3. 界面膜理论

界面膜是指乳化剂吸附于乳滴的油、水界面形成的薄膜。界面膜不仅可降低两相间的界面张力，还可防止分散相的接触或融合。乳化剂在油、水界面排列越整齐或界面膜的塑性越强，柔性越大，乳剂就越稳定。乳化膜有单分子乳化膜、多分子乳化膜和固体微粒乳化膜三种类型。

（1）单分子乳化膜　即表面活性剂以单层分子定向排列于油、水界面形成的乳化膜。离子型表面活性剂形成的单分子乳化膜由于同性电荷排斥作用，使乳剂稳定，有的以基团大头朝外，小头朝里的形式排列成类似楔子的保护膜。非离子型表面活性剂形成的单分子乳化膜，从溶液中吸附离子而带电，使乳剂的稳定性提高。

（2）多分子乳化膜　即亲水性高分子化合物（如明胶、阿拉伯胶）以多分子形式无序地吸附于油、水界面形成的厚实的保护膜。此类乳剂因高分子化合物的亲水性，形成 O/W 型乳剂。高分子化合物在油滴周围形成一层衣膜，有效地阻碍油滴的合并，并增加连续相的黏度，有利于提高乳剂的稳定性。

（3）固体微粒乳化膜　即固体微粒（如硅藻土和二氧化硅）吸附于乳滴表面形成的乳化膜。固体微粒通过阻止乳滴合并而使乳剂更加稳定。根据固体微粒对水和油的亲和力不同，对两相表面张力的降低的程度不同，形成 O/W 型或 W/O 型的乳剂。

（二）乳化方法

1. 转相乳化法

转相乳化法是指向溶解或熔化有 O/W 型乳化剂的热油中，将同温的水相以细流状缓慢搅拌加入，随着水相体积的增加，连续相从油相转变为水相的乳化方法。当向乳化剂与油相混合物中加入少量水时，体系从乳化剂的增溶油溶液转变成乳化剂-油-水液晶（W/O），继续加水稀释，则形成由乳化剂及水组成连续相、油分散其中的凝胶状乳剂，进一步加水则最终得到 O/W 型乳剂。若油相的比例大于水相且选择 W/O 型乳化剂时，则形成 W/O 型乳剂。

转相乳化法制得乳剂的稳定性与液滴大小和表面活性剂的 HLB 值及用量有关。例如，在同等乳化剂用量下，仅用聚山梨酯-60（$HLB=14.9$）乳化液状石蜡，其液滴大小约为 $12\mu m$，而用聚山梨酯-60 和司盘-60 混合乳化剂，HLB 值调至 $11\sim12$ 区间，则可得到粒径几乎小于 $1\mu m$ 的亚微乳或纳米乳，稳定性也得到提高。

2. 相转变温度乳化法

相转变温度乳化法系指聚氧乙烯非离子表面活性剂的 HLB 值因在温度的影响下发生改变，导致乳剂转相的乳化方法。当温度升高至某一值时，聚氧乙烯链与水分子之间的氢键被破坏，溶解度下降，原有的乳化性质发生变化，使 O/W 型转变成 W/O 型或反之，利用相转变温度（phase inversion temperature，PIT）可得到比较理想的乳剂，可制备纳米乳。PIT 高形成的乳剂稳定性也较高。

乳剂的 PIT 值受油水两相比例及表面活性剂与油相比例的影响，同时也与表面活性剂的种类有关。混合表面活性剂的 PIT 值等于各自 PIT 值与其质量分数的乘积之和。为防止乳剂在放置期间发生转相，O/W 型乳剂的乳化剂最适宜 PIT 值应高于乳剂贮存温度 $20\sim60℃$；与之类似，对于 W/O 型乳剂，*PIT* 值应低于贮存温度 10～40℃。

3. 交替加液乳化法

交替加液乳化法是指向溶解或熔化的乳化剂中，搅拌下交替加入少量同温油相和水相至全部加完的乳化方法。这种方法尤其适合于油相比例较高的 *O/W* 型乳剂制备。天然胶类、固体微粒乳化剂等可用本法制备乳剂。

4. 连续式乳化法

连续式乳化法是指直接将预热好的油相、水相、乳化剂及处方成分，按配比加入高压均质机等乳化设备中乳化的方法。

5. 低能乳化法

低能乳化法是指将相体积较小的分散相，先与其体积相近似的连续相加热乳化，再以未加热的连续相稀释的乳化方法。未加热连续相的多少可能对液滴大小产生影响。当过量时，可能由于初乳液黏稠度过大，稀释时不均匀造成粒径增加；也可能因大量乳化剂的增溶作用而使粒径减小。

三、混悬技术

混悬是指将难溶性药物粒子以微粒状态分散于液体分散介质中的过程。根据 Stoke's 定律，混悬粒子的沉降速率与粒径平方、粒子密度和介质密度差成正比，与分散介质的黏度成反比。

影响混悬液稳定性的主要因素有：①药物粒子粒径、形状与荷电性：混悬剂中药物粒子的粒径大小一般在 1～50μm 之间。粒径过小、电荷斥力偏大、长时间放置易形成不易分散的饼状沉淀。为了避免粒子结饼，常添加适量絮凝剂降低 ζ 电位，使粒子间形成松散的絮状物。②分散介质的黏度：分散介质过稠则药物分散不易均匀，且制剂不易倒出；过稀则粒子沉降速率加快，故黏度应适宜。同时需根据粒子的表面特征选择适宜的润湿剂。混悬剂可以采用机械分散法和凝聚法进行制备。

第二节 固体制剂成型技术

颗粒剂、胶囊剂、片剂等固体制剂成型过程常常涉及制粒、压片等技术。

一、制粒技术

（一）颗粒形成原理

制粒系指将药物粉末与适宜的辅料混合，采用适宜的方法聚集成颗粒的过程。粉末之间的结合作用力分为黏附（adhesion）和内聚（cohesion），前者是指异种物料粉末的结合，后者指的是同种物料粉末的结合。

1. 湿法制粒原理

湿法制粒时，粉粒间水分存在的状态有：①悬垂态（pendular state）：是指粉粒间的空隙部分被液体充满，由于表面张力和毛细管的负压作用使润湿药粉的液体形成液桥的状态；②毛细管态（capillary state）：是指粉粒间空隙完全被液体充满，液体扩展到孔隙的边沿，其作用力为粉粒的接口力和液体的毛细管负压的状态；③缆索态（funicular state）：是指处于①和②二态之间的中间态；④液滴态（droplet state）：是指粉粒表面完全被液体包围，其结合力完全成为液体的表面张力时的状态。当湿粒干燥后，由于粉粒之间接触点在干燥时受热而熔融，或黏合剂的固化，或由于被溶物料的重结晶等作用，粉粒间形成固体桥，使物料呈颗粒状。

2. 干法制粒原理

干法制粒时，粉末粒子间的作用力主要是分子间力和静电力。当粒子表面处于自由状态时，表面能最大。如果粒子表面包裹着易变形的物料，则粒子因分子间力而紧密接触，但结合力较弱；如果包裹材料为不易变形的物料，则在破坏包裹层时产生黏结。当颗粒中粉末之间静电力较弱时，对颗粒形成的影响不大，当颗粒中粉末分子间力很强时，则可使颗粒保持足够的强度。

3. 小丸成型原理

小丸（pellets）是一种直径在 0.5～2.5mm 范围内的球形或类球形固体物质，属于颗粒范围，是制备颗粒剂、胶囊剂、片剂等固体剂型的中间体。小丸具有较高的机械强度，其强度大小与微丸化过程中结合力（bonding forces）的作用密切相关。结合力是使粉末结合成小丸的力，这种结合力既包括成丸过程，如滚动、揉捏、旋转、挤压等机械作用力，也包括成丸过程中黏合剂或润湿剂等产生的液体界面力、毛细管力，以及粒子与粒子之间的黏附力及内聚力等。小丸形成的基本过程包括成核（nucleation）、聚结（coalescence）、层积（layering）和磨蚀转移（abrasion trasion transfer）。

（1）成核过程　成核过程是小丸形成的最初阶段，即将润湿剂或黏合剂液体小心加入到粉料中，通过液桥聚集形成空气-水-固体三相核，如图 9-1(a) 所示。该过程一个重要的特征是体系中的物质总量和成核数量是时间的函数，即体系中丸核数量随着固体粉末和黏合剂的不断加入而增加，其成核过程主要依赖液桥作用完成。

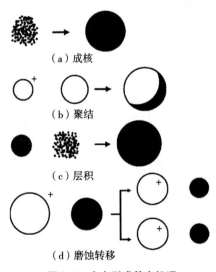

图 9-1　小丸形成基本机理

（2）聚结过程　聚结过程是指已成形的丸核经随机碰撞形成较大粒子的过程。仅仅依靠液桥的黏合力不足以抵抗滚动等产生的破碎力，只有当丸核表面稍带过量水分或被施加足够的机械压力时才能发生有效碰撞聚结。聚结过程主要是通过液滴状态丸核的结合作用完成的，见图 9-1(b)。在这一过程中虽然丸核数量进行性下降，但体系总量不变。

（3）层积过程　层积过程是指在丸核表面交替添加适量的原粉与润湿剂或黏合剂，使丸核成长的过程。该过程中丸核总数量不变，其大小和物质总量则随层积而加大，如图 9-1（c）所示。

（4）磨蚀转移过程　磨蚀转移过程是丸芯在相互撞击过程中，物料从一个丸芯上剥落而黏附到另一个丸芯表面的过程。在这一过程中，丸芯总量不变，仅仅是丸芯大小发生变化，而且随着时间延长，这种磨蚀转移变化会逐渐变小，如图9-1（d）所示。

在丸芯最初形成过程中，特别在聚结和层积过程中，有三种使丸芯变小的作用，即磨损、破碎和粉碎，如图9-2所示。脱落的细粉和破碎的碎片通过层积过程重新黏合到没有破碎的丸核上，完成丸核的成长过程。磨损、破碎和粉碎形成的细粉的碎片若不具有足够的表面黏性，则可能通过碰撞聚结成较大的粒子，形成新的丸核，而导致微丸粒径差异较大。

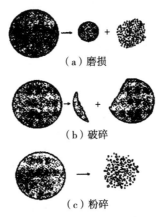

（a）磨损

（b）破碎

（c）粉碎

图9-2　丸芯形成过程示意图

（二）制粒方法

1. 挤出制粒

挤出制粒法是指将药物粉末与适宜赋形剂混匀，选择适宜的润湿剂或黏合剂制软材，通过摇摆式或旋转式颗粒机制粒、干燥、整粒的方法。

2. 滚转制粒

滚转制粒法是指将药物粉末与适宜的辅料混匀，置包衣锅或适宜的容器中转动，在滚转过程中将润湿剂、黏合剂、药液等呈雾状喷入，使粉末润湿黏合成颗粒，继续滚转至颗粒干燥的方法。

3. 流化床制粒

流化床制粒法又称为流化床一步制粒，是指利用气流将药物粉末悬浮呈流化状态，再喷入黏合剂，使粉末凝结成粒，经干燥制成颗粒的方法。

4. 喷雾干燥制粒

喷雾干燥制粒法是指将药物浓缩液或黏合剂送至喷嘴后与压缩空气混合呈雾滴喷入干燥室中，使雾滴很快被干燥制成细小颗粒的方法。

5. 喷雾冻凝制粒

喷雾冷凝法是指将药物分散于已液化的辅料中，利用喷雾法进行造粒，并借助外界条件使颗粒固化的方法。

6. 快速搅拌制粒

快速搅拌制粒法是指将固体物料（药物及/或辅料）置于密闭盛器中，以一定的转速转动搅拌桨，使物料从盛器的底部沿壁抛起呈旋转的波浪，处于波峰的物料被高速旋转的制粒刀切割成带有一定棱角的小块，小块间相互摩擦，最后形成近球状颗粒的方法。

7. 干法制粒

干法制粒法是指将药物粉末直接压缩成较大片剂或片状物后，再经粉碎制成颗粒的方法。分为压片法和滚压法。压片法是将固体粉末压制成直径为 20~25mm 的胚片，再破碎成所需大小颗粒的方法；滚压法则利用转速相同的两个滚动圆筒之间的缝隙，将药物粉末滚压成片状物，然后通过颗粒机破碎成一定大小颗粒的方法。

8. 液相中晶析制粒

液相中晶析制粒法是指药物在液相中析出结晶时，借液体架桥剂和搅拌作用聚结成球形颗粒的方法，也称为球形晶析制粒法，简称球晶制粒法。球晶制粒的产物是药物结晶聚结在一起形成的球形颗粒，其流动性、充填性、压缩成形性好，少用或不用辅料即可直接压片。

9. 挤出滚圆法

挤出滚圆法是指将药物软材利用挤出和滚圆两个装置制造成球形颗粒的方法，其原理参照挤压式制丸法。

用挤出滚圆法制造球形颗粒的设备包括挤出装置和滚圆装置两大部分。①挤出装置：是使捏合后的湿粉团物料成型为长圆柱形的装置。目前有四种形式：螺杆式、篮筐筛网式、滚子式和柱塞式。常用的螺杆式挤出机系由一根或两根（双螺杆）阿基米德螺杆使物料沿轴向孔板或径向筛网挤出的装置。其中，轴向型螺杆式挤出机的孔板置于螺杆的末端，垂直于螺杆轴。径向型螺杆式挤出机的筛网式孔板围绕着螺杆，挤出物垂直于螺杆轴排出。②滚圆装置：是将挤出机挤出的圆柱形物料滚制成圆球的装置。挤出的颗粒在高速旋转的转盘上均匀、随机的滚动，迅速制成圆球。

10. 小丸成型方法

小丸的成型方法主要有旋转式制丸（agitation procedure）、层积式制丸（layering procedure）、压缩式制丸（compaction procedure）、球形化制丸（globulation procedure）及熔融法制丸等。

（1）旋转式制丸　旋转式制丸又称为离心式制丸，是指将粉料输送到旋转的转盘上，利用离心力与摩擦力形成粒子流，喷雾加入润湿剂、黏合剂，经成核、聚结、层积、滚制成圆整性较好的微丸。在成核过程中，原粉粒子在润湿剂或黏合剂的作用下，经随机碰撞形成较大粒子，进一步聚结成丸核，丸核的大小取决于原粉粒子的大小、水分含量、黏合剂溶液的黏度、滚动和干燥速度，以及其他影响丸核形成速度和程度的各种因素；在聚结过程中，随着大粒子被相互碰撞，一些粒子被撞碎并且聚结在另一些粒子表面；在层积过程中，剩余药物粉末或由于粒子磨损或碰撞产生细粉，借助润湿剂或黏合剂黏附至丸核表面，同时丸核以一定速度旋转、摩擦，丸核表面的棱角被消除，丸核逐渐长大，最终形成小丸，此时粒子中水分的量对细粉的黏附起决定性作用。

（2）层积式制丸　层积式制丸又称为丸模法。该法是以空白丸芯为载体，根据药物的溶解度、剂量和稳定性等，将药物以溶液、混悬液或粉末形式层积在空白丸芯表面而制成载药微丸的方法。常用方法有两种：一种是液相层积法，即药物从溶液、混悬液中连续层积在丸芯表面；另一种是粉末层积法，即药物的干燥粉末在黏合剂作用下层积在丸芯表面。

1）液相层积制丸法：液相层积制丸法是指将适量空白丸芯置于包衣锅中，将药物的溶液或混悬液以少量多次并逐渐增加的方式雾化喷加至空白丸芯表面，干燥除去溶剂使药物逐步层积于丸芯表面，经干燥制成微丸的过程。

2）粉末层积法：粉末层积法是指将黏合剂溶液喷到丸核（如空白丸芯）表面使丸核润湿并铺展适量黏合剂，随后加入药物或赋形剂粉末（预先微粉化，微粉粒径在 10μm 以下），使丸核在旋转容器中利用液体毛细管力黏附粉末粒子，干燥形成细粉层，如此交替进行，直至制得微丸的过程。

3）压缩式制丸：是指用机械力将药物及赋形剂混合均匀后压制成微丸的过程。压缩式制丸可分为加压式和挤压式两种方式：

①加压式制丸：主要步骤包括原粉的预处理与加压制丸。将可压性较好的粉末直接加入适宜的干燥黏合剂，以增加可压性；在一定压力下，粉末的弹性和塑性形成新的平衡，粉末被紧密地挤压在一起，粒子间小范围的作用力（如范德华力、静电力以及吸附双电层）产生作用，易碎的粒子可能被压碎并形成机械连锁，进一步增加压力，颗粒体积缩小到密度接近真密度。如果处方粒子中的成分能形成低共熔物，则更有利于微丸形成，在压缩接触点上产生的热能使低共熔物熔化，熔化物冷却后固化形成高强度的固体桥。物料中包裹的水分，通过毛细管力对粒子黏结亦产生一定作用。

②挤压式制丸：即挤出滚圆法制丸法。主要步骤包括黏合剂将干粉制成湿颗粒和挤出滚圆两个步骤。湿颗粒的黏合力来源于毛细管作用力、液桥作用等。粒子的硬度取决于黏合剂浓度。湿颗粒被挤压成高密度的条状物，其黏合力主要来源于毛细管力、失水后形成固体桥、机械连锁以及一定程度的分子间作用力；条状物在离心式球形化机械中打碎成颗粒并搓圆，制成微丸。在球形化过程期间，微丸内部的水分被挤压至外层而使微丸表面产生黏性，这种黏性粒子在球形化设备的旋转滚动作用下形成球形微丸。随着干燥的进行，水分中溶解物在微丸内部及表面析出结晶，形成固体桥，表面结晶而形成微丸外壳。微丸外壳的形成可减少水分的蒸发，保持微丸一定的含水量，可显著改善其硬度，否则，过度干燥易形成缺乏机械强度的多孔微丸。

4）球形化制丸：是指药物自溶液中结晶的同时发生聚结而制备颗粒或微丸的一种技术。可分为直接球形聚结法和结晶球形聚结法。直接球形聚结法是指将药物微粒直接混悬于液相中发生聚结的方法；结晶球形聚结法系指将药物先溶解，再结晶，在结晶的同时发生聚结的方法。

球形聚结（spherical agglomerates）的基本方法有两种，一种是准乳液-溶剂扩散法，另一种是溶剂变换法。

准乳液-溶剂扩散法：是将药物溶解在与水不相混溶的有机溶剂中，在一定的搅拌条件下滴加该溶液至含有适宜表面活性剂的水溶液中形成准乳滴。非水溶剂从准乳滴逐渐扩散进入水相，乳滴表面开始形成结晶。扩散结束后，药物结晶保持原乳滴的形状，最终得到球状的结晶集合体。结晶颗粒的大小与药物在有机溶剂中的浓度和搅拌速度有关。浓度越高，粒径越大；搅拌速度越快，粒子越小；同时，在水溶液中的表面活性剂也是影响是否能形成准乳滴和理想结晶形状的关键因素。

溶剂变换法：是将药物以适宜有机溶剂溶解并以一定速度滴入水中，边加边搅拌，药物以微晶形式析出，在该系统中加入适量与溶剂混溶但与水不相混溶的另一溶剂（凝聚溶剂或架桥溶剂），随着相分离过程的进行，凝聚溶剂在微晶之间形成液桥，并在重复架桥过程中聚结成微丸。其中，各溶剂的比例和互溶程度对于聚结过程有着重要影响，药物在凝聚溶剂中的溶解度应大大低于在主溶剂中的溶解度；微丸粒径的大小应与凝聚溶剂的用量和润湿能力成正比，才能使凝聚溶剂润湿析出片状结晶，产生一定的黏着力而达到架桥聚结的效果；此外，加入一定量的表面活性剂，也可降低架桥剂的界面张力及凝聚力，使粒径减小。

5）熔融法制丸：是指采用低熔点的辅料作黏合剂，与药物及其他辅料共同加热至熔融后，采取适宜的方法制备均匀微丸的方法。制备方法主要有以下三种：

高速搅拌法：采用低熔点的辅料，如各种蜡类、硬脂酸、十八醇、聚乙二醇等作黏合剂，与药物及其他辅料一同置于高速搅拌制粒机内加热，搅拌至熔融，利用熔融液体的高表面塑性及搅拌桨的剪切力，制得大小分布均匀、表面光滑的微丸。该方法适用于对水敏感而对热不敏感的药物。制备时应注意调节适宜的温度，使物料不黏壁并保持良好的运动状态，最终聚结成微丸。如果微丸外观圆整度不好，可进行二次滚圆，方法简便易行。

流化熔融法：将熔融的黏合剂与固体药物粉末进行搅拌、黏合而制成微丸。

熔融滴制法：将熔融的丸芯通过振动喷嘴滴入冷却液中制备微丸。微丸大小取决于喷嘴的口径、振动频率及振幅。丸芯物料应具备的条件有：室温为固态，加热为液态；不溶于冷却液，不扩散；密度大于冷却液。使用该法必须考虑丸芯物料的溶解度、密度和熔点。

二、压片技术

（一）片剂结合的机理

压片是指在一定压力下将颗粒状或粉末状物料压实成具有一定孔隙率片状物的过程。其中，压缩过程借助压力将颗粒或细粉间距离缩小至产生足够的内聚力而紧密结合，是片剂成型的主要过程，受药物晶型结构、粉末性质等因素的影响。

1. 药物晶型的结构

压片用物料一般为颗粒状，应有良好的流动性和可压性，并保持一定的机械性质。化学药物多数具有结晶形态，少数为无定形粉末。具有良好流动性的立方晶系药物可以直接压片，其他晶系的药物在压片之前则要预处理，或添加辅料以改善其流动性和可压性。药物和辅料晶体的硬度对片剂的成型影响很大。如果晶体表面硬度较小，压片时径向传递力较大，即径向力能够充分传递到冲模壁，制得片剂硬度较好。一般来说，结晶生成越快，其内缺陷越多，晶体的硬度越小。

2. 药物粉末的性质

（1）润湿性　药物粉末表面常含有羟基、羧基等亲水基团或作为结晶晶格结构单元的氧原子，使药物粉末表面的润湿性具有一定的特异性。被压实药物的润湿性可用润湿性系数来表示，通常润湿性系数为极性液体（水）的比润湿热与非极性液体（己烷）的比润湿热比值。大多数药物的润湿性系数大于1。药物的润湿性也可用液体对粉末接触角的大小来评定。接触角越小，粉末表面润湿性越好。片剂的崩解首先是片剂能被水润湿，水渗入片剂空隙，致使片剂崩解，溶出释放药物。否则，不易润湿的疏水性药物片剂，易出现片剂崩解、溶出不合格的问题。

药物粉末的引湿性影响片剂的成型及稳定性，甚至影响片剂的生物利用度。药物粉末的平衡水分往往影响粉末的流动性、可压性以及颗粒的硬度。适当的水分在压片时会产生一种黏聚力，能提高片剂的硬度，混合物粉体的黏聚力是范德华力、库仑力、固体桥联力、液体桥联力或其中几种力的合力，利于压片过程中的物料的塑性形变。如将粉末置于湿度较大的空气中时，易发生不同程度的吸湿现象，使粉末的流动性下降，出现固结、润湿、液化现象等，甚至促进化学反应而降低药物的稳定性。

（2）真密度　药物结晶粉末可能存在相当多的内部孔隙和大量的点阵空位。扣除晶格中分子或原子间体积所计算出的固体密度是药物的真密度。由于有孔固体具有内表面，常用氦置换法近似测得真密度。

（3）摩擦系数　在正常的压片压力范围内，各类被压物料的摩擦系数在 $0.1 \sim 0.4$ 范围内。如无机盐、粗晶形有机物、植物药材粉末的摩擦系数为 $0.1 \sim 0.4$；微晶有机物或无定形有机物摩擦系数为 $0.2 \sim 0.3$；低熔点物料、长链碳氢化合物、添加有黏合剂的颗粒摩擦系数小于 0.2。

（4）粒度与粒度分布　粒度可用比表面积（m^2/g）表示。一般药物粉末的比表面积在 $0.03 \sim 0.75 m^2/g$ 之间。在制粒过程中，可根据比表面积值来计算润湿剂或黏合剂的用量。药物颗粒的粒度分布，一般以药筛筛分各种粒径的颗粒，计算其重量百分率。

3. 片剂内颗粒结合的机理

片剂物料的结合往往依靠颗粒或粉末之间的黏结作用，在压实过程中，压缩物料粒子间产生熔化、聚结和黏合等作用，使松散的结构变为相对均匀的固体。当压片时上冲向下突然进入模孔，引起与模孔内物料的移动，这种移动被颗粒与模孔壁之间的摩擦效应，以及颗粒之间的摩擦效应所对抗，导致压力传送衰减。这种压缩作用使压缩物被挤压并与模孔壁密切接触，模孔壁受到最大径向力的作用，当上冲上升从模孔离去时，片剂内残余应力对模壁也产生一定的负荷，通过下冲作用于压缩物而克服了摩擦力和最初推片力的影响。

片剂物料借助于分子间力、静电力结合而产生形变，与压力作用下塑性形变、碎性断裂等形变行为均密切相关；片剂物料的结合与颗粒本身的接触表面积、相互交织作用、颗粒表面突起的啮合作用和颗粒的不均匀性等性质有关。例如，压片开始阶段，颗粒间接触面积急剧增加，在压力的继续作用下，颗粒黏结、比表面减小并产生了不可逆的塑性形变，最后形成具有一定硬度的片剂；晶型物料中药物晶体的对称性、位错和优先取向等与其形变和脆性断裂等，决定了被压晶体物料的可压性；非晶体物料的形变与物料受压时间，以及产生塑性形变的屈服值有关；光滑且粒径均一的颗粒，比粗糙或粒径分布范围广的颗粒更易滑动。

压片过程中，不同性质物料间结合的影响因素主要有以下几个方面：

（1）**水分的作用** 压片过程中，颗粒中的水分对片剂成型具有重要影响。完全干燥的颗粒弹性大、塑性小，难以压片，而适量水分的存在能够增加脆碎粒子的塑性变形，减少弹性。结晶水的存在也有类似的作用，含有结晶水的药物常能直接压片，失去结晶水后则难以直接压片，甚至在片剂的储存过程中因失去结晶水而产生片剂破裂。

（2）**静电力的作用** 压片过程中，由于颗粒的定位、表面摩擦和挤压等作用，产生了颗粒的极化和表面电荷，表面电荷吸引相反电荷而形成接触电位差，其大小取决于接触颗粒的表面导电性和电荷密度，称为静电力的作用。随着接触电位差的增加，黏结力也增加；亲水性物质因具有较大的表面导电性，黏结力也较大。

（3）**局部熔化的作用** 压片过程中，片剂物料因压缩产热而使颗粒间接触支撑点熔融，压力解除后熔融物料重新产生结晶而形成固体桥，将相邻的粒子紧密连接而成型，称为局部熔化作用。

片剂内颗粒或粉末状物料的结合与压片压力等外加因素密切相关，如模圈内填充药物的结晶之间就存在晶棱、晶面的互相接触，在压片初期，由这些面积有限的接触点、线、面支撑着，在这些点、线、面上存在着相当大的应力集中（concentration of stress）现象。在压力的继续作用下，晶体产生切变，新暴露的表面再黏结，晶体间承受压力的接触面积随之增加，施加的压力越大，则应力集中效应也越大。片剂的结合取决于其中颗粒相互接触的面积，即有效支撑面积，而后者与相对体积有直接的关系。Walker 推导出相对体积与压制压力之间关系如下：

$$V_r = C - K \lg P_a \qquad (9\text{-}1)$$

式中：V_r 为相对体积；C、K 为常数；P_a 为上冲压力。

（二）压片过程

药物颗粒或粉末被压制成片剂的过程通常包括三个阶段：①药物颗粒或粉末被填入冲模，在上冲压力作用下，颗粒产生相对位移，颗粒堆积越趋紧密，但颗粒在冲模内分布并不均匀，有些粒子发生了形变；②随着压片压力的增加，颗粒产生弹性形变，先由位于颗粒接触区或支撑点的颗粒发生形变，此时有些颗粒填充到更深的空隙；③随着压片压力的进一步增加，前一阶段形成的结构被破坏，在颗粒的接触点面上存在着最大的应力集中，颗粒发生脆性断裂或塑性形变，新产生的表面有利于颗粒的黏结，在压力的作用下，被压颗粒过渡到一个新的状态，即压块（compact）。

在压片过程中，颗粒经受着弹性形变和塑性形变，在药片内聚集了很大的应力，去除压力以后，这些应力可能发生轴向或径向膨胀，压片过程中发生了一系列复杂现象。

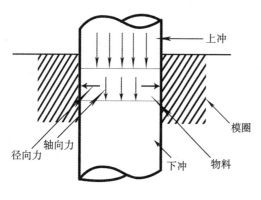

图 9-3 压力传递示意图

1. 压力传递

在压冲的压力作用下，填充于冲模内的颗粒力图向各个方向流动，压冲压力通过颗粒传递时可分解为两部分：一部分为轴向力，向压实方向传递；另一部分为径向力，横向传递到模圈壁，如图 9-3 所示。由于受到颗粒间的摩擦、契合等作用的影响，径向力比轴向力要小得多。在压冲压力作用下，压实体内相应地存在正应力和切应力，前者影响颗粒的堆积体积，后者使颗粒产生变形。

就单冲压片而言，由上冲传递到下冲的力总是小于施加的力，如果保持药物颗粒恒量，压制时上冲施加的力（F_a）与传递到下冲的力（F_b）之间呈线性关系，但在压片过程中，模圈中颗粒的高度不断变化，应按公式（9-2）计算：

$$P_a = P_b e^{\frac{4LK}{D}} \tag{9-2}$$

式中：P_a 为上冲施加的压力（F_a）；P_b 传递到下冲的力（F_b）；L 为被压实物料的厚度；D 为压实体的直径；K 为物料常数，可用外摩擦系数 μ 与应力比 η（η 即剪应力与正应力之比）的乘积表示，如公式（9-3），积分后见公式（9-4）。

$$P_a = P_b e^{\frac{4L\mu\eta}{D}} \tag{9-3}$$

$$\ln\frac{P_a}{P_b} = 4\eta\mu\frac{L}{D} \tag{9-4}$$

由式（9-4）可见，保持较小的 L/D 比值很重要。压片时，一般上冲压力较高，对模圈壁会产生强烈的摩擦，如果 L/D 值很大，会使上冲压力有相当大的衰减，因而在固定冲邻近区压得不够紧密。

公式（9-4）中的应力比 η（或侧压系数）与颗粒内摩擦有关，它随着颗粒接触特性和压片速度的变化而变化。由压片冲模的形变和应力分析可求出应力比，或经实验测定更为可靠。测定应力比的方法是将应变片紧密黏贴在模圈外周，模圈周边形变的电讯号经放大记录，并可用下式计算：

$$应变力 = \frac{周边形变压力}{压冲施加压力}$$

颗粒被压实过程中，颗粒对模圈壁的总摩擦力，可以从消耗在颗粒与模圈壁摩擦上的轴向压力来计算，即总摩擦力 T 可看作压冲压力 P_a 与固定冲压力 P_b 之差值与模圈横切面积的乘积。

2. 压实速度与压实压力的关系

压实速度是指压冲垂直位移的速度。例如，旋转式压片机压实速度很快，可能导致物料某些物理性质（如颗粒的内摩擦系数和外摩擦系数等）都发生变化，同时，包裹在颗粒间的空气也显著地影响成品的质量。形变物料的抵抗性因压实速度提高而不断增加，其中弹性形变不断增加，塑性形变变化减少。因此，为了压制相同强度和密度的片剂，快速压片所需的压片压力大于慢速压片的压力。但是压实速度增加可使物料外摩擦系数变小，有利于压片压力均匀分布，使得片剂各部分的密度更为均匀。

3. 药片内部压力和密度的分布

压片时，颗粒与模圈壁的摩擦称为外摩擦，它使轴向压力沿被压颗粒高度方向按指数规律降低；在压冲与颗粒的接触表面上所发生的摩擦力也会引起压力的分布不均匀。所有这些情况都能导致片剂密度分布不均匀。颗粒间的摩擦（内摩擦），对片剂密度分布的影响不大。

4. 压力与体积的关系

粉体压缩时压力与体积的关系，可以用 Kawakita 方程表示：

$$C = \frac{V_0 - V}{V_0} = \frac{abP}{1 + bP} \tag{9-5}$$

$$即 \frac{P}{C} = \frac{1}{ab} + \frac{P}{a} \tag{9-6}$$

式中：C 为体积减小的程度；V_0 为粉体的最初表观体积；V 为粉体在一定压力（P）下的体积；a、b 为常数，用来描述粉体的压缩特性。

如果压片力无限大，则公式（9-5）中的分母项则可以简化为 bP，a 可用公式（9-7）表示：

$$a = C_\infty = \frac{V_0 - V_\infty}{V_0} \tag{9-7}$$

式中：V_∞ 为压片力无限大时的体积；常数 a 的物理意义可以解释为一定压力下，粒子最终被压缩的程度。根据公式（9-5）、公式（9-6），$1/b$ 可用公式（9-8）表示：

$$\frac{1}{b} = \frac{P(V - V_\infty)}{V_0 - V} \tag{9-8}$$

根据方程（9-8）可知，$1/b$ 是一种力的反映，是将粉体压缩到所能压缩的最大体积一半时所需的压力。$1/b$ 越大，即压缩到最大体积一半时需要的压力越大，说明粉体的塑性变形性越不好。因此，常数 a 和 b 都有一定的物理意义，可用来定性描述压缩粒子的特性。通过绘制 $P/C\text{-}P$ 曲线，可直接求出 a 与 b。

（三）影响片剂强度的因素

1. 原辅料的性质

（1）原辅料的塑性形变和弹性形变　塑性较强的物料受压易产生塑性形变，并可产生较强的结合力；而弹性较强的物料受压时产生较多的弹性形变。片剂中有较多的弹性内应力储存时，当压片压力解除后，由于弹性回复（elastic recovery）而使结合力部分减弱，导致片剂的强度降低甚至裂片。裂片主要是由于压力分布不均匀和弹性内应力引起的弹性回复所致，常采用弹性回复率来定量衡量片剂的体积膨胀程度，并据此优选片剂配方及工艺。

$$弹性回复率 = \frac{片剂推出模孔后的高度 - 片剂加压时的高度}{片剂加压时的高度}$$

原辅料的可压性是指在温度较低并无熔融现象时，将物料压成一定强度的片剂所需要的压力。原辅料的可压性是其弹性形变及塑性形变等多种性质的综合效应。弹性回复率大的原辅料，可压性一般不好，常经优选适宜的辅料配比来降低药物的弹性回复率。例如，加入塑性形变较强的辅料，以降低加压过程中片剂内部储存的弹性内应力，增大物料之间的接触面积，提高片剂的强度；脆性原料制成的片剂强度小，可添加适量塑性形变的辅料以增大片剂的强度。常用的辅料有乳糖、共聚维酮和微晶纤维素等。

（2）原辅料的结晶形态　立方晶系的结晶物料一般可直接压成满意的片剂；针状或鳞片状结晶物料因易呈层状排列而使压成的片剂易于分层；树枝状结晶物料在压片时产生形变而相互嵌接，易于压成强度较大的片剂，但其流动性差，片重差异较大。结晶形态不宜直接压片的物料，可经粉碎后制粒、压片。

（3）原料的熔点　颗粒受压时，可导致颗粒的接触面滑动摩擦而产生热量，原料受压而产生弹性形变或/和塑性形变消耗能量，表面积发生变化消耗能量，上冲由模孔中移出而产生热能以及将药片由模孔中推出产生热能等，最终导致物料接触点部位熔融、结晶而形成固体桥，增加片剂的硬度。压片时颗粒间的接触面积很小，且颗粒形状不规则，其实际接触面积远远小于表观接触面积，所以压片时接触点上的压力很高。颗粒接触点上受压时局部产热，热量不易传导而致温度升高、熔融，形成固体桥。多数物料的熔点随着压力增加而升高，但结晶接触点在高压力下的温度高于熔点而熔融，压力解除后因温度降低再结晶形成固体桥而增加片剂的硬度。在一定的压力下，低熔点的物料受压时物料之间接触点易发生熔融，解除压力后经再结晶而在粒子接合处形成固体桥，使片剂的硬度增加。

（4）原料的其他性质　某些含有结晶水的药物可能因结晶结构变化而失去结晶水，导致其可压性发生变化。

2. 压片条件

（1）压片压力大小　压片压力越大，粒子间距离越近，产生的塑性形变越多，粒子间接触面积增大，使压成的片剂强度越大。但压力对片剂强度的影响程度与受压物料的性质相关。例如，压制磺胺噻唑片时，在一定压力范围内，片剂的强度与压力的对数呈线性关系，当压力超过此范围时，直线的斜率变小。又如，压制氯化钠片时，在一定压力范围内，刚从模孔推出后的片剂强度与压力的对数呈线性关系，但是从膜孔推出后的片剂有一定程度的弹性复原，其强度可能发生变化。又如，四种不同粒度的乳糖压片，结晶法制成的乳糖与喷雾干燥法制得的乳糖压片，其片剂强度与压力对数的线性关系斜率不同。

（2）物料受压时间　压片过程由加压、压力滞留、压力解除及推出药片等步骤组成。在片剂被推出后，由于物料的弹性回复而使片剂的硬度降低。因此，延长压缩时间或增加压片时最高压力的持续时间，可增大某些片剂的强度。加压时间对片剂强度的影响程度也因物料性质的不同而不同，如用微晶纤维素或可压性淀粉为片剂稀释剂压片时，增加压片时最大压力的持续时间，可使片剂的强度显著增大，但当用蔗糖或乳糖为稀释剂压片时，却对片剂强度的影响不大。

3. 粒度大小

（1）原料粒度　通常药物粒径越小，压成片剂的强度越大。如乳糖粉末直接压片时，当压力为294MPa时，粒径为32μm以下的原料压成片剂的硬度较粒度为150～200μm者大。氯化钠结晶直接压片时，当压力较高时，粒径较小者压出的片剂强度大；压力较小时，结晶较粗者压出的片剂强度大。

（2）粒子聚集体　细的结晶状原料在储存后常发生细小粒子的聚结，已聚结的粒子不易分开，但在加压时，此聚集体易重新分开并产生新的表面，新表面的结合力较旧的表面强，所以压制成片剂的强度较大。

4. 润滑剂的结合力及混合条件

（1）润滑剂的结合力　加入适宜润滑剂可降低物料与模圈壁间的摩擦力而利于压片，但是润滑剂同样可以削弱粒子间结合力而降低片剂的硬度。如以硬脂酸镁等为润滑剂的片剂，其压片片剂的强度随着硬脂酸镁用量的增加而下降，当硬脂酸镁用量达到一定比例后，再继续增大用量，其片剂强度不再进一步降低或降低幅度变小，这一临界用量与原料及硬脂酸镁的粒度有关。

（2）颗粒与润滑剂的混合条件　颗粒与润滑剂的混合方式与时间影响片剂的硬度，通常润滑剂的润滑效率随着混合强度和时间增加而增高。

（3）助流剂和润滑剂的相互作用　润滑剂可能影响片剂的硬度，助流剂可能干扰润滑剂的润滑作用，同时也减轻其对片剂硬度的影响。如微粉硅胶（aerosil 200）助流剂可在保持硬脂酸镁良好润滑效果的同时，削弱硬脂酸镁对片剂强度的不利影响。

5. 黏合剂的品种、浓度及用量

（1）黏合剂的品种　不同品种黏合剂的黏度差异较大，黏合剂溶液的制备方法也可能影响其黏度。例如，淀粉糊的黏度可因制法不同而不同，所制得的颗粒及片剂的强度也不同。淀粉加适量水加热到80℃制成糊后，如再加入适量α-淀粉酶保温使其糊精化后，所得淀粉糊的黏度随保温时间延长而下降，制成的颗粒与片剂强度较小。又如，为防止阿司匹林水解而用甲基纤维素的乙醇溶液制粒，可减少阿司匹林的水解，但溶剂不同，制成片剂的强度也不同。

（2）黏合剂浓度及用量　片剂的硬度一般随着黏合剂浓度和用量的增大而增大，但是片剂的崩解速度及药物的溶出速率也随之减小。

6. 压片物料的含水量

片剂的强度与压片物料中的含水量有关。适量的水分在压片过程中可能产生以下作用：①适量的水分可使压片物料的弹性减小，塑性增大。②适量的水分存在于物料孔隙形成的毛细管中，当物料受压时，毛细管中水分被压挤出来并在物料表面形成薄膜状，减少颗粒之间以及颗粒与模圈壁之间的摩擦力，使颗粒排列得更加紧密，结合力大。同时，水分有利于压力传递而使压力分布均匀，使片剂的硬度增加。③适量的水分有利于含水溶性成分的颗粒形成固体桥而增大片剂的硬度。但是物料的含水量过多，会造成黏冲现象。

（四）缓控释片剂的制备

采取不同的制备方法以满足片剂不同释药目的的需要。常见的缓控释片剂制备方法如下：

1. 多层缓释片

多层缓释片系指利用多层压片机将两层或三层释药速率各不相同的颗粒压制而成的多层片剂。其结构可以是上下层相叠的双层缓释片，亦可以是外层包没整个内层的内外层结构的缓释片。

2. 骨架型缓释片

骨架型缓释片系指应用高分子材料为骨架制备而成的缓释片剂。按骨架材料不同可分为不溶性骨架片、生物溶蚀性骨架片、亲水性凝胶骨架片、混合材料骨架片及生物降解骨架片、微囊骨架片等。

（1）不溶性骨架片　不溶性骨架片指以水不溶或难溶性的高分子聚合物为骨架材料制成的片剂。在药物的整个释放过程中，骨架最终没有改变并随人体排泄物排出体外。由于难溶性药物自骨架内释放速度很慢，所以只有水溶性的药物可以考虑制成不溶性的骨架缓释片。不溶性骨架片的药物释放形式是液体穿透骨架，将药物溶解然后从骨架的沟槽中扩散出来，故孔道扩散为限速步骤，释放符合 Higuchi 方程。

$$Q = \left[DS\left(\frac{P}{\lambda}\right)(2A - SD)\, t \right]^{1/2} \tag{9-9}$$

式中：Q 为单位面积在 t 时间的释放量；D 为扩散系数；P 为骨架中的孔隙率；S 为药物在释放介质中的溶解度；λ 为骨架中的弯曲因素；A 为单位体积骨架中的药物含量。

以上公式基于以下假设：①药物释放时保持伪稳态（pseudo steady state）；②$A \gg S$，即存在过量的溶质；③理想的漏槽状态（sink condition）；④药物颗粒比骨架小得多；⑤D 保持恒定，药物与骨架材料没有相互作用。

假设方程右边除 t 外都保持恒定，则上式可简化为：

$$Q = k_H t^{1/2} \tag{9-10}$$

式中：k_H 为常数，即药物的释放量与 $t^{1/2}$ 成正比。

常用的不溶性骨架材料有乙基纤维素、聚乙烯、聚丙烯、聚硅氧烷和聚氯乙烯等。

（2）生物溶蚀性骨架片　生物溶蚀性骨架片是指将药物以惰性蜡质、脂肪酸及其酯类等为骨架材料制成的片剂。药物随着骨架材料的逐渐溶蚀而不断释放，必要时可加一些致孔剂来调节释药速率。药物不仅可从骨架中扩散出来，而且骨架本身也处于溶蚀过程。此类系统的优点在于材料的生物溶蚀性能不会最后形成空架，缺点是由于影响因素较多，其释药动力学较难控制。常用的生物溶蚀性骨架材料有蜂蜡、硬脂酸、巴西棕榈蜡、氢化植物油、单硬脂酸甘油酯和十八烷醇等。常用的骨架致孔剂有聚乙烯吡咯烷酮、微晶纤维素、聚乙二醇 1500、聚乙二醇 4000、聚乙二醇 6000 和水溶性表面活性剂等。

（3）亲水性凝胶骨架片　亲水凝胶骨架片是指以亲水性高分子物质为骨架材料，将药物与骨架材料混匀，必要时加入适量稀释剂，制粒、压制的片剂。亲水性凝胶骨架片中药物的释放与药物性质有关。亲水凝胶遇水后形成凝胶，水溶性药物的释放速度取决于药物通过凝胶层的扩散速度；而水中溶解度小的药物，释放速度由凝胶层的逐步溶蚀速度所决定。不管哪种释放机制，凝胶最后完全溶解，药物全部释放。

常用的亲水凝胶骨架材料有：①天然胶：果胶、海藻酸钠、海藻酸钾、琼脂和西黄蓍胶等；②纤维素衍生物：甲基纤维素、羟乙基纤维素、羟丙基纤维素、羟丙基甲基纤维素、羧甲基纤维素和羧甲基纤维素钠等；③非纤维素多糖：葡聚糖、壳聚糖和半乳糖甘露聚糖等；④乙烯基聚合物或丙烯酸树脂：聚乙烯醇和聚羧乙烯等。低分子量的甲基纤维素因其不能形成稳定的凝胶层而使药物释放加快。阴离子型的羧甲基纤维素能够与阳离子型药物相互作用而影响药物的释放。

（4）混合材料骨架片　混合材料骨架片是指将药物与两种以上的不溶性、生物溶蚀性和亲水凝胶骨架材料混合而压制成的片剂，必要时加入致孔剂或其他辅料可进一步调节释药速率。应根据所用材料的种类选择适宜的制备方法，如采用亲水性凝胶和生物溶蚀性骨架材料时，将药物与亲水性凝胶骨架材料混匀，再加水调成糊状，加其他辅料制粒干燥，再将颗粒放入生物溶蚀性骨架材料熔融的高熔点脂肪醇中处理，冷却后再制成缓释片。

3. 渗透泵控释片

渗透泵控释片是将药物制成片芯，用半渗透性包衣材料包衣后用激光在膜上打开一个释药小孔，借渗透压差控制药物释放的片剂。口服后，其衣膜在胃肠道中选择性地使水渗入片芯溶解药物成饱和溶液，由于膜内外的渗透压差，使药物由小孔持续泵出，泵出量与渗透进入片芯的水量相等。当片芯中药物未被完全溶解时，释药速率按恒速进行；当片芯中药物逐渐低于饱和浓度，释药速率也逐渐下降直至零。在设计和制备时，除应注意选择合适的片芯处方、包衣材料及厚度外，还应特别研究设计适宜的释药小孔孔径。

（1）**渗透泵控释片的辅料**　包括半透膜包衣材料、渗透压活性物质、推动剂和其他辅料。常用的半透膜包衣材料有醋酸纤维素、乙基纤维素、聚乙烯醇、聚氨基甲酸乙酯、聚碳酸酯、乙烯酯酸乙烯共聚物等，其中以醋酸纤维素最常用。常用的渗透压活性物质有乳糖-果糖、葡萄糖-果糖、葡萄糖-蔗糖、蔗糖-果糖、甘露醇-果糖、果糖、蔗糖、葡萄糖、氯化钠、氯化钾、硫酸钾、山梨醇、甘露醇等。常用的推动剂有分子量在20～500万的聚环氧乙烷等，其他辅料：①改善片剂性能的辅料，如阿拉伯胶、琼脂、海藻酸、海藻酸钠、胶态硅酸镁、明胶和果胶等，黏合剂如聚乙烯吡咯烷酮，润滑剂如硬脂酸镁，润湿剂如脂肪胺、脂肪季铵盐等；②半透膜包衣材料中的增塑剂，如柠檬酸三丁酯、三乙酸甘油酯、三丁酸甘油酯、甘油、玉米油和蓖麻油等。

（2）**渗透泵控释片的制备**　渗透泵控释片药物释放的动力来源于片芯渗透压活性物质形成的渗透压。因此，片芯中渗透压活性物质的种类、型号、用量等都会影响药物的释放速率。此外，半透膜的厚度、孔径和孔率会影响水分渗入片芯的速率，从而影响释药速率。因此，一定要保证半透膜的一致性。最后，释药小孔要保证一定的精度和均衡性，目前生产中主要采用激光打孔的方法。

微孔渗透泵片是指在半渗透膜中加入水溶性致孔剂，遇水后致孔剂从膜中溶出形成微孔，药物在渗透促进剂溶解后形成的渗透压作用下，从细孔或微孔中释放。微孔渗透泵片避免了制备释药孔的操作过程。常用的水溶性致孔剂有羟丙基甲基纤维素、聚乙烯吡咯烷酮、聚乙二醇、丙二醇、山梨醇、微粉乳糖等，这些物质一旦遇水溶解，即可在膜上形成无数释药微孔。能否有效地形成这些释药微孔是影响微孔渗透泵片释出药物的关键。

第三节　制剂成型新技术

制剂成型过程中常根据药物及其药剂型设计需要采用适宜的制剂新技术。目前常用的制剂新技术有固体分散技术、微囊化技术、分子包合技术、纳米粒制备技术等。

一、固体分散技术

固体分散技术是指将药物高度分散于惰性载体中形成固体分散体。药剂学中常将难溶性药物以水溶性载体分散形成固体分散体系，以改善药物的溶解性能，增加药物的溶出度和生物利用度。将水溶性药物以水不溶性载体、肠溶性材料、脂质材料等为载体制备固体分散体后，可达到缓释和控释制剂的目的。药物的固体分散体可进一步制成胶囊剂、片剂、滴丸、软膏剂、栓剂以及注射剂等剂型。

（一）载体材料

固体分散体按释药性能分为速释型、缓控释型和肠溶型固体分散体，各种固体分散体的载体材料分为以下几类。

1. 水溶性载体材料

常用的水溶性载体材料有聚乙二醇（PEG）、聚乙烯吡咯烷酮（PVP）、泊洛沙姆188（pluronic F68）、有机酸类、糖类和醇类等。其中PEG类和PVP等常用于制备速释型固体分散体。

PEG类为结晶性载体材料，常用于难溶性药物固体分散体的制备。PEG类固体分散体一般是低共熔物或固体溶液，通常使用相对分子质量为1000～20000的PEG。由于PEG类的熔点较低，常用熔融法制备。因PEG水溶性较好，能溶于多种有机溶剂，也可用溶剂法制备，但两种制备方法可能对药物的溶出产生不同的影响。例如，采用熔融法制备卡马西平-PEG固体分散体的溶出速率显著超过溶剂法。采用溶剂法制备的格列本脲-PEG 固体分散体的溶出速率较熔融法快，但熔融法与溶剂法对萘普生-PEG 固体分散体的溶出速率没有明显的差别。另外，PEG 的相对分子质量对药物-PEG 系统的释药影响比较复杂，如依托泊苷（etoposide）-PEG 固体分散体的释药速率随着 PEG 相对分子质量的增加而降低，在药物-PEG 的固体分散体中加入少量聚山梨酯-80 和月桂醇硫酸钠等表面活性剂时，提高了药物的溶出度。

　　PEG 类载体分散药物的机制：在熔融状态下，每个分子的两个平行的螺旋状键展开，当药物相对分子质量较小（1000 以下）时，药物进入载体的卷曲链中形成分子分散体，当药物分子与载体分子大小相近且又没有空间位阻时，则药物分子取代溶剂分子形成分子分散的固态溶液或玻璃态溶液，或部分药物呈聚集胶体微晶状态分散的固态溶液。例如，Serajuddin 等用熔融法先将 PEG 载体在高于其熔点 2℃时熔化，然后溶解药物，在室温下将含药载体溶液灌入明胶胶囊使其冷却固化，即可形成固体分散体胶囊。

　　PVP 类载体材料为无定型载体，熔点较高，易溶于水。由于 PVP 形成玻璃化的温度很高，熔化时易分解，但在许多有机溶剂和水中都具有良好的溶解能力，所以常采用溶剂法制备，主要用于提高难溶性药物的溶出度。制备时通常将主药与载体共同溶于溶剂中，采用真空干燥、冷冻干燥或喷雾干燥等方法除去溶剂，形成药物与 PVP 的共沉淀物。药物一般是以非晶态存在于载体中，比表面积很大，因此能提高药物的溶解度及生物利用度。

　　药物-PVP 系统的释药行为受多种因素影响：①PVP 用量：药物在水中的溶出度一般随着 PVP 用量的增大而增加，如阿苯达唑-PVP 固体分散物、尼群地平-PVP 固体分散物。但也有不同的研究结论，如 PVP 含量为 60% 的共沉淀物可较好地提高吲哚拉新的溶解度和溶出度，但固体分散物的比例为 3∶1、3∶2、1∶1、2∶3、1∶3 时，在 pH 7.2 缓冲液中溶解度变化不大，而物理混合物变化较大；研究发现，当吡罗昔康-PVP 固体分散物中药物与载体比例为 1∶4 时为无定型态，溶出速率最快，1∶5 和 1∶6 时释药速率反而下降；②PVP 的型号和规格：不同相对分子质量的 PVP 与药物的相互作用强度不同，一般来说，随着 PVP 相对分子质量的增加，黏度也随之增加；③溶剂的种类：一般应选用药物和 PVP 都能溶解的溶剂或混合溶剂。但也有例外，如 PVP 在丙酮中溶解很少，但在制备尼莫地平-PVP 固体分散体时，因为尼莫地平具有吡啶结构故选择丙酮为溶剂，而 PVP 能溶于吡啶。制备双炔失碳酯-PVP 固体分散体时，将药物与 PVP 分别用适量三氯甲烷和无水乙醇溶解，混合液旋转薄膜蒸发回收溶剂，待溶液变黏稠后，再减压干燥除尽溶剂得到固体分散体，该法在两种液体混合时可能析出药物结晶。可见，溶剂种类对固体分散物的性质可能产生不同的影响。

　　PVP 载体分散药物的机制可能是：①PVP 在溶液中呈网状结构，药物分子以分子状态分散于 PVP 分子的网状骨架中，共蒸发过程中不易形成药物结晶；②药物与 PVP 溶液在溶剂共蒸发过程时，由于氢键作用，络合作用和载体黏度增大而抑制药物晶核形成和结晶的生长。因此，在含 PVP 载体的固体分散体中，药物为具有较高能量的无定形物，X 线衍射可显示无结晶衍射峰，药物溶出需要的能量较少，因而可提高药物的溶解速率。

2. 水不溶性载体材料

　　水不溶性载体材料常用的有乙基纤维素（EC）和丙烯酸树脂（eudraigt）等，其固体分散体常采用溶剂蒸发法制备。EC 是纤维素的乙基醚，常用乙醇溶解，在溶液中呈网状结构，药物同时溶解在该溶液中并以分子状态进入网状结构，将溶剂蒸发除去后，药物以分子或微晶状态被包埋于 EC 的网状骨架中，常用作缓控释载体。酮洛芬-EC 缓释固体分散体研究结果表明，其中药物的体外释药行为符合 Higuchi 方程，缓释效果与 EC 用量和固体分散体的粒径有关，药物释放速率随着 EC 的用量和黏度增加而减小，固体分散体粒径越小药物体外释放速率越快。差热分析结果表明，当药物与载体比例为1∶1时，药物与载体形成低共熔物，药物以微晶的形式存在于载体中；药物与载体比例为1∶2或1∶3时，药物以非晶态存在。

丙烯酸树脂是甲基丙烯酸共聚物和甲基丙烯酸酯共聚物的统称，其固体分散体的制备一般采用溶剂法。丙烯酸树脂形成固体分散体的原理同EC，可溶于多种有机溶剂中，也可在一定pH的水溶液中溶胀，或酸性条件下溶胀，或碱性条件下溶胀，因此可根据药物随胃肠道pH变化而扩散的特点，选择不同类型的丙烯酸树脂。例如，以丙烯酸树脂RS和RL为载体，制备吲哚美辛的缓释型固体分散体，载药能力分别为30%和20%，混合使用两种辅料可以获得最佳的释放效果，主药呈无定型态。

3. 肠溶性载体材料

肠溶性载体材料常用邻苯二甲酸纤维素（CAP）和丙烯酸树脂类。常采用溶剂蒸发法制备固体分散体。药物常以分子或微晶状态包埋于载体中，在胃液中药物不溶出，而在肠液中溶出。另外，也可将肠溶性载体与PEG类载体联用，采用熔融法制备缓释固体分散体，其中PEG作为速释部分，药物分散机制同水溶性载体，而肠溶性载体起到包封药物-PEG固体分散体和药物的作用，并达到肠溶控释目的。

药物在肠溶性固体分散体中的存在方式：①药物与载体以低共熔混合物形式存在。当药物与载体熔融成完全混溶的液体后，搅拌均匀，冷却固化而形成低共熔混合物。在低共熔混合物中，药物是以超细结晶状态分散于固体载体中。②药物以分子状态均相分散于载体中，成为固体溶液。采用X线粉末衍射图可显示药物结晶衍射峰消失，扫描电子显微镜（scanning electron microscope，SEM）显示无药物结晶出现，差热分析（differential thermal analysis，DTA）图显示药物熔融峰消失。当制成的固体溶液为透明物质时，亦为玻璃态固体溶液。③药物与载体按一定比例结合成分子化合物、络合物或包合物。④固体药物与载体两者以恰当比例而形成的非结晶性无定形物，称为共沉淀物，其中常用的载体为多羟基化合物，如枸橼酸、蔗糖、PVP等。⑤药物以上述几种形式同时存在于固体分散体载体中。

（二）制备技术

固体分散体常用的制备技术分为熔融法、溶剂法、溶剂-熔融法、研磨法、喷雾干燥或冷冻干燥法和表面分散法等。

1. 熔融法

熔融法是将药物与载体混匀加热熔融，或先将载体加热熔融后再使药物溶解在熔融的液态载体中，迅速冷却成固体分散体的方法。该法适用于熔点较低的载体，如PEG类等。

2. 溶剂法

溶剂法是将药物和载体溶于同一溶剂中，或者将药物和载体分别溶于相同的溶剂后混合均匀，采用适宜的方法蒸去溶剂而得到固体分散体的方法，也称为共沉淀法。该法适用于熔点较高的载体或对热不稳定及易挥发的药物。常用的载体是PVP，常用的溶剂有氯仿、二氯甲烷、乙醇、丙酮等易挥发溶剂。

3. 溶剂-熔融法

溶剂-熔融法是将药物用少量的有机溶剂溶解后与熔融的载体混合均匀，蒸去溶剂（或不蒸去溶剂），冷却固化而制备固体分散体。该方法适合于某些液体药物、受热稳定性差的小剂量药物。

4. 机械分散法

机械分散法是将药物与较大比例载体材料混合后，强力持久地研磨或挤压一定时间，不需要添加溶剂而借助机械力降低药物的粒度，或使药物与载体以氢键结合，形成固体分散体的方法。该方法所需的载体用量较大，研磨时间因药物而异，仅适用于小剂量药物的固体分散体的制备。

5. 喷雾干燥或冷冻干燥法

喷雾干燥或冷冻干燥法是将药物与载体共溶于溶剂中，经喷雾干燥或冷冻干燥除尽溶剂得到固体分散体的方法。冷冻干燥法较喷雾干燥法更适用于热敏性药物，制得固体分散体的稳定性和分散性更好，但工艺复杂，成本高。

（三）速释与缓释原理

1. 速释原理

（1）药物高度分散的状态 药物在固体分散体中以分子状态、胶体状态、亚稳态、微晶态以及无定形分散，并被载体材料阻止而避免聚集粗化，利于药物的溶出。

采用熔融法制备固体分散体，由于从高温骤冷，黏度迅速增大，分散的药物难以聚集、合并、长大，有些药物易形成胶体、无定形和微晶等状态。如当载体材料为 PVP、甲基纤维素或丙烯酸树脂 L 等时，药物可呈无定形分散，其溶解度和溶出速率都高于其他晶体分散状态。同种药物分散于载体材料中可以呈两种或多种分散状态。

药物在载体材料中的分散状态与载体的相对分子质量或含量有关。当药物的相对分子质量小于或等于 1000 时，可在熔融时插入螺旋链中形成填充型固态溶液，即以分子状态分散，这种固体分散体的溶出速率最高、吸收最好；又如，制备倍他米松乙醇-PEG6000 固体分散体时，当乙醇用量为 3%（w/w）时药物呈分子状态分散，乙醇用量 4%～30%时药物以微晶状态分散，乙醇用量 30%～70%时药物逐渐变为无定形，乙醇用量 70%以上时药物转变为均匀的无定形。其中药物的溶出速率依次为分子分散状态>无定形状态>微晶状态。

（2）载体对药物溶出的促进作用 载体对药物溶出的促进作用主要表现在：①载体材料可提高药物的可润湿性。在固体分散体中，由于亲水性的载体包裹在药物周围，从而增加疏水性或亲水性弱的药物的润湿性。口服后，载体材料很快溶解，药物被润湿，溶出速率与吸收速率均相应提高。②药物高度分散状态的稳定性。药物分散在载体材料中，由于高度分散的药物被足够的载体材料分子包围而不易形成聚集体，提高了药物的稳定性。③载体材料对药物抑制结晶作用。药物和载体材料在溶剂蒸发过程中，由于氢键、络合作用使黏度增大，载体材料能抑制药物晶核的形成及成长，使药物成为无定形态分散于载体材料中形成共沉淀物。此外，PVP 与药物形成氢键的能力与 PVP 的相对分子质量有关，相对分子质量越小越容易形成氢键，形成共沉淀物的溶出速率也越高。共沉淀物的溶出速率依次为 $k_{PVP15}>k_{PVP30}>k_{PVP90}$。

2. 缓释原理

采用疏水性或脂质类载体材料制备固体分散体，药物往往因载体材料形成的网状骨架结构阻碍了扩散与溶出，而达到缓释作用。药物的缓释作用主要取决于载体材料的性质，一般符合零级反应、一级反应或 Higuchi 等规律。以 EC 为载体材料的固体分散体中含药量越低、固体分散体的粒径越大、EC 黏度越高，则溶出越慢，缓释作用越强。

（四）固体分散体的鉴定

通过测定药物固体分散体前后药物的溶解度及溶出速率差异、采用差热扫描分析、X 射线衍射分析、红外光谱法以及核磁共振谱法等方法可鉴定固体分散体的形成。

（五）固体分散体的老化

固体分散体长时间贮存后，出现硬度变大、析出结晶或结晶粗化、药物溶出度降低等情况称作老化。老化是固体分散体常见的问题之一，放置一段时间后，药物分子或微晶重新聚集，分散程度减小，溶出度下降，其含量随着时间的延长而减少，使药物的稳定性降低而影响药物的应用。固体分散体的老化过程本质上是分子运动引起药物和载体自发聚集的一种宏观迁移现象，有相关研究证明固体分散体的老化现象可能是在热力学和动力学因素共同作用之下，药物分子和载体材料发生热运动并相互聚集所导致的。

1. 影响固体分散体老化的因素

影响固体分散体老化的常见主要因素有：热力学因素如饱和度、玻璃化转变温度（T_g）、药物与载体相互作用；动力学因素如分子迁移率、相分离、成核、晶体生长；载体因素和工艺因素如冷却速率、制备方法；存储条件等。

（1）热力学因素 ①饱和度：药物在载体材料中的分散程度取决于其在载体中的溶解度。据此，可将固体分散体分为完全相容性体系、部分相容性体系以及不相容性体系。如果药物在载体中的浓度小于贮存温度下其在载体中的溶解度，那么该固体分散体是稳定的；反之，如果药物在载体中过饱和，固体分散体则有较高的化学势能，药物分子易于重结晶。②T_g：玻璃化转变是无定形相从冻结状态到解冻状态的一种松弛现象。在 T_g 以下，无定形相处于玻璃态，分子运动受限，只是构成分子的原子（或基团）在其平衡位置作振动。在玻璃化转变温度以上，无定形相处于黏弹态，分子运动加剧。分子运动的速率和范围越大，固体分散体重结晶的趋势越大。因此，玻璃化转变温度可作为评价其稳定性的一个重要指标。③药物与载体相互作用：药物和载体的热力学性质及其相互作用对 SD 物理稳定性具有重要影响。

（2）动力学因素 ①分子迁移率：由热力学可知，系统中的任何自发过程都是朝着化学势能降低的方向进行的。当各处的化学势能相等时，系统达到平衡状态。固体分散体中分子不停地进行热振动，温度越高，振动频率越快。当某些分子具有足够能量时，就会离开原来的位置，移动到邻近的位置并相互聚集。其老化过程本质上是分子运动引起药物和载体自发聚集的一种宏观迁移现象。②相分离：目前，关于固体分散体相分离过程的研究并不多。一般来说，其相分离过程取决于药物和载体之间的相容性以及体系所处的外界条件（如 RH、温度、贮存时间等）。③成核：成核速率是决定固体分散体物理稳定性最为重要的动力学因素。

（3）载体因素 若是载体控释体系，则载体中药物的浓度对稳定性影响不大，但贮存期内载体性质的改变有可能引起老化。而若是药物控释体系，当载体中药物的浓度超过贮存温度下载体中药物的溶解度时，就会出现老化问题。

（4）工艺因素 每种制备方法都有可能影响固体分散体的稳定性，关键是根据不同的药物和载体材料，避免不足之处，使其更加稳定。

（5）存储条件 固体分散体中残留的水分增加分子迁移率，降低 T_g，使其中无定形药物的结晶速率和程度加大。固体分散体与相同组成的混合物相比，会吸收更多的水分而可能使药物重结晶。因而，无论在固体分散体制备中还是贮存期保持干燥很重要。

2. 延缓固体分散体老化的方法

综合考虑固体分散体的物理稳定性影响因素，可通过合理的处方设计、适宜的制备工艺、严格控制贮存条件以及平衡结晶热力学和分子迁移的动力学因素等方法，延缓重结晶过程，保持产品质量稳定。

（1）合理的处方设计　由于化学结构以及理化性质的差异，不同药物的结晶趋势具有显著差异。有研究结果提示，在制备固体分散体时，对于易结晶的药物，有必要通过一定的预防措施来避免老化问题。根据药物的性质，进行合理的处方设计是提高固体分散体稳定性的有效途径，常见研究手段有：①溶解度参数法：为合理选择载体材料提供了一种简单、实用的办法；②玻璃化转变温度法：选择具有较高 T_g 并能够与药物形成良好作用的载体材料，可以提高体系的物理稳定性；③联用增溶法。

提高难溶性药物口服吸收和生物利用度的方法除了固体分散技术外，还包括微粉化、成盐、自乳化、多晶型或溶剂化物等。将固体分散技术和其他增溶手段结合制备新型 SD，克服固体分散技术本身的缺点是 SD 研究的重要方向。

（2）适宜的制备方法和工艺　制备方法和工艺对固体分散体的老化具有十分重要的影响。一方面，它直接影响到药物在载体材料中的分散状态，包括粒子大小和晶态。另一方面，不同的制备方法和工艺参数对体系的热历史和机械张力产生影响，可能会导致体系物理稳定性的显著差异。

（3）严格控制贮存条件　严格控制贮存条件对抑制固体分散体老化至关重要。由于大部分的载体为亲水性材料，具有较强的吸湿性，吸收的水分作为增塑剂能够降低体系的 T_g；其次水可能和药物竞争与载体材料的结合，抑制药物和载体材料之间的相互作用，促进相分离。同时，有研究表明高温贮存会加速体系的分子迁移运动，从而对结晶动力学产生影响。因此，选择不易吸湿的载体、密封低温贮存以及通过包衣抑制药物重结晶等都是保持固体分散体物理稳定性的有效手段。

二、相分离微囊化技术

微囊化（microencapsulation）是采用成膜材料（囊材）将固体或液体药物（囊心）包裹成数微米至数百微米的微小囊状粒子中的技术。

微囊的制备方法从原理上可以分为物理化学法、物理机械法和化学法三类。适应不同的药物与囊材的性质、微囊粒径、靶向性和释药等要求。

物理化学法（相分离法）是指将固体或液体药物分散在囊材溶液中，通过改变温度、pH 值、加入凝聚剂等条件使囊材的溶解度降低，从溶液中凝聚形成新相析出，沉积在囊心物表面形成微囊。根据形成新相方法的不同，相分离法可分为单凝聚法、复凝聚法、液体球形结聚法等。

物理机械法主要是应用流化技术，使囊心物分散在囊材的溶液中，同时分散成雾滴并迅速蒸发或冻结成微囊，再将囊心物单独分散、悬浮，喷入囊材溶液包被而成。常用的有喷雾干燥法、空气悬浮法、喷雾凝结法等。囊材配方可参考缓控释制剂相关内容，设备操作等可参考相关章节的内容。

化学法系单体或高分子物质在液相中发生化学反应产生囊膜而成囊的方法。先制成 W/O 型乳状液，再利用化学反应或射线辐射交联固化。主要有界面缩聚法与辐射交联法。其化学成囊条件可参考相关反应条件。

本部分主要介绍物理化学法制备微囊的原理与方法。

（一）常用囊材

常用的囊材多为天然、半合成和合成高分子材料。

1. 天然高分子材料

天然囊材常用的有明胶、阿拉伯胶、海藻酸钠、壳聚糖等。天然材料一般可降解且降解产物无毒副作用。

2. 半合成高分子材料

半合成材料主要是纤维素类衍生物，常用的有甲基纤维素（MC）、羧甲基纤维素（CMC-Na）、羟丙基甲基纤维素（HPMC）、乙基纤维素（EC）、醋酸纤维素（CA）、醋酸纤维素酞酸酯（CAP）等。这类材料毒性小，黏度大，成盐后溶解度增加，易水解。

3. 合成高分子材料

合成材料分为可生物降解材料和不可生物降解材料两类。这类材料一般具有化学稳定性和成膜性好，且膜的性能可以通过多种手段加以调节。不可生物降解的材料有聚酰胺、聚丙烯酸树脂等已少用。而近年来可生物降解并可生物吸收的聚酯类材料受到重视并广泛应用，如聚乳酸（PLA）、聚羟基乙酸（PGA）、乳酸与羟基乙酸的共聚物（PLGA）、聚乳酸与聚乙二醇嵌段共聚物（PLA/PEG）、聚3-羟基丁酸酯（PHB）等。

（二）制备方法

1. 单凝聚法

单凝聚法系将囊心物分散到高分子囊材溶液中，加入凝聚剂使囊材的溶解度降低析出凝聚成囊的方法。如将囊心物分散（混悬或乳化）到明胶溶液中，调节 pH 呈酸性，使明胶荷正电，然后加入强亲水性电解质硫酸钠凝聚剂，导致囊材脱水溶解度降低，分子间形成氢键，从溶液中析出凝聚形成微囊。这种凝聚是可逆的，一旦解除形成凝聚的条件，就发生解凝聚而使微囊消失。制备时可反复利用凝聚与解凝聚过程，直至获得满意的微囊。再加入甲醛进行胺缩醛反应，使凝聚囊材交联固化，即得到不可逆的微囊。

单凝聚法常用的囊材除明胶、CAP 外，还可用白蛋白、乙基纤维素、苯乙烯-马来酸共聚物等。以明胶为囊材时，单凝聚法的工艺流程如图 9-4 所示。

成囊主要受下列因素的影响。

（1）凝聚系统的组成 可采用三元相图寻找该系统中可以产生凝聚的组成比例范围。如明胶单凝聚法成囊时，水、明胶及硫酸钠三者凝聚的三元相图如图 9-5 所示。

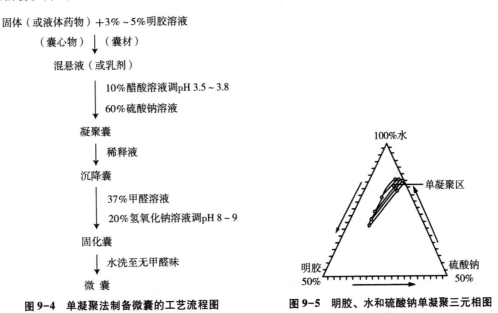

图 9-4 单凝聚法制备微囊的工艺流程图　　图 9-5 明胶、水和硫酸钠单凝聚三元相图

（2）囊材的浓度、温度 囊材浓度增加，有利于胶凝。浓度降低到一定程度就不能胶凝。降

低温度有利于胶凝形成微囊。浓度越大，胶凝的温度上限越高。例如，5%明胶溶液，在18℃能够胶凝，而15%明胶溶液在23℃时即可胶凝。在一定的胶凝温度和胶凝浓度下，胶凝必须经过一段时间才能完成。一般用明胶为囊材制备微囊的过程应在37℃以上进行，当凝聚囊形成后，必须使其在较低温度下胶凝。

（3）凝聚剂与pH　根据囊材性质，选用不同方法使凝聚囊材固化，使之成为不可逆的微囊。亲水性高分子的凝聚剂常用的有强亲水性醇类（如乙醇等）和电解质。电解质中阴离子促进胶凝的作用较强，常用的阴离子中，硫酸根离子促进胶凝的作用最强，氯离子次之。对胶凝也有很强的促进作用。

（4）药物与凝聚相的关系　水凝聚法中，药物应难溶于水，但与囊材应有一定的亲和力。即凝聚相界面张力应小于药物的界面张力，使能够在药物表面润湿铺展包囊，否则会形成空囊。

（5）凝聚囊的固化条件　取决于囊材的物理性质与化学性质。例如，用CAP为囊材时，可利用其在强酸性介质中不溶解的特性，在强酸性介质中固化。以明胶为囊材时，可加入甲醛进行胺缩醛反应，使明胶分子互相交联。

2. 复凝聚法

复凝聚法是指由两种或多种带有相反电荷的高分子材料作囊材，将囊心物分散在囊材的水溶液中，在一定条件下，使荷相反电荷的聚合物间发生交联，溶解度降低并产生相分离，凝聚形成微囊。

以明胶和阿拉伯胶作囊材为例，其复凝聚成囊的机理如下：明胶分子结构中的氨基酸在水溶液中可以离解形成 NH_4^+ 和 COO^-。pH值在等电点以上明胶分子带负电荷，在等电点以下带正电荷。在水溶液中阿拉伯胶分子解离形成 COO^-。将明胶溶液和阿拉伯胶溶液混合后，调节pH4～4.5，明胶正电荷达到最高量，与负电荷的阿拉伯胶结合成为不溶性复合物，凝聚形成微囊，加入甲醛交联固化。此复合囊材适用于疏水性固体或油性液体的微囊化。凝聚系统的组成也需要通过三元相图寻找可以产生凝聚的组成比例范围。

以明胶和阿拉伯胶为囊材的复凝聚法工艺流程，如图9-6所示。

固体（或液体）药物＋2.5%明胶溶液与2.5%～5%阿拉伯胶溶液

（囊心物）　　　（囊材）

↓

混悬液（或乳剂）

50～55℃ ↓ 5%醋酸溶液调pH 3.5～3.8

凝聚囊

↓ 稀释液（体系3～4倍量30～40℃的水）

沉降囊

↓ 37%甲醛溶液

10℃以下 ↓ 20%氢氧化钠调pH 8～9

固化囊

↓ 水洗至无甲醛味

微囊

图9-6　复凝聚法制备微囊的工艺流程图

3. 液体球形结聚技术（溶剂-非溶剂法）

液体球形结聚技术是指在某种聚合物的溶液中，加入一种对该聚合物不溶的液体（非溶剂）争夺有机溶剂，引起相分离而将囊心物包裹成微囊。除去有机溶剂即成微囊。本法所用囊心物可以是水溶性、亲水性的固体或液体药物，但在包囊溶剂与非溶剂中均不溶解，也无化学反应发生。

该法常用囊材及其溶剂和非溶剂的组合见表9-1。

表9-1　常用囊材及其溶剂和非溶剂

囊材	溶剂	非溶剂
乙基纤维素	四氯化碳（或苯）	石油醚
醋酸纤维素丁酯	丁酮	异丙醚
聚氯乙烯	四氢呋喃（或环己烷）	水（或乙二醇）
聚乙烯	二甲苯	正己烷
聚醋酸乙烯酯	氯仿	乙醇
苯乙烯马来酸共聚物	乙醇	醋酸乙酯

如制作胰酶微囊，取苯乙烯马来酸共聚物10g，溶于乙醇100mL，将胰酶80g，混悬于溶剂中，不断搅拌，缓缓加入乙基丁基酮至浓度达到60%（v/v），凝聚成囊后，分离微囊，用乙基丁基酮洗涤，干燥即得。

三、环糊精包合技术

包合技术是指由大分子（主分子）通过一定手段包含小分子（客分子）形成包合物（inclusion compounds）的技术，亦称为分子胶囊技术。具有包合作用的外层分子称为主分子（host molecule）；被包合到主分子空间中的小分子物质，称为客分子（guest molecule 或 enclosed molecule）。目前用于包合物制备的主分子有环糊精、胆酸、糊精、纤维素、蛋白质、核酸、硫脲等。环糊精通常与药物形成单分子包合物；去氧胆酸、硫脲等可以由氢键连接若干个分子，按一定方向形成晶格空穴包合客分子，形成多分子包合物；由于糊精、纤维素等大分子可以形成多孔结构，能够容纳一定大小的分子形成大分子包合物。

药用包合物最常用的主分子材料是环糊精类。包含于主分子之内的客分子药物通常有挥发油或挥发性成分、难溶性药物、具苦味或不良嗅味的药物。

（一）包合物的结构类型

按主分子形成的空穴几何形状，包合物的结构主要有二种：一种为笼形，客分子进入主分子构成的笼状晶格中形成，如环糊精分子非同轴排列，被包的客体分子充塞其中；第二种为管道形，主分子构成管状或筒形骨架，客分子填充其中。如环糊精分子沿轴向堆积，空腔形成大约0.5～0.8nm的隧道，客体分子寄宿于隧道内。此外还有可以呈现层状。

（二）环糊精的性质

环糊精（cyclodextrin，CD）是利用淀粉在环状糊精糖基转移酶作用下水解出的，以 α-1,4 糖苷键连接而成的一种环状低聚糖化合物，各种环糊精的一般性质见表9-2。

表 9-2　各种环糊精的一般性质

类别	α-CD	β-CD	γ-CD
葡萄糖单体数	6	7	8
相对分子质量	973	1135	1297
空洞内径（nm）	0.45~0.6	0.7~0.8	0.85~1.0
空洞体积（nm³）	17.6	34.6	51.0
溶解度（g/L）	145	18.5	232
结晶形状	六角形或针状	棱柱状	棱柱状

在 α-CD 、β-CD、γ-CD 三种环糊精中，以 β-CD 最为常用。β-CD 空洞大小适中，具有抗氧化、耐光照、耐热、缓释等性质，从而增加了药物的稳定性。但其在水中溶解度最小（1.85g/100mL，25℃）而限制了其应用。将环糊精通过醚化、酯化、交联等化学反应，对 β-环糊精分子中的葡萄糖基 2,3,6 位醇羟基进行修饰获得环糊精衍生物，具有良好的水溶性，经甲基、羟丙基、羟乙基的环糊精产物溶解度加大，释药速率也得到了改善。乙基化的 β-环糊精衍生物具有疏水性，可作为水溶性药物的缓释载体。

（三）包合原理

包合过程主要是一种物理过程，其包合过程为放热过程。包合物的主客分子不发生化学反应，使药物仍保持原有性质和作用，不存在离子键、共价键、配位键等化学键的作用，包合物主分子和客分子间主要依赖范德华引力，如分散力、偶极子间引力、氢键、电荷迁移力等，有时单一作用力起作用，多数为几种作用力的协同作用。包合物的形成主要取决于主分子和客分子的极性、体积、空间立体结构等因素。环糊精可以与其分子腔内径相匹配的分子形成包合物，分子大小决定了进入分子腔的分子种类。α-CD、β-CD、γ-CD 具有大小不同的内径，α-CD 的分子腔内径为 4.7~5.2Å，β-CD 的分子腔内径为 6.0~6.5Å，γ-CD 的分子腔内径为 7.5~8.3Å，可以包裹分子大小不同的分子。

β-CD 包合物不仅能在固态中形成，也能在水和有机溶剂中形成，包合物的客体分子不一定都在空穴内，也可以在晶格空隙或溶液中。主客分子的比例并不遵循严格的化学计量关系，大多数包合物以 1∶1（摩尔比）形式稳定的单分子结构。由于 β-CD 空洞内部呈疏水性大量覆盖，使疏水性客体分子易被包合，非解离型比解离型客体分子易被包合。

药物与环糊精包合形成复合物的作用方式很多。用相溶解度法，将包合溶液中客分子总浓度 $[D_t]$ 对主分子总浓度 $[C_{Dt}]$ 作图，获得的复合物相溶解度图（包合等温线），可将其作用方式分为 A 型和 B 型两种类型，如图 9-7 所示。A 型中又分 A_L、A_P 和 A_N 三个亚型。其中 A_L 型为客分子总浓度随主分子浓度线性增加。药物与环糊精形成 1∶1 的单分子包合物的增溶多符合此规律。而 A_P 和 A_N 型分别为 A_L 线性关系的正、负偏差。A_P 型表示有一个以上的主分子所形成的复合物，且其溶解度随主分子浓度的增大而增大；A_N 型可能与高浓度时主分子间形成超分子等因素有关。B 型又分为 B_S 和 B_L 两个亚型。B_S 型表明该复合物的溶解度十分有限；而 B_L 型说明生成不溶性复合物。

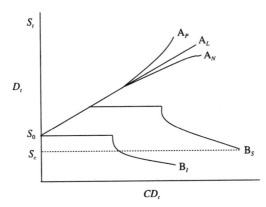

S_0：药物的固有溶解度；S_t：药物经包合后的总浓度；S_c：低溶解性包合物的溶解极限

图 9-7　不同类型复合物的相溶解度图

（四）环糊精-药物包合常数

1. 测定包合常数的意义

药物与环糊精形成包合物的驱动力是分子间的非共价键力，因此形成的包合物不稳定，易发生解离，释放出被包合的药物分子。即环糊精与药物在水溶液中的包合是一个可逆平衡过程。假设药物分子与环糊精形成 $m:n$ 的包合物，此平衡过程为：

$$mD + nCD \xrightleftharpoons{Km:n} CD_n-D_m$$

$$K = [CD_n-D_m]/([D]^m[CD]^n)$$

式中：$[CD-D]$、$[CD]$ 和 $[D]$ 分别代表平衡时包合物、游离环糊精和药物的浓度；K 表示包合平衡常数值，即包合常数。环糊精及其衍生物与多数药物的 K 值为 $0\sim10^5$（mol/L）$^{-1}$。K 值的大小反映了环糊精（CD）与药物分子（D）形成包合物（CD-D）时结合力的强弱。K 值越大，包合作用越容易进行，形成的包合物也越稳定。

进一步根据公式 $\Delta G=-RT\ln K$ 和 $\ln K=-\Delta H/(RT)+\Delta S/R$，计算 ΔG、ΔH 和 ΔS，以判断包和过程是否自发进行、形成包合物的条件以及包合物是否稳定。

测定包合常数的方法主要有波谱法，包括紫外可见吸收光谱法、荧光光谱法、圆二色谱法、核磁共振法；高效液相色谱法，相溶解度法；表面张力法；电化学法；量热法；毛细管电泳法等。不同方法有其独特的使用范围。在药剂学研究中，测定 K 值的方法是相溶解度法，主要用于难溶性药物包合增溶作用的研究。

2. 相溶解度法测定 K 值的方法

恒温下将过量的药物加入不同浓度环糊精溶液中，密闭振摇直至包合平衡。测定并计算出药物客体分子的总浓度，以客体分子浓度为纵坐标，环糊精浓度为横坐标作图，即可获得包合物相溶解度曲线。

对于 A_L 型相图（$m:1$），可以通过包合等温线的截距和斜率直接求 K 值。

客分子总浓度为：

$$[S_t] = [S_0] + m[CD-D_m]$$

当 $n=1$ 时：

$$[CD_t] = [CD] + [CD-D_m]$$

$$[S_t] = mKS_0^m[CD_t]/(1+KS_0^m) + S_0 \tag{9-10}$$

$$K=斜率/截距（1-斜率）$$

当环糊精与药物形成摩尔比为 1：1 的包合物时，

$$[S_t] = KS_0[CD_t] + S_0 \tag{9-11}$$

此法在测定 K 值的同时，能获知包合后药物的溶解行为以及环糊精对药物的增溶效果。其他类型的相图 K 值求解比较复杂，请参考相关文献。

例 9-1：李卫华等用相溶解度法研究不同环糊精对美沙拉嗪（MSZ）的增溶作用。用 pH6.8 酸盐缓冲液为溶剂，分别配制浓度为 2、4、6、8、10、12、14、16、18 和 20 mmol/L 的 β-CD 溶液及 HP-β-CD 溶液 10mL，每份溶液中加入过量的 MSZ。在 25℃、35℃ 和 45℃ 避光条件下振荡 72 小时，使 MSZ 溶解达到平衡后，0.45μm 微孔滤膜过滤，滤液经适当稀释后在 330nm 测定吸光度，代入线性方程计算 MSZ 的含量，绘制 MSZ 相溶解度曲线图，如图 9-8 所示。按公式（9-10）计算 K 值，见表 9-3，进一步计算热力学参数 ΔG、ΔH 和 ΔS，见表 9-4。

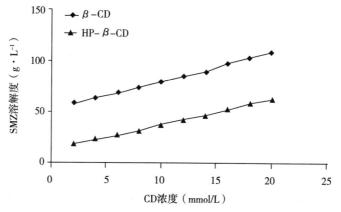

图 9-8　不同浓度的 β-CD 和 HP-β-CD 对 MSZ 溶解度的影响（$n=5$）

表 9-3　不同温度下 β-CD 和 HP-β-CD 对 MSZ 溶解度的线性回归方程及包合常数 K

环糊精种类	温度（℃）	线性回归方程	R^2	包合常数 K（L/mol）
β-CD	25	$Y=2.33\times10^{-3}+1.25\times10^{-6}$	0.9991	1877.38
β-CD	35	$Y=1.88\times10^{-3}+1.06\times10^{-6}$	0.9986	1776.93
β-CD	45	$Y=1.03\times10^{-3}+1.63\times10^{-6}$	0.9994	632.55
HP-β-CD	25	$Y=3.05\times10^{-3}+1.18\times10^{-6}$	0.9968	2592.66
HP-β-CD	35	$Y=2.75\times10^{-3}+1.24\times10^{-6}$	0.9917	2223.84
HP-β-CD	45	$Y=2.18\times10^{-3}+2.02\times10^{-6}$	0.9935	1081.56

表 9-4　包合过程的热力学参数

T（K）	ΔG （kJ/mol）		ΔH （kJ/mol）		ΔS （J/(mol·K)）	
	β-CD	HP-β-CD	β-CD	HP-β-CD	β-CD	HP-β-CD
298	-18.68	-19.47				
308	-19.15	-19.74	-26.25	-21.56	-25.37	-7.18
318	-17.05	-18.48				

实验结果表明，两种环糊精均能显著增加 MSZ 的溶解度，且均为 A_L 型增溶模式。由于 HP-β-CD 的水溶性远大于 β-CD（75：1.85），所以在相同温度、相同浓度时，HP-β-CD 对 MSZ 的

增溶效果明显大于 β-CD。两种环糊精对 MSZ 包合过程的 ΔG、ΔH 及 ΔS 均为负值，说明包合过程是自发形成过程，为放热过程，温度升高对包合过程不利；包合过程的主要作用力为环糊精分子与 MSZ 分子近距离下诱导的范德华力为主，且包合物形成后，体系的有序性增加，整个包合物较为稳定。

（五）包合方法

β-CD 包合物制备方法较多，在实际研究应用中应根据主客分子的性质、投料比例、生产的可行性等，选择适宜的制备方法。

1. 饱和溶液法

饱和溶液法也称为重结晶或沉淀法。将 β-CD 制成饱和水溶液，按一定比例加入药物（水不溶性药物，可先溶于少量有机溶剂，再注入 β-CD 饱和水溶液），在一定温度下搅拌、振荡或超声适当时间直到成为包合物。冷藏使包合物析出，将得到的固体包合物滤过、洗涤、干燥即可。

2. 研磨法

取环糊精加入 2～5 倍量的水研匀，加入药物（水难溶性药物，先溶于少量有机溶剂中），混合研磨成糊状（必要时通过胶体磨），低温干燥，适当溶剂洗涤，干燥，即得。

3. 其他方法

（1）冷冻干燥法　将药物与包合材料在适当溶剂中包合，再用冷冻干燥法除去溶剂。

（2）喷雾干燥法　将药物与包合材料在适当溶剂中包合，再用喷雾干燥法除去溶剂。

（五）包合物的鉴定

包合物的鉴定方法有显微分析或电子显微镜分析法、溶解度测定法、薄层色谱法、紫外分光光度法、红外光谱法、X 线衍射法、热分析法、核磁共振法等，其中较为常用的是薄层色谱法、X 线衍射法、差热扫描法。

四、纳米粒制备技术

纳米粒（nanoparticles）是将药物溶解或包裹于聚合物中形成的粒径小于 100nm 的载药微粒，为一种新型的给药系统。广义的纳米粒包括以药物直接制成的粒径小于 500nm 的药物结晶微粒和聚合物载体包载的载药微粒。载药纳米粒按照其制备方法与结构类型，又分为纳米球（nanospheres）和纳米囊（nanocapsules）。前者属基质骨架型，后者属于药库膜壳型。纳米粒用作药物载体可口服、静脉注射、皮下给药等，如白蛋白纳米粒、固体脂质纳米粒、PLGA 纳米粒等。

（一）纳米粒载体材料

载药纳米粒除需载体材料外，必要时还需加入相关附加剂（如表面修饰材料、稳定剂等）。根据纳米粒的不同给药途径，如静脉注射、口服、眼部给药等，其载体材料的选择与要求均不同，一般需要符合的基本要求有：①良好的生物相容性，本身和降解产物无毒、无刺激性，不引起溶血或凝血，不发生过敏反应；②性质稳定，能与药物配伍，不改变药物的药理作用；③能有效包载药物，具有较高的载药量，包封率与稳定性好；④根据需要具有适宜的释药速率，无明显突释效应，需要对处方进行合理设计并优化制备工艺。根据材料的来源分为以下几种。

1. 天然高分子材料

天然高分子材料生物相容性良好，主要有人血白蛋白、明胶、壳聚糖等。

2. 半合成高分子材料

以天然高分子为基础，对其结构进行化学改性而成，如乙基纤维素（EC）、羟丙甲纤维素（HPMC）、羧甲基纤维素钠（CMC-Na）、醋酸纤维素（CA）、邻苯二甲酸醋酸纤维素（CAP）等。

3. 合成高分子材料

常用可生物降解型的合成高分子材料，包括聚 α-羟基酸类，如聚乳酸（PLA）、聚羟基乙酸（PGA）、乙交酯丙交酯共聚物（PLGA）；交链聚酯类，如聚丙交酯、聚 ε-己内酯及聚氰基丙烯酸烷基酯（PACA）等。

4. 脂质材料

用于制备固体脂质纳米粒与纳米结构脂质载体，主要是天然或合成的高熔点固体脂质材料，包括脂肪酸甘油酯类，如三硬脂酸甘油酯、三棕榈酸甘油酯、山嵛酸甘油酯等；脂肪酸类，如硬脂酸、棕榈酸等；以及混合脂质、蜂蜡、鲸蜡等。

（二）纳米粒制备方法

纳米粒的载药方式有包裹、附载或吸附等。应用最广泛的载药纳米粒制法是通过各种乳化法制备，如已实现工业化生产的液中干燥法，另有天然高分子凝聚法、熔融法等。对于药物结晶微粒制备，有纳米沉淀法、凝聚法等。

1. 乳化法

乳化法是一类最常用的载药纳米粒制备方法，包括多种具体方法。通常是先进行乳化，再采用不同方式形成纳米粒。乳化是在剪切外力的作用下，将有机相和水相形成粒径适宜的初乳。为获得更小的乳滴（纳米粒），可加入较多表面活性剂和使用更强的外力，根据需要进一步采用高压乳化、超声波乳化等方法降低乳滴的粒径至 500nm 以下。形成的乳剂中，脂溶性载体材料（如聚酯类）和脂溶性药物溶于有机相，水溶性载体材料（如人血白蛋白）、稳定剂（通常为表面活性剂）与水溶性药物溶于水相，通过乳化形成 O/W 型或 W/O 型，内相为载药乳滴。乳化后挥干内相有机溶剂（O/W 型），或使内相水中载体凝聚（W/O 型）析出，乳滴中的载体材料和药物固化形成纳米粒，分离后即得载药纳米粒。水溶性药物与脂溶性载体材料也可通过复乳化法形成 W/O/W 乳剂，内相水中载药，载体材料从中间油相析出，可形成纳米囊。纳米粒粒径取决于形成乳滴的粒径，影响乳滴粒径和稳定性的重要因素有载体材料类型、分散剂种类与比例、有机相及水相的比例、稳定剂种类与浓度、搅拌方式与速率、分散介质黏度、容器及搅拌器的形状和温度。

（1）液中干燥法　也称乳化-溶剂蒸发法，是制备纳米粒最常用的方法。将药物及载体材料溶于与水不相混溶的有机溶剂中，如二氯甲烷，在搅拌下加入到含乳化剂的水溶液中乳化形成 O/W 型乳剂，然后在常压或减压下蒸发除去内相有机溶剂，乳滴固化即得纳米粒。常用载体材料有 PLA、PLGA 等。需确保溶剂残留符合规定。内相溶剂除去的方式除加热蒸发外，亦可以采用喷雾干燥或冷冻干燥法进行。

（2）自乳化法　采用与水部分互溶的有机溶剂作为助乳化剂（如丙酮），与有机相二氯甲烷形成混合溶剂，溶解药物和载体材料，再与溶有稳定剂的水溶液混合形成 O/W 型乳液。由于丙酮扩散进入水相使乳滴的界面能降低，能形成粒径更小的乳滴，按液中干燥法相同方法蒸发除去有机相，内相固化形成载药纳米粒。

（3）乳化聚合法　是制备纳米粒的主要方法之一，以水作连续相。系将含脂溶性药物与脂性载体材料单体的溶液作为有机相，搅拌分散于含稳定剂（乳化剂）的水相中，有机相在胶束内或为乳滴内相，形成 O/W 型乳剂，再以 OH⁻ 或其他物质为引发剂，或经高能辐射，使内相中单体材料聚合形成纳米粒。常用的载体材料有聚氰基丙烯酸烷酯（PACA）与聚甲基丙烯酸甲酯（PMMA）。

PACA 极易生物降解，在体内几天即可消除，其降解速率基本上随烷基碳原子数的增加而降低，以丁酯降解最慢，体内耐受性好。在室温下其单体的聚合反应以水中 OH^- 离子作引发剂，故 pH 值对聚合反应速率的影响较大，碱性溶液时反应快。聚合物可形成纳米囊膜，亦可形成纳米球骨架实体。溶液的 pH 值及单体浓度是影响粒径的重要因素。如以 0.5% 右旋糖酐为稳定剂，制备 PACA 纳米球，pH 值为 2 时粒径最小（130nm），而 pH 值 1～3 时粒径增大 50%（pH 再高反应太快不易成球）；一般搅拌速率增高，粒径变小，但过高粒径反而变大；温度高于 20℃，粒径变大，粒径分布变宽；无乳化剂制得的纳米球贮放易黏连。

PMMA 由 γ 射线辐射乳化聚合法或化学引发聚合法制备。在水性介质中聚合，可避免用有机溶剂，有时可加入羟丙基丙烯酸甲酯，以提高甲基丙烯酸甲酯（MMA）单体的水溶性。聚合物的平均分子量及纳米粒的粒径随着单体浓度增大、引发剂（如过硫酸钾）浓度的降低及温度降低而增大。

（4）天然高分子凝聚法　将含水溶性药物的亲水天然高分子材料溶液，加入油相，经搅拌或超声乳化得 W/O 型乳状液，再经加热变性、加化学交联剂或盐析脱水以及带正、负电荷的载体材料之间的静电相互作用等方法使内相凝聚，分离即得固化纳米粒。常用载体材料包括白蛋白（加热变性）、明胶（加入甲醛产生化学交联）、壳聚糖（正、负离子交联）。例如白蛋白纳米粒、壳聚糖/三聚磷酸钠纳米粒、壳聚糖/磺酸化葡聚糖纳米粒等。

2. 溶剂置换法

溶剂置换法也称纳米沉淀法。将药物与载体材料共溶于与水互溶的有机溶剂（如丙酮）中，在搅拌或超声波条件下与水相混合，由于药物与载体材料溶解度下降而包裹析出，待有机溶剂扩散、蒸发后，得固体载药纳米粒。如 PLA 或 PLGA 纳米粒可用该法制备。

3. 超临界流体法

采用超临界流体（如二氧化碳等）溶解药物和载体材料，通过特定喷嘴喷射雾化，雾滴中的超临界流体迅速气化，即得固体载药纳米粒。在超临界流体减压快速膨胀分离的过程中，含固体组分的超临界流体通过喷嘴快速膨胀，在极短的时间里（小于 0.1 秒）组分在超临界流体中过饱和度增加高达 10 倍，从而形成大量的晶核，最终生成粒度极细、分布较窄的超细颗粒，这一技术简称为超临界流体溶液快速膨胀技术。超临界流体快速膨胀过程的核心部分是膨胀沉淀器，特别是喷嘴。制备超细颗粒时，预膨胀温度和压力、膨胀室温度和压力、喷嘴的结构尺寸等因素都影响纳米粒形状、粒度和粒度分布。

4. 药物结晶纳米粒的制备

采用纳米结晶技术，将难溶性药物制备成结晶纳米粒，能极大提高难溶性药物的溶解度与生物利用度。药物结晶纳米粒制成的亲水性混悬液称为纳米混悬剂。迄今已有多种难溶性药物通过纳米结晶技术开发成为上市产品。主要应用于口服给药，在肌内注射给药、肺部给药、眼部给药等方面也有应用。加入稳定剂或表面活性剂可增加微粒润湿性，防止纳米粒之间的聚集。制备药物结晶纳米粒的主要方法有机械粉碎法、纳米沉淀法两类，超临界流体法也可应用于药物结晶纳米粒制备。

（1）机械粉碎法　采用机械外力将药物细粉直接粉碎成药物结晶纳米粒。常采用湿法研磨和高压均质技术，已实现工业化大规模生产。微射流均质机也逐步应用。

（2）纳米沉淀法　也称溶剂置换法。需使稳定剂（如 HPMC、PVP 等）阻止晶核合并，还可采用机械粉碎法和纳米沉淀法结合制备药物结晶纳米粒。

（三）固体脂质纳米粒与纳米结构脂质载体

固体脂质纳米粒（solid lipid nanoparticles，SLN）与纳米结构脂质载体（nanostructured lipid carriers，NLC）均属于脂质载药系统。SLN 与 NLC 保留了纳米粒的靶向与缓释作用，并可增加药物的稳定性，载体安全无毒，可规模化生产，在透皮给药、眼部给药等局部皮肤靶向治疗中有明显的优势。

SLN 是以天然或合成的高熔点固态脂质为载体材料，在乳化剂和助乳化剂的作用下，将亲脂性药物均匀分散、吸附于表面，或包裹于脂质中制成的载药纳米粒。平均粒径范围为 50～500nm。NLC 是在 SLN 基础上发展起来的新一代脂质纳米载药体系，由固态或液态混合脂质、表面活性剂及药物组成。NLC 中液态油破坏了固态骨架脂质的晶型排列，使骨架脂质在体系温度下降时呈晶格缺陷状态，或无定形状态，或形成均一的含有"液态纳米室"的载体状态。这种无序晶体结构形成的空间缺陷，具有较高的载药量，并避免了 NLC 在存放过程中载体脂质晶型的转变，防止了药物的泄漏和突释行为，提高了体系的稳定性，具有控释特性。SLN 与 NLC 的制备方法包括：

1. 热熔融-匀化法

将药物加入高于固体脂质熔点 10～15℃的熔融液中，再将混合液分散于含稳定剂的同温度水相中，搅拌后形成初乳，初乳经过高压均质机循环乳化，冷却后制得 SLN，该法是制备 SLN 的经典方法。与药物结晶纳米粒的高压均质工艺相似，所制得的纳米粒粒径小、粒径分布范围窄，无需使用有机溶剂，可工业化生产。

2. 冷却-匀化法

冷却-匀化法同热熔融-匀化法制备初乳，再将初乳置于干冰或液氮中迅速冷却凝固，然后将其充分研磨或粉碎，加入含稳定剂的水溶液在低于脂质熔点 5～10℃ 的温度下高压均质，制得 SLN。此法适用于热不稳定药物和熔点较低的脂质，可避免热熔融-匀化法中的晶型转变和过冷态，但制得的纳米粒粒径较大。

3. 液中干燥法

液中干燥法同普通纳米粒制法。制得的纳米粒粒径小、粒径分布均匀，可在常温操作，用于热不稳定药物的包载。

4. 纳米乳法

将适宜比例的乳化剂、助乳化剂、药物等加入熔融的脂质材料中，制成热油相，加入同温度的水溶液中，制成透明的纳米乳体系，再分散于冰水即得。本法工艺简单、物理稳定性好、粒径小（100nm），助乳化剂的选择是关键，乳化剂用量大。

（四）纳米粒的修饰

常见的纳米粒修饰有长循环修饰、靶向修饰、智能响应修饰等，可有效地改变其物理化学性质，调控药代动力学行为，提高疗效，降低毒副作用等。

1. 长循环修饰

为避免被单核-吞噬细胞系统（MPS）吞噬，利用亲水性高分子如 PEG 等修饰纳米粒，可以有效地降低 MPS 的识别与吞噬，延长其在血液中的循环时间，并可以通过 EPR 效应被动靶向至肿瘤组织，增强疗效。PEG 通过酰胺键、酯键与纳米粒的载体材料偶联。其常用的相对分子量范围为 5000～15000。

2. 主动靶向修饰

主动靶向修饰利用修饰于纳米粒表面的特定靶向分子（如抗体、配体等），识别细胞膜表面的相应抗原或受体，特异性增强细胞对纳米粒的识别与摄取。如在 PEG 表面通过酯键、二硫键、酰胺键、Click 反应等偶联靶向分子如 RGD 肽（一类含有精氨酸-甘氨酸-天冬氨酸，即 Arg-Gly-Asp 的短肽）、叶酸、转铁蛋白、透明质酸、抗体、适配体等。

3. 物理化学靶向修饰

物理化学靶向修饰是通过对 pH、酶、温度、磁、光等物理化学因素的刺激响应修饰，实现纳米粒在胞内的智能响应释药。将刺激响应基团如 pH 响应基团腙键、缩醛键等，通过化学偶联法与纳米粒的载体材料连接，使纳米粒具有响应解离能力，促进药物在靶部位释放。

（五）纳米粒的质量评价

纳米粒的质量评价包括有害有机溶剂的限度检查，形态、粒径及其分布，zeta 电位及再分散性，载药量和包封率的检查，突释效应或渗透率的检查等。具有靶向作用的纳米粒制剂应提供靶向性的数据，如药物体内分布数据及体内分布动力学数据等。

第四节　药剂的矫味、矫嗅与调色

患者从见到药品开始至药品进入口腔后所引起的感觉，主要有视觉、触觉、嗅觉、味觉，以及由此引起的生理与心理感觉。药剂的色、香、味、形影响着患者用药的顺应性、安全性甚至有效性。药物的味觉、嗅觉和视觉等是由化学、物理或物理化学刺激引起的感觉。了解物质产生色觉、嗅觉和味觉的原理以及影响因素，应用矫色、矫嗅和矫味技术，对药剂进行必要的色、嗅、味的矫正，使其具有适宜的口味和美观的外表，对患者治疗疾病具有精神上和心理上的积极作用。

一、药剂的矫味

（一）物质的味觉

1. 味觉的产生与分类

味觉感受器是味蕾，味蕾主要存在于口腔舌背表面和边缘，少数散在于软腭、会厌及咽部等上皮内。味蕾是具有味觉功能的细胞群，每 40～60 个扁长的味觉细胞被支持细胞包合，如花蕊一样组成一个味蕾。味蕾嵌在舌面的乳头中，长约 80μm，厚约 40μm，顶端有味觉孔与口腔相通，如图 9-9 所示，并与神经细胞共同构成神经元的神经线连接。味觉细胞顶端有纤毛，其上镶嵌着味觉感受分子（受体）。当味感物质随唾液或水流入味觉孔中与纤毛接触，刺激味觉细胞，其产生的化学刺激物通过神经传导至大脑的味觉中心，进而将该信号传输至大脑的中枢神经系统，经过信息整合分析产生味觉。

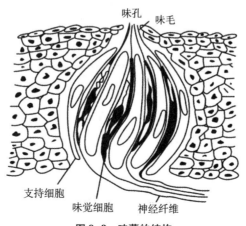

图 9-9　味蕾的结构

味蕾仅能感觉出甜、酸、苦、咸、鲜五种基本味道。辣味是刺激口腔黏膜、鼻腔黏膜、皮肤和三叉神经而引起的痛觉。涩味是触觉神经对口腔黏膜、舌黏膜蛋白质受到刺激发生凝固而产生的一种收敛感觉，亦不属于味觉。其他的味道一般由基本味道组合变化并配合嗅觉感受才能分辨。通常嗅觉丧失时，很多味道就不能辨别。

舌头上不同部位对呈味物质刺激的敏感度不同。舌尖部对甜味敏感，舌两侧前部对咸味敏感，舌两侧对酸味敏感，而软腭和舌根部对苦味敏感，如图 9-10 所示。

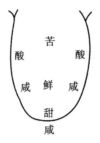

图 9-10　舌头味觉感受部位示意图

味觉感受一般在 1.5~4.0ms 内完成。人们对各种滋味的感觉速度和敏感度不同，咸味最快，苦味最慢；对苦味的敏感性比甜味的敏感性大。

2. 味觉与物质化学结构的关系

总体来说，味觉的产生与味感物质与其受体之间发生相互作用有关。现代研究已逐渐揭示味觉受体分子的作用机制：一是识别机理复杂多样。同一种味觉存在多种受体，使人能够识别出同类味觉的味感差异。二是味蕾受体具有高度的专一性。不同的味感物质与受体的结合位置和结合方式不同具有不同的味感，如质子中和显酸味、盐键交换显咸味、氢键形成显甜味、疏水键合显苦味。三是味感物质化学键作用专一。质子、盐键、氢键和范德华力的结构基团，分别是酸、咸、甜、苦的定位基；其他与受体结合的基团则为助味基。

（1）甜味与甜味剂　关于甜味的味觉强度与呈味物质的化学结构之间的关系，目前较多引用的是由 R. B. Shallenberger 和 T. E. Acree 提出的 AH/B 生甜团学说（1967 年）和 Kier 的三点接触学说（1972 年）。

AH/B 生甜团学说提出，甜味物质的分子中存在氢键供给基 AH（如—OH、—NH_2、═NH 质子供给基），同时在距氢 0.25~0.4nm 的空间范围内，必须有另外一个氢接收基 B（如 O、N 原子）。在味蕾甜味受体上也存在有类似 AH-B 单元结构，两者之间通过氢键偶合，产生甜味感觉。甜味的强弱与这种氢键的强度有关，如图 9-11 所示。该理论可以解释如果糖、葡萄糖、丙氨酸、环己胺磺酸钠等的呈味机理，但是不能解释具有相同 AH-B 结构的单糖或 D-氨基酸为什么它们的甜度相差数千倍。

Kier 在此基础上发展了三点接触学说，即在距 AH 基团 0.314nm 和 B 基团 0.525nm 处，若有疏水基团 γ（如 CH_2、CH_3、CH_2CH_3、C_6H_5 等）存在，能增强甜度。因为此疏水基易与甜味感受器的疏水部位结合，加强了甜味物质与感受器的结合（即三点接触学说）。如 D-氨基酸中，缬氨酸、亮氨酸、色氨酸和苯丙氨酸都有甜味，与它们具有疏水基结构有关。

1）糖类甜味剂：包括单糖和低聚糖、糖醇（如木糖醇、山梨醇、甘露醇等），其分子构造与构型对其甜味影响显著。多羟基化合物的味感有一个碳/羟比值规律，即分子中碳数（n_C）与羟基数（n_{OH}）之比 R（$R=n_C/n_{OH}$）小于 2 时呈甜味，2~7 时产生苦味或甜中带苦，大于 7 时则味淡。一般能形成分子内氢键者甜度会降低甚至变苦。如肌醇有甜味，将分子中的一个 CHOH 换

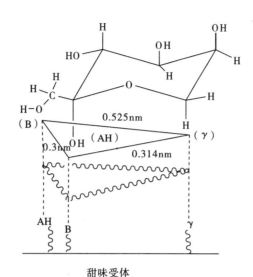

甜味受体

β-D-吡喃果糖AH/B和γ的关系

图 9-11　甜味的 AH/B 模型

成环氧醚键即为戊糖，呈苦味，因为环氧醚键存在着能与 C_2OH 和 C_4OH 形成分子内氢键。糖类甜味剂若在其亲水端 C_2 或 C_3 去氧将增加苦味，但在吡喃糖的疏水端 C_1、C_5、C_6 去氧则基本不影响甜味。

单糖和低聚糖的甜度随聚合度的增高而降低，以至消失。如麦芽糖由 2 分子葡萄糖组成，其甜度低于葡萄糖；淀粉、纤维素为葡萄糖的高聚物，没有甜味。

糖的差向异构体的甜度也存在差异。如 α-D-葡萄糖甜度比 β-D-葡萄糖高，D-果糖则相反。α-D-甘露糖有甜味，而 β-D-甘露糖则有苦味。

糖的环形结构不同，甜度亦不同。如 β-D-六环果糖的甜度为蔗糖的 2 倍，而 β-D-五环果糖的甜度很低。

低聚糖苷的结构类型对甜度有影响。如 2 分子葡萄糖以 α-1,4 糖苷键结合的麦芽糖和 α-1,6 糖苷键结合的异麦芽糖均有甜味，但以 β-1,6 糖苷键结合的龙胆二糖不仅没有甜味还有苦味。

2）氨基酸和二肽衍生物：D-型氨基酸大多有甜味。L-型氨基酸有苦有甜，这与 R 基的碳数和所带基团有关。当 R 基碳数小于 3，并带中性亲水基团时以甜味为主，如天门冬氨酸、甘氨酸、丙氨酸、丝氨酸等。

药用甜味剂主要是二肽衍生物，如天门冬酰苯丙氨酸甲酯（阿斯巴甜）。这类甜味剂中的定位基是 L-天门冬氨酸。

3）二萜苷和三萜苷：主要有甜叶菊苷和甘草苷，如图 9-12 所示，其结构中含有多个 AH-B 系统，所以有甜味。

（2）**苦味与苦味物质**　一般认为苦味物质分子中存在形成分子内氢键的基团，且它们之间的距离在 0.15nm 内，分子内氢键的形成使整个分子疏水性增加，容易吸附在苦味受体上。对苦味物质的结构与苦味关系的分析研究发现：苦味物质具有两个结构特征，一是作为配基形成金属离子螯合物，或金属离子本身即具苦味；二是具有明显的脂溶性。苦味物质分子中多含有 NO_2、$N\equiv$、SH、S、SS、$\equiv C=S$、SO_3H 等基团（苦味基团）。

药物中常见的苦味物质有生物碱、萜类、甾体、糖苷类、氨基酸和多肽类，其他苦味物质有无机盐（Ca^{2+}、Mg^{2+}、NH_4^+）、含氮有机物等。不同类型物质的苦味与结构特点大致如下：

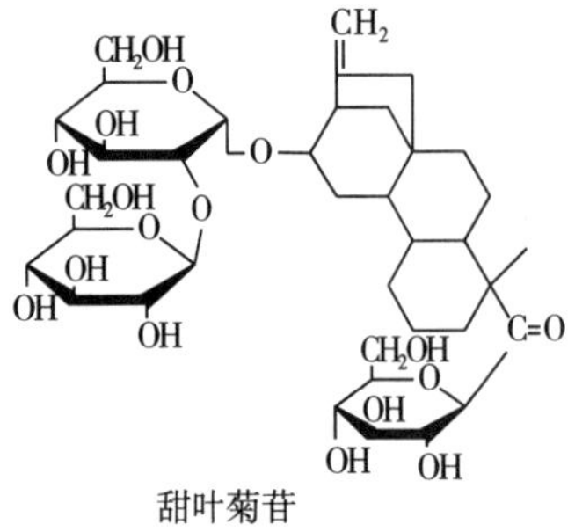

图 9-12 甜叶菊苷与甘草苷结构示意图

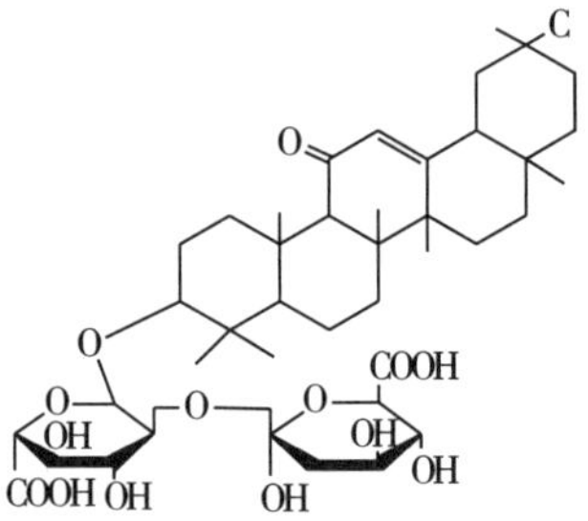

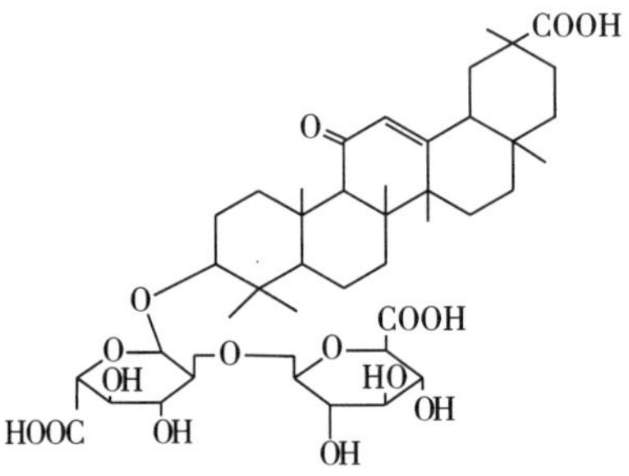

1）生物碱类：生物碱大多具有苦味，对于大环生物碱来说，碱性越强越苦。因为味觉受体表面带有负电荷，带有正电荷的生物碱特别容易吸附在味觉受体膜上，呈味阈值非常低。如小檗碱、士的宁碱、奎宁等。士的宁碱是已知最苦的生物碱，盐酸奎宁常作为苦味的基准。

2）萜类和甾体类化合物：这类物质如果具有分子内氢键、内酯或具有内缩醛和糖苷羟基等能与金属离子形成螯合物者有苦味。例如，香豆萜、银杏内酯、麦门冬皂苷、马鞭苷、胆酸等。

3）糖苷类化合物：这类物质的碳/羟比值（R）为 2～7 呈苦味，其中—$N(CH_3)_3$ 和—SO_3 可视为 2 个羟基。如苦杏仁苷、熊果苷等都有苦味。碳/羟比值计算可推广应用到酸、酯和甾体中。如氯霉素结构中有 1,3-丙二醇结构，其 R 值在 2～7 间，所以有苦味；如果将 C_3-OH 酯化为棕榈酸酯，苦味消失，称为无味氯霉素。

4）氨基酸类化合物：L-型氨基酸的 R 基碳数大于 3 并带有碱基时以苦味为主，如亮氨酸、异亮氨酸、苯丙氨酸、酪氨酸、色氨酸、组氨酸、赖氨酸和精氨酸都有苦味。含有疏水性氨基酸残基的多肽一般有苦味。盐的正负离子半径之和大于 0.658nm 时具有苦味。

（3）酸味与酸味物质　酸味是由 H^+ 与存在于味蕾中的磷脂相互作用而产生的味感。因此，酸味物质在溶液中都能离解出 H^+（反之不一定）。一般认为 H^+ 是酸味剂 HA 的定位基，酸根 A^- 是助味基。

酸根 A^- 的结构对酸感强度有显著的影响。相同 pH 条件下，有机酸的酸味强于无机酸，这是因为有机酸的助味基 A^- 在磷脂受体表面的吸附性较强，能中和受体表面的正电荷，降低其对质子的排斥能力，有利于质子与磷脂作用；一定范围内，二元酸的酸味随碳链长度的增加而增强，A^- 的碳链越长，亲脂性越大，酸味越强。但是碳链超过 10 个碳原子的有机酸则无酸味；若在 A^- 结构上增加羧基或羟基，其亲脂性减弱，酸味亦减弱。相反，若在其上增加疏水性基团，有利于 A^- 在脂膜上的吸附，酸味增强。

一般有机酸种类不同，其酸味特性一般也不同，6 碳酸味感较好，4 碳酸味感不好，2 碳、3 碳酸有刺激性。

（4）咸味与咸味物质 咸味是中性盐呈现的味道，具有咸味的物质主要是一些碱金属的化合物。咸味的定位基是金属离子，主要是碱金属和铵离子，其次是碱土金属离子，助味基是阴离子。盐的咸味由解离后的离子所决定。阳离子易被磷脂受体表面吸附而产生咸味，阴离子影响咸味的强弱。

除氯化钠外，其他盐的咸味均不纯正。研究发现，盐的味感和盐的总离子半径有关。正负离子半径都小的盐呈咸味；半径都大的盐呈苦味；介于中间的盐呈咸苦味。主要表现咸味的盐类有 NaCl、KCl、NH_4Cl、$BaBr_2$、NaI、NaBr，主要呈咸苦味的是 KBr 和 NH_4I，主要呈苦味的是 $MgCl_2$、$MgSO_4$、KI，兼有苦味的是 $CaCl_2$ 和 $Ca(NO_3)_2$。

有些有机酸的盐也呈现类似食盐的咸味，如葡萄糖酸钠、苹果酸钠、谷氨酸钾等。

（二）物质的嗅觉

嗅觉是挥发性物质刺激鼻腔嗅觉神经，继而引起中枢神经产生的感觉。嗅觉是一种比味觉更复杂、更敏感的感觉现象，从嗅到气味物质到产生嗅觉仅需 $0.2\sim0.3$ 秒。嗅觉感受器是位于上鼻道及鼻中隔后上部的嗅黏膜层中的嗅细胞。人的鼻腔每侧约有 2000 万个嗅细胞，其呈圆瓶状，顶端有 $5\sim6$ 条短的纤毛，底端有长突，它们组成嗅丝，穿过筛骨直接进入嗅球。嗅细胞的纤毛受到存在于空气中的物质分子刺激时，有神经冲动传向嗅球，进而传向更高级的嗅觉中枢，引起嗅觉。

1. 嗅觉与嗅觉识别理论

能够产生嗅感的物质必须具有一些基本特性：①沸点低、蒸汽压大、有挥发性、能够扩散到鼻腔的嗅黏膜；②分子量小。研究发现分子量在 300 以下的有机化合物能产生嗅感；③具有水溶性与脂溶性。水溶性能够使其溶解于嗅神经黏膜的黏液中，而脂溶性则使其能够扩散透过嗅神经细胞的脂质膜。

物质气味的强弱一般认为其决定因素是蒸汽压、溶解度、扩散性、吸附性、表面活性的大小等。

气味的感受机理比较复杂。气味特征与分子结构以及分子间的相互作用有关，也受闻嗅的人的接收器官和大脑（基因）的影响。关于嗅觉识别的机理常见以下三个理论：

（1）立体化学理论 1948 年由 R. W. Moncrieff 首先提出原嗅学说，后经 J. E. Amoore 发展完善而成。学说假定气味受体拥有特殊形状的结构布局，当到达的气体分子拥有与之契合的几何形状、大小与电荷时，气体分子则占据此气味受体并激发嗅觉反应。即认为形状大致相似的化合物往往具有相同的基本气味。

现代研究证明，在嗅细胞上有特殊结合能力的受体蛋白。每一个嗅细胞只对一种或两种特殊的气味坡起反应。嗅球中不同部位的细胞只对某种特殊的气味起反应。不同性质的气味刺激有其相对专用的感受位点和传输线路；非基本气味则由于它们在不同线路上引起的不同数量冲动的组合特点，在中枢引起特有的主观嗅觉感受。该研究结果对上述理论提供了一定支持。

（2）振动理论 该理论把对气味的识别归因于分子的能量水平。气味受体设置高、中、低能量的位差来传导神经信号。一旦刺激物中价电子等分子内的振动频率可以填补气味受体的电位差，使得环路完成，一种生化过程将放大此信号，打开一个离子通道，向嗅球发出生物电脉冲，使得气味得以识别。气味分子所产生的振动频率不同，从而形成不同的嗅觉。如硝基苯、苯甲腈和 α-硝基噻吩三者结构不同，但其在远红外区的振动数相同，因而具有相同的苦杏仁气味。

（3）膜刺激理论 1967 年 Davis 提出，气味分子被吸附在受体神经脂膜表面上，其亲水基推动膜表面形成水穴，若离子进入此空穴，则神经产生信号。他以此推导了气味分子功能基团横切面与吸附自由能的热力学关系，从而可以确定分子大小、形状、功能基团的位置与吸附自由能之间的关系。

2. 气味与物质化学结构的关系

物质的气味与其化学结构的关系至今仍未达到确立其基本规律的程度。目前常有下述观点。

（1）发香团　研究发现，有气味的物质在分子中都具有某些能形成气味的原子和基团，这些原子和基团称为嗅感基团。

发香原子多在元素周期表中Ⅳ族～Ⅻ族，有 H、C、Si、N、P、As、Sb、Bi、O、S、Se、Te、F、Cl、Br、I 共 16 种元素。发香基团主要有 $C=C$、$C\equiv C$、OH、COOH、CHO、COOR、CO、NO_2、NH_2、CN、NC、C_6H_5、O、杂环化合物等。这些发香团对气味的影响，只有当化合物的分子量较小，发香团在其中占比例较大时，才会显现出来。不同结构的发香团，使物质产生不同的气味。如 P、S、N、As 等原子是发出恶臭的原子。发香团在分子中位置的不同，都会导致气味的强弱和品质变化。

（2）分子大小和几何形状　根据物理化学理论，J. E. Amoore 通过对六百多种有气味物质和它们的化学结构进行分析，提出至少存在八种基本气味（原臭）：樟脑味、麝香味、花香味、香甜味、薄荷味、醚臭、刺激臭和腐烂嗅。其他众多的气味则可能由这些基本气味的组合所引起。化合物的分子组成不同，但分子大小和几何形状大致相似的化合物往往具有相同的基本气味。如硝基苯、苯乙酮和苯甲醛的基本气味相同；d-樟脑、六氯乙烷和环辛烷均具有樟脑气味。但是每种分子的气味品质却不相同，有的辛辣，有的刺鼻，有的甜醇等。

（3）异构体　有些含有两个极性基团的旋光异构体分子，会有嗅感的明显差异。如 l-芳樟醇有薰衣草香气，d-芳樟醇有甜味感，消旋体有强烈的 l-芳樟醇气味。l-苯丙胺（R-体）呈霉臭，d-苯丙胺（S-体）具粪臭。从植物中提取分离出来的天然链状醇、醛等化合物，其顺式异构体大多呈现出清爽的清香气味，而反式异构体往往带有浓重的脂肪臭气味。其嗅感性质表现出强烈差异。

（4）空间位阻　当化合物分子的空间构型阻碍了有关基团与受体结合，物质可能就不会产生嗅感。如间麝香的嗅感强度取决于苯环上的两个季碳基，如图 9-13 所示，结构式（a）和结构式（b）都具季碳基，因此嗅感强；结构式（c）结构有一个季碳烷基被叔碳基取代，因而香气弱；结构式（d）结构仅有微弱的的麝香气，这是因为酰基的两个邻位基团产生了空间位阻，也可能妨碍了它与苯环的共平面性。

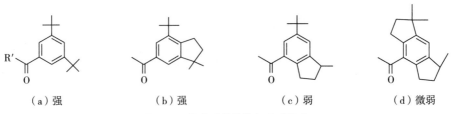

图 9-13　间麝香的结构与嗅感强度

（三）药剂的矫嗅

1. 嗅味强度的测定

反映嗅味强度的参数是阈值，其主要有味觉阈值和嗅觉阈值。阈值是指人能感受到某种物质的特定味的最低浓度，物质的阈值越小，表示人对其敏感性越强。如盐产生咸味的阈值为 0.08%，蔗糖产生甜味的阈值为 0.5%，醋酸产生酸味的阈值为 0.0012%，奎宁产生苦味的阈值为 0.00005%；水杨酸甲酯的嗅觉阈值是 0.1mg/L。对于嗅味阈值以及矫味和矫嗅效果的测定方法，主要采用人工感官品嗅评定的统计方法，也有使用电子舌和电子鼻作为分析物质呈味特征以及矫味矫臭的评价指标。阈值具体测定方法请参考相关文献。

2. 影响味觉的因素

不同物质的味道及味感强度与它们的分子结构有关。除此之外，人的味觉还受人的心理因素以及下列因素的影响。

（1）溶解度与浓度　味感物质必须溶解于水或唾液中，才能与味觉感受器相接触产生化学味感。完全不溶于水的物质通常无味。溶解快的物质味感产生得快，但消失得也快。一般咸味产生的感觉最快，苦味产生的感觉最慢，但苦味消失得也慢。

味感物质的浓度不同，味感也不同。糖类的甜度一般随着糖浓度的增加，其甜度相应增加。研究发现，在同等浓度下不同的糖甜度具有一定的差异，如同等浓度下果糖、蔗糖、葡萄糖、乳糖、麦芽糖甜度依次减弱。

（2）温度　据测定，一般最佳味觉温度为 10~40℃，30℃时味觉最敏感。温度对四种基本味感阈值的影响不同。盐酸奎宁的阈值为 15~42℃，随温度的升高而增大，苦味在 40℃感觉最强；甜味在 30~39℃味感最强；咸味在 15℃时味感最高；酸味随温度的上升而增强。

（3）味感物质的相互作用　味感物质以一定浓度混合后，可以使其中一种味感增强（比对）或者相互增强（相乘），也可使味感相互减弱（消杀），甚至可以使味道改变（变调）。如各种糖类混合使用时，表现出相乘现象。如 26.7% 蔗糖溶液和 13.3% 淀粉糖浆组成的混合糖溶液，尽管糖浆的甜度远低于相同浓度的蔗糖溶液，但混合糖溶液的甜度与 40% 的蔗糖溶液相当。

（4）年龄　婴幼儿的味蕾较成人多，老年人因味蕾逐渐萎缩，味觉敏感性衰退。调查发现，幼儿对苦味最敏感，对糖的敏感性是成人的两倍。老人对酸味的敏感性衰退不明显。

（5）患者的疾病状态　身体某些疾病状态下有时会导致失味、味觉迟钝或变味。例如，黄疸病患者对苦味的感觉会明显下降甚至消失，糖尿病患者对甜味的敏感性下降，高烧、感冒、口腔溃疡常感觉口淡而无味，久病脾胃虚寒、消化道疾病、内分泌疾病等慢性疾病时常口中无味。

3. 矫味矫嗅方法

为掩盖或矫正药物的不良嗅味而加到药物制剂中去的物质称为矫味矫嗅剂。矫味剂是改变药品味觉的物质，矫嗅剂是改善药品气味的物质。药品具有的"滋味"是味觉与嗅觉共同作用的结果，所以通常会将药物的味和嗅同时进行矫正。

味觉互作效果，即研究呈味物质浓度（C）与味感强度（I）间的关系，可以用味感物质的理论味感正弦曲线来反映，其符合 Steven's 定律方程：$I = kC^n$。低浓度时（$n>1$），味感强度以指数函数增长，表明其增加快于浓度；中等浓度时（$n=1$），味感强度以线性函数增长，表明其增加与呈味物质混合物的浓度成线性比例增加；在高浓度时（$n<1$），味感强度以指数函数递减，表明受体与味感物质之间的相互作用已饱和并达到最大。

对于不同味感的调味品相互配合对味觉的影响，食品风味研究中找到了一些基本规律：①甜味与苦味配合，其呈味互相减弱。②甜味与酸味配合，其呈味也会互相减弱。③甜味与咸味配合，可使咸味减弱。但是两种呈味物质的浓度不同，味感变化也不同。如 1%~2% 的食盐溶液中适量的蔗糖可使咸味减弱或消失，而在 20% 的食盐溶液中，蔗糖无法使咸味消失；相反，在蔗糖溶液中添加少量食盐，可以使甜度增加。④酸味与咸味共存，其呈味强度亦会相互减弱，但有时也会相互增强，如在食盐溶液中添加少量的醋酸可使咸味增加，添加大量的醋酸，可使咸味减弱。⑤咸味与苦味并存，其呈味也会互相减弱。药品的呈味比食品要来的复杂，这些规律仅供参考。

药剂的矫味或掩味主要采用下列技术。

（1）加入矫味剂掩味　对于液体药剂，可加入甜味剂、酸味剂、清凉剂、温热剂、芳香剂等改善口感。甜味剂和含芳香成分的甜味剂对苦、酸味一般有较好的掩盖或矫正作用。其他苦味抑制方法，如食盐可以抑制奎宁、咖啡因等的苦味；十二烷基硫酸钠对奎宁苦味有降低作用；柠檬酸、苹果酸等有机酸能有效降低蛋白水解物的苦味；鲜味剂谷氨酸（Glu）和天冬氨酸（Asp）等能有效抑制苦味。

咸味一般比较难以掩蔽。通常含芳香成分的糖浆剂对咸味有一定的掩蔽能力，如橙皮、柠檬、覆盆子、樱桃、甘草糖浆、奶油香味、香荚兰、杏、桃、冬绿油等均有较明显的矫正咸味的作用。

（2）阻滞苦味传导技术掩味　利用与苦味感受器竞争的原理来抑制苦味。报道常用的苦味阻滞剂有单磷酸腺苷及其衍生物、阿魏酸、咖啡酸、苯乙烯酸衍生物、磷脂、脂蛋白类化合物等。

（3）麻痹口腔味蕾掩味　在苦味药中加入麻痹剂，降低味蕾对苦味分子的响应，使得苦味阈值增高，增加患者服药的顺应性。如产生二氧化碳的泡腾剂、薄荷油、丁香油等。

（4）延缓药物向味蕾扩散速度掩味　对于苦、咸、酸、涩以及刺激性药物，可以用一定黏度的胶浆剂配合甜味剂和芳香剂加以矫正。胶浆比较黏稠，可阻止或延缓药物向味蕾扩散，干扰味蕾的味觉。

（5）其他矫味矫臭方法　①包合：将具有不良嗅味的药物微囊化、制成环糊精或脂质体包合物、固体分散体，油溶性药物制成乳浊液，制粒，装入胶囊，将丸、片包衣等技术，隔离药物与口腔的接触进而掩味；②药物结构修饰技术掩味：将药物制成难溶性盐或酯或前体药物。如氯霉素有显著的苦味，将其制成难溶性的棕榈酸酯后，苦味消失，成为无味氯霉素。其他还有制成药树脂、多种方法联合使用掩味等技术。

选用矫味剂时，要注意药物本身的性质与用药对象的情况。如本来是利用苦味作用的药剂如复方龙胆酊或其他苦味健胃剂，如将苦味矫除，使带甜味，则失去用药目的。当含有毒性药物需要矫味时，应注意不可使其过于可口，以防止服用过量而造成事故。患者年龄和性别的差异不同，对滋味的感受也不一样。据调查显示，儿童最喜欢巧克力味的甜味剂，其次喜欢水果风味的淡色糖浆。在发热时一般多用带酸味的水果风味淡色糖浆；对于苦味较重者，用巧克力或可乐矫味效果较好。对患有某种特殊疾病的患者使用矫味剂要慎重，如糖尿病患者使用甜味剂矫味时，可使用糖精钠、山梨醇、麦芽糖醇、甜菊糖苷等甜味剂，而不可用蔗糖。

二、药剂的调色

（一）物质的呈色

物质的颜色是由物体吸收、反射或透过不同波长的可见光刺激视觉所产生的印象。人眼能够感受到的可见光的波长为380～780nm。波长不同，对人的视觉刺激不同，会产生红、橙、黄、绿、青、蓝、紫七色光，白光由这些有色光混合而成。当物质因结构特征而选择性地吸收白光中的某一波长的光，而将其余波长的可见光透过或反射，人便会感觉到颜色。

实验发现，白光可以由适当颜色的两种单色光按一定强度比例混合而成，这两种单色光称为互补色光，如图 9-14 所示。图中处于直线关系的二种单色光即为互补色光。人的视觉观察到的颜色实际上是物质吸收光的互补色。如某药物溶液仅选择吸收蓝色光，该溶液即显黄色。物质的结构、形态不同，对光的吸收、透过或反射的情况不同，物质就呈现不同的颜色。

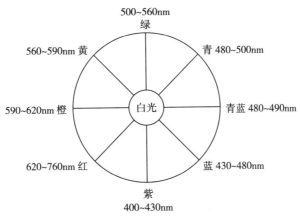

图 9-14 互补色光示意图

（二）色泽与物质化学结构的关系

光是电磁波，是能的一种形式。光子能量 E 大小与光的波长 λ 关系为：

$$E = h\nu = \frac{hc}{\lambda}$$

式中：c 为光速；h 为普朗克常数；ν 为辐射频率。

长波光能量小，短波光能大。因此，紫外光能量大，红外光能量小，可见光居中，能量范围约为 $37 \sim 70 \text{kCal/mol}$。有机分子吸收光后将引起分子中的电子跃迁，若电子跃迁需能较小，只需可见光照射即能实现。与呈色有关的是 $n \rightarrow \pi^*$ 和 $\pi \rightarrow \pi^*$ 跃迁，这两种跃迁通常需能较小，激发 $\pi \rightarrow \pi^*$ 跃迁的吸收波长为 165nm，$n \rightarrow \pi^*$ 跃迁的吸收波长为 280nm。凡在光照下能发生电子的 $n \rightarrow \pi^*$ 或 $\pi \rightarrow \pi^*$ 跃迁，并能吸收可见光的基团叫做发色团。常见的发色团有：$C\!\!=\!\!C$、$C\!\!\equiv\!\!C$、$C\!\!=\!\!O$、CHO、$COOH$、$N\!\!=\!\!N$、$N\!\!=\!\!O$、N、$C\!\!=\!\!S$、$C\!\!=\!\!N$ 等。但是当分子中仅有一个发色团时，由于其吸收波长多在 400nm 以下，分子是无色的；当两个或两个以上的发色团共轭时，分子对光的吸收向长波移动；当物质吸收光的波长移至可见光区时，物质便呈现颜色。

一些含杂原子的饱和基团，当将其接到发色团或共轭体系上，能明显使后者的最大吸收波长长移，这些基团叫做助色团。常见的助色团如 OH、OR、NH_2、NR_2、SR、Cl、Br、I 等。它们通常具有孤对电子，可与发色团的 π 系统相互作用。药品着色剂大多具有这样的结构。

（三）药剂的调色

使药品着色或改善药品外观色泽的物质称为着色剂（colouring agents）。药品着色是为了品种识别和提高患者服药顺应性的需要。因此，药品的颜色应注意与药品使用部位、治疗作用、患者对颜色的心理状况相协调，与药剂的嗅味相协调，与天然品或习惯相协调。如外用制剂的着色剂，最好能与肤色一致；补血药剂用红色，使患者有一种补血功效的心理作用；治疗寒证的药品用暖色，使病人感觉有暖意；清热解毒药剂用白色或淡绿色，使能增加患者的清凉感等。如薄荷、留兰香味药剂一般用淡绿色，橙皮味用橙黄色，柠檬、香蕉味用黄色，樱桃味用红色为好，黄连素片用黄色包衣着色等等；习惯上漱口剂常用淡黄或粉红色，镇咳药用咖啡色，安眠药用暗色等。一般鲜明与柔和的颜色比灰暗乌黑以及过分触目浓郁的颜色易被病人所接受。

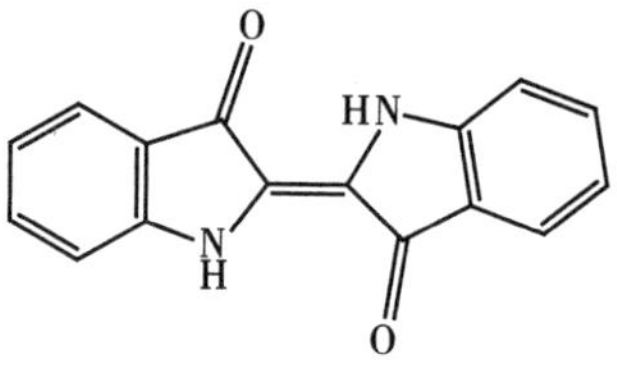

图 9-15　靛蓝、胭脂红与叶绿素结构

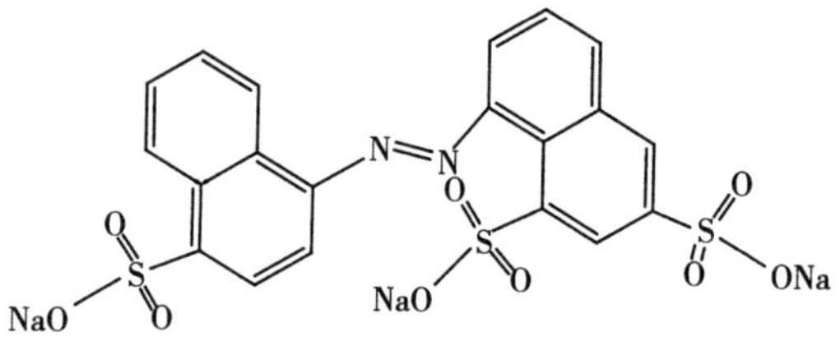

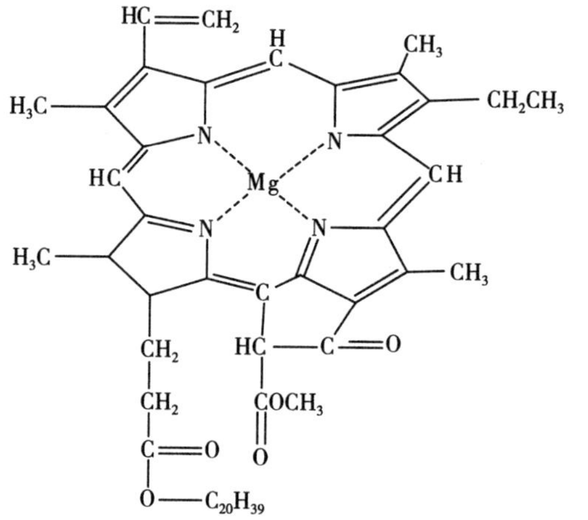

单一品种的着色剂有时不能满足药品色调的要求，可以应用配色原理将各种色素按适当的比例配合使用，可以获得所需的颜色。物质的颜色是由红、黄、蓝三种基本颜色按一定配比形成，这三种基本颜色称为三原色。用适当比例的三原色可以调配出很多鲜艳的色谱。例如，45%柠檬黄与55%靛蓝可以调配成苹果绿色。

调色时需注意，不同溶媒能产生不同色调或强度。例如，按一定比例混合的红、黄、蓝三色素的水溶液色度较黄，而在50%乙醇中色度较红。pH 常对色调或强度产生变化，如胭脂红溶液在中性 pH 时为红色，在碱性 pH 条件下变为暗红，在强酸条件下则有褪色并产生沉淀的可能。有时，一种色素会对另一种色素产生退色作用，故必须做好预试验，按溶媒的性质及含量、溶液的 pH 范围进行配色。

思考题

1. 举例说明哪些中药品种使用了固体分散技术，并说明其使用的载体材料及制备技术。
2. 试述制粒方法有哪些，并说明不同制粒方法的改进对生产优良药品的影响。
3. 试述常见液体制剂成型技术有哪些。
4. 试述测定包合常数的意义和方法。
5. 试述药剂中常用的矫味或掩味技术有哪些。

第一节 靶向给药系统及其释药

20 世纪 90 年代以来，由于靶向药物释放系统具有定位蓄积、控制释药、低毒和生物可降解等优点，可通过被动靶向（passive targeting）、主动靶向（active targeting）和物理靶向（physical targeting）等多种方式使药物达到向靶部位传输的目的，成为倍受青睐的新型给药系统之一。

一、肝靶向给药系统

肝脏疾病为当前需要重点研究和防控的疾病之一，将治疗药物有效、高效输送至肝脏的病变部位或细胞内，已成为当今科学研究热点之一。

（一）肝脏细胞的结构特点

肝脏是人体少数几个实质细胞与血液直接相通的器官之一。肝脏细胞分为肝实质细胞、Kupffer 细胞及内皮细胞，其中实质细胞是组成肝脏的主要细胞，占肝脏体积及数量的 80%。肝脏的大多数代谢活动都集中于实质细胞，实质细胞中含有数百种酶，肝的大多数病变如肝癌、肝炎、肝纤维化等多发生于实质细胞。因此针对不同的治疗需要，分别靶向肝内不同类型的细胞，很有临床意义。肝实质细胞膜上存在有无唾液酸糖蛋白受体（ASGP2R）、转铁蛋白受体等，而非实质细胞膜上分布有甘露糖受体、低密度脂蛋白受体及清除受体等，针对上述不同受体，对药物或载体进行修饰，通过受体-配体的特异相互作用，达到药物或载体的细胞靶向。也可利用载体如脂质体、纳米粒、类脂乳等，使药物达到靶部位。

（二）肝靶向药物的传输机制

实现肝靶向药物的传输，主要有以下几种机制：①载体传递途径：如类脂乳、胆酸、脂质体、微球、纳米粒等，尤其是内源性载体，利用其特异性、相容性优势，包裹或携带药物进入肝组织；②受体介导途径：含糖基的大分子化合物，通过肝实质细胞或非肝实质细胞的受体介导途径，如去唾液酸糖蛋白受体介导系统（肝实质细胞）、甘露糖受体介导系统（肝非实质细胞）；③清除介导途径：聚阴离子化合物，通过肝非实质细胞的清除介导途径，如强阴离子化合物丁二酯脂蛋白；④静电作用途径：聚阳离子化合物在肝细胞膜上经独特的静电作用途径，如二乙胺葡聚糖与肝细胞膜表面产生静电作用，使肝的摄入增加。

二、肺靶向给药系统

对于肺部疾病（如肺部感染、肺结核、肺癌及其他阻塞性肺部疾病等）的防治，若能采用靶向给药的方式，可将药物分布主要集中于病灶局部，减少其全身分布，从而减少药物毒副作用。

肺部的毛细血管极为丰富，组成网状毛细血管床，血管内皮表面区域也相当大，约占机体内皮量的一半，因此肺部巨大的毛细血管内皮表面和网状毛细血管床可与静脉注射的微囊首次接触而将微囊截留，药物随着囊材的降解而不断释放，在肺部产生药理作用。

汉防己甲素（tetrandrine，TET）是防己科植物粉防己（*Stephania tetrandra* S. Moore）的一种双苄基异喹啉生物碱。研究表明，TET 可选择性降低肺动脉高压，但长期使用对肝组织的细胞毒性较大。以明胶为材料，将汉防己甲素用喷雾干燥-热变性微囊化，测定汉防己甲素微囊的体外释放特性和小鼠体内分布。结果显示，汉防己甲素微囊外观呈圆球形，带正电荷，载药量 37.88%，微囊的体外释药规律符合 Higuchi 方程；小鼠肺部的药物浓度明显提高，平均滞留时间延长，大鼠肺动脉高压的降压作用从 157.1 小时延长至 223.6 小时，体内降压百分数与体外释药百分数之间具有相关性，表明该缓释微囊具有肺靶向性。

三、结肠靶向给药系统

口服结肠靶向给药系统中的药物在上消化道中不释放，到达回盲部后，才使药物释放出来，在结肠吸收发挥局部或全身治疗作用。

（一）结肠靶向给药的优点

结肠靶向给药治疗具有很多优点：①适于易被胃酸破坏或者被胰酶代谢而失去治疗作用的药物，可提高其生物利用度，如适于蛋白多肽类药物，以避免药物在上消化道中被酶降解，解决多肽类药物的生理屏障问题；②适于在夜间发作的哮喘、心绞痛、关节炎等疾病的治疗；③适于结肠局部疾病，如溃疡性结肠炎、出血性结肠炎、克罗恩病，使药物在病变区直接释放；④适于结肠直肠癌，可提高局部药物有效浓度，提高疗效，减少化疗药物对胃肠道的刺激，降低毒副作用；⑤适于杀肠虫药和结肠诊断试剂，可减小剂量和副作用。

（二）结肠靶向给药系统

1. 利用结肠细菌酶降解

人结肠细菌种类超过 400 种，细菌数为 $1 \times 10^{11} \sim 1 \times 10^{12}$ CFU/mL，结肠细菌产生的大量酶（如偶氮还原酶、β-糖苷酶等）能降解没有被胃和小肠消化的物质（如多糖等），细菌酶降解的结肠靶向给药系统能使药物避免在胃和小肠中被破坏和吸收，利用结肠特有的细菌酶，发酵降解的特点，达到药物在结肠内靶向释放的目的。与 pH 敏感型、时间依赖型等其他结肠靶向给药系统相比，受饮食、疾病、个体差异等影响较小，具有特异性好、定位准确、稳定等优点。以乳果糖为触发剂的新型结肠靶向给药系统（CODES™），该制剂由片芯、乳果糖、5-氨基水杨酸和其他辅料三部分组成。内层为 Eudragit E100 酸溶性包衣层；外层为 Eudragit L100 和蓖麻油肠溶性包衣层。药物因包被肠衣在胃中不会被释放出来。内层酸溶性衣层阻止了药物在小肠中释放，5ASA-CODES™ 在磷酸盐缓冲液（pH 6.8）中 12 小时，没有 5-ASA 被释放出来。在结肠内容物磷酸盐缓冲液（pH7.8～8.0）中 2 小时开始释药，4 小时后释药量超过 90%。

2. pH 依赖-缓释型释药

传统观点认为，结肠的 pH 值在整个胃肠道中最高，可达到 pH 7.5～8.0，因此认为制备结肠靶向给药系统应使用在较高 pH（如 pH 7.5 以上）的环境中才溶解的包衣料，口服后到达结肠后才开始溶解释药。但近年来研究显示，小肠末端的 pH 值最高，为 pH 7.4±0.4，进入结肠后由于短链脂肪酸、CO_2 和一些发酵产物的存在，pH 值又明显下降至 pH 6.5，在疾病状态下会下降至更低。因此现代药剂学认为，利用结肠 pH 值促使药物释放是困难的。

傅崇东等以肠溶型和渗透型丙烯酸树脂为包衣材料制备 pH 依赖-缓释型美沙拉秦结肠靶向小丸，结果表明，包衣小丸在模拟胃肠道各区段最高和最低 pH 变化的释放度试验中，均在对应小肠区段时开始缓慢释药，分别有 40% 和 70% 的药物进入结肠后释放，优于单独的肠溶或缓释制剂。

3. 结肠靶向生物黏附释药系统

结肠靶向生物黏附释药系统（colon site-specific bioadhesive drug delivery systems，CSSBDDS）是通过适宜的释药技术，使药物口服后，避免在上消化道释放，将药物运送至人体回盲部后开始崩解或释放出含药微粒，使该微粒在一定时间范围内黏附于结肠黏膜表面，以一定的速度释药，达到提高药物局部浓度和生物有效性的目的。该释药系统还可最大限度地避免药物与消化液接触，提高药物的稳定性。

4. 前体药物定位黏附结肠给药

结肠定位给药可以采用葡糖苷酸、偶氮双键和偶氮双键定位黏附等前体药物法实现。亦可通过采用偶氮双键聚合物包衣法、pH-依赖型肠包衣微囊、pH-依赖型肠包衣片或胶囊等。用地塞米松为模型药物，通过丁二酸酐搭桥，合成地塞米松-葡聚糖酯（dexamethasone-succinate-dextran，DSD）前体药物，与地塞米松相比，此前体药物分子量增大，亲水性增强，大大降低了其小肠内透过上皮细胞吸收的可能性，到达结肠后，受特异性内源性葡聚糖酶的作用，葡聚糖骨架迅速水解，然后在酯酶作用下酯键断裂，释放出母体药物进而发挥疗效。

四、脑靶向给药系统

理想的脑靶向给药应具备两点：①趋脑性；②能有效透过血脑屏障。物质透过血-脑屏障主要有四条途径：①小分子直接经细胞间隙扩散；②脂溶性分子的融膜扩散；③特异受体介导的吞饮；④特异载体通道和酶系统的激活。此外，可借助物理化学手段，增强药物透过血-脑屏障的能力。脑靶向给药系统的制备方法有：

1. 化学方法

就药物分子本身来说，影响药物分子透过血-脑屏障的因素，主要包括药物分子的电离能力、结合血浆蛋白的能力、药物分子本身的亲脂性等，可通过改造药物分子的结构或制成前体药物的方法来增加其穿透能力。

2. 药物的结构修饰

药物穿透血-脑屏障的过程是一个与膜蛋白和膜介质相互作用的过程，主要依赖于药物与细胞膜蛋白之间的静电作用和立体结构对应关系，可通过建立分子立体空间结构、静电场与药物透过能力之间的构效方程，从空间立体、亲脂性方面，设计可透过血-脑屏障的中枢神经系统药物。还可通过计算机辅助设计改变药物分子的空间结构及理化性质，使之更易透过血-脑屏障。

3. 化学传递系统

化学传递系统（chemical delivery system，CDS）是一种输送药物透过生理屏障到达靶部位，再经人体生物转化释放药物的药物传递系统，其基本结构是药物与配体的复合体，这种复合体具有足够的亲脂性和一定的立体空间结构，能透过血-脑屏障，当转运入脑内后即发生离子化，不能再透过血-脑屏障返回体循环，接着进一步反应释放出活性药物和配体，达到脑内治疗目的。

4. 类脂纳米粒

将药物制成类脂纳米粒能显著提高药物在脑中的分布。为提高氟苷的脑靶向性，以增强疗效，降低毒副作用，有研究者用薄膜超声分散法制备其前体药物 3′5′-二辛酰基氟苷类脂纳米粒，药物在小鼠脑中靶向指数显著提高，可延长药物在血液中的滞留时间，表明氟苷酯化前体药物的类脂纳米粒在体内有良好的脑靶向性。

5. 渗透促进剂

合用一些渗透促进剂开启血-脑屏障，使活性药物透过血-脑屏障进入脑内已成为脑靶向给药研究的热点。纳米粒主要经血-脑屏障内皮细胞吞噬进入脑中，但在体内易被肝、脾中的网状内皮巨噬细胞所吞噬，如果在其表面包封亲水性表面活性剂，或通过化学方法键合聚氧乙烯链和聚乙二醇，减少与网状内皮细胞膜的亲和性，从而避免网状内皮细胞的吞噬，可提高纳米粒对脑组织的亲和性。

6. 受体

研究者发现，血-脑屏障内皮细胞上有大量的受体，通过克隆得出它们的特异性抗体，并以此为药物载体，可实现药物的脑内转运。目前应用较多的共聚物有 PLG、EVAc、硅酮等。研究表明，将用聚合物材料包封神经活性分子制成缓释聚合物微球，直接注入脑内病变部位，可克服血-脑屏障的阻碍作用，达到几星期甚至数月的缓释效果，又能减少全身毒副作用。

7. 抗体

血-脑屏障具有外向通量机制（即通过血-脑屏障上的 P-糖肽将一些药物从大脑内运出）、存在的"酶化血-脑屏障"（即高活性的神经肽降解酶，如与毛细血管结合的胺肽酶、内肽酶、血管紧张素转化酶等），使与肽偶联的药物因代谢不稳定而影响了对一些脑部疾病的治疗。利用抗体的生物技术方法，将药物与能够通过血-脑屏障的肽或者蛋白质相偶联，然后利用血-脑屏障上载体的转运作用，将治疗药物运输到中枢神经系统，达到治疗目的。

随着对血-脑屏障的转运机制及脑内发病机理认识的不断探索，脑靶向给药的科学研究还会有巨大的突破。

五、骨髓靶向给药系统

骨髓是人体最重要的造血器官和免疫器官。因存在骨髓-血屏障（marrow-blood barrier, MBB），药物通常难以进入骨髓，骨髓内诸多疾病的诊断、治疗让临床医生颇感棘手。

1. 骨髓-血屏障的结构

血窦壁是骨髓造血组织和血循环之间细胞和物质交换的屏障，即骨髓-血屏障，一般认为其结构分为三层：内层为有孔内皮，中层为基底膜，外层为不连续的外膜。内层是由扁平细胞通过环状面小带（zonulae）连接的连续层，是骨髓造血组织和血循环之间的真实屏障。但某些内皮细胞可向四周延伸变薄变细，在特定区域形成孔道，孔径约为 100nm。相邻内皮细胞间连接不紧密，可相互滑动，借此可改变血窦口径。

2. 骨髓靶向给药的途径

细胞间途径是通过内皮血窦壁的隔膜通道（diaphragmed channels）实现的；细胞内途径与三种小囊：包被小囊（bristle-coated vesicles）、多微粒胞饮小囊（multiparticle-pinocytic vesicles）及内皮内小囊（intraendothelia vesicles）的形成密切相关。血循环中微粒可通过细胞间和细胞内两种途径进入骨髓，粒径是影响微粒进入骨髓的关键因素，大鼠可摄取小于 0.11μm 的微粒进入骨髓，兔子可摄取 0.11~2.07μm 的聚苯乙烯微粒进入骨髓，粒径太大（>5μm）只能被内皮细胞膜延伸完整的包裹，最终被内吞消解。利用血红蛋白、免疫球蛋白及相关配体能与糖残基特异结合的特性可实现骨髓主动靶向给药。以胶体微粒制剂为载体实现骨髓靶向给药的主要障碍在于骨髓-血屏障及肝脾的吞噬功能。克服这些障碍的方法有阻断肝摄取（hepatic blockade）、控制粒径、筛选载体材料。

3. 其他

通过控制粒径、表面修饰、主动靶向等手段可提高其骨髓靶向性。骨髓可选择性捕获造血干细胞维持髓内高浓度，乳腺癌、前列腺癌、肾癌细胞可选择性向骨髓转移，这种选择性识别与"组织特异性调理素"有关，如"肝特异性调理素"不识别富含胆固醇的脂质体，但可提高对"骨髓特异性调理素"的识别。为了提高骨髓靶向的特异性，可利用单克隆抗体或特定受体介导实现主动靶向给药。选用能与骨髓血窦内皮糖基特异结合的配体与药物或微粒制剂偶联，亦可实现主动靶向给药。

六、淋巴靶向给药系统

血液循环与淋巴循环构成体循环，药物在体内的分布主要通过血液转运外，药物的淋巴系统转运也十分重要。

（一）淋巴循环及靶向给药

淋巴系统给药途径有：肿瘤内和肿瘤周组织注射、肌注、肠道给药、皮下注射以及直接淋巴管内注射等方式，药物制剂经注射后可直接被淋巴系统摄取，避免了肝脏的首过效应。广泛应用于：①针对癌症转移、免疫系统、炎症等疾病，将药物送至病灶的淋巴系统；②适用于脂肪、蛋白质等特定大分子物质的药物；③使药物免受肝脏的首过效应等。

（二）药物向淋巴系统转运的机制

药物向淋巴系统转运的途径因给药途径的不同而异，其机制如下：

1. 药物从血液向淋巴系统的转运

静脉注射时，药物由毛细血管进入淋巴管必须通过毛细血管壁和毛细淋巴管壁两个屏障，由于毛细血管壁的孔径较小，故血管壁透过性是主要的限制因素。药物从血液向淋巴的转运几乎都是被动扩散，故淋巴液中的药物浓度不会高于血药浓度。

2. 药物从组织间隙向淋巴系统的转运

肌内、皮下注射或器官内、肿瘤内组织间隙注射给药时，药物面临着毛细血管和毛细淋巴管两种转运途径。药物的转运以何种途径为主由药物的性质而定，相对分子量在 5000 以下的小分子药物，如葡萄糖、尿素、肌酸等，通过以上两种途径都能进入，但由于血流量大大超过淋巴流量，故几乎全部由血管转运。相反，相对分子质量在 5000 以上的大分子物质，如脂蛋白、右旋糖酐等难以进入血管，而经淋巴管转运的选择性很强，随相对分子量增大，淋巴系统趋向性也增强。

3. 药物从消化道向淋巴系统的转运

口服或直肠给药时，药物通过黏膜上皮细胞等吸收屏障，由于血液和淋巴液的流速相差极大，故经胃肠道吸收只有 2％ 以下的药物有淋巴趋向性，进入淋巴系统。但已知长链脂肪酸、胆固醇、脂肪、维生素 A 以及与内因子（intrinsic factor）结合的维生素 B_{12} 具有淋巴输送的性质。小肠具有将某些大分子脂溶性物质选择性转运至淋巴系统的功能，特别是高级脂肪酸，摄入量的60％ 可在淋巴液中出现。肠道淋巴是转运脂肪、脂溶性维生素、胆固醇和一些酶的重要途径，一些药物经肠道淋巴吸收，可以绕过门静脉，从而避免肝脏的首过效应。又如，在治疗肿瘤淋巴转移灶时，将抗肿瘤药物制成脂质体、复合乳剂、微球或纳米粒等，使药物到达转移的淋巴结并缓慢释放，可延长药物对淋巴转移的癌细胞的作用时间，提高治疗效果，降低药物的全身性不良反应。药物清除淋巴结内转移灶与手术清除淋巴结内转移灶目的相同，因此有学者称之为"药物性淋巴清扫术（medicinal lymphnode dissection）"。

（三）淋巴转运和肿瘤化疗

淋巴结已成为肿瘤化疗中一个非常有潜力的靶器官。由于治疗淋巴结转移灶的疗效直接影响患者的治愈率和生存率，所以针对淋巴结转移灶的化疗越来越受到重视。在肿瘤的化疗中，特异性和选择性地将药物运送至靶器官或靶细胞是最终目的。利用大分子物质和微粒易被淋巴系统吞噬的特性，将它们作为载体与化疗药物以各种方式结合，共同构成淋巴靶向给药系统（drug delivery system for lymphatic targeting），既可提高局部淋巴结内的药物浓度，延长其作用时间，又使进入血液循环的药物减少，降低毒副作用。

（四）淋巴靶向给药载体

目前所用药物载体有硫酸葡聚糖、活性炭、环糊精、脂质体、微球等，通过乳化、吸附、包合、包封等方式装载药物。硅粒与活性炭性质相似，也可作为淋巴靶向药物载体。微球的载药量高，可用生物相容或可降解的材料制备，使其降解及半衰期得以控制，又适合大规模生产，是非常有潜力的淋巴靶向药物载体。活性炭是一种生物相容性好的惰性物质，具有良好的吸附性能，吸附能力与颗粒的比表面积有关，每克活性炭吸附阿霉素最大量为 72mg，同时活性炭吸附药物后能随其周围游离药物浓度的降低而缓慢释放药物，具有缓释功能，释药过程符合 Higuchi 方程。

七、胞内靶向给药

药物的靶向给药可分为 3 级，第 1 级指到达特定的器官或组织；第 2 级指到达器官或组织内的特定细胞（如肿瘤细胞而不是正常细胞，肝细胞而不是 Kupffer 细胞）；第 3 级指到达靶细胞内的特定细胞器（如溶酶体、线粒体等）。至今，前两级的靶向给药系统研究已经取得长足的进步，如 20 世纪 80 年代发展的微粒类被动靶向给药系统，已在制备方法、质量标准、体内分布、药效、毒性等方面有许多研究报道；又如很多学者致力于将药物与配体通过化学的或物理的方式相连，配体与细胞表面的特异性受体接合，而到达器官或组织内特定的细胞。然而许多药物需要进入细胞内才能发挥其治疗作用，因而建立有效的胞内靶向给药系统，是药剂学研究的新热点。

欲设计第 3 级的靶向给药系统，须从分子生物学角度，对药物和细胞的相互作用进行研究。靶向给药系统通常由大分子集合体组成，不能通过简单扩散进入细胞，主要通过胞吞作用进入胞内。胞吞作用是质膜的内化现象，药物被摄入到体内后，仍然被质膜包裹而处于胞浆外，因此无论有无胞吞作用，药物跨过细胞膜的过程都是必要的。尽管人们对膜结构发生变化的具体过程还不十分清楚，膜不稳定因素主要归因于一段由 20～30 个氨基酸构成的短肽，即膜活性肽（membrane-active peptides）。膜活性肽通过与细胞膜融合，通过对细胞内质膜上脂质的破坏、融合或形成孔道，帮助药物到达胞浆内，是近年来在胞内靶向给药系统中倍受重视的一类物质。

靶向给药系统包括主动给药系统和被动给药系统，都必须到达靶位并内化入靶细胞后，才能发挥其治疗或杀伤作用，其内化过程的各环节应考虑诸多因素的影响。

第二节　脉冲（外调）式给药系统及其释药

随着时辰药理学研究的深入，人们发现某些药物的作用和某些疾病的发生与时间过程有密切关系，如血压、胃酸分泌、激素分泌等，呈生物节律变化。许多疾病的发生也存在着明显的周期性节律变化，如哮喘患者的呼吸困难、最大气流量的降低发生在深夜；溃疡患者胃酸分泌在夜间增高；牙痛在夜间到凌晨时更明显；睡醒时血压和心率急剧升高、心脏病和局部缺血最易发作；高血压患者醒来时体内的儿茶酚胺水平增高，使收缩压、舒张压、心率增高，因此心血管意外事件（心肌梗死、心源性猝死、脑卒中）多发于清晨。针对这些节律的变化，开发适应人体生理、病理时间节律变化的释药剂型，即应答式给药系统十分必要。目前的应答式释药系统有开环和闭环两种体系：开环体系是利用外部的变化因素来控制药物释放，称为脉冲给药系统；闭环体系是通过自身的信息反馈来控制药物的释放，称为自调式给药系统。

脉冲式给药系统（pulsed drug delivery system，PDDS）又称为外界控制给药系统或开环式给药系统，是指不立即释放药物，而在某种条件下（如在体液中经过一定时间、一定 pH 值、某些酶作用）一次或多次突然释放药物的新型给药系统。它不依赖体内信息变化自动调整药物的输入，以补偿生理过程中相关指标的变化，而靠外界启动装置，如热能、电场、磁场或超声波等，使药物按生理节律需要，调整释药速率，实现脉冲给药，可增加机体对药物的耐受性，减少毒、副反应，提高药物的治疗指数。脉冲给药系统不同于按零级释药的控释制剂，其目的不在于维持稳定的血药浓度，而是按照时辰药理学的原理释放药物，保证疗效，从而减少服药次数和药物副作用。理想的脉冲给药系统是多次脉冲控释制剂，即按照生物节律的需要，间隔特定的时间定量释药。

目前用于脉冲式给药系统研究的药物主要有：胰岛素、硝酸甘油、抗心律失常药、胃酸抑制剂、β-阻滞剂、免疫调节剂、激素替代药、癌症化疗药等。

一、脉冲（外调）式释药制剂的主要类型

理想的口服脉冲缓释制剂是多次脉冲控释制剂，即按照生物节律的需要间隔特定的时间定量释出药物。

（一）定时脉冲释药系统

现阶段的口服脉冲控释制剂的主要模式是二次脉冲控释制剂。由于第一剂量的药物可由普通速释制剂代替，目前研究较多的是第一剂量缺失型脉冲释药系统，又称定时释药制剂、择时释药制剂。第一剂量缺失型脉冲释药系统适用于夜发性和晨发性疾病治疗的特殊需要，如哮喘、心绞痛等。这类疾病在入睡时不发作，不需药物释放，又由于夜间服药不便，需要在入睡前使用，就需用这种定时释药制剂，仅在凌晨释放一个剂量的药物，实现最适治疗。

又如，人体胃酸在晚间十时左右的分泌量有一个高峰，抑制此时胃酸的分泌能明显提高临床治疗胃及十二指肠溃疡的效果。将法莫替丁脉冲控释胶囊设计为服药后 10～14 小时释放第二剂量，使药物在体内有两个释药峰，每天口服一次能有效抑制胃酸分泌。

渗透泵定时释药片可以制备成第一剂量缺失型和二次定时控释制剂。第一剂量缺失型定时渗

透泵片的基本组成是片芯、半渗透膜包衣和释药小孔。片芯有两层，一层是接近释药小孔的含药层，另一层是远离释药小孔的渗透物质层，提供推动药物释放的渗透压。半渗透膜包衣的材料、配比以及药物层中聚合物材料、用量都是控制释药时间的重要因素。在第一剂量缺失型定时渗透泵片的基础上，外层再用一个剂量的药物作为包衣，就可制成首先释放第一剂量药物，间隔适当时间释放第二剂量的制剂，即二次定时释放制剂。

在美国上市的 Covera-HS 就是用渗透泵技术制备的定时释药制剂。其主药为盐酸维拉帕米，含药层选用聚氧乙烯（分子量为 30 万）、PVP 等作促渗剂；渗透物质层则包括聚氧乙烯（分子量为 700 万）、氯化钠、HPMC 等。外层包衣用醋酸纤维素、HPMC 和 PEG。用激光在靠近药物层的半透膜上打释药小孔。该维拉帕米定时控释片在服药后间隔特定的时间（5 小时）以零级形式释药，在晚上临睡前服用，次日清晨可释放出一个脉冲剂量的药物，符合高血压节律变化的需要。

（二）定位脉冲释放系统

结肠给药是定位释放制剂之一。研究表明制剂在小肠中的运转时间并不受剂型或食物摄取的影响，一般在 3±1 小时，且个体间胃肠道 pH 值很相似，依据时间和 pH 依赖性，利用胃到小肠 pH 值变化作定时释放开始的指针，脉冲制剂将时间间隔定位在小肠中运转时间 3 小时，就可以实现结肠靶向给药。

脉冲释放技术在定位释放上主要有两个应用途径：①在普通脉冲释放制剂外再包以结肠溶衣，以实现结肠释药；还可结合定时脉冲塞技术，经过肠溶包衣后，将脉冲制剂设计为接触肠液后 3～4 小时释放药物，药物就能向结肠传递；②肠溶性包衣材料本身可作为脉冲制剂的外层包衣材料，通过调节肠溶材料（如 Eudragit RS）的用量及比例，实现定位释药。

二、实现脉冲的方式

脉冲式给药克服了机体的耐药性，并与体内激素、肽类等的释放相平衡，随着外部温度、pH、离子强度、电场、光、化学物质变化或聚合物（如亲水性凝胶）的结构及理化特性发生改变，引发相转化和热力学改变。

（一）热敏脉冲式释药

热敏脉冲给药系统系将羟丙基纤维素（HPC）、聚乙烯醇（PVA）、聚环氧乙烷、聚 N-取代丙烯酰胺衍生物进行交联，能制得具有显著膨胀-收缩特性的热敏凝胶，其热敏性与聚合物的亲水-亲油平衡值密切相关，并受烷基侧链的大小、构型及伸展性影响。在不同温度下其结构及物理性质发生相应的改变。利用这种转变，可以产生"开-关"式药物控制释放，在这一转变过程中，主要涉及挤压、表面调节和扩散面积调节机制。

1. 挤压机制

聚异丙基丙烯酰胺凝胶是一种热敏性凝胶，其临界溶解温度（lower critical solution temperature，LCST）为 32℃。当温度高于 LCST 时，由于亲脂链相互作用和分子内的氢键形成了聚集体，凝胶收缩，挤压出大量含药物的水溶液，此系统处于"开"的状态；当温度低于 LCST 时，凝胶又可重新膨胀，此系统近似处于"关"的状态，药物只能通过缓慢扩散从凝胶层中释放。

2. 表面调节机制

为了产生迅速、完全的"开-关"式药物控制释放，如图 10-1 所示，可在热敏性凝胶中引入亲脂性的聚合物如甲基丙烯酸烷基酯（RMA），此共聚物凝胶可在外界温度高于凝胶收缩温度时，在凝胶尚未来得及收缩前，烷基侧链亲油基团相互作用，增强聚合物链的聚集，从而迅速地在凝胶表面形成稳定的无渗透性的稠厚表层，阻止药物从水凝胶内部释放，完全处于"关"的状态。通过改变 RMA 单体烷基侧链的长度可控制稠厚层的形成及厚度，控制药物的释放。

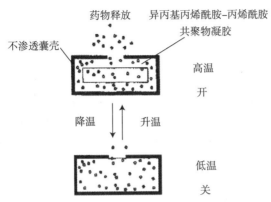

图 10-1　热敏水凝胶系统的脉冲释放机制

3. 扩散面积调节机制

Yoshida 等将在热敏性凝胶中引入亲水性的聚合物如丙烯酰胺后形成共聚物，装入一个正方形释药小孔的聚四氟乙烯胶囊里。低温时，此共聚物形成的凝胶系统处于膨胀状态，充满了整个胶囊，药物只能在凝胶内缓慢扩散后经释药小孔释出；高温时（30～40℃），此共聚物形成的凝胶系统迅速收缩，其表面无法形成足以阻止水溶液从里面流出的厚度层，于是在凝胶和胶囊壳间充满药液，相当于有效凝胶释药面积增大，释药速度自然大大提高。

（二）pH 敏感脉冲释药

向丙烯酸、氨基-乙基异丁烯酸树酯等凝胶基质中加入离子性试剂，可得到 pH 敏感凝胶，由此制得的给药系统在胃液条件（pH 1.4、37℃）下，凝胶不溶胀，当该给药系统随着胃排空到肠道后，由于周围 pH 值（pH 6.8～7.4）的改变，凝胶由于丙烯酸基团的离子化和斥力作用，而开始膨胀并向外释药，从而体现脉冲释药的特性。

（三）电敏释药

在共聚物材料中包载荷电药物，通过在凝胶基质两端外加电压，在外加电场作用下发生离子交换释药。此外，通过氢键形成络合物，络合物解离后，药物在电解质环境中向电极方向释放。

电场敏感的高分子电解质水凝胶具有膨胀（收缩）性质，可应用于物质的渗透控制，电渗析中产生的脉冲电渗析流可控制药物分子的扩散速率。应注意电渗析的条件（离子强度、缓冲液类型和 pH 值）的选择，同时还需考虑电渗析对药物稳定性的影响。

超声波引起的声学气流，通过改变超声波频率和负载周期，亦可实现药物的脉冲释放，能够在短时间内大量释放药物，还能及时停药。另外，通过微波、光照等变化可实现微波辐射和光敏脉冲释药，但尚需进行临床研究。

第三节　自调式给药系统及其释药

自调式给药系统（self-regulated drug delivery system，SRDDS）是根据生理或病理的变化而自动调节药物释放的给药系统。某些疾病发作时，人体的体温、血压、血糖、激素分泌等指标将呈现出生理节律性的变化。如能根据疾病的发作特点，利用与疾病有关的体内信息，使在疾病发作时，药物随即释放发挥药效；在疾病不发作或受到控制后，不释放药物或尽量少释放药物。

自调式释药系统是利用体内信息反馈控制药物的释放，该闭环式（close-loop）技术通过体内信息反馈机制达到对药物的释放控制，控释机制目前有 pH 敏感型、酶底物反应型及 pH 竞争结合型等，利用对生理环境敏感的聚合物产生结构、大小以及化学性质的改变，可形成"开-关"式自调释药体系。

自调式释药系统通常不需外界条件的干预，其优点还在于减少给药次数，避免机体因长时间处于高浓度药物中而产生的毒性作用和耐药性，提高患者的顺应性。尤其适用于糖尿病患者注射胰岛素、心律不齐患者服用抗心律失常药、心绞痛患者服用硝酸甘油、胃酸抑制剂控制胃溃疡、避孕药、癌症化疗等情况。根据体内反馈信息的不同，本节从 pH 型、酶调节和胰岛素自调式释放系统等方面的变化予以介绍。

一、pH 型自调式给药系统及其释药

由于异常酸化多发生在炎症或感染区域，在某些肿瘤组织及局部缺血区域的 pH 略微偏低，利用该特点，人们研究了低 pH-敏感型脂质体。当这种脂质体被上述部位的细胞内吞后，可快速释放药物，发挥疗效。

目前研究的 pH-敏感型脂质体主要有两种：①某些具有 pH-敏感性的类脂，如棕榈酰高半胱氨酸、磷脂酰乙醇胺等，在低 pH 时可引起脂肪酸羧基质子化形成六方晶相，破坏双分子层的稳定性而释放药物，体外实验研究表明，当 pH7.4 降至 pH6.5 时，脂质体中的钙黄绿素快速释放，体系的荧光强度迅速增大；②阳离子型脂质体，研究发现某些阳离子聚合物在 pH 改变时会发生构象变化，导致脂质双层结构重排并快速、定量地释放脂质体中的药物，其中聚乙基丙烯酸（PEAA）在生理范围内对 pH 具有高度敏感性，在 pH 较高的环境中，PEAA 为亲水的舒展盘状结构，pH 下降时则变成致密的疏水性球状物。当 PEAA 存在于脂质体混悬剂中或以表面键合方式连接于脂质双层表面时，pH 下降引起 PEAA 发生上述的构象改变，使其紧密地吸附在膜表面。为容纳吸附的 PEAA 链，脂质体双分子层发生结构重排，其最佳排列方式一般为胶团，从磷脂双分子层膜到胶团囊膜破坏，所载药物可迅速释放。若希望 PEAA 在膜重排过程中不可逆地吸附到膜上，可通过半合成方法对卵磷脂进行结构修饰，在其表面键合巯基化的 PEAA，因为在含药脂质体表面接上 PEAA 可以控制药物在酸性条件下释放。

研究表明，含有弱酸或弱碱基团的聚合物具有 pH-敏感性，改变溶液的 pH 值会引起聚合物溶胀和收缩。一般说来，pH 值低时，聚酸类凝胶的羧酸基团不解离，凝胶相对不溶胀，随着 pH 值的升高，羧酸基团解离，电荷密度增大，聚合物溶胀；聚碱类凝胶正好相反，溶胀度随着 pH 值降低而增大。因此，由聚酸或聚碱类凝胶制备的贮库或骨架，其释药速率具有 pH-离子强度依赖性。由于胃肠道被划分为几个不同的 pH 值区域，由 pH-敏感型凝胶制备的释药体系可在胃肠道的不同部位选择性地释放药物。

例如，以吲哚美辛和淀粉酶为模型药物，比较异丙基丙烯酰胺-丙烯酸-聚二甲基硅氧烷（NSA）、异丙基丙烯酰胺-丙烯酸（NA）、甲基丙烯酸羟乙酯-丙烯酸（HA）、丙烯酰胺-丙烯酸（AA）等几个共聚物的体外释药特性，结果表明，所有凝胶的溶胀均与 pH 值有关，且依赖于丙烯酸的含量，其中 NSA 对 pH 值变化最敏感。凝胶溶胀或收缩的关键在于羧基含量以及羧基是否解离两个因素。含氨基的聚合物如甲基丙烯酸甲酯（MMA）-甲基丙烯酸二甲氨乙酯（DMA）共聚物的溶胀亦与 pH 值有关。

二、酶调节自调式给药系统及其释药

通过酶调节的自调式给药系统，可根据某些酶与特异分子作用引起的变化使对其敏感的聚合物的溶蚀速度改变，从而调节混入聚合物药物的释放速度。

（一）尿素-尿素酶体系

尿素-尿素酶体系是基于尿素酶将尿素转变成 NH_4HCO_3、NH_4OH 的反应而设计的。将模型药物氢化可的松均匀分散于甲基乙烯醚-马来酸酐半酯共聚物中，外包由戊二醛交联剂固定的尿素酶的水凝胶。当尿素从外界扩散进入水凝胶时，被固定于其中的尿素酶转化为碱性物质，增大水凝胶内局部区域的 pH 值，从而增加 pH-敏感性聚合物（如甲基乙烯醚-马来酸酐半酯共聚物的溶蚀速率，加快释药速率。体外实验表明，氢化可的松从此类 N-己基半酯的圆形薄片的释放主要取决于外界尿素的浓度。尽管该体系无治疗价值，但它是最早发表的化学控制自调式药物释放系统，并说明了自调式释药这一设想的可行性。

（二）葡萄糖-葡萄糖酶体系

正常人胰岛素的分泌受到血糖水平的生理反馈机制所控制，胰岛素依赖型糖尿病人体内的这种生理反馈循环则被破坏，现在常用的方法是在进食时注射胰岛素以降低血糖水平。如葡萄糖在葡萄糖氧化酶的作用下反应产生葡萄糖酸，引起 pH 值下降，用 N-正丁基二乙醇胺和 N-甲基二乙醇胺制成的聚酸酯对酸非常敏感，它随 pH 值的下降而加快溶蚀速度。若将胰岛素混合在该聚合物中，外层再包被葡萄糖氧化酶，即可制成一种自调式释药系统。它随着血中葡萄糖水平的高低，来决定反应生成葡萄糖酸的多少以引起 pH 的变化，从而影响聚合物的溶蚀速度，进而自动调节胰岛素的释放。为了用药方便，减小副作用，目前已有人模拟体内的反馈机制，利用下面的反应制备能自动对血糖水平做出反应的药物水凝胶给药系统。

$$葡萄糖 \xrightarrow{\text{Glu-ox}} 葡萄糖酸 + 双氧水$$

由于葡萄糖在葡萄糖氧化酶（Glu-ox）的作用下产生葡萄糖酸，可降低局部区域的 pH，而 pH 敏感的水凝胶在低 pH 下可溶胀或溶蚀，因此，把葡萄糖氧化酶直接固定在 pH-敏感的水凝胶中或是与 pH-敏感型凝胶紧密相连的水凝胶中，当葡萄糖从标准转运池扩散进入凝胶时，引起凝胶体积溶胀并释放胰岛素。有人发现含叔胺基团的聚合物在低 pH 时发生氨基质子化，产生静电斥力，使膜的孔径增大，通透性提高，从而可快速释放药物。具有 pH 依赖性的聚合物包括聚丙烯酸（PAA）、聚甲基丙烯酸（PMAA）、聚原酸酯、由甲基丙烯酸二乙氨基乙酯（DEAEMA）和甲基丙烯酸羟乙酯（HEMA）交联制备的共聚物等。将葡萄糖氧化酶固定在由这类聚合物制备的膜中，体外实验表明，当外界葡萄糖浓度增大或 pH 下降时，胰岛素的释放速率也可随之增大。利用酶-底物反应和 pH-敏感型凝胶的性质，即凝胶体积随血糖水平变化而变化的特点，可设计一种植入型胰岛素化学机械泵。

为提高胰岛素的稳定性，可制成胰岛素的混悬液、乳剂或其他半固体形式，同时也应考虑处方的流动性。泵的大小可根据糖尿患者所需胰岛素的量计算而得。将含孔道的高分子膜与对 pH 敏感的聚合物形成接枝共聚物（内固定有葡糖氧化酶），共聚物中混有胰岛素。当葡萄糖被转化为葡糖酸时，接枝共聚物的羧基质子化，静电斥力减小，引起接枝的聚合物链收缩，打开膜上的孔道，释放胰岛素；反之，共聚物链溶剂化，有效地关闭聚合物上的孔道。改变共聚物中对 pH

敏感聚合物的密度、长度、大小或膜中孔道的密度，可获得对葡萄糖浓度具有不同敏感性的系统。体外实验研究表明，该体系可对葡萄糖浓度做出快速反应，为设计人工胰岛提供了实验依据。

（三）结肠酶系

结肠细菌能产生许多独特的酶系，许多高分子材料在结肠被这些酶所降解，而不能被胃、小肠中相应酶的降解，这就保证药物在胃和小肠不释放，可被定位传输到结肠部位。果胶、瓜耳胶、偶氮类聚合物和 α，β，γ-环糊精均可作为结肠给药体系的载体材料。利用结肠酶系，结合相应材料，可使药物在结肠部位体现为脉冲式释药。

三、胰岛素自调式释放系统及其释药

自调式胰岛素释放系统由具有生物活性的胰岛素衍生物制剂构成，其中胰岛素与糖连接在一起，形成一种胰岛素-糖-凝集素复合物，当血糖扩散进入此装置后，可竞争性地结合于糖在凝集素分子的结合位点上，使结合的胰岛素-糖衍生物得以释放，其释放量决定于葡萄糖的浓度。早在 20 世纪 60 年代，有人发现植物外源凝集素伴刀豆球蛋白 A 和特殊的多糖反应，由于糖链可以和外源凝集素上的特异性受体反应，产生沉淀，将聚蔗糖和葡聚糖分别作为多糖来进行反应，具有控制胰岛素释放的功能，将伴刀豆球蛋白 A 和糖原用 Schiff's 碱的衍生物进行共价结合，经共价修饰后的凝胶可以在 20～37℃ 条件下，对葡萄糖浓度产生应答，从而控制并调节葡萄糖的浓度。

图 10-2 为一种通过生物调控制剂的示意图，该生物系统由冻干微生物或相关的微生物酶等组成，在这些制剂中，生物系统的活性呈底物依赖性，药物或生理相关物质可以增加或减弱生物系统的活性。当生物系统的活性与产气相关联，则可用于腾空药物贮库。理想的生物系统可以起到一个传感器、一个数据处理单元和能源的作用。在将来，通过基因工程技术可生产特殊的微生物，这些微生物可参入生物调控制剂中。已开发出两种不同的系统：①由周围的介质与生物系统通过膜相连接而形成的膜系统；②隔离膜系统。

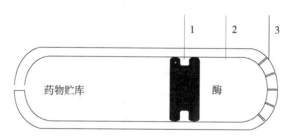

1. 活塞；2. 生物反应器；3. 膜或隔膜系统

图 10-2　反馈控制给药系统"生物控制系统"

自调式给药系统系指能接受反馈信息，并按信息自动调节输出药量的一种智能化给药系统。可分为自动调节给药器（modulated drug delivery devices）与触发给药器（triggered drug delivery devices）。

（一）自动调节给药器

自动调节给药器是指按反馈信息调节释药速率的给药系统。比如将胰岛素制成自动调节给药器，可随着患者血糖浓度的波动而自动调节胰岛素的释放，使患者的血糖水平始终保持在正常范围内。按机制不同可分为两种。

1. 竞争性脱吸附给药系统

竞争性脱吸附给药系统（competitive desorption）是将胰岛素与糖分子共价结合，再与分子量大得多的伴刀豆球蛋白 A（concanavalin A，Con A）连接，被包封在一个半透性聚合物膜内（甲基丙烯羟乙酯）或装在一个再生纤维素透析管内，它们的截流分子量为 50000Da，允许葡萄糖分子和胰岛素分子通过，而 Con A 分子不能通过。这样的胰岛素糖化衍生物与蛋白相结合的部位可被葡萄糖取代。当血糖高过正常值时，血中葡萄糖进入该给药系统，将胰岛素从结合部位取代而游离释放入血液达到降糖效果。该给药系统中的糖化胰岛素与 Con A 的结合常数必需高于葡萄糖，否则，低血糖的信息也将引起胰岛素的释放。恰当选择与胰岛素连接的糖分子可改变糖化胰岛素与 Con A 的结合常数。不同的糖化胰岛素受葡萄糖冲击而释放胰岛素的量亦不相同，见表 10-1。

表 10-1　受葡萄糖（g/L）冲击而释放的胰岛素量（mU）

葡萄糖（g/L）	麦芽三糖	甘露三糖	甘露四糖
300	675	394	278
900	2268	732	544

由表 10-1 可知，释放的胰岛素量以麦芽三糖为最佳。

2. 酶-底物反应给药系统

酶-底物反应（enzyme-substrate reactions）给药系统是将胰岛素包封在控释膜内，膜材可用甲基丙烯酸、羟乙酯、甲基丙烯酸 N,N-二甲基氨乙酯、二甲基丙烯酸四乙烯乙二醇酯等，这些聚合物交联葡萄糖氧化酶，再同聚丙烯酰胺合用，当血中葡萄糖氧化酶将葡萄糖氧化成葡萄糖醛酸时，膜材上的氨基发生质子化，使膜孔增大，胰岛素通过膜而扩散入血。为保持酶的活性，膜必须在低温下用辐射聚合法制备，该膜材制得的给药器厚为 0.1mm，直径为 10mm。依据竞争脱吸附原理，可制成胰岛素的生化闭合回路反馈控释系统（biochemical closed loop feedback-controlled systems）。

（二）触发式给药器

触发式给药器系根据反馈的信息，触发被动给药器而释放药物。这种给药器所含药物在其周围环境发生变化之前一直保持稳定，一经触发，给药系统即可释药。触发作用可通过给药器周围组织的特种底物的出现或环境的温度、pH 值发生变化来实现。例如，将鸦片拮抗剂纳曲酮（naltraxone，NTX）制成这类触发给药系统用于戒毒，可使戒毒彻底。良好的戒毒方案首先要解决吸毒者的成瘾性，因此可给吸毒者植入一个控释给药器，使其不断释药，在鸦片受体部位取代鸦片，从而抵消鸦片的作用，使吸毒者从心理上减弱对鸦片的需要，然后再植入一触发给药器，一旦吸毒者动摇，重新使用毒品时，血液中的吗啡分子会触发这个给药系统释放拮抗药，阻断毒品的兴奋作用，使其无欣快感，从而巩固戒毒效果。

其他生物体内的活性肽在体内反馈系统的严格控制下发挥作用，维持机体的正常代谢平衡，但若需补充这些多肽，在体内生理条件下，易被破坏；且分子量大，也难以吸收，半衰期又短，无法用普通剂型给药，因而开发一种智能型给药系统，类似生物反馈系统的控释给药系统，能感觉由疾病产生的信号，并判断信号的强弱，以脉冲方式释放药物。以聚-N-异丙基丙烯酰胺为主要材料的热敏凝胶给药系统，即为一种脉冲给药系统，它在系统体积膨胀时释药，当温度升高，凝胶立即收缩，形成致密的表面层，阻止药物的释放，达到快速响应的"开-关"效果。

第四节 自乳化给药系统及其释药

自乳化给药系统（self-emulsifying drug delivery system，SEDDS）是指由药物、油相、表面活性剂（乳化剂）及辅助表面活性剂（助乳化剂）组成的口服给药系统，在体温条件下，遇体液后随胃肠道蠕动而自发乳化，形成粒径为 100～500nm 的水包油型微乳，给药前，系统（或内容物）为均一、澄清的液体。而当表面活性剂亲水性较强（$HLB>12$），含量较高（$≥40\%$，w/w）时，在体温条件下，遇水就能形成液滴粒径小于 100nm 的乳剂，则称为自微乳化释药系统（self-microemulsifying durg delivery systems，SMEDDS），也属于自乳化给药系统。

SEDDS 具有以下特点：①由于与胃肠液接触时可形成包含有药物的小乳滴，依靠细小乳滴的巨大比表面积大大提高了水难溶性药物的溶出，从而提高药物吸收的速度和程度，改善药物的口服吸收；②可以避免水不稳定药物的水解而提高药物的稳定性；③形成的乳剂粒子细小，口服后在整个胃肠道中广泛分布，从而减少大量药物与胃肠壁局部长时间接触所引起的刺激性；④制备简单，性质稳定，将药物分装于软胶囊中，剂量准确，服用方便。

一、成型机制

形成 SEDDS 需要满足两个条件：①较低的油水界面张力；②较显著的油水界面的破裂。当符合这两个条件之一时，外部只要提供很小的能量，乳剂就可自发形成，也即自乳化给药系统形成的关键是体系中油相、表面活性剂和辅助表面活性剂的种类及它们之间的比例。可供选择的辅料很多，包括油脂类、亲水或亲脂的表面活性剂及水溶性助乳化剂，但只有一些特殊的组合才能得以自乳化。自乳化的机制尚未完全明了，结合微乳的形成过程，介绍以下几种理论。

（一）界面张力学说

界面张力降低是自乳化的重要因素。随着表面活性剂浓度的增加，油水界面的张力逐渐降低，当达到一定浓度时，由于助乳化剂的存在，产生混合吸附，界面张力降低至负值，从而使体系自发分散成微细液滴，来通过增加总表面积达到热力学平衡。

（二）增溶理论

有学者认为，即使没有其他成分存在，油水混合体系与表面活性剂也能形成微乳，条件是表面活性剂用量较大。当表面活性剂在体系中处于高浓度时形成大量的胶束，大量胶束对油产生增溶作用，油进入了胶束内部，而形成高度分散的微小液滴，也即体系形成微乳，胶束对油的增溶过程是自发进行的。也有人认为，微乳是介于普通乳和胶束溶液之间的一种稳定的胶团分散体，又称胶团乳。

（三）面膜-液晶相理论

在二元混合物（油—非离子表面活性剂）中加入水，油相和水相之间形成一单分子界面膜，即液晶层，水能穿透界面而溶解于油相中，液晶层成为水渗入油的通道。最后，靠近界面的物质都可能成为液晶相，液晶相一旦形成，水向油相内核快速穿透，加上胃蠕动的轻微搅动，界面被打破，即形成乳滴。乳化难易程度与水穿透各种液晶相的能力有关，表面活性剂的浓度决定形成液晶的量，液晶量越大，造成表面压力越大，界面越不稳定性，越有利于油水界面的破裂。

（四）热力学理论

形成常规乳剂所需自由能是两相间产生新界面所需能量的直接函数，可用下式表示：

$$\Delta G = \sum_i N_i \pi_i^2 \delta \qquad (10-1)$$

式中：ΔG 为分散过程的自由能变化；N_i 为液滴的总数；π_i 为液滴半径；δ 为表面能。

当分散过程的熵变大于表面积增加所需能量时，就会发生自乳化，在自乳化系统中，形成乳剂所需的自由能非常低甚至为负值。

二、自乳化释药系统与药物的吸收

SEDDS 的吸收特点主要体现在以下三个方面：①与胃肠液接触时形成微小乳滴，在胃肠液稀释下进一步分散成更细小乳滴，比表面积增加，改善了药物的溶出；②表面张力较低，易于通过胃肠壁的水化层，使药物能直接和胃肠上皮细胞接触，增加了对肠道上皮细胞的穿透性，促进了药物的吸收；③微乳可经淋巴管吸收，克服胃肠道对药物的首过效应，并能穿越胃肠道上皮细胞对大分子药物的吸收屏障，提高药物的生物利用度。

（一）剂型的影响

动物生物利用度研究结果显示，脂溶性药物以 O/W 型乳剂给药时易于吸收，然而，乳剂物理稳定性差，一次服用量大，不利于其口服应用。药物在自乳化体系中分散度高，其溶出和吸收较快而完全，且物理稳定性好，一次服用体积小，是比乳剂更好的口服给药形式。此外，SEDDS 还可以提高难溶性药物的吸收，如 Kitagawa S 等研究表明联苯二甲双羧酸酯的 SMEDDS 溶出速率是原药粉末的 12 倍以上，血药浓度远高于其聚乙二醇分散体制成的剂型，HIV 蛋白酶抑制剂的研究显示，其 SEDDS 比相应酏剂的达到峰值时间快且浓度高。

（二）表面活性剂和辅助表面活性剂的影响

SEDDS 中表面活性剂通常为具有较高 *HLB* 值的非离子表面活性，Bachynsky 等的研究表明其 *HLB* 值在 11～15 之间具有最佳溶出速率，另外表面活性剂浓度也应适中，若其 *HLB* 值过大或浓度过高，虽然可形成更细的乳滴，但药物从胶束中的释放会缓慢，还会对胃肠道产生刺激。辅助表面活性剂的加入可以增加溶解性能，减少主要表面活性剂的用量，并调节 *HLB* 值，增加界面膜的流动性，有助于油水界面的破裂。

（三）油相的影响

油相对药物吸收的影响非常复杂，原因在于其影响机制很多，包括影响胃排空速率、药物溶出、药物在小肠液中的溶解、高脂溶性药物和脂蛋白的结合等。此外油相的碳链长度、饱和度、脂质的相体积比都影响药物的吸收。

（四）药物释放的影响

SEDDS 体外的释放考察可在水性介质（pH 值 1.2 或 pH 值 7.4）中采用透析袋扩散法、平衡反向透析法、离心超滤法、低压超滤法等。SEDDS 中药物的有效释放由乳滴粒径和极性两个因素控制。粒径是最主要的影响因素，乳剂液滴的粒径决定药物释放和吸收的速度和程度，乳滴粒径越小，油水界面越大，乳剂稳定性越好。研究表明，药物从乳滴中释放速率越快，市售山地明（SEDDS）中环孢素 A 的生物利用度随着粒径的减小而显著上升，新山地明（SMEDDS）的血浆药物浓度随着粒径的减小而升高，且重现性更好。乳滴极性由油相和乳化剂性质所决定，可用疏水性药物在油/水中的分配系数（P）来衡量，对于 O/W 型微乳的释放，油相的极性并不重要。

（五）荷电的影响

小肠细胞内部相对于黏膜流体荷负电，当不存在主动转运药物时，如果使 SEDDS 荷正电，则可增加其与小肠上皮细胞的结合率，促进药物的吸收。传统的油-非离子表面活性剂组成的 SEDDS 一般荷负电，可能是由于其中游离脂肪酸带有的电荷，如果加入一些阳离子脂类，可能使乳滴荷 34～45mV 的正电。Florence AT 研究表明，黄体酮及环孢素 A 的 SEDDS 自乳化后荷正电乳滴能被有效地黏附在荷负电的胃肠道上，同 Caco-2 细胞或小肠上皮黏液表层产生静电作用，有效增加了药物的吸收。

（六）胆酸盐、磷脂的影响

将自乳化给药系统制成的胶囊剂给药后，因为胶囊内容物在小肠上段释放，所以最重要的影响因素不在于分散时的液滴大小，而在于它们在胆酸盐和磷脂形成的胶束中的溶解性。胃肠道对各种油的消化能力不同，油相在处方中所占的比例、油的种类都将影响这类制剂在胃肠道的吸收。此外脂类制剂被消化后可能会降低药物溶解性，引起药物沉淀和减慢吸收速率。

20 世纪 80 年代，国外科研人员开始研究药物的自乳化给药系统，并已有产品成功面世。SEDDS 可提高水不溶性药物的口服吸收效率，为大量水溶性差、水中不稳定、生物利用度差药物的口服给药提供了一种新的选择。SEDDS 处方的多样性对微粒结构、粒径、表面电荷、体内行为等均产生不同的影响，预测自乳化给药系统中药物在肠道的变化及制剂中的稳定性，考察脂质系统与剂型载体材料间的作用等均为自乳化给药系统需要进一步研究的内容。

第五节　经皮给药系统及其释药

经皮治疗系统（transdermal therapeutic system，TTS）或称经皮给药系统（transdermal drug delivery system，TDDS），经皮肤给药后，药物由 TDDS 扩散，通过皮肤进入皮肤层或体循环。TDDS 给药后可随时去除，无口服给药对胃肠道的刺激性、肝脏首过效应、胃肠道酶系对药物活性的影响等问题，可较长时间维持恒定速率给药及有效血药浓度，为现代药物制剂研究和开发的热点之一。

TDDS 从处方组成和制备工艺等方面考虑，有储库型、骨架型及混合型之分。根据外部能量能否促进药物透过皮肤，又可将 TDDS 系统分为被动释药和主动转运两种类型。

下面按制备工艺分类进行介绍。

（一）膜控型经皮给药系统

20 世纪 70 年代初，已开始研究膜控型经皮给药系统，亦称"膜介导"经皮给药系统。常用的膜材料包括 EVA 聚合物及微孔聚乙烯等，其特点是以药物溶液或混悬液为储库，如图 10-3（a）所示，包封在渗透膜中。胶黏剂均匀分布在控释膜和防黏层之间，如图 10-3 所示。

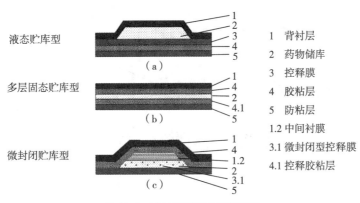

液态贮库型 (a)

多层固态贮库型 (b)

微封闭贮库型 (c)

1 背衬层
2 药物储库
3 控释膜
4 胶粘层
5 防粘层
1.2 中间衬膜
3.1 微封闭型控释膜
4.1 控释胶粘层

图 10-3 膜控释型经皮给药系统

药物以恒定速率释放通过控释膜，药物的释放速率可通过公式（10-6）来计算。控释膜在膜控释型经皮给药系统中起着重要作用。药物贮库的渗漏会使药物接触皮肤，造成难控的突击剂量（dose dumping）吸收。对于多层固态贮库，药物贮库（含药吸附层）夹在两个胶黏层之间，如图 10-3（b）所示，这种吸附和解吸附作用会影响到药物释放动力学行为。微封闭型是一种分配控释型给药系统，其贮库为药物混悬液（粒径为 10～200μm）分散于硅橡胶骨架形成，如图 10-3（c）所示。骨架药物贮库影响药物的释放速率，这种给药系统既可看作是贮库型，也可认为是骨架型。

$$\frac{\mathrm{d}Q}{\mathrm{d}t} = \frac{K_{m/r} \cdot K_{a/m} \cdot D_a \cdot C}{K_{m/r} \cdot D_m \cdot h_a + K_{a/m} \cdot D_a \cdot h_m} \tag{10-6}$$

式中：$\mathrm{d}Q/\mathrm{d}t$ 为释药速率；D_m 为膜扩散系数；$K_{m/r}$ 为膜与药物贮库间分配系数；D_a 为胶黏层中的扩散系数；$K_{a/m}$ 为胶黏层与膜间分配系数；C 为贮库中药物浓度；h_a 为胶黏层厚度；h_m 为膜厚度。

药物从微封闭型经皮给药系统中的释放受多种因素影响：①药物在储库的微分配单元、膜及胶黏层（或皮肤）中的扩散系数；②药物从液态储库层到控释膜及其他层的界面分配系数；③药物储库单元和皮肤间的单层厚度。对于简化模型，以膜周围的微贮库作为速率控制单元，公式（10-6）也可用来计算微储库溶液型经皮给药系统的释药速率。

（二）骨架型经皮给药系统

将药物混合在黏性基质或胶黏剂（drug in adhesive，DIA）的设计是较简单的一类经皮给药系统，这种系统是将药物直接溶解或分散在压敏胶中。胶黏剂层既作为皮肤黏附剂，又是药物贮库和释药限速层。

1. 结构特点

骨架型 TDDS 系统可视为单层胶黏剂型经皮给药系统设计，溶解或分散于压敏胶中的药物可通过连续的骨架结构或胶黏剂高分子孔隙向外释放，如图 10-4（a）所示。骨架中的非胶黏剂聚合物型经皮给药系统在制剂骨架的周围涂布有压敏胶，使制剂能黏附在皮肤上，如图 10-4（b）所示。胶黏剂骨架型经皮给药系统具有多层结构，如图 10-4（c）所示，包括两种情况：①在含药层和皮肤黏附层之间有控释层，控释层可以使药物以恒定的速率释放，如同膜控型给药系统的控释膜，如图 10-4（b）所示；②由单一背衬层支撑的多层含药结构，胶黏层中既含有游离态药物，也有结合型药物，这种设计可通过多层工艺实现。

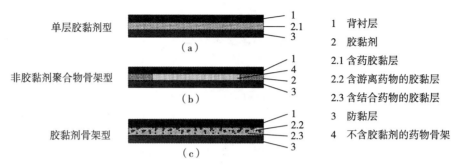

图 10-4　骨架扩散控释型经皮给药系统

2. 释药特点

药物的释药动力学可能是混合模式（如伪零级释放），在达到稳态释放前存在一个短时间的"突释效应"。如果药物在聚合物基质中的扩散与聚合物分子的舒张度有密切关系，那么药物的释放可能符合"零级"释药模型，在这种模型中，水分的进入与药物的渗出速率几乎相等。一般来说，骨架型经皮给药系统中药物体外释放速率与时间的平方根呈线性关系，符合 Higuchi 方程，见公式（10-7）。

$$\mathrm{d}Q_t = \frac{1}{2}k_1 \cdot A \cdot t^{-1/2} \tag{10-7}$$

$$k_1 = [D \cdot C_S \cdot (2M_0/V - C_S)]^{1/2} \tag{10-7-1}$$

$$k_1 = [D \cdot \varepsilon \cdot \tau^{-1} \cdot C_S \cdot (2M_0/V - \varepsilon \cdot C_S)]^{1/2} \tag{10-7-2}$$

$$D_{app} = k_2^2 \cdot \pi/(2C_0)^2 \cdot A^2 \tag{10-7-3}$$

式中：Q_t 为 t 时刻的释药量；k_1 为释放常数；A 为面积；t 为时间；D 为扩散系数；C_s 为基质中药物的饱和浓度；M_0 为基质中药物的初始量；V 为基质体积；D_{app} 为表观扩散系数；k_2 为 Higāchi 常数；C_0 为基质中药物的初始浓度。

公式（10-7）的释药常数 k_1 与基质的类型有关，同时受基质孔隙率和曲率的影响。对于单层胶黏剂型基质，释药常数主要受到溶解度的影响（饱和时基质中药物的浓度），见公式（10-7-1）。公式（10-7-3）中的表观扩散系数可描述释药过程的特征。

3. 影响释药的因素

药物从 TDDS 骨架中的释放受多个因素的影响。影响药物从单层胶黏剂型经皮给药系统中释放的因素可分为药物依赖性参数（如溶解度、分配系数、扩散系数等）和非药物依赖性参数：非药物依赖性参数包括药物的热力学活性（浓度、体积分数）、骨架材料的结构（几何形状、曲率、孔隙率、扩散层）和其他辅料的应用等。骨架结构（如非多孔、微孔，非溶胀、溶胀）对药物在骨架内扩散和从骨架中释放有重要影响。药物在非多孔聚合物基质中扩散的动力是聚合物链的分子运动，特别是可溶胀骨架（如水凝胶）、分子的运动与水分、温度、聚合物舒张度、渗透剂分子大小和形态有关。

药物的溶解度、分配系数、扩散系数等是影响药物释放的重要参数，基质骨架也会影响药物的释放。此外，药物浓度、载药量、基质骨架的几何形状、孔隙率、扩散层及其他辅料等也是药物扩散和转运的影响因素。

骨架中药物的热力学活性取决于药物在骨架中的浓度。通过使药物达到过饱和态，可提高药物的热力学活性，这意味着结合态药物的重结晶会显著缩短其在经皮给药系统的作用时间，因此，对于一些亚稳态药物的经皮给药制剂，防止它们在储藏过程中发生重结晶尤为重要。研究表明，甘油、聚乙烯吡咯烷酮（polyvinyl pyrrolidone，PVP）及其衍生物、糊精衍生物、聚乙二醇（polyethylene glycol，PEG）、聚丙二醇和甘露醇等辅料可抑制经皮给药系统中药物重结晶。此外，生产过程中药物浓度、干燥条件和切割方法的改变，也会影响到经皮给药系统中药物的结晶。经皮给药系统中添加剂的使用可以降低聚合物的玻璃化转变温度，从而增加制剂的柔软度和弹性，促进药物的释放。

（三）能量驱使药物的透皮吸收

能量驱使药物的透皮吸收系指通过电流、加温和超声波等方法，有效促进药物的释放和透皮吸收，能量形式有化学能、热能、电能和声能等。

1. 化学能

化学能即药物的热力学活性，是指药物分子的自由能。超饱和态药物和透皮吸收促进剂可以提高药物的热力学活性，从而促进药物的被动扩散。

2. 热能

加热可以促进药物的透皮吸收，缩短时滞，其能量形式可用来设计主动扩散的经皮给药系统。如一种自热型经皮给药系统具有一个密闭的热反应室，如图 10-5 所示，当密闭层被揭开后产生发热效应，其热量可以促进药物的渗透。但该方法会受到温度的限制，40℃以上就会使患者感到不适，甚至疼痛。

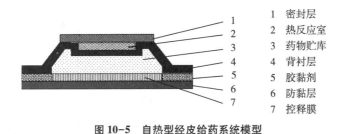

1	密封层
2	热反应室
3	药物贮库
4	背衬层
5	胶黏剂
6	防黏层
7	控释膜

图 10-5　自热型经皮给药系统模型

3. 电能

离子导入和电致孔是电能在经皮给药系统中应用最有前景的方法，已用于促进药物的透皮吸收。

（1）离子导入法（iontophoresis）　是利用电场将离子型药物经电极定位导入皮肤，也能促进不带电的药物分子透过皮肤。这项技术能够促进药物特别是离子型药物的透皮吸收，还可以实现程序化经皮给药。

离子导入系指在直流电作用下，离子型药物从溶液中通过皮肤渗透进入组织，其促进机理为：①皮肤角蛋白是 α-螺旋状结构的多肽，当离子导入时，在电场作用下它们平行排列，邻近的偶极之间互相排斥形成孔道，增强皮肤的渗透性；②在离子导入过程中存在电渗作用，可增加离子型药物透过皮肤的速率；③在离子导入时，溶质-溶剂和溶质-溶质的相互作用也可能增加药物的透皮速率。离子导入法为药物透过皮肤，达到局部和全身治疗效果提供了很大的潜能。但它取决于所应用电场的强度和性质以及药物性质，如药物相对分子量、带电量及极性等。低电压离子导入法主要通过皮肤表面已存附属器开孔转运药物。

（2）电致孔法　电流持续应用于皮肤会刺激皮肤神经末梢，可采取瞬时高电压脉冲的电致孔法（electroporation）给药（持续时间 $10^{-4} \sim 10^{-3}$ s）。电致孔法是采用瞬时高电压脉冲电场，在细胞膜等脂质双层形成暂时可逆的亲水性孔道，而增强细胞及组织膜的渗透性。

目前认为，高电压电致孔法的渗透机理是在皮肤表面形成新的亲水性孔道而增加细胞及组织膜的渗透性，如微通道或微孔，可能由于它们孔径微小，且只是瞬时存在，这些孔道目前尚未被显微技术所观测到。影响电致孔法透皮给药的因素很多，有待进一步深入探讨。若把皮肤电致孔技术成功应用于药物的透皮吸收，需要将对皮肤电致孔的体外机理、体内应用部位及给药装置三者有机地结合起来进行研究。

电致孔法透皮给药研究的药物包括蛋白质和多肽类生物大分子，也涉及相对分子量较小的生物分子，如核苷、核苷酸等。电致孔法可以单独或与离子导入法联合应用。离子导入法主要作用于药物，而电致孔法在脉冲直接作用于皮肤时，在脂质双分子层上可形成暂时孔道。电致孔法及离子导入法被认为是促进蛋白质和多肽透皮吸收的有效方法，目前已经用于胰岛素、降钙素、聚-L-赖氨酸、钙黄绿素和其他大分子（如 DNA 等）的透皮吸收，主要进行细胞生物学和生物工程研究，可以将大分子物质如质粒、DNA 等导入细胞，实现细胞融合和基因转染等。

4. 声能

将超声用于促进药物透皮吸收的方法称为超声导入法（sonophorersis），多采用频率在 10KHz 和 15MHz 以上的超声波。该方法已用于一系列药物的研究。

用于药物透皮吸收的最低能量是 $222J/cm^2$，该数值是体外测定猪全皮得到的。超声导入的定义可能会使人产生误解，认为是超声波促进药物透皮转运，实际上，超声波只产生驻波，在皮肤表面打开通道，这种通道是一种非选择性的亲水性通道，它可能是通过角质层的细胞间隙或在角化细胞中造成空化作用而产生。

聚合物膜的孔隙率可以通过超声波来控制。影响超声经皮给药的因素有超声波强度、频率和应用时间。研究表明，超声导入可促进以下几种药物的透皮吸收，如咖啡因、双氯芬酸、肾上腺皮质酮、地塞米松、尼古丁酯、雌二醇、黄体酮、睾丸酮等。从体外研究、动物实验及临床实验结果可发现，超声导入在特定的条件下对于特定药物分子的确具有良好的促透效果。超声波的产热效应是其作用机制的一个方面，其他作用机制尚未明确。

第六节 黏膜给药系统

黏膜给药系统（mucosal drug delivery system ，MDDS）是指使用合适的载体将药物与人体一些部位的黏膜紧密接触，如鼻、口腔、眼、直肠及阴道等，通过该处上皮细胞进入循环系统，产生局部或全身治疗作用的给药方式，属于生物黏附给药系统。

黏膜存在于人体各个腔道内，黏膜所分泌黏液中的黏糖蛋白是使黏液具有胶状、凝聚和黏合等特性的重要物质。黏膜给药优势明显，有以下特点：①既可产生局部作用，又可产生全身作用；②因其具有靶向性，能使药物释放吸收更加精确；③黏膜抗机械刺激性强，修复更新快；④可延长特定给药部位的滞留时间，提高生物利用度；⑤因黏膜下毛细血管丰富，且不存在角质化，较透皮吸收生物利用度好；⑥药物由黏膜毛细血管直接吸收，可以避免胃肠道首过及肝首过的影响。黏膜给药是近年来研究较多的给药系统之一。

一、黏膜给药系统的类型

（一）胃肠道黏膜给药系统

胃肠道黏膜给药系统是利用某些材料与生物黏液或黏膜上皮细胞发生相互作用而产生黏着力，

将药物与适宜载体制成的制剂通过人体胃肠道黏膜给药而吸收的给药系统。该类给药系统可以延长药物在胃肠道的滞留时间，改善窄吸收窗药物的生物利用度。目前用于延长药物在胃肠道转运时间的技术方法主要有胃内漂浮型给药系统、胃肠道黏膜给药系统和胃内膨胀型给药系统。

1. 黏附材料的特点

黏附材料应能自行溶化，对胃肠道黏膜无刺激，在达到定位释药的同时，能避免消化酶对药物的降解，供吞服用的胃肠道黏附材料应不影响人们的正常活动。

2. 黏附与释药机制

（1）特异部位黏附　胃及十二指肠前段黏液中黏蛋白含量为 70%～80%，通过 O-配糖键与黏蛋白聚肽链骨架上的丝氨酸及苏氨酸结合的寡糖侧链主要由 N-乙酰半乳糖胺、N-乙酰葡萄糖胺、岩藻糖、半乳糖、唾液酸等五种糖基组成，这些糖基可与外源凝集素如番茄凝集素（Tomato lectin，TL）、支原菌属凝集素（Mycoplasmas lectin，ML）、天门冬属凝集素（Asparagus lectin，AL）等发生特异结合。可通过适宜的载体设计（如载体携带外源凝集素或携带糖基），实现与胃肠道特定部位的黏蛋白结合，或与黏蛋白上的寡糖侧链结合，进而实现黏膜黏附，这种黏膜黏附也可称其为靶向黏附，具有部位特异性，这种特异性黏附较水凝胶型高分子材料不易受胃肠道运动及生理条件变化的影响。例如，TL、ML、AL 三种外源凝集素-聚苯乙烯乳胶结合物可作为专属黏附结合系统，与猪胃黏蛋白（PGM）有明显的相互作用。

（2）pH 靶向　胃肠道各部位 pH 不同，尤其是病变部位的 pH 会发生较大变化。制备胃肠道黏附片时可加入一些适宜的 pH 敏感材料，使药物在特定的 pH 环境中释放，从而实现靶向给药。适于制备口服胃肠道黏附片的药物应具备以下条件：生物半衰期相对短暂、在胃肠道中溶解度较小、具有特异的吸收窗、吸收速率常数小。

（3）延长药物在胃肠道的滞留时间　延长药物在胃肠道的滞留时间，可提高药物在胃肠道的浓度而增加药物的吸收。如 Ahuja A 等进行了氯噻嗪胃肠道黏附片的体外试验，研究表明，2 小时释药 60%，释药持续 8 小时；6 小时后大部分黏附剂仍留在胃中。

（二）口腔黏膜给药系统

口腔黏膜黏给药系统是指药物借助于黏附性的高分子聚合物与口腔黏膜产生黏附作用，从而定位释放药物而吸收。Sobrero 于 1847 年首次发现硝酸甘油在口腔黏膜吸收以来，人们相继报道了其他药物的吸收情况，19 世纪 70 年代以来口腔黏膜黏给药进入快速发展阶段，80 年代后期细胞培养技术的应用使其进展更为迅猛。

1. 口腔黏膜的结构与功能

口腔黏膜被覆于口腔表面，由上皮层和黏膜固有层构成，中间由一基底膜相隔。其上皮是复层鳞状上皮，由外到内依次为角质层、颗粒层、棘层和基底层。基底膜起连接和支持作用，具有选择通透性。固有层为致密结缔组织，含有丰富的毛细血管和神经末梢。

根据口腔黏膜的结构，按照功能可以分为三种类型：①咀嚼黏膜（masticatory mucosa）：覆盖在齿龈和硬腭表面，由角化上皮组成，占口腔黏膜总面积的 25%；②被覆黏膜（lining muco-sa）：覆盖颊、舌下和软腭，占总面积的 60%，上皮未角化，渗透性能强，不同区域上皮厚度不同；③特殊黏膜（specialized mucosa）：兼有上述两种黏膜的性质，覆盖舌背，占总面积的 15%。

2. 口腔黏膜给药特点

口腔黏膜给药具有如下特点：①可以发挥全身作用，也可发挥局部作用；②能避免胃肠道首过效应和肝脏首过效应；③给药及移除均方便；④药物在黏膜部位保留时间较长；⑤由于黏膜的亲脂性，利于脂溶性药物的快速吸收，而亲水性大分子药物则生物利用度低。

3. 口腔黏膜给药的分类

口腔黏膜给药可以分为三种：①舌下给药：药物通过舌下黏膜进入体循环；②颊黏膜给药：药物通过颊黏膜进入体循环；③其他部位给药：药物到达黏膜、牙组织、牙周袋等发挥局部作用，如口腔溃疡、牙周疾病的治疗。

4. 释药特点与机制

不同部位口腔黏膜的厚度和上皮组织结构不同。人、狗、鼠的颊黏膜厚度为 $500\sim800\mu m$，硬腭和软腭，舌腹面和齿龈处的厚度为 $100\sim200\mu m$。口腔黏膜部分上皮角质化，角质层位于上皮的外层，角质化的上皮构成口腔黏膜保护屏障。表层的角细胞、细胞间脂质和基底膜均为药物通透的屏障。实验证明，药物的释放与黏膜的部位、结构和面积等因素有关。

（1）释药特点　一般认为药物释放的差异源于口腔黏膜细胞间脂质组成不同。黏膜的部位、结构和面积影响物质的传递，角化上皮构成口腔保护屏障，而颊黏膜和舌下黏膜上皮均未角化，利于吸收。舌下黏膜上皮层厚度低于颊黏膜，通透性较后者高，合适的药物在该部位可被快速吸收。但因唾液的冲洗作用，该处不是控释剂型的合适给药部位。颊黏膜面积大，受唾液影响小，适于控释给药。

（2）释药机制　药物吸收有细胞内和细胞间两条通道，大多属于被动扩散，其理化性质如脂溶性、解离度、相对分子质量大小等都影响药物吸收，一般情况如下：①弱电解质药物的口腔黏膜吸收遵循 pH 分配学说；②亲脂性药物因细胞内通道充满脂质，几乎能畅通无阻地渗透，许多脂溶性药物通过口腔黏膜吸收而降低了首过效应；③舌下给药时非离子型药物油水分配系数（K）在 $40\sim2000$ 之间较好，K 值过大，脂溶性过高而不溶于唾液，过小则亲水性强，跨膜通透性差。此外，口腔黏膜吸收中也存在载体参与的促进扩散转运机制。

5. 影响药物渗透的因素

一般而言，口腔黏膜通透性按"舌下>口颊（齿龈）>上颚"顺序递减，齿龈的角质化黏膜对亲脂性药物的通透性弱于非角质化颊黏膜或口腔底部黏膜。影响药物口腔黏膜渗透的因素主要有黏膜的平均厚度、翻折时间、血流量、通透性及角质化等，见表 10-2。

表 10-2　影响药物在口腔黏膜吸收的因素

组织	平均厚度 （μm）	翻折时间 （d）	血流量 （mL/min/100g tissue）	通透性 10^{-7}（cm/min）	角质化
颊黏膜	$500\sim600$	13	$20\sim24$	579	-
齿龈黏膜层	200		$15\sim20$		+
口底	$100\sim200$	20	$10\sim12$	973	-
表皮	120	27	$7\sim9$	44	+
骨腭	$250\sim310$	24	$7\sim9$	450	+

对于角质化和非角质化的口腔上皮细胞，细胞内的膜被颗粒（membrane-coating granules，MCG）和细胞间的脂质均为跨细胞和细胞旁路吸收的主要障碍。其中角质化上皮细胞的 MCG 由薄层状脂质组成，包括鞘磷脂、葡糖苷鞘氨醇、神经酰胺和其他非极性脂质；非角质化上皮细胞的 MCG 非层状，主要为胆固醇酯类、胆固醇、鞘糖脂等脂质成分。

6. 提高口腔黏膜通透性的方法

通过加入促透剂、采用物理促透方法或提高药物稳定性可改善药物的口腔黏膜渗透性。吸收促进剂大致可分为螯合物类、表面活性剂类、胆盐类、脂肪酸类等。一般认为吸收促进剂主要通过干扰磷脂分子排列顺序、增加脂质双层流动性、提高药物的扩散性能或扩大细胞间通道而促进吸收。物理促透方法包括剥落或刮脱表皮层、电渗、超声导入等。另可通过制成前体药物或加入酶抑制剂等提高药物稳定性。

（三）鼻腔黏膜给药系统

鼻腔黏膜给药被认为是药物能快速高效吸收的给药方式，常用滴鼻剂、气雾剂、喷雾剂、粉雾剂、凝胶剂。制剂中的药物可制成微粒、纳米粒、脂质体等，可发挥局部或全身治疗作用。鼻腔黏膜给药有可能成为多肽及蛋白质类药物的吸收途径。

1. 经鼻黏膜给药的优势

鼻黏膜给药具有以下优点：①鼻黏膜内血管丰富，黏膜极薄，渗透性高，吸收程度和速度有时可与静脉注射相媲美；②可避开胃肠道首过效应和肝脏首过效应；③鼻腔内给药方便易行；④有些药物可通过嗅区转运，绕过血脑屏障直接进入脑内。例如补骨脂醇提物经豚鼠滴鼻给药，对过敏性哮喘潜伏期有延长趋势，对组胺哮喘潜伏期有显著的延长作用；选用麝香为主的活血化瘀中药复方，提取其有效成分制成滴鼻剂，经鼻腔黏膜给药可迅速缓解心绞痛，其抗心绞痛有效率、疼痛消失、改善心电图等功能与速效救心丸组相比，有显著差异；左旋多巴、头孢氨苄和胰岛素样生长因子经鼻腔黏膜给药后，能够显著改善脑神经的功能；三七总皂苷经大鼠和兔鼻腔黏膜的吸收研究表明，在不引起黏膜刺激性的条件下，可大幅度提高生物利用度。

2. 影响药物经鼻黏膜渗透和吸收的因素

Harris D 等以盐酸普罗帕酮为模型药物，采用离体羊鼻黏膜渗透实验与在体大鼠鼻腔灌流实验，探讨了鼻黏膜吸收的影响因素，并进行体外法与在体法的相关性考察，结果表明介质的 pH 值、给药部位的药物浓度以及药物制成 β-CD 包合物等理化因素对鼻腔吸收均有不同程度的影响；对不同 pH 值介质的渗透系数和吸收速度常数、不同浓度药物的平均渗透速度和平均吸收速度、相同条件下药物的 β-CD 包合物的透过分数和吸收分数等参数分别进行线性回归，结果表明各参数体内实验与体外实验均具有很好的相关性。

此外，有人观察了亲水性凝胶微球喷入鼻腔后的情况，结果表明，该微球会吸收周围的水分而膨胀，膨胀后的微球黏附在黏膜上，减缓药物被纤毛清除，延长药物与鼻黏膜的接触。

（四）眼部黏膜给药系统

眼黏膜给药主要适用于眼局部给药，是治疗眼部疾病的有效手段，如缩瞳、散瞳、降低眼压、抗感染。经眼黏膜对眼局部治疗，主要希望药物可有效在眼部滞留；经眼黏膜吸收后，也进入相应的病变部位。该给药方式具有药物起效快、维持时间长等优点。

眼部给药剂型常采用眼用溶液剂、眼膏剂及眼用膜剂等。制剂中的药物可制成脂质体、微球或纳米载体等形式，以改善药物在眼部的分布或滞留特性，但必须考虑刺激性及可视性等问题。

（五）阴道与子宫给药系统

由于阴道和子宫给药的吸收机理不同，有关控制激素从阴道到子宫的直接传送途径和动力学研究，以及避孕药或激素替代疗法等新概念的提出，使阴道与子宫给药的方式受到了重视。

1. 阴道给药系统的释药和吸收特点

与鼻腔和直肠黏膜比较，药物从阴道吸收速度较慢，时滞较长。原因主要是阴道上皮具有多层细胞，形成了吸收屏障，一般药物很难从阴道吸收发挥全身作用，且由于生理周期的影响，阴道给药吸收的重现性较差。但某些能有效通过阴道黏膜发挥全身作用的药物，经阴道给药能够避免口服给药造成的肝脏首过效应和胃肠道副作用。避孕药经阴道给药，可避免口服或注射给药造成的药物峰谷浓度波动，能够维持平稳的血药浓度，减少副作用。研究表明，一些大分子药物如胰岛素、促性腺激素释放激素（GnRH）等能够经阴道黏膜吸收，其生物利用度比口服高数十倍。药物通过阴道黏膜的机制主要为被动扩散，药物也可通过子宫颈腔到达子宫，经血液和淋巴系统吸收，并可能出现子宫-阴道血管或/和淋巴管和动脉的逆流交换，称为逆流交换系统（countercurrent exchange system），可以解释引导的进入系统（portal system），即通过阴道黏膜，使药物在局部动脉、静脉和淋巴管达到很高的浓度。药物的吸收一般符合一室开放模型（一级吸收速率），并且通常持续时间长。

2. 子宫给药系统的释药和吸收特点

药物通过子宫给药系统的释药和吸收取决于子宫的厚度。子宫主要由子宫内膜、子宫肌层以及腹膜组成，子宫内膜厚度在月经后增加。子宫-阴道区的静脉直接与循环系统相连，一般不会出现首过效应。近年研究发现，药物的释放可通过逆流交换系统，完成子宫-阴道区的吸收；当有足够接近的交换表面、静脉血管里的浓度足够高，并且流向相反时，尚会发生从静脉到动脉的逆流交换。

3. 阴道与子宫给药系统的应用

制备阴道或子宫黏膜生物黏附片，可通过阴道局部给药达到理想的治疗目的，且可避免药物的毒副作用。例如，雌三醇阴道片可用来有效治疗阴道萎缩症。阿昔洛韦阴道生物黏附片用来治疗阴道病毒感染，Genc L 等制备布康唑的阴道生物黏附胶可用来抗局部的酵母菌感染，陈庆才等制备的甲硝唑阴道黏膜黏附片具有控释与缓释功能，同时避免了甲硝唑对胃肠道的刺激作用。

（六）结肠给药系统

结肠给药系统是一种定位在结肠的释药系统，结肠在药物吸收及治疗结肠部位疾病方面体现优势：与消化道其他部位比较，结肠不产生酶，无消化作用，可以增加药物的吸收；但结肠部位有由特殊菌落产生的酶，如偶氮还原酶、糖苷酶等，可使含偶氮化合物、多糖类物质的释药系统在结肠酶解。此外，结肠部位 pH 值最高（pH 7.6～7.8 或更高），与胃部比较，药物的稳定性更好。

1. 结肠给药的特点

结肠给药具有以下特点：①可提高结肠局部药物浓度，有利于治疗结肠局部病变，如结肠炎、结肠癌和便秘等；②可避免胃肠道首过效应和肝脏首过效应；③有利于多肽、蛋白质类大分子物质的吸收；④固体制剂在结肠中的转运时间很长，适合于研制缓控释制剂。例如，在 N-（2-羟丙基）甲基丙烯酰胺与岩糖藻胺中加入偶氮芳香交联剂，可制得生物降解的 pH 敏感凝胶，其在胃内低 pH 值时凝胶不膨胀，沿胃肠道向前移动，随着 pH 值逐渐升高，凝胶逐渐膨胀使交联键暴露，达到结肠部位被结肠中的偶氮还原酶降解，药物释放。

2. 分类

结肠给药系统根据释药原理可以分为以下四种类型：①依赖于结肠较高的 pH 环境的 pH 调控给药系统；②依赖于结肠菌群（colonic microflora）产生特定酶的酶控给药系统，也称为生物降解型；③根据制剂口服后到达结肠所需时间较长制备的具有一定时滞特点的时控给药系统；④利用结肠末端强烈蠕动波导致肠腔压力增高的压力调控给药系统。

二、生物黏附性材料与作用机制

生物黏附（bioadhesion）只指某些高分子材料与口腔、鼻、消化道或阴道等部位的表皮细胞黏膜产生黏附的状态，其特点是黏附物与被黏附物至少有一方需具有生物属性。生物黏附制剂的治疗优点在于：延长药物的吸收时间，改善药物生物利用度，延长服药时间间隔，提高了患者的顺应性。

（一）常用的生物黏附材料

生物黏附材料主要是通过吸水膨胀或表面润湿作用而产生与黏膜表面的吸附作用，从而延长药物在黏膜表面的滞留时间而增加药物吸收。许多药用聚合物具有黏膜黏附特性，如纤维素衍生物（甲基纤维素、羟丙基纤维素、羟丙基甲基纤维素、羧甲基纤维素钠等）或聚丙烯酸类，此外多糖、透明质酸、壳聚糖、果胶、聚维酮、瓜尔胶等也具有较好的黏膜黏附特性。例如，卡波姆（carbopol）为最常用的强黏附力生物黏附剂，属丙烯酸键合烯丙基蔗糖或季戊四醇烯丙醚的交联树脂，为白色疏松状粉末，有引湿性，分散于水中成低黏度酸性溶液，用碱中和后转变为澄清的黏稠凝胶，其增黏效果稳定，比天然生物黏附材料纯度高而且耐老化，黏性受温度影响小，且不受微生物影响。

（二）生物黏附的作用机制

人体黏膜可分泌黏液，黏液为一天然生物黏合物，能黏合于许多细胞表面，其主要成分是糖蛋白、黏糖蛋白、类脂、无机盐和水等，而黏糖蛋白是赋予黏液胶状、凝聚和黏合等特性的重要物质。所有生物黏附过程的发生均有水存在，因为潮湿或湿润对黏附力的形成或维持产生作用。黏附作用主要由以下三种机制产生：

1. 机械嵌合

机械嵌合即生物黏附材料的分子链段嵌入细胞间隙或与黏液中的黏性链段互相穿透，且不能逆向脱出，外加压力往往可增加机械嵌合作用。

2. 相互作用

生物黏附材料与接触面基团发生化学反应产生共价键缔合，这种缔合从几分钟到几小时不等，由于共价键作用过于持久而强烈，因而不适用于给药系统。

3. 综合作用

综合作用包括静电吸引力、范德华力、氢键和疏水键。范德华力有偶极力、诱导力和分散力等，对于生物黏附这种类型的作用最为重要。

三、黏膜给药系统性能评价

黏膜给药系统属于新型释药系统，目前国内外黏膜给药的评价方法及其应用技术取得了较大的进展，但是还有待于不断发展和完善。在进行黏膜给药系统的研究时，既要考虑其作为一般剂型的质量控制标准，又要考虑其给药部位的特殊性，尤其是黏附性和透膜性，如有的黏附片还研究了溶胀度与释放速率的关系。

黏膜给药系统评价方法有体外评价方法、体内评价方法及体内外相关性研究。常见的体外评价方法有体外透膜实验（如扩散池法、透析袋法、无膜溶出法）与体外细胞模型法（如鼻黏膜细胞模型、眼黏膜细胞模型），在体外试验中，缓冲液的组成（pH、离子强度、表面张力）和聚合物的膨胀程度有着重要意义。体内评价方法主要包括在体实验评价和体内药物动力学评价，常采用微渗析技术、活体荧光成像技术等。科学、合理的质量评价方法与指标的确立，将对黏膜给药系统的发展产生积极的促进作用。

思考题

1. 如何进行自乳化给药系统的设计？
2. 谈一谈对自乳化给药系统与乳浊液型给药系统的关联性与差异性的认识。
3. 试分析哪些中药制剂适合进行黏膜给药系统的研发。

主要参考书目

［1］殷恭宽．物理药学．北京：北京医科大学中国协和医科大学联合出版社．1993.

［2］苏德森，王思玲．物理药剂学．北京：化学工业出版社，2004.

［3］罗杰英，王玉蓉，张自然．现代物理药剂学理论与实践．上海：上海科学技术文献出版社，2005.

［4］夏延斌．食品风味化学．北京：化学工业出版社，2008.

［5］王玉蓉，田景振．物理药剂学．北京：中国中医药出版社，2010.

［6］李范珠．药剂学．北京：中国中医药出版社，2011.

［7］珍妮特·温特森．物理药剂学与药学．6版．北京：人民卫生出版社．2012.

［8］张小华，夏厚林．物理化学．北京：人民卫生出版社，2012.

［9］杨丽．药剂学．北京：人民卫生出版社，2014.

［10］杨明．中药药剂学．北京：中国中医药出版社，2016.

全国中医药行业高等教育"十四五"规划教材

全国高等中医药院校规划教材（第十一版）

教材目录

注：凡标☆号者为"核心示范教材"。

（一）中医学类专业

序号	书名	主编		主编所在单位	
1	中国医学史	郭宏伟	徐江雁	黑龙江中医药大学	河南中医药大学
2	医古文	王育林	李亚军	北京中医药大学	陕西中医药大学
3	大学语文	黄作阵		北京中医药大学	
4	中医基础理论☆	郑洪新	杨柱	辽宁中医药大学	贵州中医药大学
5	中医诊断学☆	李灿东	方朝义	福建中医药大学	河北中医药大学
6	中药学☆	钟赣生	杨柏灿	北京中医药大学	上海中医药大学
7	方剂学☆	李冀	左铮云	黑龙江中医药大学	江西中医药大学
8	内经选读☆	翟双庆	黎敬波	北京中医药大学	广州中医药大学
9	伤寒论选读☆	王庆国	周春祥	北京中医药大学	南京中医药大学
10	金匮要略☆	范永升	姜德友	浙江中医药大学	黑龙江中医药大学
11	温病学☆	谷晓红	马健	北京中医药大学	南京中医药大学
12	中医内科学☆	吴勉华	石岩	南京中医药大学	辽宁中医药大学
13	中医外科学☆	陈红风		上海中医药大学	
14	中医妇科学☆	冯晓玲	张婷婷	黑龙江中医药大学	上海中医药大学
15	中医儿科学☆	赵霞	李新民	南京中医药大学	天津中医药大学
16	中医骨伤科学☆	黄桂成	王拥军	南京中医药大学	上海中医药大学
17	中医眼科学	彭清华		湖南中医药大学	
18	中医耳鼻咽喉科学	刘蓬		广州中医药大学	
19	中医急诊学☆	刘清泉	方邦江	首都医科大学	上海中医药大学
20	中医各家学说☆	尚力	戴铭	上海中医药大学	广西中医药大学
21	针灸学☆	梁繁荣	王华	成都中医药大学	湖北中医药大学
22	推拿学☆	房敏	王金贵	上海中医药大学	天津中医药大学
23	中医养生学	马烈光	章德林	成都中医药大学	江西中医药大学
24	中医药膳学	谢梦洲	朱天民	湖南中医药大学	成都中医药大学
25	中医食疗学	施洪飞	方泓	南京中医药大学	上海中医药大学
26	中医气功学	章文春	魏玉龙	江西中医药大学	北京中医药大学
27	细胞生物学	赵宗江	高碧珍	北京中医药大学	福建中医药大学

序号	书　名	主　编		主编所在单位	
28	人体解剖学	邵水金		上海中医药大学	
29	组织学与胚胎学	周忠光	汪　涛	黑龙江中医药大学	天津中医药大学
30	生物化学	唐炳华		北京中医药大学	
31	生理学	赵铁建	朱大诚	广西中医药大学	江西中医药大学
32	病理学	刘春英	高维娟	辽宁中医药大学	河北中医药大学
33	免疫学基础与病原生物学	袁嘉丽	刘永琦	云南中医药大学	甘肃中医药大学
34	预防医学	史周华		山东中医药大学	
35	药理学	张硕峰	方晓艳	北京中医药大学	河南中医药大学
36	诊断学	詹华奎		成都中医药大学	
37	医学影像学	侯　键	许茂盛	成都中医药大学	浙江中医药大学
38	内科学	潘　涛	戴爱国	南京中医药大学	湖南中医药大学
39	外科学	谢建兴		广州中医药大学	
40	中西医文献检索	林丹红	孙　玲	福建中医药大学	湖北中医药大学
41	中医疫病学	张伯礼	吕文亮	天津中医药大学	湖北中医药大学
42	中医文化学	张其成	臧守虎	北京中医药大学	山东中医药大学
43	中医文献学	陈仁寿	宋咏梅	南京中医药大学	山东中医药大学
44	医学伦理学	崔瑞兰	赵　丽	山东中医药大学	北京中医药大学
45	医学生物学	詹秀琴	许　勇	南京中医药大学	成都中医药大学
46	中医全科医学概论	郭　栋	严小军	山东中医药大学	江西中医药大学
47	卫生统计学	魏高文	徐　刚	湖南中医药大学	江西中医药大学
48	中医老年病学	王　飞	张学智	成都中医药大学	北京大学医学部
49	医学遗传学	赵丕文	卫爱武	北京中医药大学	河南中医药大学
50	针刀医学	郭长青		北京中医药大学	
51	腧穴解剖学	邵水金		上海中医药大学	
52	神经解剖学	孙红梅	申国明	北京中医药大学	安徽中医药大学
53	医学免疫学	高永翔	刘永琦	成都中医药大学	甘肃中医药大学
54	神经定位诊断学	王东岩		黑龙江中医药大学	
55	中医运气学	苏　颖		长春中医药大学	
56	实验动物学	苗明三	王春田	河南中医药大学	辽宁中医药大学
57	中医医案学	姜德友	方祝元	黑龙江中医药大学	南京中医药大学
58	分子生物学	唐炳华	郑晓珂	北京中医药大学	河南中医药大学

（二）针灸推拿学专业

序号	书　名	主　编		主编所在单位	
59	局部解剖学	姜国华	李义凯	黑龙江中医药大学	南方医科大学
60	经络腧穴学☆	沈雪勇	刘存志	上海中医药大学	北京中医药大学
61	刺法灸法学☆	王富春	岳增辉	长春中医药大学	湖南中医药大学
62	针灸治疗学☆	高树中	冀来喜	山东中医药大学	山西中医药大学
63	各家针灸学说	高希言	王　威	河南中医药大学	辽宁中医药大学
64	针灸医籍选读	常小荣	张建斌	湖南中医药大学	南京中医药大学
65	实验针灸学	郭　义		天津中医药大学	

序号	书 名	主 编	主编所在单位	
66	推拿手法学☆	周运峰	河南中医药大学	
67	推拿功法学☆	吕立江	浙江中医药大学	
68	推拿治疗学☆	井夫杰 杨永刚	山东中医药大学	长春中医药大学
69	小儿推拿学	刘明军 邰先桃	长春中医药大学	云南中医药大学

（三）中西医临床医学专业

序号	书 名	主 编	主编所在单位	
70	中外医学史	王振国 徐建云	山东中医药大学	南京中医药大学
71	中西医结合内科学	陈志强 杨文明	河北中医药大学	安徽中医药大学
72	中西医结合外科学	何清湖	湖南中医药大学	
73	中西医结合妇产科学	杜惠兰	河北中医药大学	
74	中西医结合儿科学	王雪峰 郑 健	辽宁中医药大学	福建中医药大学
75	中西医结合骨伤科学	詹红生 刘 军	上海中医药大学	广州中医药大学
76	中西医结合眼科学	段俊国 毕宏生	成都中医药大学	山东中医药大学
77	中西医结合耳鼻咽喉科学	张勤修 陈文勇	成都中医药大学	广州中医药大学
78	中西医结合口腔科学	谭 劲	湖南中医药大学	
79	中药学	周祯祥 吴庆光	湖北中医药大学	广州中医药大学
80	中医基础理论	战丽彬 章文春	辽宁中医药大学	江西中医药大学
81	针灸推拿学	梁繁荣 刘明军	成都中医药大学	长春中医药大学
82	方剂学	李 冀 季旭明	黑龙江中医药大学	浙江中医药大学
83	医学心理学	李光英 张 斌	长春中医药大学	湖南中医药大学
84	中西医结合皮肤性病学	李 斌 陈达灿	上海中医药大学	广州中医药大学
85	诊断学	詹华奎 刘 潜	成都中医药大学	江西中医药大学
86	系统解剖学	武煜明 李新华	云南中医药大学	湖南中医药大学
87	生物化学	施 红 贾连群	福建中医药大学	辽宁中医药大学
88	中西医结合急救医学	方邦江 刘清泉	上海中医药大学	首都医科大学
89	中西医结合肛肠病学	何永恒	湖南中医药大学	
90	生理学	朱大诚 徐 颖	江西中医药大学	上海中医药大学
91	病理学	刘春英 姜希娟	辽宁中医药大学	天津中医药大学
92	中西医结合肿瘤学	程海波 贾立群	南京中医药大学	北京中医药大学
93	中西医结合传染病学	李素云 孙克伟	河南中医药大学	湖南中医药大学

（四）中药学类专业

序号	书 名	主 编	主编所在单位	
94	中医学基础	陈 晶 程海波	黑龙江中医药大学	南京中医药大学
95	高等数学	李秀昌 邵建华	长春中医药大学	上海中医药大学
96	中医药统计学	何 雁	江西中医药大学	
97	物理学	章新友 侯俊玲	江西中医药大学	北京中医药大学
98	无机化学	杨怀霞 吴培云	河南中医药大学	安徽中医药大学
99	有机化学	林 辉	广州中医药大学	
100	分析化学（上）（化学分析）	张 凌	江西中医药大学	

序号	书 名	主 编		主编所在单位	
101	分析化学（下）（仪器分析）	王淑美		广东药科大学	
102	物理化学	刘 雄	王颖莉	甘肃中医药大学	山西中医药大学
103	临床中药学☆	周祯祥	唐德才	湖北中医药大学	南京中医药大学
104	方剂学	贾 波	许二平	成都中医药大学	河南中医药大学
105	中药药剂学☆	杨 明		江西中医药大学	
106	中药鉴定学☆	康廷国	闫永红	辽宁中医药大学	北京中医药大学
107	中药药理学☆	彭 成		成都中医药大学	
108	中药拉丁语	李 峰	马 琳	山东中医药大学	天津中医药大学
109	药用植物学☆	刘春生	谷 巍	北京中医药大学	南京中医药大学
110	中药炮制学☆	钟凌云		江西中医药大学	
111	中药分析学☆	梁生旺	张 彤	广东药科大学	上海中医药大学
112	中药化学☆	匡海学	冯卫生	黑龙江中医药大学	河南中医药大学
113	中药制药工程原理与设备	周长征		山东中医药大学	
114	药事管理学☆	刘红宁		江西中医药大学	
115	本草典籍选读	彭代银	陈仁寿	安徽中医药大学	南京中医药大学
116	中药制药分离工程	朱卫丰		江西中医药大学	
117	中药制药设备与车间设计	李 正		天津中医药大学	
118	药用植物栽培学	张永清		山东中医药大学	
119	中药资源学	马云桐		成都中医药大学	
120	中药产品与开发	孟宪生		辽宁中医药大学	
121	中药加工与炮制学	王秋红		广东药科大学	
122	人体形态学	武煜明	游言文	云南中医药大学	河南中医药大学
123	生理学基础	于远望		陕西中医药大学	
124	病理学基础	王 谦		北京中医药大学	
125	解剖生理学	李新华	于远望	湖南中医药大学	陕西中医药大学
126	微生物学与免疫学	袁嘉丽	刘永琦	云南中医药大学	甘肃中医药大学
127	线性代数	李秀昌		长春中医药大学	
128	中药新药研发学	张永萍	王利胜	贵州中医药大学	广州中医药大学
129	中药安全与合理应用导论	张 冰		北京中医药大学	
130	中药商品学	闫永红	蒋桂华	北京中医药大学	成都中医药大学

（五）药学类专业

序号	书 名	主 编		主编所在单位	
131	药用高分子材料学	刘 文		贵州医科大学	
132	中成药学	张金莲	陈 军	江西中医药大学	南京中医药大学
133	制药工艺学	王 沛	赵 鹏	长春中医药大学	陕西中医药大学
134	生物药剂学与药物动力学	龚慕辛	贺福元	首都医科大学	湖南中医药大学
135	生药学	王喜军	陈随清	黑龙江中医药大学	河南中医药大学
136	药学文献检索	章新友	黄必胜	江西中医药大学	湖北中医药大学
137	天然药物化学	邱 峰	廖尚高	天津中医药大学	贵州医科大学
138	药物合成反应	李念光	方 方	南京中医药大学	安徽中医药大学

序号	书 名	主 编		主编所在单位	
139	分子生药学	刘春生	袁 嫒	北京中医药大学	中国中医科学院
140	药用辅料学	王世宇	关志宇	成都中医药大学	江西中医药大学
141	物理药剂学	吴 清		北京中医药大学	
142	药剂学	李范珠	冯年平	浙江中医药大学	上海中医药大学
143	药物分析	俞 捷	姚卫峰	云南中医药大学	南京中医药大学

（六）护理学专业

序号	书 名	主 编		主编所在单位	
144	中医护理学基础	徐桂华	胡 慧	南京中医药大学	湖北中医药大学
145	护理学导论	穆 欣	马小琴	黑龙江中医药大学	浙江中医药大学
146	护理学基础	杨巧菊		河南中医药大学	
147	护理专业英语	刘红霞	刘 娅	北京中医药大学	湖北中医药大学
148	护理美学	余雨枫		成都中医药大学	
149	健康评估	阚丽君	张玉芳	黑龙江中医药大学	山东中医药大学
150	护理心理学	郝玉芳		北京中医药大学	
151	护理伦理学	崔瑞兰		山东中医药大学	
152	内科护理学	陈 燕	孙志岭	湖南中医药大学	南京中医药大学
153	外科护理学	陆静波	蔡恩丽	上海中医药大学	云南中医药大学
154	妇产科护理学	冯 进	王丽芹	湖南中医药大学	黑龙江中医药大学
155	儿科护理学	肖洪玲	陈偶英	安徽中医药大学	湖南中医药大学
156	五官科护理学	喻京生		湖南中医药大学	
157	老年护理学	王 燕	高 静	天津中医药大学	成都中医药大学
158	急救护理学	吕 静	卢根娣	长春中医药大学	上海中医药大学
159	康复护理学	陈锦秀	汤继芹	福建中医药大学	山东中医药大学
160	社区护理学	沈翠珍	王诗源	浙江中医药大学	山东中医药大学
161	中医临床护理学	裘秀月	刘建军	浙江中医药大学	江西中医药大学
162	护理管理学	全小明	柏亚妹	广州中医药大学	南京中医药大学
163	医学营养学	聂 宏	李艳玲	黑龙江中医药大学	天津中医药大学
164	安宁疗护	邸淑珍	陆静波	河北中医药大学	上海中医药大学
165	护理健康教育	王 芳		成都中医药大学	
166	护理教育学	聂 宏	杨巧菊	黑龙江中医药大学	河南中医药大学

（七）公共课

序号	书 名	主 编		主编所在单位	
167	中医学概论	储全根	胡志希	安徽中医药大学	湖南中医药大学
168	传统体育	吴志坤	邵玉萍	上海中医药大学	湖北中医药大学
169	科研思路与方法	刘 涛	商洪才	南京中医药大学	北京中医药大学
170	大学生职业发展规划	石作荣	李 玮	山东中医药大学	北京中医药大学
171	大学计算机基础教程	叶 青		江西中医药大学	
172	大学生就业指导	曹世奎	张光霁	长春中医药大学	浙江中医药大学

序号	书　名	主　编		主编所在单位	
173	医患沟通技能	王自润	殷　越	大同大学	黑龙江中医药大学
174	基础医学概论	刘黎青	朱大诚	山东中医药大学	江西中医药大学
175	国学经典导读	胡　真	王明强	湖北中医药大学	南京中医药大学
176	临床医学概论	潘　涛	付　滨	南京中医药大学	天津中医药大学
177	Visual Basic 程序设计教程	闫朝升	曹　慧	黑龙江中医药大学	山东中医药大学
178	SPSS 统计分析教程	刘仁权		北京中医药大学	
179	医学图形图像处理	章新友	孟昭鹏	江西中医药大学	天津中医药大学
180	医药数据库系统原理与应用	杜建强	胡孔法	江西中医药大学	南京中医药大学
181	医药数据管理与可视化分析	马星光		北京中医药大学	
182	中医药统计学与软件应用	史周华	何　雁	山东中医药大学	江西中医药大学

（八）中医骨伤科学专业

序号	书　名	主　编		主编所在单位	
183	中医骨伤科学基础	李　楠	李　刚	福建中医药大学	山东中医药大学
184	骨伤解剖学	侯德才	姜国华	辽宁中医药大学	黑龙江中医药大学
185	骨伤影像学	栾金红	郭会利	黑龙江中医药大学	河南中医药大学洛阳平乐正骨学院
186	中医正骨学	冷向阳	马　勇	长春中医药大学	南京中医药大学
187	中医筋伤学	周红海	于　栋	广西中医药大学	北京中医药大学
188	中医骨病学	徐展望	郑福增	山东中医药大学	河南中医药大学
189	创伤急救学	毕荣修	李无阴	山东中医药大学	河南中医药大学洛阳平乐正骨学院
190	骨伤手术学	童培建	曾意荣	浙江中医药大学	广州中医药大学

（九）中医养生学专业

序号	书　名	主　编		主编所在单位	
191	中医养生文献学	蒋力生	王　平	江西中医药大学	湖北中医药大学
192	中医治未病学概论	陈涤平		南京中医药大学	
193	中医饮食养生学	方　泓		上海中医药大学	
194	中医养生方法技术学	顾一煌	王金贵	南京中医药大学	天津中医药大学
195	中医养生学导论	马烈光	樊　旭	成都中医药大学	辽宁中医药大学
196	中医运动养生学	章文春	邬建卫	江西中医药大学	成都中医药大学

（十）管理学类专业

序号	书　名	主　编		主编所在单位	
197	卫生法学	田　侃	冯秀云	南京中医药大学	山东中医药大学
198	社会医学	王素珍	杨　义	江西中医药大学	成都中医药大学
199	管理学基础	徐爱军		南京中医药大学	
200	卫生经济学	陈永成	欧阳静	江西中医药大学	陕西中医药大学
201	医院管理学	王志伟	翟理祥	北京中医药大学	广东药科大学
202	医药人力资源管理	曹世奎		长春中医药大学	
203	公共关系学	关晓光		黑龙江中医药大学	

序号	书 名	主 编		主编所在单位	
204	卫生管理学	乔学斌	王长青	南京中医药大学	南京医科大学
205	管理心理学	刘鲁蓉	曾 智	成都中医药大学	南京中医药大学
206	医药商品学	徐 晶		辽宁中医药大学	

（十一）康复医学类专业

序号	书 名	主 编		主编所在单位	
207	中医康复学	王瑞辉	冯晓东	陕西中医药大学	河南中医药大学
208	康复评定学	张 泓	陶 静	湖南中医药大学	福建中医药大学
209	临床康复学	朱路文	公维军	黑龙江中医药大学	首都医科大学
210	康复医学导论	唐 强	严兴科	黑龙江中医药大学	甘肃中医药大学
211	言语治疗学	汤继芹		山东中医药大学	
212	康复医学	张 宏	苏友新	上海中医药大学	福建中医药大学
213	运动医学	潘华山	王 艳	广东潮州卫生健康职业学院	黑龙江中医药大学
214	作业治疗学	胡 军	艾 坤	上海中医药大学	湖南中医药大学
215	物理治疗学	金荣疆	王 磊	成都中医药大学	南京中医药大学